透析患者の
検査値の
読み方

監修 深川 雅史
編集 花房 規男
　　 鶴屋 和彦
　　 駒場 大峰

第4版

日本メディカルセンター

監修・編集者一覧

監 修	深川	雅史	東海大学医学部内科学系腎内分泌代謝内科 教授
編 集	花房	規男	東京女子医科大学血液浄化療法科 准教授
	鶴屋	和彦	奈良県立医科大学腎臓内科学 教授
	駒場	大峰	東海大学医学部内科学系腎内分泌代謝内科 講師

執筆者一覧 (執筆順)

深川 雅史	東海大学医学部内科学系腎内分泌代謝内科 教授
今田 恒夫	山形大学大学院医学系研究科公衆衛生学・衛生学講座 教授
長谷川詠子	虎の門病院腎センター内科
星野 純一	虎の門病院腎センター内科 部長
蜂須賀里菜	麻生総合病院透析内科
小島 茂樹	聖マリアンナ医科大学腎臓・高血圧内科 助教
古市 賢吾	金沢大学附属病院血液浄化療法部 准教授
政金 生人	本町矢吹クリニック
花房 規男	東京女子医科大学血液浄化療法科 准教授
駒場 大峰	東海大学医学部内科学系腎内分泌代謝内科 講師
宇都宮 慧	日本大学医学部内科学系腎臓高血圧内分泌内科学分野
阿部 雅紀	日本大学医学部内科学系腎臓高血圧内分泌内科学分野 主任教授
鶴屋 和彦	奈良県立医科大学腎臓内科学 教授
伊藤 聖学	自治医科大学附属さいたま医療センター総合医学1 (腎臓内科) 助教
大河原 晋	自治医科大学附属さいたま医療センター総合医学1 (腎臓内科) 教授
菅野 義彦	東京医科大学腎臓内科学講座 主任教授
宮岡 良卓	東京医科大学腎臓内科学講座 助教
小川 智也	埼玉医科大学総合医療センター腎・高血圧内科 准教授
安藤 亮一	武蔵野赤十字病院 副院長/腎臓内科 部長
北山 智草	日本赤十字社医療センター腎臓内科
石橋 由孝	日本赤十字社医療センター腎臓内科 部長
升谷 耕介	福岡大学医学部腎臓・膠原病内科学
嵯峨﨑 誠	東京慈恵会医科大学腎臓・高血圧内科
丸山 之雄	東京慈恵会医科大学腎臓・高血圧内科 講師
山本 裕康	東京慈恵会医科大学腎臓・高血圧内科/学校法人慈恵大学 参事
小池 清美	刈谷豊田総合病院腎・膠原病内科 医長
西 裕志	東京大学医学部附属病院腎臓・内分泌内科 助教

井上 玲子	東京大学医学部附属病院腎臓・内分泌内科
日髙 寿美	湘南鎌倉総合病院腎臓病総合医療センター腎移植内科部長
小林 修三	湘南鎌倉総合病院腎臓病総合医療センター院長代行
武田 真一	自治医科大学地域臨床教育センター・蔵の街地域医療講座 特命准教授
長田 太助	自治医科大学内科学講座腎臓内科学部門 教授
菊田 知宏	武蔵野徳洲会病院腎臓内科 部長
植田 敦志	筑波大学附属病院日立社会連携教育研究センター 准教授/㈱日立製作所日立総合病院腎臓病・生活習慣病センター センター長
田中 茂	福岡歯科大学総合医学講座内科学分野 助教
山田 俊輔	九州大学病院腎・高血圧・脳血管内科 助教
荒瀬 北斗	九州大学大学院病態機能内科学
座間味 亮	琉球大学医学部附属病院血液浄化療法部
古波蔵健太郎	琉球大学医学部附属病院血液浄化療法部 部長/准教授
杉本 俊郎	滋賀医科大学総合内科学講座 准教授/国立病院機構東近江総合医療センター 総合内科部長
安田 隆	吉祥寺あさひ病院副院長/腎臓内科
谷口 正智	福岡腎臓内科クリニック 副院長
坂口 悠介	大阪大学大学院腎疾患臓器連関制御学寄附講座 寄附講座助教
稲熊 大城	藤田医科大学医学部腎臓内科学 教授
小原まみ子	亀田総合病院腎臓高血圧内科 部長
山本 忠司	仁真会白鷺病院
山川 智之	仁真会 理事長
田川 美穂	奈良県立医科大学腎臓内科学講座 診療助教
米本佐代子	兵庫県立西宮病院腎臓内科 医長
濱野 高行	大阪大学大学院医学系研究科腎疾患臓器連関制御学寄附講座 寄附講座准教授
倉賀野隆裕	兵庫医科大学内科学腎・透析科 准教授
水口 隆	高知高須病院 副院長
甲斐 平康	筑波大学医学医療系腎臓内科学 講師
古庄 憲浩	九州大学病院総合診療科/九州大学大学院感染制御医学分野 准教授

横山啓太郎	東京慈恵会医科大学腎臓・高血圧内科 教授	
田中 元子	松下会あけぼのクリニック 副院長/腎臓内科	
中野 敏昭	九州大学大学院病態機能内科学 助教	
中井健太郎	福岡赤十字病院腎臓内科	
満生 浩司	福岡赤十字病院腎臓内科 部長	
野々口博史	北里大学メディカルセンター総合内科 部長	
島田 芳隆	北里大学メディカルセンター腎臓内科 助教	
長場 泰	北里大学メディカルセンター腎臓内科 准教授	
丹野 有道	東京慈恵会医科大学葛飾医療センター腎臓・高血圧内科	
河野 圭志	神戸大学大学院医学研究科腎臓内科/腎・血液浄化センター 助教	
藤井 秀毅	神戸大学大学院医学研究科腎臓内科/腎・血液浄化センター 講師	
海上 耕平	東京女子医科大学腎臓内科 助教	
奥見 雅由	東京女子医科大学泌尿器科 准教授	
庄司 哲雄	大阪市立大学大学院医学研究科血管病態制御学 研究教授	
水野 裕基	虎の門病院腎センター内科	
豊田 雅夫	東海大学医学部内科学系腎内分泌代謝内科学 准教授	
木村 守次	東海大学医学部内科学系腎内分泌代謝内科学 講師	
牧野内龍一郎	聖マリアンナ医科大学腎臓・高血圧内科 任期付助教	
柴垣 有吾	聖マリアンナ医科大学腎臓・高血圧内科 教授	
池田 麻理	聖マリアンナ医科大学腎臓・高血圧内科 任期付助教	
奥野 仙二	仁真会白鷺病院内科 副院長	
稲葉 雅章	大阪市立大学大学院医学研究科代謝内分泌病態内科学・腎臓病態内科学 教授	
美馬 亨	和歌山県立医科大学腎臓内科学 准教授	
重松 隆	和歌山県立医科大学腎臓内科学 教授	
冨田 弘道	淀川キリスト教病院腎臓内科 副部長	
後藤 俊介	神戸大学大学院医学研究科腎臓内科学/腎・血液浄化センター 助教	
山本 卓	新潟大学医歯学総合病院血液浄化療法部 准教授	
巽 亮子	東海大学医学部付属大磯病院腎糖尿病内科 助教	
角田 隆俊	東海大学医学部付属八王子病院腎内分泌代謝内科 教授	
安楽 誠	崇城大学薬学部製剤学研究室 教授	
丸山 徹	熊本大学薬学部薬剤学分野 教授	
渡邊 博志	熊本大学薬学部薬剤学分野 准教授	
秋山 健一	東京女子医科大学腎臓内科 助教	
亀井 大悟	東京女子医科大学医学部臨床工学科 講師	
友杉 直久	金沢医科大学総合医学研究所/先端医療研究領域プロジェクト研究センター 教授	
松井 功	大阪大学大学院医学系研究科腎臓内科学 助教	
猪阪 善隆	大阪大学大学院医学系研究科腎臓内科学 教授	
黒尾 誠	自治医科大学分子病態治療研究センター抗加齢医学研究部 教授	
平松里佳子	虎の門病院腎センター内科	
竹内 靖博	虎の門病院内分泌センター 部長	
式田 康人	昭和大学医学部内科学講座腎臓内科学部門 助教	
溝渕 正英	昭和大学医学部内科学講座腎臓内科学部門 講師	
濱野 直人	東海大学医学部内科学系腎内分泌代謝内科	
小泉 賢洋	東海大学医学部内科学系腎内分泌代謝内科 講師	
常喜 信彦	東邦大学医療センター大橋病院腎臓内科 准教授	
松金 愛	東邦大学医療センター大橋病院腎臓内科	
渡邉健太郎	神戸大学大学院医学研究科腎臓内科/腎・血液浄化センター 特定助教	
長澤 肇	順天堂大学医学部腎臓内科学講座	
上田 誠二	順天堂大学医学部腎臓内科学講座 准教授	
鈴木 祐介	順天堂大学医学部腎臓内科学講座 教授	
佐藤 陽隆	聖マリアンナ医科大学腎臓・高血圧内科 任期付助教	
田中 弘之	岡山済生会総合病院小児科 診療部長	
小野田教高	埼玉石心会病院 副院長/内分泌代謝内科 部長	
白石 晃司	山口大学大学院医学系研究科泌尿器科学講座 准教授	
関 敏郎	東海大学医学部内科学系腎内分泌代謝内科 准教授	
安田 敦	東海大学医学部内科学系腎内分泌代謝内科 助教	
北島 夏見	東海大学医学部内科学系腎内分泌代謝内科	
木田可奈子	東京女子医科大学病院高血圧・内分泌内科 助教	
市原 淳弘	東京女子医科大学病院高血圧・内分泌内科 教授・講座主任	
中村 和史	神戸市立医療センター中央市民病院腎臓内科	
吉本 明弘	神戸市立医療センター中央市民病院腎臓内科 部長	
大坪 茂	東都三軒茶屋クリニック 理事長	
新田 孝作	東京女子医科大学腎臓内科 教授・講座主任	
内田 啓子	東京女子医科大学保健管理センター・腎臓内科 教授	
坂入 徹	群馬大学大学院医学系研究科内科学講座腎臓・リウマチ内科学分野 病院講師	
廣村 桂樹	群馬大学大学院医学系研究科内科学講座腎臓・リウマチ内科学分野 教授	

田代　学	川島会川島病院腎臓内科　医長
岡田　一義	川島透析クリニック　院長
尾田　高志	東京医科大学八王子医療センター腎臓病センター腎臓内科　教授/腎臓病センター長
吉澤　信行	昭和の杜病院　副院長
長沼　俊秀	大阪市立大学大学院医学研究科泌尿器病態学　講師
武本　佳昭	大阪市立大学大学院医学研究科泌尿器病態学　病院教授
中野　正明	新潟大学医学部保健学科　教授
梶山　浩	埼玉医科大学リウマチ膠原病科　講師
三村　俊英	埼玉医科大学リウマチ膠原病科　教授
臼井　丈一	筑波大学医学医療系臨床医学域腎臓内科学　准教授
朝倉　英策	金沢大学附属病院高密度無菌治療部　病院臨床教授
黒木　亜紀	昭和大学医学部内科学講座腎臓内科学部門　兼任講師
樋口　誠	独立行政法人国立病院機構まつもと医療センター内科　内科系診療部長
水野　真一	地域医療機能推進機構仙台病院腎臓疾患臨床研究センター
佐藤　壽伸	地域医療機能推進機構仙台病院腎臓疾患臨床研究センター　統括診療部長
小林　博人	東京女子医科大学医学部輸血・細胞プロセシング科　講師
菅野　仁	東京女子医科大学医学部輸血・細胞プロセシング科　教授
橋口　裕樹	福岡赤十字病院移植センター移植細胞研究課・臨床検査技師
金本　人美	福岡赤十字病院移植センター移植細胞研究課・臨床検査技師
要　伸也	杏林大学医学部第一内科学（腎臓・リウマチ膠原病内科）教授
長谷川祥子	九州大学大学院病態機能内科学
山口　覚博	広島大学大学院医歯薬保健学研究科分子内科学　助教
服部　登	広島大学大学院医歯薬保健学研究科分子内科学　教授
田中　友里	東邦大学医療センター大橋病院腎臓内科　講師
長谷　弘記	東邦大学医療センター大橋病院　病院長/教授
西村　眞人	桃仁会病院付属診療所　所長
石岡　邦啓	湘南鎌倉総合病院腎臓病総合医療センター血液浄化部　部長
増田　直仁	東京慈恵会医科大学腎臓・高血圧内科
小松嵜　陽	東京慈恵会医科大学腎臓・高血圧内科　助教
青栁　佳子	福島県立医科大学腎臓高血圧内科
風間順一郎	福島県立医科大学腎臓高血圧内科　主任教授
安藤　康宏	国際医療福祉大学病院予防医学センター・腎臓内科　病院教授
廣谷紗千子	森下記念病院透析・血管外科　特任外科部長
武藤　智	順天堂大学大学院医学研究科泌尿器外科学講座　特任教授
松原　雄	京都大学大学院医学研究科腎臓内科学講座　講師
川崎真生子	石心会川崎幸病院腎臓内科
小向　大輔	石心会川崎幸病院腎臓内科　副部長
宇田　晋	石心会川崎幸病院腎臓内科　部長
鈴木　健志	石心会川崎幸病院腎臓内科
吉田　輝龍	石心会川崎幸病院腎臓内科
加藤　亜唯	石心会川崎幸病院腎臓内科
柏葉　裕	石心会川崎幸病院腎臓内科
菊地　勘	下落合クリニック　院長
日ノ下文彦	国立国際医療研究センター病院腎臓内科　科長
坂本　良輔	長崎大学病院腎臓内科
小畑　陽子	長崎大学病院医療教育開発センター　准教授
西野　友哉	長崎大学病院腎臓内科　教授
鳥越　健太	長崎大学病院腎臓内科
大薗　英一	越谷大袋クリニック　院長
市村　恭子	越谷大袋クリニック
太田　祐樹	長崎大学病院腎臓内科　助教
山下　明泰	法政大学生命科学部環境応用化学科　教授
伊藤　雄伍	聖路加国際病院腎センター・腎臓内科
中山　昌明	聖路加国際病院腎センター・腎臓内科　部長
仲谷　慎也	大阪市立大学大学院医学研究科代謝内分泌病態内科学　講師
石村　栄治	大阪市立大学大学院医学研究科腎臓病態内科学　特任教授
蒲澤　秀門	新潟大学腎研究センター病態栄養学講座　特任助教
細島　康宏	新潟大学腎研究センター病態栄養学講座　特任准教授
成田　一衛	新潟大学腎研究センター腎・膠原病内科　教授
白鳥　享	地域医療機能推進機構千葉病院腎センター　診療部長
室谷　典義	地域医療機能推進機構千葉病院　院長
苅谷　嘉顕	東京大学医学部附属病院薬剤部　助教
大野　能之	東京大学医学部附属病院薬剤部　助教・副薬剤部長
山本　洋介	京都大学大学院医学研究科医療疫学分野　准教授
福原　俊一	京都大学大学院医学研究科医療疫学分野　教授

第4版の序

　わが国で新規に透析に導入される患者の数は年4万人に達し，その総数はすでに30万人を超えて久しい．糖尿病性腎臓病患者は着実に増加しており，当分は徐々に増え続けると考えられている．透析導入患者は高齢化してきており，単に腎機能が廃絶した患者ではなく，全身にあらゆる疾患を有する患者として対応しなくてはならない．

　透析患者，とくに外来維持透析患者は，もっとも頻繁にルーチン検査がなされる集団の一つである．したがって，その検査結果を有効に使うためには，1回の値で判断するのではなく，継時的な変化のトレンドを認識することが重要である．

　一方，特殊検査の多くは，新しい検査ほど透析患者で測定された症例数が少ない．そのため基準値が示されていないことも多く，代謝動態の変化などを考慮した判断を求められる．本書は，まさにこのような臨床の判断に役立つように発刊された書籍であるが，薬剤と同様に，検査も次々と新しい項目が加わっているので，今回4回目の改訂に至った．

　近年のインターネットの普及は著しく，新しい情報はすぐに入手できる時代になった．しかしながら，その情報の根拠と質を判断するのは，きわめて難しい．このことも考慮し，今回の改訂でもっとも変わったのは，従来の網羅主義をやめ，有用性のある項目を選んで，なるべく根拠のある数字を示せるようにしたことである．そのために，三人の新しい編集者にお願いし，項目ならびに執筆者の選定も一新した．

　本書が，透析患者の診療の向上に貢献し，より質の良い生活につながることを期待したい．

　　2018年12月

　　　　　　　　　　　　　東海大学医学部腎内分泌代謝内科　　深川　雅史

第3版の序

腎機能が廃絶し，透析という人工腎臓治療で生命を維持する透析患者の検査値が健常者や保存期腎不全患者と異なるのは当然のことです．透析患者の原病である尿毒症は全身疾患であり，そのため透析患者には多彩な合併症が出現します．透析医療の進歩の過程において，患者が長生きをし，高いQOLを保持して積極的な社会復帰や社会参加が可能となる透析処方，全身状態の維持，合併症の管理手法が解明されてきました．同時に多彩な合併症を早期に発見し，適切に診断し，治療効果を判定する新たな手段も見出されてきました．

『透析患者の検査値の読み方』は透析医療に携わる医師，看護師，臨床工学技士，薬剤師，栄養士など多くの医療従事者を対象に，2002年に第1版が出版されました．その後医学と透析医療の進歩に合わせ，2007年に改訂第2版を出版し，今回さらに改訂を加えて第3版としました．このように版を重ねましたが，「透析医療にかかわる皆様が適切な検査計画を立案し，結果を正しく評価・解釈することでよりすぐれた患者管理を達成し，結果として患者の予後向上に役立てていただく」という出版の目的は不変です．近年臨床研修医や医学生の透析医療への関心が高まっています．こうした将来の透析医療を担う皆様も含め，本書が広く透析医療の現場で活用されることを期待しています．

平成 25 年 5 月

監修・編集者一同

初版（2002 年発行），第 2 版（2007 年発行）
　監修　黒川　　清
　編集　深川　雅史，山田　　明，秋澤　忠男，鈴木　正司

第 3 版（2013 年発行）
　監修　秋澤　忠男
　編集　深川　雅史

第2版の序 (抜粋)

　糖尿病性腎症の増加を背景に，わが国の慢性透析患者の増加が続いており，総数では30万人を超えるところまで近づいている．そして患者の高齢化，治療の長期化により，種々の合併症への配慮と対策がより強く求められている．そのようななかで，外来透析患者では「慢性維持透析患者外来医学管理料」として画像診断を除く検体検査の多くがすでに「包括化」されている．したがって「限りある資源を有効に活用する」ためには，「必要にして十分な」検査を選択することはきわめて重要であり，同時に得られたデータを正しく解釈することはさらに重要である．

　そこで本書の改訂に当たっては，新たに以下の3点に留意した記載をお願いした．
(1)「慢性維持透析患者外来医学管理料」としての包括に含まれるか否かを「保険適用の有無と適用疾患」として表示
(2)「透析患者における管理目標値」が提唱されている場合にはそれを記載
(3)「現在の病態」のみならず可能であれば「長期生命予後の予測因子としての意義」などにも触れる

　さらには根拠に基づく標準的医療（Evidence-based Medicine）が求められる時代であることから，解説欄を豊富に設けて「病態との関連」「根拠」「参考文献」などを取り上げる努力を行った．

　2007 年 5 月

編者を代表して　信楽園病院　鈴木　正司

初版の序 (抜粋)

　わが国で透析治療を受けている患者は，すでに20万人を超え，なかでも長期透析例，高齢者や糖尿病患者などが急速に増加してきている．これらの患者は，これまでにも増してきめ細かい診療が必要であり，そのためには種々の検査の活用は不可欠といえよう．

　慢性維持透析患者は，少なくとも外来患者としてはもっとも濃厚な医療を受けており，行われる検査はルーチン検査だけでも膨大な数にのぼる．しかしこれらの結果がすべて十分活用されているかどうかは別の話であり，目の前の患者それぞれについてデータを解釈するには，さらにエネルギーを要する．

　本書は，1993 年に日本メディカルセンターより発行された『臨牀透析クルズス検査値の読み方』をもとに，最近の進歩を大きく取り入れて，さらに発展させたものである．

　本書が，透析患者の検査計画と診療方針決定への理論的サポートとなることによって，医療費が有効に使われ，結果として多くの透析患者の Quality of Life の改善につながることを期待する．

　2002 年 5 月

東海大学教授　黒川　清

本書のご利用に当たりまして

【基準値について】

- 腎機能正常者と透析患者に分けて記載していただいた．ただし透析患者や腎不全保存期の患者においては，原疾患や病態，残腎機能により個々の場合で異なると考えられるので，必要に応じ本文の解説や参考文献を参照していただきたい．
- また，提唱されていれば「透析患者における管理目標値」を明示していただいた．この多くは，生命予後に基づいているが，それだけで設定されているわけではないことに注意．

【検査目的について】

- おもに透析患者における検査目的を簡潔に記載していただいた．

【★マーク表示について】

- 主要な検査項目には★マークを付した．★の数（2〜3個）には以下のような意味付けがある．
  ★★★…透析患者にとってルーチンに測定される，病態把握の上でも重要な基本検査
  ★★……透析患者のルーチン検査に含まれていないが（測定間隔が長いが），病態把握の上で重要な検査．保険適応の有無を問わない（慢性維持透析患者外来医学管理料として包括されている検査や，保険適応外の検査も含まれる）
  無印……透析患者において測定する機会があまりない検査

【保険適用について】

- 各検査項目について保険適用の有無ならびに適用疾患について記載していただいた．ただし，本書の目的は保険適用の参照に主眼を置いているものではないので，あくまで参考にとどめていただきたい．また，患者個々の病態により必ずしも適用とならない場合もあるので，必ず関係各機関に確認をしていただきたい．
- 包は，「慢性維持透析患者外来医学管理料」に含まれる検査項目であることを示す．
- 各項目の執筆時点（2018 年 10 月頃）の情報である．

【その他】

本書で取り上げた検査項目ならびにそれに基づく概念・治療法などは非常に新しいものを含み，また著者の私見を含む場合もあるので，その適応に際しては，症例の病態に立脚して各自の責任のもとに行っていただきたい．

目　　次

第1章　総　論

1. 透析患者の検査を意義あるものとするために ················· 深川雅史　16
- Ⅰ. 透析患者の検査値の特徴／16
- Ⅱ. 透析患者の検査／16
- Ⅲ. 透析患者の検査データの有効な活用／17

2. 検査の基準値・基準範囲はどのように決まるか？ ················· 今田恒夫　19
- Ⅰ. 基準値・基準範囲の定義と決め方／19
- Ⅱ. 臨床における基準値・基準範囲（臨床判断値）の種類と使い方／19
- Ⅲ. 慢性腎臓病（CKD）患者における基準値・基準範囲／20

3. 採血のポイント，検体の処理 ················· 長谷川詠子，星野純一　21
- Ⅰ. 透析前採血と透析後採血の解釈／21
- Ⅱ. 体位による変化／22
- Ⅲ. 透析前後値のサンプリング／22
- Ⅳ. 検査に必要な検体の量・保管の仕方／22

4. 透析患者のルーチン検査とその活用 ················· 蜂須賀里菜，小島茂樹　24
- Ⅰ. 検査のタイミング／24
- Ⅱ. 血液検査／24

5. 特殊検査の選択と結果の解釈 ················· 古市賢吾　26
- Ⅰ. 検査値の変動／26
- Ⅱ. 感度，特異度，尤度比／26
- Ⅲ. 透析患者における特殊性／27
- Ⅳ. 検査タイミングの特殊性／28
- Ⅴ. 特殊検査の選択／28

第2章　透析患者の検査の進め方

1. 透析の質に関する検査の進め方 ················· 政金生人　30
- Ⅰ. 透析の質の評価指標／31
- Ⅱ. 透析の質の評価の頻度／31
- Ⅲ. QOL の評価／31
- Ⅳ. 介入を前提とした透析の質の評価／32

2. 透析患者の貧血に関する検査の進め方 ················· 花房規男　34
- Ⅰ. 検査を行う前に／34
- Ⅱ. 検査の進め方／35

3. 透析患者の骨・ミネラル代謝に関する検査の進め方 ················· 駒場大峰　41
- Ⅰ. ルーチン検査と測定頻度／42

Ⅱ．骨代謝の評価／43
Ⅲ．血管石灰化の評価／43
Ⅳ．二次性副甲状腺機能亢進症の画像評価／43
Ⅴ．ビタミン D 代謝の評価／44
Ⅵ．特殊検査が必要な場合／44

4．透析患者の血糖，脂質代謝に関する検査の進め方 ……………宇都宮慧，阿部雅紀　46
Ⅰ．糖代謝関連検査／46
Ⅱ．脂質代謝関連検査／49

5．透析患者の心血管系に関する検査の進め方 ………………………………鶴屋和彦　51
Ⅰ．心不全／53
Ⅱ．虚血性心疾患／53
Ⅲ．脳血管障害／55
Ⅳ．PAD／56

6．透析患者の体液量の評価に関する検査の進め方 ……………伊藤聖学，大河原晋　58
Ⅰ．ルーチン検査と測定頻度／59
Ⅱ．病態把握・除水量決定のためのさまざまな体液指標／59
Ⅲ．必要時に考慮される検査／60
Ⅳ．研究目的に行われる検査／61

7．透析患者の栄養状態に関する検査の進め方 ………………菅野義彦，宮岡良卓　63
Ⅰ．ルーチン検査と測定頻度／63
Ⅱ．病態把握のために行われる検査／64
Ⅲ．特殊な状況で行うべき検査／65
Ⅳ．研究目的に限定される検査／65

8．透析患者のバスキュラーアクセスに関する検査の進め方 ………………小川智也　67
Ⅰ．どのような VA であればよいか／67
Ⅱ．VA のガイドライン／67
Ⅲ．実際の VA 管理の概略／67

9．透析患者の感染症に関する検査の進め方 ………………………………安藤亮一　71
Ⅰ．ルーチン検査と測定頻度／71
Ⅱ．感染症の検査の進め方／72
Ⅲ．透析患者にみられるおもな感染症における検査／73

10．腹膜透析に関する検査の進め方 …………………………北山智草，石橋由孝　76
Ⅰ．至適透析／77
Ⅱ．感染症の評価／77
Ⅲ．栄養の評価／79

11．腎移植前に必要な検査の進め方 ………………………………………升谷耕介　81
Ⅰ．献腎移植希望者への対応／82
Ⅱ．生体腎移植レシピエントの検査／82
Ⅲ．生体腎ドナーの検査／85

第3章　血液・凝固線溶系

1. 赤血球（RBC），ヘモグロビン（Hb），ヘマトクリット（Ht）
　　　　　　　　　　　　　　　　嵯峨崎誠，丸山之雄，山本裕康　　88
2. 血小板（Plt）　　　　　　　　　　　　　　　　　　小池清美　　91
3. 白血球（WBC）　　　　　　　　　　　　　西　裕志，井上玲子　　93
4. プロトロンビン時間（PT），活性化部分トロンボプラスチン時間（APTT），
　　トロンボテスト（TT），活性化全血凝固時間（ACT）　日髙寿美，小林修三　　96
5. フィブリノゲン，FDP，D-ダイマー　　　　　　　武田真一，長田太助　　99
6. アンチトロンビンⅢ（アンチトロンビン）　　　　　　　菊田知宏　　102

第4章　血液生化学（電解質，肝機能等）

1. 総蛋白　　　　　　　　　　　　　　　　　　　　　植田敦志　　106
2. アルブミン　　　　　　　　　　　　　　　菅野義彦，宮岡良卓　　108
3. プレアルブミン　　　　　　　　　　　　　宮岡良卓，菅野義彦　　110
4. 尿素窒素　　　　　　　　　　　　　　　　　　　　田中　茂　　112
5. クレアチニン（Cr）　　　　　　　　　　　山田俊輔，荒瀬北斗　　115
6. 尿酸　　　　　　　　　　　　　　　　座間味亮，古波蔵健太郎　　119
7. ナトリウム（Na）　　　　　　　　　　　　　　　杉本俊郎　　122
8. カリウム（K）　　　　　　　　　　　　　　　　　安田　隆　　124
9. クロール（Cl）　　　　　　　　　　　　　　　　杉本俊郎　　126
10. カルシウム（Ca）　　　　　　　　　　　　　　谷口正智　　128
11. リン（P）　　　　　　　　　　　　　　　　　　谷口正智　　131
12. マグネシウム（Mg）　　　　　　　　　　　　　坂口悠介　　134
13. アルミニウム（Al）　　　　　　　　　　　　　稲熊大城　　137
14. 亜鉛（Zn）　　　　　　　　　　　　　　　　坂口悠介　　139
15. 銅（Cu）　　　　　　　　　　　　　　　　　坂口悠介　　141
16. 血液ガス―呼吸の立場から　　　　　　　　　　小原まみ子　　142
17. 血液ガス―酸塩基平衡の立場から　　　　山本忠司，山川智之　　145
18. 血漿浸透圧　　　　　　　　　　　　　　　　　田川美穂　　148
19. 鉄（Fe），不飽和鉄結合能（UIBC），総鉄結合能（TIBC）
　　　　　　　　　　　　　　　　　　　米本佐代子，濱野高行　　150
20. フェリチン　　　　　　　　　　　　　　　　倉賀野隆裕　　153
21. トランスフェリン，トランスフェリンレセプター　　　水口　隆　　155
22. ハプトグロビン　　　　　　　　　　　　　　　甲斐平康　　157
23. AST（GOT），ALT（GPT）　　　　　　　　　古庄憲浩　　159
24. LDH，LDH アイソザイム　　　　　　　　　　　古庄憲浩　　161
25. アルカリホスファターゼ（ALP），ALP アイソザイム
　　　　　　　　　　　　　　　　　　　丸山之雄，横山啓太郎　　163
26. γ-GTP，LAP　　　　　　　　　　　　　　　田中元子　　166
27. コリンエステラーゼ（ChE）　　　　　　　　　中野敏昭　　168
28. ビリルビン　　　　　　　　　　　　　中井健太郎，満生浩司　　170
29. 血中アンモニア　　　　　　　野々口博史，島田芳隆，長場　泰　　172
30. アミラーゼ　　　　　　　　　　　　　　　　　丹野有道　　174
31. リパーゼ　　　　　　　　　　　　　　　　　　丹野有道　　176
32. クレアチンキナーゼ（CK），CK アイソザイム　　河野圭志，藤井秀毅　　178

33．トロポニン ……………………………………………… 藤井秀毅 181
34．シュウ酸 ………………………………………… 海上耕平，奥見雅由 183

第5章　血液生化学（代謝，内分泌）

［代　謝］

1．総コレステロール，HDL コレステロール，LDL コレステロール，
Non-HDL コレステロール，トリグリセライド ……………… 庄司哲雄 186
2．リポ蛋白分画，リポ蛋白分画精密，アポ蛋白 ……………… 庄司哲雄 188
3．血糖，ヘモグロビン A1c（HbA1c），グリコアルブミン（GA）
　…………………………………………………… 水野裕基，星野純一 190
4．インスリン，C ペプチド ……………………………… 豊田雅夫 194
5．抗 GAD 抗体，インスリン抗体 ……………………… 木村守次 197
6．ケトン体 ………………………… 牧野内龍一郎，小島茂樹，柴垣有吾 199
7．乳酸 ……………………………… 池田麻理，小島茂樹，柴垣有吾 201
8．骨形成マーカー ………………………………… 奥野仙二，稲葉雅章 202
9．骨吸収マーカー ………………………………… 美馬　亨，重松　隆 206
10．ビタミン B$_6$，ビタミン B$_{12}$，葉酸 ……………………… 冨田弘道 209
11．ビタミン C …………………………………………… 冨田弘道 211
12．ホモシステイン ………………………………………… 後藤俊介 212
13．β_2-ミクログロブリン ………………………………… 山本　卓 215
14．AGEs ……………………………………………… 巽　亮子，角田隆俊 217
15．酸化ストレスマーカー ………………………………… 安楽　誠，丸山　徹 219
16．尿毒症物質 …………………………………………… 渡邊博志，丸山　徹 221
17．アミノ酸 …………………………………………… 秋山健一，花房規男 224
18．カルニチン ……………………………………………… 亀井大悟 226
19．ヘプシジン（hep） ……………………………………… 友杉直久 228
20．フェチュイン A ……………………………………… 松井　功，猪阪善隆 230
21．カルシプロテイン粒子（CPP） ………………………… 黒尾　誠 232

［内分泌］

1．副甲状腺ホルモン（PTH） …………………………… 駒場大峰 234
2．副甲状腺ホルモン関連蛋白（PTHrP） ……………… 平松里佳子，竹内靖博 238
3．25(OH)D，1,25(OH)$_2$D，ビタミン D 結合蛋白 ……… 式田康人，溝渕正英 239
4．FGF23 ……………………………………………… 濱野直人 241
5．soluble Klotho ……………………………………… 濱野直人 243
6．カルシトニン …………………………………… 平松里佳子，竹内靖博 244
7．レニン，アルドステロン，アンジオテンシン II，
　　アンジオテンシン変換酵素 …………………………… 小泉賢洋 245
8．ANP，BNP（NT-proBNP を含む） ……………… 常喜信彦，松金　愛 249
9．エンドセリン …………………………………… 渡邊健太郎，藤井秀毅 252
10．ADMA，SDMA ……………… 長澤　肇，上田誠二，鈴木祐介 254
11．抗利尿ホルモン ………………… 佐藤陽隆，小島茂樹，柴垣有吾 256
12．成長ホルモン，IGF-1，IGF 結合蛋白 ……………… 田中弘之 258
13．甲状腺刺激ホルモン（TSH），甲状腺ホルモン（T$_3$，T$_4$，FT$_3$，FT$_4$），
　　甲状腺関連自己抗体，サイログロブリン ……………… 小野田教高 261
14．黄体形成ホルモン（LH），卵胞刺激ホルモン（FSH），エストロゲン，
　　プロゲステロン ………………………………………… 田中元子 266

15.	テストステロン	白石晃司	270
16.	副腎皮質刺激ホルモン（ACTH），コルチゾール		
		関 敏郎，安田 敦，深川雅史	272
17.	プロラクチン	関 敏郎，北島夏見，深川雅史	274
18.	カテコールアミン	木田可奈子，市原淳弘	276
19.	エリスロポエチン（EPO）	濱野高行	277
20.	レプチン，グレリン	中村和史，吉本明弘	279
21.	アディポネクチン	大坪 茂，新田孝作	280

第6章　免疫血清

1.	免疫グロブリン	内田啓子	284
2.	補体価（CH50，C3，C4）	坂入 徹，廣村桂樹	286
3.	血沈，C反応性蛋白（CRP）	田代 学，岡田一義	288
4.	抗ストレプトリジンO（ASO），抗ストレプトキナーゼ（ASK）		
		尾田高志，吉澤信行	290
5.	リウマトイド因子（RF），抗CCP抗体，MMP-3	長沼俊秀，武本佳昭	292
6.	抗核抗体（ANA）	中野正明	294
7.	クームス試験	梶山 浩，三村俊英	296
8.	抗好中球細胞質抗体（ANCA）	臼井丈一	297
9.	抗糸球体基底膜（GBM）抗体	臼井丈一	298
10.	抗リン脂質抗体	朝倉英策	299
11.	リンパ球サブセット	黒木亜紀	300
12.	単クローン性γグロブリン，ベンス・ジョーンズ蛋白	樋口 誠	302
13.	クリオグロブリン	水野真一，佐藤壽伸	305
14.	血液型	小林博人，菅野 仁	307
15.	HLA	橋口裕樹，金本人美	309
16.	免疫複合体	要 伸也	311
17.	抗PF4/ヘパリン抗体	長谷川祥子，鶴屋和彦	313
18.	血小板関連IgG（PA-IgG）	小池清美	315
19.	間質性肺炎のマーカー（KL-6，SP-A，SP-D）	山口覚博，服部 登	316

第7章　画像診断・腫瘍マーカー・感染症，その他

［画像診断］

1.	心臓超音波（心エコー）	田中友里，長谷弘記	320
2.	心筋シンチグラフィ	西村眞人	324
3.	頸動脈エコー	石岡邦啓，小林修三	326
4.	血管石灰化（冠動脈を含む）	増田直仁，丸山之雄，横山啓太郎	330
5.	異所性石灰化（血管石灰化を除く）	小松崇陽，丸山之雄，横山啓太郎	332
6.	骨量の測定・骨の画像診断	青柳佳子，風間順一郎	335
7.	骨組織形態計測	風間順一郎	338
8.	副甲状腺（超音波）	小野田教高	341
9.	副甲状腺（超音波以外の画像診断）	巽 亮子，角田隆俊	344
10.	心胸比（CTR）・下大静脈（IVC）径	安藤康宏	347
11.	バイオインピーダンス	秋山健一，花房規男	351
12.	バスキュラーアクセス	廣谷紗千子	353

13．ACDK・腎癌 ………………………………………………………… 武藤　智　356

［腫瘍マーカー］
1．CEA（癌胎児性抗原）………………………………………………… 松原　雄　358
2．PSA（前立腺特異抗原）……………………………………………… 松原　雄　359
3．CA19-9 ………………………………………………………………… 松原　雄　360
4．AFP（*α*-fetoprotein），PIVKA-Ⅱ ………………………………… 松原　雄　361
5．CA125 …………………………………… 川崎真生子，小向大輔，宇田　晋　363
6．SCC 抗原（扁平上皮癌関連抗原）………………… 鈴木健志，宇田　晋　364
7．CYFRA 21-1 ………………………………………… 吉田輝龍，宇田　晋　365
8．NSE，ProGRP ……………………………………… 小向大輔，宇田　晋　366
9．SLX ……………………………………………………… 加藤亜唯，宇田　晋　368
10．CA15-3 ………………………………………………… 柏葉　裕，宇田　晋　369

［感染症］
1．B 型肝炎ウイルス（HBV）…………………………………………… 菊地　勘　370
2．C 型肝炎ウイルス（HCV）…………………………………………… 菊地　勘　373
3．HIV，HTLV-1 ………………………………………………… 日ノ下文彦　375
4．サイトメガロウイルス（CMV）……………… 坂本良輔，小畑陽子，西野友哉　378
5．結核（インターフェロンγ遊離試験を含む）………………… 日ノ下文彦　380
6．インフルエンザ ……………………………………………………… 安藤亮一　382
7．真菌（*β*-D-グルカン等）…………………… 鳥越健太，小畑陽子，西野友哉　384
8．多剤耐性菌 …………………………………………… 大薗英一，市村恭子　386
9．*Helicobacter pylori*（*H. pylori*）…………… 太田祐樹，小畑陽子，西野友哉　388
10．プロカルシトニン ………………………………… 長沼俊秀，武本佳昭　389

［その他］
1．透析液の細菌学的水質評価と透析液水質基準 …………………… 政金生人　391
2．血液透析（濾過）効率 ……………………………………………… 山下明泰　394
3．腹膜機能 ……………………………………………… 伊藤雄伍，中山昌明　397
4．ABI・TBI・PWV・CAVI ………………………… 仲谷慎也，石村栄治　400
5．末梢神経伝導速度 …………………… 蒲澤秀門，細島康宏，成田一衛　403
6．便潜血反応 …………………………………………… 白鳥　享，室谷典義　404
7．血中薬物濃度 ………………………………………… 苅谷嘉顕，大野能之　406
8．QOL …………………………………………………… 山本洋介，福原俊一　409
9．臨床検査と保険診療 ………………………………………………… 花房規男　412

主な測定法の略語一覧 ……………………………………………………………… 414
略語一覧 ……………………………………………………………………………… 415
索　引 ………………………………………………………………………………… 419

第1章

総　論

1. 透析患者の検査を意義あるものとするために／16
2. 検査の基準値・基準範囲はどのように決まるか？／19
3. 採血のポイント，検体の処理／21
4. 透析患者のルーチン検査とその活用／24
5. 特殊検査の選択と結果の解釈／26

1 透析患者の検査を意義あるものとするために

透析患者は，もっとも頻回にルーチン検査を受ける患者集団の一つである．包括化の導入後でも，月に1〜2回は検査を行っているのが普通であるし，とくに問題が生じなくても年に一度は行う特別な検査も多い．

この稿では，本書「透析患者の検査値の読み方」のイントロとして，そのような頻回の検査のデータを，いかにして最大限に活用するかについて考えたい．

もっとも重要なのは，データを「取る」ことではなく，「読む」ことである[1]．

I 透析患者の検査値の特徴

1. 透析患者の基準値は，健常人の基準値とは異なる

本書の初版が作られた最大の動機は，透析患者のデータを健常人と同じように解釈してもよいのか，という疑問であったと想像される．次項（p.19）で詳しく解説されるが，検査の基準値とは，測定値分布の95％信頼区間を表すと定義される．それでは透析患者では，健常人とは異なるのであろうか？ ルーチン検査で取られる項目であれば，データ数も十分あり，同様の定義で基準値を決めることが可能かもしれない．それでは，生データでは正規分布しないものや，めったに測定されない項目ではどうであろうか？ そのためには，薬剤の投与量と間隔を決める際のように，項目ごとに，腎機能がないこと，透析をしていることがどう影響するかを考えてみる必要がある．

透析患者で健常人とは異なる点としては，まず，腎臓による排泄が極端に低下していることが挙げられる．したがって，腎排泄の物質の濃度は，それだけでも上昇する（実際には，これに対応して腸管からの排泄が増えるものもあるし，逆に透析によって除去されるものもある）．一方，腎不全の病態そのもので増えたり減ったりする物質もある．新しい項目の透析患者における基準値を定めるときには，このような病態を考慮する必要があるのは，言うまでもない．

2. 管理目標値と基準値の違い

最近の診療ガイドライン[2),3)]では透析患者の管理目標値が示されているものが多いが，これは透析患者の基準値とは必ずしも一致しない．このなかで，きちんとしたデータ解析に基づいた管理目標値は，一般に良好な生命予後に関連する範囲を根拠にしている[4)]．しかしながら，使った解析方法や，どの集団（地域，国，グローバルなど）のデータを用いたかによっても異なるので，その適応には注意しなくてはならない．

II 透析患者の検査

1. どのような検査を，どのくらいの頻度で行うか？

透析患者においては，検査項目と頻度は診療報酬の制度に大きく依存している．現在では，電解質などのルーチン検査は月1〜2回，頻用される内分泌ホルモンなどの検査は症例によって違うが，通常1〜6カ月に1回程度である．これらの頻度は，グローバルガイドラインに指示されているものより多いが，頻回の検査は，本当に有意義なのであろうか？

最近，わが国のCKD-MBD（chronic kidney disease-mineral and bone disorder）関係の検査項目について解析した結果によると，もともと管理目標値に収まっている場合には変わりないが，基準値をはずれている症例では，検査の回数を増やすことによって管理目標値の達成率が上昇する[5)]．このことは，共通のルーチン検査の回数を減らし，症例を選んで追加するほうがリーズナブルであることを示唆するが，多数の患者を治療する透析室の現場においては，かえって煩わしいことにもなりかねないが，将来的には診療報酬との関係で状況が変化するかもしれない．

2. どのタイミングで検体を取るか？

わが国ではルーチン検査の採血は，週初めの透析開始時に行われる．諸外国では事情が異なり，まちまちで，むしろ週半ばの採血が多いようである．これは，検査施設を有効に使うためという理由もあると考えられるが，その差はどのように考

1．透析患者の検査を意義あるものとするために ● 17

慮すればよいであろうか？

週初めはもっとも透析間隔が空いたときであり，一番悪いデータと考えられる．実際，週初めと週半ばの検査結果には，明らかに差があることも報告されている[6]．一方で，食事内容も週末によって異なるため，体重増加と同じようにその値は週によって変化する．おそらく統計的解析には，安定した週半ばの値のほうが適すると思われるが，あえて不安定なポイントを選んでいるのはなぜだろうか？わが国では，欧米とは大きく異なり，原則週3回，透析ごとに医師の回診がある．このシステムでは，週初めの値が極端な異常値であった場合に，次回の透析時の追加検査や処方変更を，その週のうちに指示できるという利点がある．異常が続くような患者では，そもそも検査の回数を増やす必要も出てくる．ここは，わが国と欧米の考え方と医療制度の違いであろうが，わが国でも以前よりは検査回数が減ってきており，将来的にどうしていくか，再考する時期が来ると思われる．

採血のタイミングは，他の要因でも検査の値に大きな影響を与える．検査値には，血糖などのように食事とのタイミングによっても変化しうる項目[7]も多いが，それとは別に日内変動があることが知られている[8]．さらに重要なのは，薬剤の内服時間との関係である．原則は，その薬剤がもっとも効いていない時間に採取するのが望ましい．したがって，採血時直近の食事，内服の内容やタイミングについての情報も考慮して，解釈する必要がある．

透析終了時の採血は，以前ほどは頻回に行われなくなったが，透析効率など重要な情報を得るのに必要であり，その解析も計算するだけでおざなりにせず，異常をきちんと見出し，原因を検討して対応すべきである．

III 透析患者の検査データの有効な活用

1．一度の値ではなく，トレンドを読む

一度の値によって，頻回に処方変更する施設もあるが，不安定な週初めの値であることを考慮すると，パニック値である場合以外は，まずは異常の程度に応じて追加検査をすることで解決される．したがって，通常は，ガイドライン[2),3)]に「病

態の評価や治療方針の決定において，1回の検査結果ではなく，検査値の動向から判断することを推奨する（1C）」と書いてあるように，数回のトレンドをみることで判断する．このことは，ガイドラインの総論に明記してある．

2．基準値内の動きでも対応すべきとき

同様に重要なのは，「検査値が基準値内の動きでも，進行する場合には，治療法の変更が望ましい（2C）」とガイドラインに明記してあるように，一方向のトレンドを見逃さずに対応することである．このことは，意外と難しいようであり，副甲状腺ホルモン（PTH）の管理目標値の広い KDIGO ガイドラインを採用している国では，日本とは異なり，軒並み PTH 値は上昇してしまっている[9]．

おわりに

健常人の検査でも，「基準値」内にあることが必ずしも正常とはいえないように，他の検査との関係や，食事，薬剤内服の時間との関係も考慮・解釈して，診療にフィードバックすることが，データを解釈し，活用するということである．ましてや透析患者では，定期的に出てくるデータを，健常人の基準値を逸脱している範囲での変化を解釈しないといけないので，それなりの努力を要する．さらに，再検査や特殊検査を適切に指示することも，透析患者の主治医の重要な役割の一つといえよう．

■ 文 献

1) 河合 忠：異常値の出るメカニズム（第7版）．医学書院，東京，2018
2) 日本透析医学会：慢性腎臓病に伴う骨・ミネラル代謝異常の診療ガイドライン．透析会誌 2012；45：301-356
3) KDIGO 2017 Clinical Practice Guideline Update for the Diagnosis, Evaluation, Prevention, and Treatment of Chronic Kidney Disease-Mineral and Bone Disorder（CKD-MBD）. Kidney Int Suppl 2017；7：1-59
4) Taniguchi M, Fukagawa M, Fujii N, et al；Committee of Renal Data Registry of the Japanese Society for Dialysis Therapy：Impact of mineral metabolism on mortality in hemodialysis patients：Serum phosphate level should be controlled firstly and consistently. Ther Aphr Dial 2013；17：221-228
5) Yokoyama K, Kurita N, Fukuma S, et al：Frequent monitoring of mineral metabolism in hemodialysis patients with secondary hyperparathyroidism：associations with achievement of treatment goals and with adjustments in therapy. Nephrol Dial

Transplant 2017 ; 32 : 534-541
6) Yokoyama K, Katoh N, Kubo H, et al : Clinical significance of the K/DOQI bone guidelines in Japan. Am J Kidney Dis 2004 ; 44 : 383-384
7) Chang AR, Grams ME : Serum phosphorus and mortality in the third national health and nutrition examination survey (NHANES Ⅲ) : Effect of modification by fasting. Am J Kidney Dis 2014 ; 64 : 567-573
8) Moe SM, Zidehsarai MP, Chambers MA, et al : Vegetarian compared with meat dietary protein source and phosphorus homeostasis in chronic kidney disease. Clin J Am Soc Nephrol 2011 ; 6 : 257-264
9) Tentori F, Wang M, Bieber BA, et al : Recent changes in therapeutic approaches and association with outcomes among patients with secondary hyperparathyroidism on chronic dialysis patients : the DOPPS study. Clin J Am Soc Nephrol 2015 ; 10 : 98-109

（深川雅史）

2 検査の基準値・基準範囲はどのように決まるか？

臨床検査では，以前「正常値」という用語が使用されていたが，「この範囲内にあれば正常で，病気ではない」と誤認されることを避けるため，1987年に「基準値（reference value）」という用語が提唱され，さらに，基準値は一定の範囲であるとの意味から，現在は「基準範囲（reference interval）」が国際的な用語となっている[1]．

日常臨床では，各検査の基準値・基準範囲を参考にして，臨床判断値を設定し，病気の診断・治療・予後に関する判断を行っている．臨床判断値はその目的の違いから，① 診断閾値（カットオフ値），② 予防医学的閾値，③ 緊急治療閾値，に分類できる．これらの臨床判断値は，基準値・基準範囲とは厳密には異なるものであるが，広義の基準値・基準範囲と捉えることもできる．これらの数値の意味の違いを理解し，混乱を招かぬように使用する必要がある．本稿では，検査の基準値・基準範囲を適切に利用できるように，基準値・基準範囲の決め方と使い方について述べる．

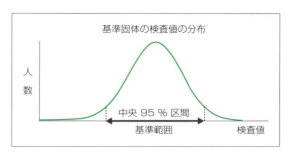

図1　基準範囲

I 基準値・基準範囲の定義と決め方

基準値は「可及的厳密に医学的に判定されたいわゆる健常人（基準個体）の検査測定値」で，基準範囲は「基準個体の検査測定値を統計学的に解析し，測定値分布の中央部分95％の測定値を含む範囲」と定義される（図1）．

基準値は，健常人から基準個体を選抜し，さまざまな条件の違いによる測定値の変動や誤差を考慮に入れたうえで，基準個体の95％がとりうる範囲として妥当な測定値を選択することで決められる．

基準個体は，健康な人のなかから，検査値に明らかな影響を与える状況にあるものを除外して選抜される．通常，生活習慣や食事に大きな偏りがなく，明らかな疾患をもたない20～60歳の健常成人を基準個体とし，早朝空腹時の測定値を用いて，基準値・基準範囲が決められることが多い．しかし，検査値は生理的変動と技術的変動の影響を受けるため，健常人であっても，測定値にはある程度の幅がみられる．生理的変動には，性・年齢・生活習慣などの対象者の背景の違いによる個

人ごとの変動（個体間変動）と，検査する時間の違いによる同一個体内での変動（個体内変動）があり，技術的変動としては，検体の取り扱いや測定機器法の違いなどによる測定誤差がある．これらが複合的に検査値に影響するため，対象となる人の背景や測定の条件により，得られる基準値・基準範囲が異なる．現在は測定誤差は少ないため，おもに個体内変動や個体間変動が基準範囲に反映される．

このようにして得られた基準値・基準範囲が，一般的なスクリーニング検査などでの判断にも用いられるが，その定義から，健常人と思われる人でも5％は基準範囲外と判定されることになる．また，基準値・基準範囲の問題点として，① 血液検査などの基準範囲の多くは全国的に統一したものではなく個々の検査施設で設定したものである，② 基準範囲を求めるために使用する母集団の人数が少ない，③ 基準範囲には，性別，年齢，病態によって明らかに異なるものがあるが，それぞれに対応した基準範囲が作成されていない，などがある[2]．

II 臨床における基準値・基準範囲（臨床判断値）の種類と使い方

臨床判断値には，① 現時点での病気の有無を診断するための診断閾値（カットオフ値），② 疾患の予防や治療を目的とした予防医学的閾値，③ 緊急の治療を必要とする閾値（パニック値），がある．

1. 診断閾値（カットオフ値）

現時点で「疾患ありの人と疾患なしの人を区別

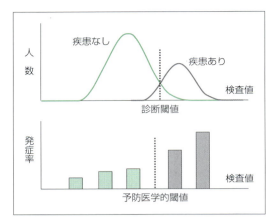

図2 診断閾値と予防医学的閾値

すること」を目的とした値で、症例対象研究から求められる。病気の診断がもっとも適切に行われるように、検査の感度・特異度の組み合わせが最良となる値が用いられる（図2）。

2. 予防医学的閾値

疾患の進行や合併症の発生を抑制することを目的とした値で、病気の発症率など疫学調査で、将来的な病気の発症リスクが明らかに上昇する値を用いることが多い。各学会のガイドラインなどに記載され、この値を超えた場合には、将来的な病状悪化を予防するために介入が勧められる。また、治療効果を判定する目標値として用いることもある（図2）。

3. 緊急治療閾値（パニック値）

生命が危ぶまれるほど危険な状態にあることを示す異常値であり、ただちに治療を開始する必要がある値である。パニック値は病院の状況によって異なり、臨床医と協議のうえで各施設で決められる。

以上のように、臨床判断値には、基準個体における基準値・基準範囲を参考にしながらも、その使用目的、対象者、使用状況に合わせた値を用いる。

III 慢性腎臓病（CKD）患者における基準値・基準範囲

CKD患者における基準値・基準範囲は、腎臓病の進行や合併症の発生を抑制することを目的として、CKD患者の病態を踏まえたうえで、介入するべきか判断するために使用される。健常人と背景が大きく異なるCKD患者の基準値・基準範囲に、健常人の数値をそのまま適用することはできず、可能であれば、定義に従って標準的なCKD患者を選抜し、その検査値の95％範囲を基準範囲とするのが望ましい。しかし、CKD患者の状況は、年齢、性別、疾患の重症度、合併症の有無、受けている治療の種類などで大きく異なる。さらに、血液透析患者においては、透析前・後、透析中間日と、状態は大きく変化する。よって、ある一つの基準値・基準範囲で、すべてのCKD患者に適した臨床判断を行うことは困難である。

CKD患者の診療においてもっとも参考にされるのは、各学会で出されているガイドラインである。ガイドラインには、CKD患者のさまざまな病態に合わせた、検査の基準値・基準範囲が記載されている。それらの値は、CKD患者を対象とした観察研究や介入研究の解析結果に基づいて決められることが多く、おもに臨床判断値（予防医学的閾値）に該当する。ただし、その値も、エビデンスレベルが必ずしも高くない研究結果によるものであったり、日本人または日本の医療状況とは異なる条件下で得られた場合もあるため、目の前の患者に適用してよいか、十分に考えたうえで使用することが求められる。一般的な基準値が適用できない特殊な症例では、過去の検査値の変動を「個人の基準範囲」として参考にすることで、検査値の逸脱を判断することも一つの方法である[3]。

まとめ

患者一人ひとりの現状に合わせて、将来をも見通した臨床判断を行うには、基準値・基準範囲を適切に使用することが重要である。基準値・基準範囲がもつ意義と問題点を理解したうえで、日常臨床に生かしていただきたい。

■文 献

1) NCCLS : How to define and determine reference intervals in the clinical laboratory ; Approved Guideline. NCCLS Document C28-P 1995 ; 12 (2)
2) 渡辺清明：日本人間ドック学会の健診基本項目の基準範囲．人間ドック 2016 ; 31 : 603-608
3) 三宅一徳：基準値・基準範囲の考え方．薬事 2008 ; 50 : 1157-1160

（今田恒夫）

3 採血のポイント，検体の処理

透析患者では，適正透析の評価，透析合併症の早期発見，透析合併症の治療効果判定のために定期的な採血を行っている．透析患者は，乏尿または無尿のため，腎臓から排泄される溶質（尿毒症性物質）が体内に蓄積する．週3回の血液透析により，これら溶質は拡散や濾過によって体外に除去されるため，血中濃度は大きく変化する．したがって，検査する場合はどのタイミングで採血したかが重要となる．

本邦では，中2日（月曜日または火曜日）の透析前に採血する施設がほとんどだが，欧米では中1日（水曜日または木曜日）の透析前に採血することが多い．したがって，欧米ガイドラインの基準値を当てはめる場合は，採血のタイミングの違いに注意を払う必要がある．

本稿では，採血のタイミングによる結果の解釈および採血する際の注意点，ポイントをまとめる．

I 透析前採血と透析後採血の解釈

1回の透析で前後採血を行う理由は，溶質の除去効率を調べるためである．透析前後で測定する検査項目としては，ナトリウム，カリウム，クロール，カルシウム，リンといった電解質やクレアチニン，尿素窒素，総蛋白，アルブミン，ヘモグロビン，ヘマトクリットなどが挙げられる．

透析中の除水により，循環中の血液は濃縮されるため，透析前と比較し，透析後の総蛋白，アルブミン，ヘモグロビン（Hb），ヘマトクリット（Ht）値が高くなる．透析後のアルブミンの上昇は，細胞外液量の減少とよく相関する．臨床的には，Ht を連続的にモニターする体外循環用 Ht モニター（クリットラインモニター）が，透析中の血圧低下の予測に用いられる．

1. 透析前後の採血評価が有用または推奨される項目

1) 尿素窒素（Kt/Vurea）

尿毒症で身体に蓄積する尿毒素として約90種類の物質があるが，そのなかで，透析量の指標としては，尿素を小分子物質の指標物質とし，尿素の single-pool Kt/Vurea（spKt/V）を用いること

が推奨されている．これは，1回の透析で総体液量の何倍の血液量から浄化されたかという透析の質を表す指標であり，1回の透析前後の尿素の値から計算する．最低限確保すべき透析量は spKt/V 1.2 であり，目標透析量としては spKt/V 1.4 以上が望ましい[1]．

2) 血 糖

透析液中のブドウ糖の濃度は，100〜150 mg/dL である．昼間の時間帯の透析患者では食後1〜2時間の時点で透析を開始することが多い．したがって，食後高血糖がある場合は，血液と透析液にブドウ糖の格差が生じるため，血漿中のグルコースが透析液中に拡散し透析中に血糖が低下する．とくに，インスリン治療中で透析前血糖が高い例ほど，透析後の血糖値が低下する．日本透析医学会（JSDT）の「血液透析患者の糖尿病治療ガイド 2012」[2]では，インスリン製剤を使っている糖尿病患者では，透析ごとに，透析開始時と終了後の随時血糖を測定するよう推奨している．

2. 透析前の採血評価が有用および推奨される項目

1) β_2-ミクログロブリン（β_2-M）

β_2-M は，長期透析療法の合併症である透析アミロイド症の主要構成蛋白であり，透析療法で積極的に除去すべき尿毒物質である．近年，β_2-M は透析患者の予後関連因子であるという報告がみられ[3]，JSDT のガイドラインでは，最大間隔透析前血清 β_2-M 濃度が 30 mg/L 未満を達成できるように透析条件を設定することを推奨しており，さらに，最大間隔透析前血清 β_2-M 濃度 25 mg/L を達成できるように透析条件を設定することが望ましいとしている[1]．

2) 脂質異常症の評価

JSDT 統計調査委員会からの報告に示されるように，低比重リポ蛋白コレステロール（LDL-C）高値，高比重リポ蛋白コレステロール（HDL-C）低値，トリグリセライド（TG）高値は心筋梗塞発症のリスク因子である．したがって，透析患者において脂質異常症の評価は重要である．これらの採血は空腹時採血を前提としているが，透析の日常診療では空腹時採血が困難な場合が多いため，

随時採血の管理目標値を設定している[4]．一般的に，食後には TG が高くなり，Friedewald 式で求める LDL-C は低くなる．Non-HDL-C（＝TC マイナス HDL-C）は LDL と TG-rich リポ蛋白のもつコレステロールを合計した値であり，非絶食時でも評価可能であり LDL-C よりも透析医療に適した指標と考えられる．虚血性心疾患の一次予防では，LDL-C 120 mg/dL 未満，あるいは Non-HDL-C 150 mg/dL 未満，二次予防では LDL-C 100 mg/dL 未満，あるいは Non-HDL-C 130 mg/dL 未満とする．なお，血液透析患者ではヘパリンにより血清脂質値が修飾されるため，透析後の採血による血清脂質値に基づく判断は望ましくない．

3. 透析後の採血評価が有用である項目
〈ヒト心房性ナトリウム利尿ペプチド（hANP）〉

hANP は心臓，とくに心房の心筋の顆粒の中に貯えられ，心筋の伸展刺激により心臓から分泌され，一般に心不全時にその重症度を表す指標として用いられている．透析患者では透析前後で体液量が変化するため hANP 値も前後で変化する．透析後 hANP は 100 pg/mL 以上で体液量過剰，25 pg/mL 以下で体液量過少である可能性が高く，40＜hANP＜60 pg/mL を適正ドライウエイト（DW）の目安として用いられることが多い．ただし適正 DW は患者個々の状態によって総合的に判断すべきものであり，hANP 値はあくまで判断材料の一つにすぎない．心房細動や逆流を伴う心臓弁膜症では体液量過剰を伴わない状態でも高値をとる点にも注意を要する．

Ⅱ 体位による変化

座位と臥位では検査値に差が出る項目がある．欧米では透析前採血を座位，日本では臥位で行うことが多く注意が必要である．大きな影響を受けるのは分子量の大きい成分で，赤血球数，ヘモグロビン，総蛋白，アルブミン，総コレステロールなどがあげられる．座位での採血は重力によって濃縮された血液が採血されるため，これらの値は臥位より 5％ほど高値を示す．透析前の臥床直後と 30 分後では Ht 値が plasma refilling によって数％低下するという報告もある[5]．これらのデータをより正確に評価するためには体位を考慮する必要がある．

なお，KDOQI の慢性腎臓病患者における腎性貧血治療のガイドライン[6]で推奨されている目標 Hb 値は，週初め（透析中 2 日後）の透析前の仰臥位採血による値（Hb 10 g/dL 以上 12 g/dL 未満）である．

Ⅲ 透析前後値のサンプリング[1]

実際に透析前後で採血する際の具体的な方法と注意点を以下に示す．

1）透析前採血は希釈などの影響を回避するため，穿刺時の回路接続前にサンプリングする．

2）透析後採血はリバウンドなどの影響を極力排除するため，slow flow 法[6]にてサンプリングする．すなわち透析終了後ただちに透析液の流れを止め（実質的な透析の終了），次いで血液量を 50〜100 mL/min まで低下させ，1〜2 分間待ってから A 側ラインのなるべく患者に近いポートから採血する．透析終了後から溶質は細胞内から細胞外（血管内）に移動するため，血中の溶質濃度は急速に上昇する（リバウンド現象）．とくに細胞内に多く分布するカリウムやリンは，透析終了 30 分後から血中濃度が上昇し始める．透析 2 時間後になると血清リン値は透析終了時より約 30％高くなる．尿素窒素は細胞内外に均一に分布して自由に移動するが，透析終了 30 分後まで一過性のリバウンドがみられる．

Ⅳ 検査に必要な検体の量・保管の仕方

採血後の検体の量・保管の仕方について留意する点としては，いくつかの項目で凍結保存が必要なため採血後に検査室に運ぶ際には氷冷保存を要する．

● 凍結保存が必要な検体

1）副甲状腺ホルモン（intact PTH，または whole PTH）

検体必要量は血清 0.5 mL（intact PTH）または血漿 0.5 mL（whole PTH）で，凍結保存が必要である．

2）心房性ナトリウム利尿ペプチド（hANP）

検体必要量は血漿 0.5 mL で，凍結保存が必要である．溶血すると低値となる可能性があるため溶血に注意を要する．

3）脳性ナトリウム利尿ペプチド（BNP）

検体必要量は血漿 0.5 mL で，凍結保存が必要である．NT-proBNP（BNP 前駆体 N 端フラグメント）は BNP に比べ血中では比較的安定で冷蔵保存が可能だが，腎機能に影響されるため透析患者では使用できない．

おわりに

透析患者の採血結果は採血時の患者の状況やさまざまな要因に影響を受けるため結果の解釈には注意が必要である．上記留意点を考慮し適正な透析を心がけることが重要である．

■文　献

1）日本透析医学会：維持血液透析ガイドライン：血液透析処方．透析会誌　2013；46：587-632
2）日本透析医学会：血液透析患者の糖尿病治療ガイド 2012．透析会誌　2013；46：311-357
3）Okuno S, Ishimura E, Kohno K, et al：Serum beta 2-microgloblin level is a significant predictor of mortality in maintenance haemodialysis patients. Nephrol Dial Transplant　2009；24：571-577
4）日本透析医学会：血液透析患者における心血管合併症の評価と治療に関するガイドライン．透析会誌 2011；44：337-425
5）Inagaki H, Kuroda M, Watanabe S, et al：Changes in major blood components after adopting the supine position during haemodialysis. Nephol Dial Transplant　2001；16：798-802
6）NKF K/DOQI™ 2000UPDATE：Ⅲ Blood Urea Nitrogen（BUN）Sampling. Am J Kidney Dis　2001；37：S34-S38

（長谷川詠子，星野純一）

4 透析患者のルーチン検査とその活用

維持透析患者に対して行われるさまざまな検査には，安定した透析を継続すること，異常を早期に発見して合併症の進行を予防し次の精査や治療につなげることなどの目的がある．また，それら検査は，個々の病態に応じたものも含め日常の投薬効果や状態を把握する定期検査と，新規の異常を早期に発見するためのスクリーニングの意味合いをもつ検査の大きく二つに分けられる．

定期検査で測定されている項目の多くは慢性維持透析患者外来医学管理料（診療報酬改定ごとに変更があるためその都度確認されるのが望ましい）に含まれており，測定回数にかかわらず所定の診療報酬点数しか算定できないため，検査項目とその測定頻度については費用対効果を勘案して適切に実施されることが望ましい．

本稿では，日本透析医学会（JSDT）が公表している各種ガイドラインにおいて推奨されているものを中心に，透析患者のルーチン検査について概説する．

I 検査のタイミング

血液透析患者では，透析前は本来尿として排出されるはずの尿毒症物質が体内に蓄積した状態となり，透析後はそれらが拡散や濾過によってある程度，除去された状態となるため検体採取のタイミングはデータを解釈する際の重要な要素となる．また，体液貯留による血液の希釈や透析での除水による血液の濃縮も考慮が必要な場合もある．本邦では，中2日，週初めの透析前採血の値を評価するのが通例である．一方で，透析後に行う採血項目には透析量や体液量を評価するためのものがある．なお，腹膜透析患者では月1回程度の随時採血にて評価することが一般的である．

II 血液検査

1. 透析量

透析処方が患者のその時点での状態に即しているかは適宜，見直す必要がある．JSDT ガイドラインでは，小分子物質の指標として尿素の single-pool Kt/V を月1回以上，中分子物質の指標として β_2 ミクログロブリンを3カ月に1回程度測定することを推奨している[1]．また，腹膜透析患者においても適宜，腹膜透析と残存腎機能のそれぞれの週当りの尿素 Kt/V の総和を評価することが推奨されている[2]．

2. 貧血

米国の KDIGO ガイドラインではヘモグロビン（Hb）値を維持する最低限の測定間隔は1カ月とされているが[3]，月1回の Hb 値測定のみで赤血球造血刺激因子製剤（ESA）の調整を行うことが望ましいかについては議論がある．JSDT ガイドラインには Hb の測定頻度についての記載はないが，国内外の臨床研究の多くは毎週～2週間ごとに Hb 値を測定しており，ESA 用量をこまかく調整し，適切な Hb 値を維持するためには月2回程度の測定が現実的であり，本邦の実臨床においても月2回の測定としている場合が多い．

貧血を合併する慢性腎臓病（CKD）患者では鉄動態の異常をきたすことも多く，鉄補充療法を施行している最中は血清鉄，総鉄結合能，フェリチンを月1回，鉄剤非投与時には3カ月に1回程度それらを測定する[4]ことが推奨されている．

また，鉄欠乏はなく十分量の ESA が投与されているにもかかわらず，Hb 値が目標値に到達しない場合には ESA 低反応性の原因精査に進む．

3. CKD-MBD（慢性腎臓病に伴う骨・ミネラル代謝異常）

血清リン（P）およびカルシウム（Ca）濃度は食事や薬剤での影響を受けやすく，最低でも月に1～2回測定することが妥当であるとしている．低アルブミン（Alb）血症（4.0 g/dL 未満）がある場合には補正Ca濃度を計算するため，同時にAlb濃度測定を行っておく必要がある．

また，副甲状腺ホルモン（PTH）に関しては通常3カ月に1回測定でよいとされているが，管理目標値から逸脱した場合や治療の変更，高PTH血症に対し静注活性型ビタミンD製剤やCa受容体作動薬の投与，インターベンションなどの積極的治療施行中においては，数値が安定するまで毎月の測定が望ましいとされている[5]．さらに，Ca

受容体作動薬を新規に開始した際は添付文書上，月2回のPTH測定が推奨されている．PTHの測定法については従来のintact PTHシステムに加えて1-84PTHを比較的特異的に検知するwhole PTHシステムも広く使用できるようになったが，臨床経験の蓄積や国際的な面からもintact PTHでの管理が主流である現状がある[5]．

CKD患者の骨代謝回転を推定しうるPTH以外の骨代謝マーカーも近年多数の報告があるが，JSDTガイドラインではアルカリホスファターゼ（ALP）値の定期的な評価を推奨している．

4. 電解質（とくにカリウム）

ナトリウム，カリウム（K），クロールなどの電解質も透析患者ではルーチン検査として測定されている．なかでもKについては食事内容による変動が大きく，透析患者では軽度の摂取過剰でも高K血症をきたしやすく，致死性不整脈の原因となりうるため月2回の測定が一般的である．また，通常の透析液K濃度は2.0 mEq/Lと低いため，高K血症のみならず低K血症についても配慮が必要である．

5. 耐糖能異常

インスリン製剤を使用中の患者では透析開始前の随時血糖値（透析前血糖値）と透析後の随時血糖値を毎回測定，経口血糖降下薬のみを使用している患者では透析前血糖値を週1回測定することを推奨している．薬物療法なしに血糖値が良好にコントロールされている患者においては，透析前血糖値を最低1カ月に1回測定することが望ましいとされている．

また，血糖管理指標としては透析患者ではHbA1cよりグリコアルブミン（GA）を使用することが推奨されており，糖尿病患者ではGAを1カ月に1回測定する．非糖尿病患者においても，最低1年に1回は透析前血糖値およびGAを測定し，耐糖能異常の有無を確認することが望ましい[6]．

6. 脂質異常症

透析患者においても脂質異常症は心血管疾患の独立した危険因子であり，LDLコレステロール，Non-HDLコレステロール，HDLコレステロール，中性脂肪の透析前の定期的な測定が推奨されているが，測定頻度としては定まったものはない[7]．

7. 尿　酸

透析患者では高尿酸血症と生命予後や心血管系疾患発症の関連についての一定の見解はなく，月1～2回測定されることが一般的である．

8. 感染症

透析導入時および透析施設変更による転入時はHBs抗原，HBs抗体，HBc抗体，HCV抗体に加え，可能であればHIVスクリーニング検査を行う．また，6カ月に1回，HBs抗原，HBs抗体，HBc抗体，HCV抗体のフォローも行う[8]．

透析患者では血清トランスアミナーゼ活性を抑制する因子が蓄積しているため一般的にはトランスアミナーゼは低値となるが，HCV抗体陽性者は陰性者よりは高値となることが知られている．一般人の基準値が使用できないため，無症状でも月に1回以上はトランスアミナーゼを測定し変動をモニタリングすることが望ましい[9]．

梅毒については測定頻度の記載がなく，針刺し切創による伝播はきわめてまれとされているが，透析導入および転入時には確認されることが多い．

9. 体液量

画像検査に加え，ヒト心房性ナトリウム利尿ペプチド（hANP），ヒト脳性ナトリウム利尿ペプチド（BNP），ヒト脳性ナトリウム利尿ペプチド前駆体N端フラグメント（NT-proBNP）などを評価することでさらに詳細に体液量の推定を行うことができる場合があり，必要に応じ併用する．

■ 文　献

1) 日本透析医学会：維持血液透析ガイドライン．血液透析処方．透析会誌　2013；46：587-632
2) 日本透析医学会：2009年版 腹膜透析ガイドライン．透析会誌　2009；42：285-315
3) KDIGO Clinical Practice Guideline for Anemia in Chronic Kidney Disease. Kidney Int Suppl　2012；2：279-335
4) 日本透析医学会：2015年版 慢性腎臓病患者における腎性貧血治療のガイドライン．透析会誌　2016；49：89-158
5) 日本透析医学会：慢性腎臓病に伴う骨・ミネラル代謝異常の診療ガイドライン．透析会誌　2012；45：301-356
6) 日本透析医学会：血液透析患者の糖尿病治療ガイド2012．透析会誌　2013；46：311-357
7) 日本透析医学会：血液透析患者における心血管合併症の評価と治療に関するガイドライン．透析会誌　2011；44：337-425
8) 日本透析医会，日本透析医学会，日本臨床工学技士会，日本腎不全看護学会：透析施設における標準的な透析操作と感染予防に関するガイドライン（四訂版）．2015年3月31日発行
9) 日本透析医学会：透析患者のC型ウイルス肝炎治療ガイドライン．透析会誌　2011；44：481-531

（蜂須賀里菜，小島茂樹）

5 特殊検査の選択と結果の解釈

検査の重要な目的は，疾患の診断や病態の把握である．しかし，検査値は，病態のみならず，さまざまな生理的要因などによっても変化しうる．したがって，疾患でないにもかかわらず検査値が陽性になる偽陽性や疾患であるのに検査値が陰性となる偽陰性が生じることがある．いかなる検査においても，疾患の診断や病態を100％正確に示すことができる検査はほとんどない．したがって，個々の検査の特徴を理解して，結果を正しく解釈する必要がある．また，診断や病態把握に，個々の検査の特徴を利用して，より確実な評価を行う必要がある．状況によっては，検査前確率が低い状況で検査を行うと，その結果が，臨床的な混乱を招く場合も想定される．このような場合は，むしろ検査施行を避けるべきかもしれない．

各検査項目の特徴は各論に示すとおりであり，本稿では，検査における感度，特異度，尤度比などについて概説し，透析症例における特殊性についても触れる[1]．

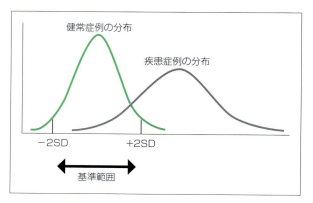

図1 検査値の変動

表

	疾患群	健常者群
検査陽性	a（真陽性）	b（偽陽性）
検査陰性	c（偽陰性）	d（真陰性）

感度　　　　　　　　　　＝a/(a+c)
特異度　　　　　　　　　＝d/(b+d)
有病率（検査前確率）＝(a+c)/(a+b+c+d)
陽性尤度比　　　　　　　＝感度/(1－特異度)
陰性尤度比　　　　　　　＝(1－感度)/特異度

I 検査値の変動

検査値は，種々の要因によって変動する．年齢，性別，職業，生活習慣などは，多くの検査値の変動要因として挙げられる．また，同一個人においても，日内変動や季節変動などがみられる検査項目も多い．さらに，採血体位や食事，運動などにより値が大きく変動する検査項目もある．

自覚的にも他覚的にも健常と思われる人を対象として検査値を求め，それを統計的処理して求めた値を基準範囲とする．検査値の多くは正規分布に近い分布をとることが多い．平均値±標準偏差の2倍（2SD）を基準範囲とすることが多く，その場合は95.5％が含まれる範囲となる（図1）．類似の用語として，疾患症例と健常症例を識別するための値として，カットオフ値を用いることがある．カットオフ値は，多くの場合ROC（receiver operating characteristic，受信者動作特性）曲線から求められることが多い．

一方，特定の疾患に罹患した人が示す検査値は，健常者に比して高値あるいは低値を示す．しかし，その分布もばらつきのある分布として示される．したがって，疾患を有する症例においても，検査において基準範囲内の値を示すこともある．

このように，さまざまな要因により検査結果と疾患の診断のうえで，考慮すべき点が生じる．疾患に罹患した症例が検査陰性となる場合を偽陰性，逆に，疾患でない症例が検査陽性となる場合を偽陽性とする．そこで，個々の検査の特性を示す指標として，感度，特異度および尤度比が有用となる．

II 感度，特異度，尤度比

● 感度，特異度

感度，特異度を考える場合は，表に示すごとく，2×2の表をもとに考えるとわかりやすい．感度は，疾患を有する患者で検査結果が陽性となる確率であり，特異度は，疾患をもっていない患者で

検査結果が陰性となる確率である．疾患で高値を示すことが多い検査値において，識別するためのカットオフ値を低値に定めると，疾患における陽性者数は多くなり，感度は高くなる．一方，陽性者のなかに健常者が含まれる割合が多くなり，特異度は低くなる．同じ検査で，カットオフ値を高く定めるとその逆となり，感度は低くなるが，特異度は高くなる．

感度の高い検査は，疾患を見逃すことが少なく，疾患の拾い上げには有用である．つまり，スクリーニング検査などには有用な検査となる．しかし，陽性症例のなかに，健常者が含まれている可能性があり，別の検査で確定診断が必要である．

一方，特異度の高い検査においは，疾患以外の症例は陽性となることが少なく，陽性であることは，その疾患であることを示唆する．しかし，陰性者のなかにも疾患症例が含まれている可能性があり，陰性だからといって疾患の除外はできない．

検査において，感度および特異度がともに高い検査が望まれるが，前述のごとく，カットオフ値の取り方においては，二つの指標は相反する関係になり，両者をともに高めることはできない．したがって，それぞれのカットオフ値における感度，特異度を知って適切に検査を行い判断する必要がある．

● 尤度比

さらに，感度と特異度を同時に評価する指標に尤度比がある．陽性尤度比は，感度／（1－特異度）で示される．これは（真陽性者／疾患例）／（偽陰性者／健常例）であり，疾患群における検査陽性の確率と健常者における検査陽性者の確率の比である．したがって，尤度比が大きいほど，診断能が高い検査となる．陰性尤度比は，（1－感度）／特異度で示される．これは，（偽陰性者／疾患例）／（真陰性者／健常例）である．尤度比は，「もっともらしさ」を表す指標であり，陽性尤度比は，「検査陽性である場合，どれくらい疾患であることがもっともらしいか」を示し，陰性尤度比は，「検査が陰性の場合，どのくらいその疾患でないことがもっともらしいか」を示す（表）．

検査前確率（有病率）がわかっている場合，尤度比を用いて，検査後確率がどのくらいかを推定できる．具体的には，検査前オッズに尤度比をかけることで検査後確率を計算するが，オッズを確率に直す煩雑さが伴う．そこで，図2に示すノモ

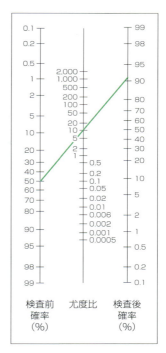

図2　ノモグラフ

グラフを使用すると容易に検査後確率を求めることができる．一般に，陽性尤度比は10以上，陰性尤度比は0.1以下であれば，除外診断や確定診断に有用と考えられる．たとえば，検査前確率が50％の疾患に，陽性尤度比10の検査を行う場合，ノモグラフの左の50と中央の10を結んだ延長線は，右の検査後確率において90％以上を示す（図2）．

III 透析患者における特殊性

● 検査結果，標準範囲の特殊性

透析患者において，検査値は，大きく二つの要素に影響される．一つは腎不全状態，もう一つは透析である．

腎不全状態により，腎での代謝や排泄が低下するため，検査値に大きく影響を及ぼす．また，蓄積した因子が検査システムあるいは，他の検査項目に二次的に影響を及ぼすこともある．たとえば，アミノトランスフェラーゼは，酵素の合成に必要な補酵素pyridoxineの活性が低下することにより低値を示す[2]．一方，アルカリホスファターゼやアミラーゼ，リパーゼ，心筋逸脱酵素などは，腎不全の病態では高値を示すことが多い．

また，体液量に依存する検査項目，電解質などの小分子は透析の前後で大きく変化する．したがって，検査値を解釈するうえでは，透析前の採血か，透析後の採血かは明確にしたうえで結果の解釈が必要である．

透析症例においては，健常者と異なる基準値あるいは治療目標値が示されているものもある．代表的なものとしては，ヘモグロビンや鉄といった貧血に関わる因子や，副甲状腺ホルモンといった骨代謝に関連する因子は，透析症例における治療目標は，健常者の標準範囲と異なる目標値となっている[3]〜[5]．

Ⅳ 検査タイミングの特殊性

透析症例においては，透析前後で検査データが大きく異なる．検査の目的に応じて，同じ検査でも透析前あるいは後に使い分ける必要もある．透析における溶質の除去効率など，透析の効率を見るためには，透析前後の採血を行う．透析の間に採血を施行することもあるが，細胞内外および血管内外への溶質や水の移動は透析期間中均一ではなく，リバウンドなどの現象もあり，その結果の解釈は非常に注意が必要である．透析症例の透析の影響がもっとも少ない採血として，週初めの透析前採血が用いられる．食事指導などを行う場合は，電解質や本邦におけるヘモグロビンの目標などはこのタイミングの採血結果を用いることが多い．一方，ドライウエイトを決めるためのBNP（脳性ナトリウム利尿ペプチド）やNT-proBNP（BNP前駆体N端フラグメント），あるいは胸部X線における心胸郭比などは，透析後の値を用いて評価する．

Ⅴ 特殊検査の選択

透析症例において変動の大きい電解質などの採血は，比較的高頻度に検査を施行することが多い．この点に関しては，別項に譲る．一方，それらに比べて低頻度ながら，定期的なモニタリングが推奨されている検査項目もある．β_2ミクログロブリンや副甲状腺ホルモン，血清鉄，総鉄結合能，フェリチンなどは種々のガイドラインでも3カ月に1回程度の採血が勧められている．

■ 文 献

1) 奈良信雄，高木　康，和田隆志 編著：臨床医学総論/臨床検査医学総論．2015，医歯薬出版，東京
2) Guh JY, Lai YH, Yang CY, et al：Impact of decreased serum transaminase levels on the evaluation of viral hepatitis in hemodialysis patients. Nephron　1995；69：459-465
3) 日本透析医学会：2015年版 慢性腎臓病患者における腎性貧血治療のガイドライン．透析会誌　2016；49：89-158
4) 日本透析医学会：慢性腎臓病に伴う骨・ミネラル代謝異常の診療ガイドライン．透析会誌　2012；45：301-356
5) 日本透析医学会：透析患者における二次性副甲状腺機能亢進症治療ガイドライン．透析会誌　2006；39：1435-1455

（古市賢吾）

第2章

透析患者の検査の進め方

1. 透析の質に関する検査の進め方／30
2. 透析患者の貧血に関する検査の進め方／34
3. 透析患者の骨・ミネラル代謝に関する検査の進め方／41
4. 透析患者の血糖，脂質代謝に関する検査の進め方／46
5. 透析患者の心血管系に関する検査の進め方／51
6. 透析患者の体液量の評価に関する検査の進め方／58
7. 透析患者の栄養状態に関する検査の進め方／63
8. 透析患者のバスキュラーアクセスに関する検査の進め方／67
9. 透析患者の感染症に関する検査の進め方／71
10. 腹膜透析に関する検査の進め方／76
11. 腎移植前に必要な検査の進め方／81

1 透析の質に関する検査の進め方

絶対的な指標
（施設評価指標を兼ねる）

- 生命予後
- 合併症発症頻度・入院歴など
- QOL

サロゲート指標
生存率に関係すると
報告されている

- 栄養状態（総合的栄養評価）
- 炎症関連指標（CRP，IL-6）
- QOL
- 運動機能・運動習慣
- 貧血治療状況
- CKD-MBD 治療状況（P，Ca，PTH，FGF23）
- 動脈硬化関連検査（透析時血行動態，CAVI，SPP など）
- 透析量・透析効率（尿素除去動態）
- 尿毒素の維持レベル（β_2-ミクログロブリン）
- 透析液水質（細菌学的汚染レベル）
- 治療モード（血液透析濾過）

間接的に影響
を与える可能性のある指標
（研究段階）

- 透析時の生理学的モニタリング
  （末梢循環，クリットラインなど）
- 透析量・透析効率（低分子量蛋白）
- バスキュラーアクセス機能
- 透析治療の生体適合性指標
- 治療材料の物理生化学的特性
- 尿毒症物質の蓄積レベル（蛋白結合尿毒素など）

はじめに―「透析の質」の定義

本稿のテーマになっている「透析の質」とは一体どのようなものであろうか．一般的に「○○の質がよい（高い）」と表現するように，透析の質も「今自分が提供している透析治療の質」がよいかどうかを評価（検査）しなければならない．「質」に対しては「検査」という言葉よりも「評価」という言葉が適切であるため，本稿では「評価」という表現を用いる．透析の質を評価するうえで重要になってくるのが，誰にとって質がよいかどうかである．たとえばあるダイアライザは溶質除去効率が高い，あるいはクリニックの経営上にも非常に有益だとしても，アナフィラキシーのリスクがあったり，透析低血圧を惹起したりするのであれば，それは質が高いとはいえない．つまり透析の質は，あくまでも生命予後や QOL など患者にとってのメリットがあるアウトカムを設定し，数値化可能なパラメータを用いて評価することが必要である．慢性透析治療が長期にわたる患者との関係を前提としているため，「透析の質」を広義に解釈すると，治療環境などの物理的・経済的視点や患者と医療者との関係など社会的視点も入ってくるが，これらは本稿の目的とするところではない．また，急性腎障害と慢性腎臓病に対する血液浄化療法では，その目的や状況に大きな違いがあり，その質を評価する指標に差が生じるため，本稿では慢性腎臓病に対する維持透析療法における質の評価に限定して解説する．慢性透析療法には施設血液透析，腹膜透析，在宅血液透析がある．質の評価をアウトカム重視で行う前提は同じであるが，具体的な指標とその目標値などは異なるため，本稿ではおもに施設血液透析患者を想定した解説を行う．本書の読者は，本書で解説される多くの指標のそれぞれについて，透析の質の評価という視点からこれらの指標を体系的に整理して理解する必要があるだろう．

I 透析の質の評価指標

透析の質の評価に重要なアウトカム指標には，生命予後，合併症発症，QOLなどがあり，非常に多くの因子が密接に関連している．これらは患者にとっての直接的利益に関する指標であると同時に透析施設の質の評価の指標でもある．しかしながら，個別患者にとっての透析の質を評価する際に，生命予後や合併症発症を指標にすることはナンセンスである．患者が死亡したり合併症が起こったりしてから「透析の質が悪かった」と評価しても，患者にはメリットがないからである．つまり透析の質の評価指標は，即時性があり介入可能である必要がある．

栄養状態や，透析機器の除去特性や生体適合性など，生命予後や合併症発症に密接にリンクしたサロゲートマーカーが，透析の質の評価指標の候補として挙げられる．とくにQOLはそれ自体が透析の質の評価の絶対的指標であり，かつ生命予後に強く関連するサロゲートマーカーでもある．栄養状態はあらゆる指標のなかで生命予後との関連性が大きく，透析の質の評価にもっとも重要な指標である．透析患者の高齢化を背景に，サルコペニアやフレイルティの指標が透析患者の生命予後を大きく左右すると認識されており[1),2)]，簡易で再現性のある運動能力の指標の開発が望まれる．これまでにコホート研究でさまざまな指標が，生命予後に関連する指標として報告されている．さらにこれら以外に，生命予後に間接的に影響を与える可能性があるさまざまな因子があり，これらを体系的に整理して理解しておく必要がある（冒頭に示した表を参照のこと）．

II 透析の質の評価の頻度

前述のごとく透析の質にはさまざまな因子が複雑に関連しており，単独の指標で透析の質を明快に検査することは困難である．透析の質のルーチン検査は貧血関連検査やCKD-MBD関連検査，栄養状態や炎症反応など他の合併症管理に対して行われ，これらの適切な検査頻度等は本書の該当項目を参照されたい．栄養状態の総合評価やQOL評価は患者の生命予後に強い関連性を有しているため，すべての透析施設において，ルーチン検査として行われることが望ましい．これら

ルーチン検査において，検査値異常を認めた場合，たとえば高リン血症を認めた場合，もちろん食事など透析患者の自己管理の再指導が必要な場合もあるだろうが，透析時間や血流量は十分であるのかどうかという，後述する介入を前提とした透析治療の質の評価が必要になる．栄養状態の悪化や予後に関連するQOL指標の悪化を認めた場合，患者の自己管理状況を確認するとともに，透析の質，とくに提供されている透析量が十分であるかどうかを判定する必要がある．

なぜ，ルーチン検査で異常が認められた場合に，まず透析の質を考慮すべきなのかについてであるが，標準的な週3回，1回4時間の透析プログラムでは透析患者は依然として透析不足であるからである．わが国では慢性透析療法の開始時期は平均で残腎機能7％程度である．透析導入後に人工腎臓による代替機能はクレアチニンクリアランスを概算すると，腹膜透析では5 mL/min程度，標準透析ではたかだか10 mL/min程度である．しかしながら週6～7回，1回8～10時間の睡眠時夜間在宅血液透析では実に40～50 mL/minに達する．この治療プログラムにおいては，透析患者の寿命は献腎移植の患者と同じであり[3)]，われわれが日常の臨床で対応に苦慮するさまざまな不定愁訴がほとんどないことが知られている[4)]．患者はリン吸着薬を服用しなくともリンは正常値であり，低リン血症を避けるためにたんぱく質摂取量を落とさないようにと指導される[4)]．つまり慢性透析療法におけるルーチン検査値の異常や栄養状態，QOL指標の異常のほとんどすべては，透析不足が原因であり，真っ先に確認すべきは透析治療の量や質であるといえる．

III QOLの評価

日常臨床において透析の質の再評価が必要になる理由に，透析患者からの不定愁訴やQOLの低下がある．透析患者には透析不足や貧血，CKD-MBDなど代謝障害に起因するさまざまな不定愁訴があり，日常臨床において対応に苦慮するところである．近年これらの愁訴のなかのいくつかは，生命予後を悪化させる因子として認識されるようになってきた．収縮期血圧が40 mmHg以上低下する透析低血圧[5)]，抑うつ症状[6)]，睡眠障害[7)]，透析掻痒症[8)]，遷延する透析後の疲労感[9)]などで

ある．これらの多くの症状は長時間頻回透析においてはほとんどが解消されているため，週3回，1回4時間の標準的な透析治療では透析不足であることを示唆している．透析不足はCKD-MBDコントロール不良による動脈硬化の進行や栄養障害の進展を介して，生命予後を悪化させると考えられる．これらの症状を認めた場合，まずは対症療法として薬物投与を行うのではなく，基礎にある透析不足を改善させるために透析プログラム変更による症状の改善をはかるべきである[10]．ある症状が死亡リスク因子だとしても，介入によってそれを改善させたからといって予後が改善するかどうかとは別問題であるが，少なくとも症状が改善するということは患者にとってのメリットである．

慢性透析患者のQOL評価にはKDQOLが広く用いられている[11]．これは一般人口との比較など研究目的では優れているが，質問項目が多く煩雑であり，介入を前提とした日常のQOL評価ツールとしては不向きである．われわれは慢性透析患者に固有の症状を中心として，日常のQOL評価に適したツールを開発し，年2回すべての透析患者に実施している[12),13]．

Ⅳ 介入を前提とした透析の質の評価

上記のルーチン検査における検査目標値からの逸脱，栄養状態の悪化やQOLの悪化を認めた場合，それらをターゲットにして介入計画を立案し，ある一定の観察期間にそれらの指標が改善するかどうかを評価する．一般的に透析治療において加入可能な指標について**表1**にまとめた．透析時間や透析回数は前述のように標準的な透析条件では圧倒的に小分子物質を中心とした除去不足があり，これを補完するプログラムである．これまでに低分子量蛋白の積極的な除去が生命予後を改善させたとする確固としたエビデンスはない．低分子量蛋白の一つであるbeta-2 microglobulin（β_2MG）の治療前値は生命予後に関連する因子であると報告されているが[14),15]，単回透析におけるβ_2MGの除去効率と生命予後との関係は明らかにされていない．Sakurai[16]はalpha-1 microglobulin（α_1MG）の除去率を35%以上にすると，レストレスレッグ症候群が消失し，分子量の大きな低分子

表1 透析治療への介入計画

1. 尿毒素除去効率増加（小分子〜中分子中心）
   - 長時間透析，頻回透析，在宅血液透析
   - PDコンビネーション（連続治療）
2. 低分子量蛋白除去効率増加
   - 蛋白漏出型・吸着型ダイアライザ
   - β_2ミクログロブリン吸着カラム
   - 血液透析濾過・血液濾過
     （ポアサイズ，置換液量の調節）
3. 生体適合性調整
   - ダイアライザ，フィルタ膜材質の変更
   - 透析液の変更
   - 血液回路，透析液水質による生体不適合
4. 透析中循環動態などに関連
   - 血液透析濾過，間欠補液血液透析濾過
   - プログラム除水
   - 低温透析
   - 透析液の選択
5. その他
   - 透析液の組成の調整（Ca，ブドウ糖，固定酸）

量蛋白の積極的な除去が患者のQOLに大きく関連すると報告した．今後透析の質を評価する場合に，低分子量蛋白除去効率の指標が有効な指標であるかどうかの検討が積み重ねられていくべきである．

透析の質の評価のきっかけとなったさまざまな介入指標と，経験的に得られたそれぞれの大まかな観察期間について**表2**にまとめた．透析中の循環動態とそれに関連した透析後の疲労感については1回から数回の透析で介入の効果判定が可能である．溶質除去効率も単回の透析で検査することが可能であり，これらは透析の質の時間単位の指標といえる．一方，貧血関連指標やCKD-MBD関連指標，掻痒やレストレスレッグ症候群などのQOL指標の改善には2週間〜2カ月程度が必要であるため，これらは透析の質の週単位の指標といえる．栄養状態や皮膚の色素沈着などは改善に数カ月〜1年程度必要であり，これらは透析の質の月単位の指標であるといえる．このように複数指標を用いて，複数のタイムスケールで透析の質を評価することが重要である．

おわりに

透析の質には非常に多くの因子が複雑に関連し

表2 おもな介入指標と観察期間

1．時間単位の質の評価の指標（1〜数回の透析治療で評価）
- 透析時循環動態
- QOL指標（透析後疲労感）
- 溶質除去効率

2．週単位の質の評価の指標（2週間から2カ月程度で評価）
- 貧血治療の指標
- CKD-MBD治療の指標
- QOL指標（掻痒，レストレスレッグ症候群，睡眠障害，アミロイド骨関節痛など）

3．月単位の指標（6カ月から1年で評価）
- 栄養状態
- 皮膚の色素沈着

ながら影響を与えており，その評価もまた複数の指標を用いて行い，診断の正しさは介入と再評価で証明しなければならない．透析の質に関連する因子は冒頭表に示したようにきわめて多岐にわたるため，それぞれの因子の関連性，相対的重要度を考慮したうえで評価を行う必要がある．即時性と介入可能性があり，患者にとって直接的なメリットがある透析の質の評価指標は，栄養指標とQOL指標であり，これらを日常のルーチン検査に取り入れていく必要がある．

■ 文 献

1) Wu HC, Tseng SF, Wang WJ, et al：Association between obesity with low muscle mass and dialysis mortality. Intern Med J 2017；47：1282-1291

2) O'Hare AM, Tawney K, Bacchetti P, et al：Decreased survival among sedentary patients undergoing dialysis：results from the dialysis morbidity and mortality study wave 2. Am J Kidney Dis 2003；41：447-454

3) Pauly RP, Asad RA, Hanley JA, et al：Long-term clinical outcomes of nocturnal hemodialysis patients compared with conventional hemodialysis patients post-renal transplantation. Clin Transplant 2009；23：47-55

4) Pierratos A, Ouwendyk M, Francoeur R, et al：Nocturnal hemodialysis：three-year experience. J Am Soc Nephrol 1998；9：859-868

5) Shoji T, Tsubakihara Y, Fujii M, et al：Hemodialysis-associated hypotension as an independent risk factor for two-year mortality in hemodialysis patients. Kidney Int 2004；66：1212-1220

6) Lopes AA, Albert JM, Young EW, et al：Screening for depression in hemodialysis patients：associations with diagnosis, treatment, and outcomes in the DOPPS. Kidney Int 2004；66：2047-2053

7) Elder SJ, Pisoni RL, Akizawa T, et al：Sleep quality predicts quality of life and mortality risk in haemodialysis patients：results from the Dialysis Outcomes and Practice Patterns Study （DOPPS）. Nephrol Dial Transplant 2008；23：998-1004

8) Narita I, Alchi B, Omori K, et al：Etiology and prognostic significance of severe uremic pruritus in chronic hemodialysis patients. Kidney Int 2006；69：1626-1632

9) Rayner HC, Zepel L, Fuller DS, et al：Recovery time, quality of life, and mortality in hemodialysis patients：the Dialysis Outcomes and Practice Patterns Study （DOPPS）. Am J Kidney Dis 2014；64：86-94

10) Watanabe Y, Kawanishi H, Suzuki K, et al：Japanese society for dialysis therapy clinical guideline for "Maintenance hemodialysis：hemodialysis prescriptions". Ther Apher Dial 2015；19 （Suppl 1）：67-92

11) Sledge R：KDQOL-36 and the interdisciplinary team. Nephrol News Issues 2010；24：36-38

12) Masakane I：High-quality dialysis：a lesson from the Japanese experience：Effects of membrane material on nutritional status and dialysis-related symptoms. NDT Plus 2010；3：i28-i35

13) Motonishi S, Tanaka K, Ozawa T：Iron deficiency associates with deterioration in several symptoms independently from hemoglobin level among chronic hemodialysis patients. PLoS One 2018；13：e0201662

14) Cheung AK, Greene T, Leypoldt JK, et al：Association between serum 2-microglobulin level and infectious mortality in hemodialysis patients. Clin J Am Soc Nephrol 2008；3：69-77

15) Okuno S, Ishimura E, Kohno K, et al：Serum beta2-microglobulin level is a significant predictor of mortality in maintenance haemodialysis patients. Nephrol Dial Transplant 2009；24：571-577

16) Sakurai K：Biomarkers for evaluation of clinical outcomes of hemodiafiltration. Blood Purif 2013；35 （Suppl 1）：64-68

（政金生人）

2 透析患者の貧血に関する検査の進め方

ルーチン に行われる検査	●赤血球，ヘモグロビン，ヘマトクリット ——— p. 88 ●鉄 ——————————————————————— p. 150 ● TIBC ————————————————————— p. 150 ●フェリチン ————————————————— p. 153 ●赤血球恒数 ———————————————— p. 88 ●白血球 ——————————————————— p. 93 ●血小板数 ————————————————— p. 91
病態把握 のため行われる検査	●網赤血球 ——————————————————— p. 88 ● CRP ————————————————————— p. 288 ● LDH ————————————————————— p. 161 ●アルブミン ————————————————— p. 108 ● BUN ————————————————————— p. 112 ● intact PTH ———————————————— p. 234 ●便潜血反応 ———————————————— p. 404 ●ビタミン B_{12} ——————————————— p. 209 ●葉酸 ——————————————————————— p. 209 ●末梢血塗抹検査
特殊な状況 で行うべき検査	●ハプトグロビン ————————————— p. 157 ●クームス試験 ——————————————— p. 296 ●亜鉛，銅 ——————————————— p. 139，141 ●エリスロポエチン ————————————— p. 277 ●カルニチン ———————————————— p. 226 ●アルミニウム ——————————————— p. 137 ●骨髄検査
研究目的 に限定される検査	●ヘプシジン ————————————————— p.228 ●抗 ESA 抗体

はじめに

　貧血は，透析患者の QOL のみならず[1]，予後にも大きな影響を与える[2]．透析患者の貧血の原因としては，エリスロポエチン（EPO）作用不足の腎性貧血がもっとも重要であり，さらに血液透析患者では鉄欠乏も原因として挙げられる．しかし，腎性貧血は原則的には除外診断であり，ほかに貧血をきたす疾患がないかどうかを評価することが必要である．EPO 作用不足，鉄欠乏以外にもさまざまな原因から貧血を認めるため，その原因を明らかにする必要がある．

I 検査を行う前に

　実際の検査を行う前に，自覚症状の聴取，病歴の確認，身体所見が重要である．
　自覚症状では，貧血に関連する息切れ，全身倦怠感，狭心症状など虚血症状の有無や，症状がある場合その出現時期の確認を行う．
　病歴では，さまざまな部位からの出血の有無，胃・十二指腸潰瘍の既往などを確認する．さらに，過去のヘモグロビン（Hb）値を確認し，経過が慢性か急性かについて確認を行う．併せて，入院，手術，急性炎症など，とくに赤血球造血刺激因子製剤（ESA）抵抗性の増大と関連する治療歴・病

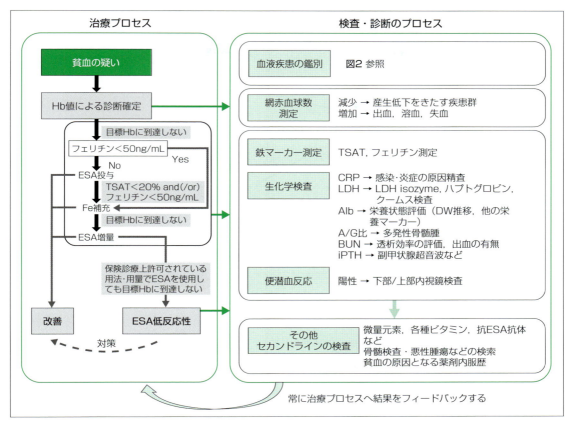

図1 診断・検査の進め方〔文献3）より引用・改変〕

表1 年齢・性別別の貧血の診断基準

Hb値（g/dL）	60歳未満	60歳以上70歳未満	70歳以上
男性	<13.5	<12.0	<11.0
女性	<11.5	<10.5	<10.5

〔2015年版 日本透析医学会 慢性腎臓患者における腎性貧血治療のガイドライン[4]により作成〕

歴がないか，さらには弁置換術後，大動脈瘤の存在を含む心血管合併症の有無についての検索も同時に行う必要がある．また，非ステロイド性消炎鎮痛薬（NSAIDs），抗血小板薬・抗凝固薬など出血と関連する薬剤の内服のほか，ESAの変更歴（とくに急激なESAの減量・中止がないか），鉄投与の経過など，治療歴の確認も重要である．

身体所見では，とくに循環動態を確認し，出血性ショックで緊急を要する状況ではないかを確認する．また，透析中の場合には回路の色が貧血に特徴的な明るい色をしていないかを確認する．

以上のような点は，輸血，治療の中断，止血処置の必要性など緊急度の評価のために重要なポイントとなるだけではなく，原因精査のためにも，重要な情報が得られる．

II 検査の進め方

貧血に関する検査は，まず貧血の診断とその原因の精査に分けられる（**図1**）[3]．

1．貧血の診断

貧血の診断は，Hb値によって行われる．Hb値の正常値は，年齢，性別，人種などによって異なることが知られている．日本透析医学会のガイドライン[4]では，年齢・性別を考慮し，**表1**に示すような値を貧血の診断基準としている．

従来，透析患者の貧血の評価にはヘマトクリット（Ht）が頻用されていた．現在，血算は通常自動血算計数器で測定されている．この場合，Htは赤血球数と平均赤血球容積（MCV）から算出された計算値である．一方，MCVは，検体採取から検査までの時間経過，あるいは高血糖状態で増加

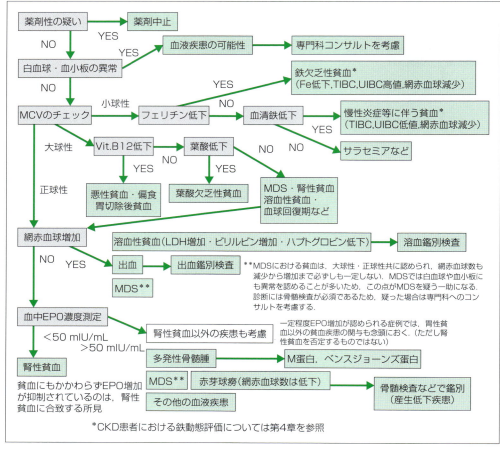

図2 血液疾患を鑑別するためのフローチャート
〔2015年版 日本透析医学会 慢性腎臓病患者における腎性貧血治療のガイドライン[4]より引用〕

することから，貧血の評価にはHbが推奨されている[4),5)]．

2．原因の検索

貧血の存在が診断された後には，その原因の精査を行っていく．図2には，日本透析医学会のガイドライン[4]に示されている，慢性腎臓病患者にみられる貧血において，血液疾患を鑑別するためのフローチャートを示す．

血液疾患の鑑別には，①他の血球系（白血球・血小板）の異常の有無，②MCVによる貧血の分類，③網赤血球数の増減，④血中EPO濃度の測定が有用とされている．

3．貧血の鑑別診断を進めるための手順

まずルーチン検査として，末梢血液検査を精査し，他系統の異常がないかを確認，赤血球の大きさ，さらには赤血球造血の状況を網赤血球数で確認する．これと並行して，一般的な生化学検査で検出される貧血の原因を確認しながら，必要に応じたセカンドラインの検査を進め，診断につなげる（図1）．

1）末梢血液検査

もっとも重要な検査が血算である．Hb以外にも，白血球・血小板の異常の有無，網赤血球数，Wintrobeの赤血球恒数といったさまざまな情報が得られる．

・白血球・血小板の異常の有無

白血球数およびその分画，血小板数は重要な情報を与える．たとえば，白血球では，芽球の存在を含めた分画から，白血病などの血液疾患の有無が判断される．また，肝硬変などでみられる脾機能亢進症では，血小板数の減少もみられることが多い．

・Wintrobeの赤血球恒数

赤血球恒数には，MCVのほかにも，平均赤血

2. 透析患者の貧血に関する検査の進め方 ● 37

表2 Wintrobe の赤血球恒数

- 平均赤血球容積（MCV：mean corpuscular volume）

$$MCV（fL）= \frac{Ht（\%）\times 10}{赤血球数（\times 10^6/\mu L）}$$

- 平均赤血球血色素量（MCH：mean corpuscular hemoglobin）

$$MCH（pg）= \frac{Hb（g/dL）\times 10}{赤血球数（\times 10^6/\mu L）}$$

- 平均赤血球血色素濃度（MCHC：mean corpuscular hemoglobin concentration）

$$MCHC（g/dL）= \frac{Hb（g/dL）\times 100}{Ht（\%）}$$

表3 MCV，MCHC と各種疾患との関連

貧血の種類	原因となる疾患
小球性低色素性貧血 （MCV＜80 fL MCHC＜30 g/dL）	1）鉄欠乏性貧血 2）鉄芽球性貧血（環状鉄芽球性不応性貧血） 3）サラセミア 4）無トランスフェリン血症 5）アルミニウム中毒
正球性正色素性貧血 （MCV 80〜100 fL MCHC 30〜35 g/dL）	1）溶血性貧血 2）骨髄不全：腎性貧血もここに含まれる． ・再生不良性貧血，赤芽球癆，腎性貧血，慢性疾患に伴う貧血（anemia of chronic disorders），骨髄異形成症候群，骨髄癆（骨髄に造血細胞以外の細胞が浸潤） 3）急性出血
大球性正色素性貧血 （MCV＞100 fL MCHC 30〜35 g/dL）	1）巨赤芽球性貧血（典型例ではMCV＞130 fL） ビタミン B_{12} 欠乏，葉酸欠乏 2）非巨赤芽球性大球性貧血：溶血性貧血・再生不良性貧血，肝障害時，アルコール多飲者でみられることがある． 3）貧血からの回復期（ESA 投与，鉄投与）

〔文献6）を参照〕

球色素量（MCH），平均赤血球血色素濃度（MCHC）があり，それぞれ表2に示すような式から計算される．このうち，頻用されるのが，MCV である．MCV から貧血は，小球性，正球性，大球性に分けられる．各種原因による貧血は，典型的にはいずれかのタイプとなるため，MCV は貧血の鑑別に有用である（表3）[6]．腎性貧血は，通常正球性貧血となるが，ESA 投与を行うと，やや幼弱な赤血球の増加から，軽度の大球性貧血を

認めることも多い．鉄欠乏性貧血では，小球性貧血を呈し，ビタミン B（VB）$_{12}$，葉酸欠乏では，MCV＞130 fL など高度な大球性を呈する．鉄欠乏状態では小球性貧血をきたすが，実際には MCV の鉄欠乏状態における感度・特異度は低い[7]ため，MCV にかかわらず鉄代謝マーカーの測定が必要である．一方，大球性貧血を認める場合には，VB_{12}，葉酸を測定する．なお，VB_{12}，葉酸欠乏は貧血の原因として容易に治療可能であるとの考えから，貧血の診断において，KDIGO ガイドラインでも，ファーストラインの検査としている[8]．

なお，赤血球の大小不同の指標である赤血球粒度分布幅（RDW）は，鉄欠乏[9]，あるいは葉酸・VB_{12}欠乏[10]との関連を示唆する報告もあり，RDW が大きい場合には，病的意義をもつ．

● 網赤血球数

網赤血球は，細胞内のリボソーム RNA が凝集して網目状に染色される，幼弱な赤血球である．一般に，蛍光色素を用いたフローサイトメトリー法により測定される．網赤血球は赤血球数に占める割合（％あるいは‰）で表示されるが，絶対数での評価も重要とされている．

網赤血球数からは赤血球動態に関して重要な情報が得られる．網赤血球数が増加している場合には，出血，溶血などの末梢血中での破壊の亢進あるいは喪失のほか，ESA 投与開始時の赤血球造血の亢進などが考えられる．一方，低値の場合には，ESA 作用不足をはじめとする産生の低下が考えられる．表4には，それぞれの病態と，網赤血球数との関連を示した[6]．網赤血球数は，貧血の原因のみならず，治療の反応性の評価にも重要な指標である．

● その他血球成分

さらに，末梢血スメアで，赤血球の形態の評価を行うことも貧血精査では重要である．たとえば，血栓性微小血管症（TMA）では破砕赤血球が

第2章 透析患者の検査の進め方

表4 赤血球動態から見た貧血をきたす原因疾患

機　序	病　態	疾　患	網赤血球
産生の低下	骨髄不全	再生不良性貧血 赤芽球癆 骨髄癆 骨髄異形成症候群	網赤血球不変あるいは低下
	必須物質の欠乏	エリスロポエチン欠乏（腎性貧血） 鉄欠乏性貧血 巨赤芽球性貧血 ・ビタミン B_{12} 欠乏 ・葉酸欠乏 水溶性ビタミン（VB_6, カルニチン）欠乏 微量元素（Zn, Cu）欠乏	
	二次性貧血	感染, 慢性炎症 透析不足	
破壊の亢進 （溶血性貧血）	赤血球内の異常	赤血球膜・酵素異常 ヘモグロビン異常	網赤血球増加 （産生の低下をきたす病態が合併している場合には, 増加しないこともある）
	赤血球外の異常	免疫性溶血性貧血 機械的溶血性貧血（機械弁, 大動脈瘤） 血栓性微小血管症 脾機能亢進	
出血・失血	出血	消化管出血, 体内の出血,	
	失血	術後, カテーテル検査後 回路凝固・残血, アクセスからの出血 頻回・大量の採血	

〔文献6）を参照〕

末梢血中にみられ, 骨髄増殖性疾患や, 高度の TMA では, 赤芽球が末梢血中に認められることもある.

2）鉄代謝マーカーの評価

　血液透析（HD）患者では, 血液検査あるいは回路残血などにより, 年間2g以上の鉄を喪失するとされている[11]. さらに, HD患者で上昇することが知られているヘプシジンは, フェロポルチンを介して鉄の囲い込みを生じ[12], 結果的に機能性鉄欠乏状態を生じる. 鉄欠乏は, ESA不足に並んでHD患者の貧血の原因として重要である.

　鉄代謝マーカーとしては, 貯蔵鉄の指標としてフェリチンが, 骨髄で利用可能な鉄を評価するためにトランスフェリン飽和度（＝鉄/総鉄結合能）が用いられる. フェリチンは急性相蛋白であるため, 炎症, 感染, 悪性腫瘍などさまざまな疾患で上昇する. わが国のガイドラインでは, 目標Hb値が維持できない場合, ① フェリチン＜50 ng/mLでは, ESA投与に先行した鉄補充療法が提案されており, ② TSAT（トランスフェリン飽和率）＜20％およびフェリチン＜100 ng/mLの場合, 鉄補充療法が推奨され, ③ TSAT＜20％またはフェリチン＜100 ng/mLの場合, 鉄補充療法が提案されている[4].

　一方, 海外のガイドラインでは, 網赤血球Hb含量（CHr, Ret-Hb）を鉄代謝の指標として推奨しているものがある[5),13)]. 鉄不足時の造血反応の指標となるが, ほかの鉄マーカーと異なり, 骨髄における鉄の利用を直接評価できるとされている.

3）便潜血反応

　HD患者では, 消化管出血の頻度が高いとされている[14]. 鮮血便, タール便といった肉眼的な出血の有無を確認するとともに, 便潜血検査を行う. 便潜血検査は, 現在は一般的に免疫法が用いられる. 上部消化管出血では, Hbが消化酵素により変性するため検出感度は低くなることに注意が必要である. 便潜血が陽性である場合には, 下部・上部消化管の内視鏡検査を行う.

4）生化学ルーチン検査でわかること

● CRP

ESA 抵抗性の原因として，炎症・感染が非常に重要である．CRP（C 反応性蛋白）の上昇がみられる場合には，感染巣・炎症の検索を行う．

● LDH 値

LDH（乳酸脱水素酵素）は溶血性貧血のマーカーとして重要である．LDH は isozyme が存在するが，赤血球中に存在するのは，$LDH_{1,2}$ である．このため，貧血とともに LDH の上昇がみられる場合には，セカンドラインの検査として isozyme を測定するとともに，ビリルビン，ハプトグロビン，クームス試験を行い，溶血の有無と原因を検索する．血小板減少がみられる場合には，末梢血のスメアで破砕赤血球の有無を確認し，存在する場合には TMA として検索をさらに進める．

● 総蛋白，アルブミン値

アルブミン（Alb）値は，栄養・炎症と関連が深い．実際に，Alb 値と Hb 値は相関することが知られていて，低アルブミン血症がみられる場合には低栄養の有無，CRP とともに炎症の有無の評価を行う．

一方，総蛋白，Alb の乖離がみられる場合（多くの場合 A/G 比の低下）には，多発性骨髄腫の存在を念頭に，さらに免疫グロブリンの検査を行う．あるサブクラスの著増とほかのサブクラスの抑制がみられる場合には，多発性骨髄腫が強く疑われ，免疫電気電気泳動で M 蛋白を確認するとともに，骨髄検査を行い，診断を確定する．

● BUN，カリウム値

透析量の不足は貧血の原因となる可能性があるため，透析前・後の BUN 値をもとにした透析効率の評価が必須である．

そのほか，消化管出血，体内での出血，高度の溶血がみられる場合には，赤血球中に含まれる，カリウム，Hb をはじめとする蛋白が負荷されるため，カリウム値の上昇，BUN 値の上昇もしばしばみられる．急激な BUN 値の上昇，カリウム値の上昇を認める場合，透析効率の低下や摂取量の増加以外にも，出血が認められないか，確認することが必要である．

● intact PTH

二次性副甲状腺機能亢進症は，線維性骨炎を介して貧血の原因となる場合がある．このため，intact PTH（副甲状腺ホルモン）も評価の対象とされる．

5）その他特殊検査

カルニチンも透析患者で低下が認められ，貧血との関連が示唆されている[15]．血清カルニチン値の測定は 2018 年から保険適用となった．維持血液透析患者では，カルニチン欠乏症が高頻度に認められるため，測定も考慮される．

他系統の異常がみられる場合，ほかに原因を求められない貧血，あるいは血漿蛋白に異常がみられる場合には，骨髄穿刺を行う．高齢者でよくみられる多発性骨髄腫，骨髄異形成症候群の診断が行われる．

アルミニウムは小球性貧血を呈することが示されている[16]．透析歴が長く，鉄欠乏を認めない場合に貧血の鑑別として挙げられる．血中アルミニウムの上昇，あるいはデフェロキサミン試験を行う．

微量元素のなかで欠乏することで貧血を認める可能性があるもの[4]には，亜鉛，銅が挙げられる．その他，ビタミン C 欠乏，ビタミン E 欠乏も原因として考えられる．これら微量元素，ビタミンを測定し低値の場合には，補充を検討する．

表5 ESA 低反応性の原因と考えられる因子

- 出血・失血
  消化管出血，月経などの出血
  ダイアライザ残血

- 造血障害
  感染症（バスキュラーアクセス，ペリトネアルアクセス感染を含む），炎症自己免疫疾患
  アルミニウム中毒，鉛中毒，高度の副甲状腺機能亢進症（線維性骨炎）
  透析不足
  RAS 系阻害薬
  悪性腫瘍

- 造血に必要な要素の不足
  鉄欠乏（銅欠乏，ビタミン C 欠乏），葉酸・ビタミン B_{12} 欠乏

- 造血器腫瘍，血液疾患
  多発性骨髄腫，溶血，異常ヘモグロビン症

- 脾機能亢進症

- 抗 EPO 抗体

- その他の因子
  亜鉛・カルニチン欠乏，ビタミン E 欠乏

〔2008 年版 日本透析医学会 慢性腎臓病患者における腎性貧血治療のガイドライン[11]より引用，一部改変〕

● PRCA

赤芽球癆（pure red cell aplasia；PRCA）は，抗 ESA 抗体により ESA 抵抗性の高度の貧血を認めるものである．リコンビナントヒトエリスロポエチン（rHuEPO），ダルベポエチンの双方で報告がある．KDOQI ガイドライン[5]では，PRCA の診断として，週当り0.5〜1 g/dL の急激な Hb 値の低下を認めるが，ほかの血球系に異常がなく，網赤血球数が1万/μL 以下としている．確定診断には，抗 ESA 抗体を測定する．

4. ESA 低反応性

鉄欠乏がなく，ESA をわが国の保険診療上許可されている用法・用量で使用しても Hb 値が上昇しないか，あるいは目標 Hb 値が維持できない場合には，ESA 低反応性である可能性がある．ESA 低反応性を診断するべき根拠となる値は未だ設定されていない．日本透析医学会の統計調査のデータを用いた検討で，週当り ESA 投与量6,000 IU 以上にもかかわらず，Hb＜10 g/dL であった患者で，不良な予後と関連したとする報告があり，参考となる値である[17]．ESA 低反応性には**表5**[11]に示すような原因があるが[4]，慢性貧血の鑑別診断は，鉄作用不足とともに ESA 低反応性の原因を明らかにしていくステップといえる．なお，疫学的研究では，ESA 抵抗性指数（ERI）：ESA 使用量/体重（kg）/Hb 値（g/dL）もしばしば使用され，予後との関連が示されている[18]．

まとめ

貧血の検査では，十分な病歴の把握を行い，貧血と関連する可能性がある原因の有無を確認する．その後，血算，鉄，便潜血および生化学検査といったルーチン検査を組み合わせ，次のステップの検査・特殊検査へつなぐ．この際，網赤血球による産生の状況の評価，赤血球恒数，鉄代謝マーカーがとくに重要である．

■ 文 献

1) Kalantar-Zadeh K, Kopple JD, Block G, et al：Association among SF36 quality of life measures and nutrition, hospitalization, and mortality in hemodialysis. J Am Soc Nephrol 2001；12：2797-2806
2) Pisoni RL, Bragg-Gresham JL, Young EW, et al：Anemia management and outcomes from 12 countries in the Dialysis Outcomes and Practice Patterns Study（DOPPS）. Am J Kidney Dis 2004；44：94-111
3) 花房規男：透析患者の貧血に関する検査の進め方．秋澤忠男 監，深川雅史 編：透析患者の検査値の読み方（改訂第3版）. 28-33，日本メディカルセンター，東京，2013
4) 日本透析医学会：2015年版 慢性腎臓病患者における腎性貧血治療のガイドライン．透析会誌 2016；49：89-158
5) KDOQI, National Kidney Foundation：II. Clinical practice guidelines and clinical practice recommendations for anemia in chronic kidney disease in adults. Am J Kidney Dis 2006；47：S16-S85
6) 浦部晶夫：赤血球系疾患（貧血）貧血の鑑別と分類．門脇 孝，永井良三 総編集：カラー版 内科学．1361-1363，西村書店，東京，2012
7) 日本透析医学会：2004年版 慢性血液透析患者における腎性貧血治療のガイドライン．透析会誌 2004；37：1737-1763
8) Chapter 1：Diagnosis and evaluation of anemia in CKD. KDIGO Clinical Practice Guideline for Anemia in Chronic Kidney Disease. Kidney Int Suppl 2012；2：288-291
9) Morgan DL, Peck SD：The use of red cell distribution width in the detection of iron deficiency in chronic hemodialysis patients. Am J Clin Pathol 1988；89：513-515
10) Fialon P, Leaute AG, Sassier P, et al：Use of red blood cell indices（MCV, MCH, RDW）in monitoring chronic hemodialysis patients treated with recombinant erythropoietin. Pathol Biol（Paris） 1993；41：931-935
11) 日本透析医学会：2008年版 慢性腎臓病患者における腎性貧血治療のガイドライン．透析会誌 2008；41：661-716
12) Weiss G, Goodnough LT：Anemia of chronic disease. N Engl J Med 2005；352：1011-1023
13) Locatell F, Aljama P, Bárány P, et al：Section I. Anaemia Evaluation. Revised European Best Practice Guidelines for the Management of Anaemia in Patients with Chronic Renal Failure. Nephrol Dial Transplant 2004；19：ii2-ii5
14) Wasse H, Gillen DL, Ball AM, et al：Risk factors for upper gastrointestinal bleeding among end-stage renal disease patients. Kidney Int 2003；64：1455-1461
15) Labonia WD：L-carnitine effects on anemia in hemodialyzed patients treated with erythropoietin. Am J Kidney Dis 1995；26：757-764
16) Swartz R, Dombrouski J, Burnatowska-Hledin M, et al：Microcytic anemia in dialysis patients：reversible marker of aluminum toxicity. Am J Kidney Dis 1987；9：217-223
17) Fukuma S, Yamaguchi T, Hashimoto S, et al：Erythropoiesis-stimulating agent responsiveness and mortality in hemodialysis patients：results from a cohort study from the dialysis registry in Japan. Am J Kidney Dis 2012；59：108-116
18) Suttorp MM, Hoekstra T, Rotmans JI, et al：Erythropoiesis-stimulating agent resistance and mortality in hemodialysis and peritoneal dialysis patients. BMC Nephrol 2013；14：200

（花房規男）

3 透析患者の骨・ミネラル代謝に関する検査の進め方

ルーチン に行われる検査	● アルブミン	p. 108
	● カルシウム	p. 128
	● リン	p. 131
	● アルカリフォスファターゼ	p. 163
	● 副甲状腺ホルモン（PTH）	p. 234
病態把握 のため行われる検査	● 骨形成マーカー	p. 202
	● 骨吸収マーカー	p. 206
	● 血管石灰化（冠動脈を含む）	p. 330
	● 異所性石灰化（血管石灰化を除く）	p. 332
	● 骨量の測定	p. 335
	● 骨の画像診断	p. 335
	● 副甲状腺（超音波）	p. 341
特殊な状況 で行うべき検査	● 副甲状腺関連ホルモン（PTHrP）	p. 238
	● 25(OH)D	p. 239
	● 1,25(OH)$_2$D	p. 239
	● マグネシウム	p. 134
	● カルシトニン	p. 244
	● 骨組織形態計測	p. 338
研究目的 に限定される検査	● フェチュインA	p. 230
	● カルシプロテイン粒子（CPP）	p. 232
	● FGF23	p. 241
	● soluble Klotho	p. 243

はじめに

　腎臓は，副甲状腺ホルモン（parathyroid hormone；PTH）や fibroblast growth factor 23（FGF23）の調節を受けて，カルシウム（calcium；Ca）やリン（phosphorus；P）を尿中に排泄する一方，1,25-dihydroxyvitamin D [1,25(OH)$_2$D] を産生することにより，腸管での Ca 吸収や骨代謝の維持にも関与している．慢性腎臓病（chronic kidney disease；CKD）患者では，腎機能低下に伴う相対的な P 負荷過剰を背景に，FGF23 の分泌が亢進する結果，腎臓での 1,25(OH)$_2$D 産生が低下し，CKD ステージ早期から PTH 分泌が上昇し始める．腎不全に至ると，高 P 血症が顕在化するとともに，副甲状腺過形成は徐々に進展し，しばしば自律的に PTH が分泌される状態に至る[1]．

　このような病態は従来，おもに骨病変に関心が向けられてきたが，近年，この病態が血管石灰化を介して生命予後にも深刻な影響を及ぼすことが明らかとなり，「慢性腎臓病に伴う骨・ミネラル代謝異常（CKD-mineral and bone disorder；CKD-MBD）」という全身性疾患としての概念が Kidney Disease：Improving Global Outcomes（KDIGO）により提唱された[2]．わが国では，2006 年に日本透析医学会（Japanese Society for Dialysis Therapy；JSDT）より発表された「透析患者における二次性副甲状腺機能亢進症治療ガイドライン」[3] に続いて，2012 年に「慢性腎臓病に伴う骨・ミネラル代謝異常の診療ガイドライン」[4] が発表され，CKD-MBD 診療に大きな役割を果たしてきた．この 2012 年版 JSDT ガイドラインに大きな影響を及ぼしたのが，2009 年に発表された KDIGO ガイドラインである[5]．2017 年には，新たに発表されたエビデンスに基づいて KDIGO ガイドラインの

表　CKD-MBD に関する検査項目の測定頻度と管理目標

検査項目	測定頻度	管理目標
血清 Ca 値	少なくとも月 1〜2 回	8.4〜10.0 mg/dL
血清 P 値	少なくとも月 1〜2 回	3.5〜6.0 mg/dL
PTH 値	3 カ月に 1 回※	intact PTH 60〜240 pg/mL whole PTH 35〜150 pg/mL
ALP 値	月 1 回程度	施設標準値

※治療内容を変更した場合は，安定するまで少なくとも 3 カ月間は月 1 回測定する．とくにシナカルセト塩酸塩の開始時，および用量調整時は，約 3 カ月間にわたって月 2 回測定し，PTH が安定してからも月 1 回測定することが推奨される．

（JSDT ガイドライン[4]に基づく）

改定が行われ[6]，さらに新たな薬剤も続々と登場しており，わが国の CKD-MBD 診療は再び大きな転換期を迎えつつある．

本稿では，2012 年版 JSDT ガイドライン[4]，および 2017 年版 KDIGO ガイドライン[6]に基づき，透析患者の CKD-MBD を管理するためのルーチン検査，特殊検査の手順につき概説する．

I　ルーチン検査と測定頻度

CKD-MBD 診療において，ルーチン検査の実施，およびその適切な解釈は非常に大きなウエートを占める．これは CKD-MBD の病態に，血中に存在する Ca, P, PTH が大きな役割を担っており，なおかつその管理状況が生命予後に大きな影響を及ぼすことによる．JSDT ガイドラインでは，これらのルーチン検査の結果を有効に活用し，特殊な検査は必要に応じて限定的に実施することが推奨されている[4]．

透析患者で定期的に測定すべき検査項目には，血清 Ca 値，血清 P 値，PTH 値に加え，アルカリフォスファターゼ（alkaline phosphatase；ALP）値が含まれる．表に，推奨されるそれぞれの検査項目の測定頻度と管理目標を示す．

血清 Ca, P 値は，食事や内服アドヒアランスの影響を比較的大きく受けるため，少なくとも月 1〜2 回測定することが望ましい．ただし，治療を変更した場合や，管理目標値から著しく逸脱した場合は，より頻回の測定も考慮する．血清 Ca 値は，血清アルブミン（Alb）値の影響を受けて変化するため，低 Alb 血症（4 g/dL 未満）のある場合は，血清 Ca 値の評価には Payne の式による補正値を用いる．より理想的にはイオン化 Ca の測定が望ましいが，検体の取り扱いに注意が必要であり，コストもかかることがネックとなる．

PTH 値は通常，3 カ月に 1 回測定する．ただし，治療内容を変更した場合は，安定するまで少なくとも 3 カ月間は月 1 回測定する．とくに Ca 受容体作動薬の開始時，および用量調整時は，約 3 カ月間にわたって月 2 回測定し，PTH が安定してからも月 1 回測定することが推奨される．PTH 値の測定には，第 2 世代 intact PTH アッセイ，あるいは 1-84 PTH に対する特異性がより高い第 3 世代 whole PTH アッセイが使用される．PTH アッセイは複数のメーカーからさまざまな試薬が販売されており，アッセイ間の測定誤差に加えて検体の種類も影響するため，検査結果の解釈には注意が必要である．より詳細な内容に関しては，第 5 章 PTH の項（234 頁）を参照されたい．

ALP 値は，定期検査項目の一つとして月 1 回測定される場合が多い．透析患者において ALP 値は，骨病変や骨代謝回転と一定の相関を示すことから，骨代謝マーカーとして利用される．さらに最近の観察研究では骨折や心血管イベント，死亡などのアウトカムにも関連することが報告されている[7]．

採血のタイミングに関しては，JSDT ガイドラインでは，わが国の現状に即し，血液透析患者では原則として週の初回透析の開始時に行うことが明記されている．この時点での採血は，血清 P 値に関して，週の中でもっとも高い値を捉えることを意味する．一方，腹膜透析患者では，曜日，時

間にかかわらず比較的一定の値を示す．このため，血液透析，腹膜透析の違いにより，ルーチン検査の結果の意味合いは若干異なることに注意が必要である．

Ⅱ 骨代謝の評価

透析患者の骨病変は，その背景にあるミネラル代謝異常や二次性副甲状腺機能亢進症の影響を受けて，症例により多彩な組織像を示す．骨生検は，このような透析患者の骨病変を診断するうえでゴールドスタンダードとなる．しかし，骨生検は侵襲を伴う検査であり，繰り返し施行することは現実的でない．このため，JSDT ガイドラインでは，骨生検の適応は，骨痛，繰り返す病的骨折，骨折治癒の遷延など，治療介入を要する骨症状を有し，その原因を他の手段によって解明することが困難な場合に限定されている[4]．

このように骨生検の実施が制限される現状において，骨代謝マーカーは非侵襲的に透析患者の骨代謝を推測するうえで一助となりうる．日常診療では，肝疾患の合併がない場合，ルーチン検査として測定される ALP 値を骨代謝マーカーとして使用することが可能である．特殊検査としては，骨型 ALP（bone specific ALP；BAP）[8]，骨型酒石酸抵抗性酸性フォスファターゼ（tartrate-resistant acid phosphatase 5b；TRACP-5b）[9]が腎機能の影響を受けにくく，透析患者における有用性も報告されている．

骨密度検査に関しては，JSDT ガイドラインではルーチンに測定することは推奨されていなかったが，2017 年版 KDIGO ガイドラインではその位置づけは大きく変わった．近年，透析患者を含む CKD 患者において，骨密度が骨折発症を予測することが複数の研究で示されており[10],[11]，これらの報告を受けて，改訂版 KDIGO ガイドラインでは，「測定結果が治療法の選択に影響を与える場合は，骨密度検査を骨折リスク判定のために行うことが望ましい」とされた[6]．

わが国では，MD（microdensitometry）法や DIP（digital image processing）法（アルミスケールと第 2 中手骨を同時に X 線撮影し，陰影濃度の比較により骨塩量を測定する手法）により，骨密度がルーチンに測定されている施設も少なくない．このような簡易的な手法でも骨折リスクの評価が可能かどうか，今後検討が必要と考えられる．

Ⅲ 血管石灰化の評価

血管石灰化は心血管疾患の重要な危険因子であり，透析患者の生命予後に深刻な影響を及ぼす．血管石灰化は，新生内膜のプラークに生ずる石灰化（動脈硬化性石灰化）と中膜平滑筋層にみられる石灰化（メンケベルグ型中膜石灰化）に分けられる．後者では，血管平滑筋細胞が骨芽細胞様細胞に分化する機序が考えられている．血管石灰化の進展には，動脈硬化の古典的危険因子の他に，高 P 血症，Ca 含有 P 吸着薬の過剰投与，腎不全に伴う血管石灰化抑制因子の機能低下などが関与すると考えられている．

血管石灰化の評価は，胸部，腹部の単純 X 線により，日常診療で行うことが可能である．特殊検査としては，electron beam CT（EBCT）や multi-detector CT（MDCT）により，冠動脈石灰化を定量的に評価することが可能である．Agatston 法を用いて算出した冠動脈石灰化指数（coronary artery calcification score；CACS）は，透析患者の心血管イベントと関連することが報告されている[12]．これらの画像検査の結果は，CKD-MBD の治療自体に大きく影響することは少ないが，リスク評価や患者説明には有用であり，心血管疾患評価の必要性を見直す契機ともなるため，主治医の判断や施設の状況に応じて実施されるべきものと考えられる．

Ⅳ 二次性副甲状腺機能亢進症の画像評価

二次性副甲状腺機能亢進症の進行は，副甲状腺過形成の進展を伴う．PTH 分泌が刺激される状態が持続すると，副甲状腺細胞が増殖し，初期にはポリクローナルなびまん性過形成となる．さらに過形成が進展すると，一部の細胞がモノクローナルに増殖し，結節性過形成と呼ばれる状態となる[13]．結節性過形成の存在は超音波検査で推定可能であり，推定体積 500 mm^{3}以上または長径 1 cm 以上の腫大腺では結節性過形成の可能性が高い．結節性過形成に至ると，副甲状腺細胞の Ca 感受性受容体，ビタミン D 受容体の発現が低下し，これが活性型ビタミン D 製剤に抵抗性を示す要因

となる．このため，超音波検査による過形成の評価は，活性型ビタミンD製剤に対する治療反応性を予測するうえで有効とされてきた．しかし，腫大腺にも有効性を示すCa受容体作動薬が普及した現在[14]，超音波検査を行う意義は薄れつつある．

ただし，内科的治療に抵抗性を示し，副甲状腺摘出術の適応を検討する状況では，超音波検査による部位，形態の評価は非常に重要である．また術前検査としては，遷延性副甲状腺機能低下症，再発性副甲状腺機能低下症の予防のため，縦隔や胸腺内に存在する異所性副甲状腺の検索も重要であり，^{99m}Tc-MIBIシンチグラフィの実施が望ましい．必要に応じて，CTやMRIの実施も考慮される．

V ビタミンD代謝の評価

ビタミンDの充足度は，1,25(OH)$_2$Dの前駆体である25-hydroxyvitamin D［25(OH)D］の濃度によって評価され，透析患者ではしばしば低下していることが知られている．ビタミンD不足の状態は，二次性副甲状腺機能亢進症の要因となるほか，心血管イベントや死亡にも関連することが報告されている[15]．このような観点から，KDIGOガイドラインではビタミンD不足を認める場合はこれを補充することが望ましいとされている．わが国でも近年，25(OH)D濃度の測定が保険収載されたところであるが，その適用はビタミンD欠乏性くる病，ビタミンD欠乏性骨軟化症に限られており，今のところCKD，二次性副甲状腺機能亢進症は含まれていない．また，これを補充するための薬剤も保険承認されていない．米国では近年，徐放型の25(OH)D製剤が開発され，保存期CKD患者において高Ca血症をきたすことなくPTH値を低下したことが示されており[16]，25(OH)D測定の適応拡大とともに，徐放型25(OH)D製剤のわが国への導入が期待される．

VI 特殊検査が必要な場合

JSDTガイドラインでは，ルーチン検査のみでは明らかにできない病態に遭遇した場合に，特殊検査を考慮するように記載されている．その際のアプローチの仕方は，基本的には非透析患者の場合と同様である．たとえば原因不明の高Ca血症

を認める場合は，悪性腫瘍，長期臥床，結核，サルコイドーシス，甲状腺機能亢進症などの可能性を考慮し，病歴聴取とともに，該当する採血項目，画像検査を実施することが必要となる．

非常にまれなケースとして，副甲状腺過形成の自己梗塞によりPTH値が急激に低下し，hungry bone syndromeにより低Ca血症をきたす場合がある．中等度以上の二次性副甲状腺機能亢進症を有する症例で，突然に原因不明の低Ca血症が出現した場合は，迅速なPTH値の評価が必要である[17]．

骨痛，繰り返す病的骨折，骨折治癒の遷延など，治療介入を要する骨症状を有する場合は，骨生検の適応を検討する．ただしその場合も，骨生検は侵襲を伴う検査であることを考慮し，詳細な病歴聴取とともにALPやBAP，TRACP-5b，骨密度検査など可能な範囲で非侵襲的検査を行い，その必要性を慎重に検討したうえで適応を判断することが望ましい．

おわりに

2012年版JSDTガイドライン，および2017年版KDIGOガイドラインに基づき，透析患者のCKD-MBDを管理するためのルーチン検査，特殊検査の手順について概説した．CKD-MBDの病態には，血清P値，血清Ca値，PTH値などルーチンに測定される因子が大きな役割を担っており，これらの管理状況が生命予後に大きな影響を及ぼすことから，他の疾患以上にルーチン検査の実施，およびその適切な解釈は非常に重要である．費用対効果の観点からも，ルーチン検査の結果を最大限に有効活用し，そのうえで必要に応じて特殊検査を実施する姿勢を心掛けたい．

■ 文 献
1) Komaba H, Kakuta T, Fukagawa M：Diseases of the parathyroid gland in chronic kidney disease. Clin Exp Nephrol 2011；15：797-809
2) Moe S, Drüeke T, Cunningham J, et al：Definition, evaluation, and classification of renal osteodystrophy：A position statement from Kidney Disease：Improving Global Outcomes（KDIGO）. Kidney Int 2006；69：1945-1953
3) 日本透析医学会：透析患者における二次性副甲状腺機能亢進症治療ガイドライン．透析会誌 2006；39：1435-1455
4) 日本透析医学会：慢性腎臓病に伴う骨・ミネラル代謝

異常の診療ガイドライン. 透析会誌 2012；45：301-356

5）Kidney Disease：Improving Global Outcomes（KDIGO）CKD-MBD Work Group. KDIGO clinical practice guideline for the diagnosis, evaluation, prevention, and treatment of Chronic Kidney Disease-Mineral and Bone Disorder（CKD-MBD）. Kidney Int 2009；76（Suppl 113）：S1-S130

6）Kidney Disease：Improving Global Outcomes（KDIGO）CKD-MBD Update Work Group. KDIGO 2017 clinical practice guideline update for the diagnosis, evaluation, prevention, and treatment of chronic kidney disease-mineral and bone disorder（CKD-MBD）. Kidney Int Suppl 2017；7：1-59

7）Regidor DL, Kovesdy CP, Mehrotra R, et al：Serum alkaline phosphatase predicts mortality among maintenance hemodialysis patients. J Am Soc Nephrol 2008；19：2193-2203

8）Ureña P, Hruby M, Ferreira A, et al：Plasma total versus bone alkaline phosphatase as markers of bone turnover in hemodialysis patients. J Am Soc Nephrol 1996；7：506-512

9）Shidara K, Inaba M, Okuno S, et al：Serum levels of TRAP5b, a new bone resorption marker unaffected by renal dysfunction, as a useful marker of cortical bone loss in hemodialysis patients. Calcif Tissue Int 2008；82：278-287

10）Iimori S, Mori Y, Akita W, et al：Diagnostic usefulness of bone mineral density and biochemical markers of bone turnover in predicting fracture in CKD stage 5 D patients-a single-center cohort study. Nephrol Dial Transplant 2012；27：345-351

11）Yenchek RH, Ix JH, Shlipak MG, et al：Bone mineral density and fracture risk in older individuals with CKD. Clin J Am Soc Nephrol 2012；7：1130-1136

12）Raggi P, Boulay A, Chasan-Taber S, et al：Cardiac calcification in adult hemodialysis patients. A link between end-stage renal disease and cardiovascular disease? J Am Coll Cardiol 2002；39：695-701

13）Tominaga Y, Tanaka Y, Sato K, et al：Histopathology, pathophysiology, and indications for surgical treatment of renal hyperparathyroidism. Semin Surg Oncol 1997；13：78-86

14）Komaba H, Nakanishi S, Fujimori A, et al：Cinacalcet effectively reduces parathyroid hormone secretion and gland volume regardless of pretreatment gland size in patients with secondary hyperparathyroidism. Clin J Am Soc Nephrol 2010；5：2305-2314

15）Wolf M, Shah A, Gutierrez O, et al：Vitamin D levels and early mortality among incident hemodialysis patients. Kidney Int 2007；72：1004-1013

16）Sprague SM, Crawford PW, Melnick JZ, et al：Use of extended-release calcifediol to treat secondary hyperparathyroidism in stages 3 and 4 chronic kidney disease. Am J Nephrol 2016；44：316-325

17）Tanaka M, Tominaga Y, Sawatari E, et al：Infarction of mediastinal parathyroid gland causing spontaneous remission of secondary hyperparathyroidism. Am J Kidney Dis 2004；44：762-767

（駒場大峰）

4　透析患者の血糖，脂質代謝に関する検査の進め方

【糖代謝異常】

ルーチン に行われる検査	● 血糖値 ——————————————————————— p. 190
	● グリコアルブミン ——————————————— p. 190
	● ヘモグロビン A1c ——————————————— p. 190

病態把握 のため行われる検査	● C-ペプチド ——————————————————— p. 194
	● インスリン（IRI）————————————— p. 194
	● 抗 GAD 抗体 ——————————————————— p. 197
	● インスリン抗体 ——————————————— p. 197
	● グルカゴン

【脂質代謝異常】

ルーチン に行われる検査	● TC ——————————————————————————— p. 186
	● LDL-C ——————————————————————— p. 186
	● non-HDL-C ——————————————————— p. 186
	● HDL-C ——————————————————————— p. 186
	● TG ——————————————————————————— p. 186

病態把握 のため行われる検査	● リポ蛋白分画 ————————————————— p. 188
	● コレステロール分画 ——————————— p. 188
	● 甲状腺機能 ——————————————————— p. 261

はじめに

　わが国では，糖尿病性腎症は新規透析導入患者の主要原疾患の第1位であり，全体の43.7％を占めている．また，2011年末からは年末患者の原疾患においても第1位となり，糖尿病性腎症が原因で透析を受けている患者は全透析患者の38.4％を占め[1]，現在の透析医療の現場では糖尿病合併症例が増加している．透析患者においても，血糖コントロールを行うことにより網膜症，神経症などの細小血管症の進展抑制だけでなく，大血管症や感染症の発症を抑制し，予後を改善することが期待できる[2]．また透析患者においても脂質異常症は心血管合併症，とくに心筋梗塞発症の独立した危険因子である．

　本稿では透析患者における血糖・脂質代謝の特徴と，それらの評価時における注意点について概説する．

I　糖代謝関連検査

1. 血糖値

　透析診療の現場においては，空腹時血糖値の測定は通常行われず，透析開始時に採血されるのが一般的である．これまでの透析患者における血糖値と生命予後を比較した多くの研究でも空腹時血糖値ではなく，随時血糖値（透析開始前随時血糖値）で解析がなされている．そのため，「血液透析患者の糖尿病治療ガイド2012」では，透析前血糖値あるいは随時血糖値を血糖コントロール指標として暫定的に採用することが適当であると判断された[2]．一般的には，午前透析患者の透析開始時間は朝8時30分〜9時頃で，朝食後1〜2時間のため，血糖値は最高値となる頃である．食後血糖値は摂食後の時間，食事内容によっても変動するという問題点があるが，大血管症の発症にも病因的関与が指摘されるなど，血糖コントロール指標としての利点も有すると考えられている．一般の糖尿病診療において糖尿病が疑われる場合，日本

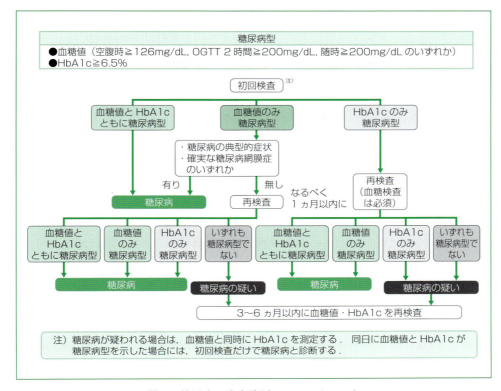

図1 糖尿病の臨床診断のフローチャート
〔日本糖尿病学会糖尿病診断基準に関する調査検討委員会：糖尿病の分類と診断基準に関する委員会報告（国際標準化対応版），糖尿病 55：494, 2012 より一部改変〕
〔日本糖尿病学会 編・著：糖尿病治療ガイド 2018-2019, p.23, 文光堂, 2018〕

糖尿病学会の提示する診断手順に従い診断を行う（図1）[3]．

糖尿病型の血糖値の基準は空腹時血糖値 126 mg/dL 以上，75 g 経口ブドウ糖負荷試験（OGTT）2 時間値 200 mg/dL 以上，随時血糖値 200 mg/dL 以上のいずれかを満たす場合である．後述のように，透析患者において HbA1c は偽低値となる場合があるため，おもに血糖測定（空腹時，随時，場合により糖負荷試験）を反復することにより糖尿病診断を行う必要がある．

2. 随時血糖値の目標値

「血液透析患者の糖尿病治療ガイド 2012」では，血糖コントロールの暫定時目標値として随時血糖値（透析前血糖値）180～200 mg/dL 未満が推奨されている．日本人 245 名の糖尿病新規透析導入患者を 11 年間追跡し，全観察期間の透析前血糖値（食後平均約 2 時間）の平均値，HbA1c の平均値と生命予後との関係を解析した報告によると，透析前血糖値 180 mg/dL 以上の群で 180 mg/dL 未満の群に比較し，生命予後は有意に不良になると報告されている[4]．また，米国で行われた糖尿病透析患者 54,757 名を対象として随時血糖値と生命予後の関連を 6 年間追跡した観察研究では，平均随時血糖値 150～175 mg/dL 群を基準に評価すると，200 mg/dL 以上の群で生命予後が有意に不良と報告されている[5]．

3. 中～長期的血糖管理指標

一般の糖尿病診療においては，血糖コントロール指標として HbA1c が広く用いられる．しかし，透析患者ではそのほとんどが腎性貧血をきたし，赤血球造血刺激因子製剤（erythropoiesis-stimulating agent；ESA）の使用や，赤血球寿命の短縮の影響を受けて幼若赤血球比率が上昇するため，HbA1c 値は平均血糖値との間に乖離を認める．透析患者で ESA の投与を受けている患者では HbA1c 値が 30% 程度見かけ上低値を示す[6]（図2）．したがって，「血液透析患者の糖尿病治療ガイド 2012」では，血液透析患者の血糖コントロー

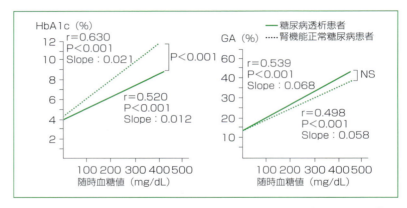

図2 糖尿病透析患者と腎機能正常糖尿病患者の随時血糖値とHbA1c値およびGA値の関係
　糖尿病透析患者のHbA1c値は腎機能正常糖尿病患者に比べ，有意に低値を示したが，GA値には有意な差は認められなかった．
〔文献6）より引用，改変〕

ル指標として，HbA1c値は参考値としての使用で，貧血，ESA投与量，血清アルブミン値に影響を受けないグリコアルブミン（glycated albumin；GA）が中〜長期的な血糖コントロール指標として推奨されている[2]．

4．GAの目標値

　GAは血清アルブミンの糖化産物である．アルブミンの半減期は約17日間であり，GAは過去2〜4週間の血糖コントロール状態を反映する．GAは前述のごとく透析患者において有用な血糖コントロールの指標である．糖尿病血液透析患者においてGA値23％以上で心血管イベントの発症リスクが有意に大きいと報告されている[7]．また，GA値25％以上で生命予後が有意に不良であるとも報告されている[8]．また，観察開始時に心血管イベントの既往のない群では有する群に比べ，生命予後が良いこと，さらに，既往歴のないGA値20.0％未満群ではそれ以上の群（20.0〜24.5％，24.5％以上）に比べ，有意に生命予後が良好であったとの報告もある[9]．これらの結果から，心血管イベントの既往歴がない症例ではGA値20.0％未満が暫定的な目標値として推奨されている．しかし，心血管イベントの既往歴を有する症例や低血糖を生じやすい症例（1型糖尿病やインスリン注射を行っている症例）においては，GA値20.0％未満にした場合，低血糖発症増加というマイナス効果を凌駕する生命予後改善のプラス効果は期待できない．したがって，これらの対象にはコントロール基準を緩め，GA値24.0％未満が推奨されている[2]．

5．血糖コントロール指標の測定頻度

　血液透析患者は一般的には週3回医療機関へ通院しているため，血糖値を測定する機会は非透析患者に比べ多く，この利点を利用することで，血糖コントロール状態をより正確に把握することが可能となる．
　インスリン使用患者では自己血糖測定（self-monitoring of blood glucose；SMBG）に加えて，毎回透析開始時および終了時にデキスターで血糖値を測定することが推奨されている．加えて，24時間連続的に血糖値を測定（推定）する持続血糖モニター（continuous glucose monitoring；CGM）により連続的な血糖値の変化を知ることも可能である[10]．経口血糖降下薬を使用中の場合で，血糖コントロールが安定していれば透析前血糖値を週1回測定し，薬物療法を行わずに食事療法のみで良好な血糖コントロールが得られている場合は，最低1カ月に1回の透析前血糖値の測定が推奨されている．GAは1カ月に1回の測定が推奨されている．また，糖尿病の既往がない場合でも，透析患者の高齢化や透析歴の長期化に伴い，導入後に2型糖尿病を新規に発症することがあるため，スクリーニングとして少なくとも年に1回は透析前血糖値とGAを測定することが推奨されている．

6．そのほかの特殊検査

　インスリンやCペプチドについては腎で代謝されるため，透析患者では腎機能低下による代謝・排泄遅延の影響を受けて高値を示すことが多いこ

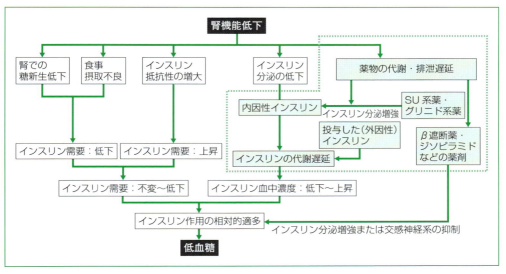

図3 透析患者における糖代謝の特徴と低血糖発作機序
〔野田光彦：低血糖性昏睡の治療. 腎と透析 2001；51（臨時増刊号）：442-446 より引用・改変〕

とから，インスリン分泌能・抵抗性の評価には注意を要する．

II 脂質代謝関連検査

血清脂質を測定する目的は，① 脂質異常症に伴う動脈硬化性心血管疾患発症のリスク，② 著明な高トリグリセライド（TG）血症に伴う急性膵炎リスク，③ 低コレステロール血症として反映される低栄養あるいは消耗疾患（protein-energy wasting；PEW）などの評価である．このうち，高TG血症（TG＞1,000 mg/dL）に伴う急性膵炎の透析患者での頻度は不明であるが，透析患者の随時採血でのTG＞400 mg/dLの頻度は0.9％と報告されている[11]．そのため，透析患者では動脈硬化性疾患発症リスクや栄養状態の評価が重要である．とくに，non-HDLコレステロール（non-HDL-C）はLDLとTG-richリポ蛋白のもつコレステロールを合算した値であり，食後でも評価が可能であり，LDL-Cよりも透析領域では適した指標と考えられる．

透析患者においても，脂質異常症は心血管合併症，とくに心筋梗塞発症の独立した危険因子である[11]．心筋梗塞発症リスクはnon-HDL-C高値，HDL-C低値で高く，一方，心血管イベント（心筋梗塞，脳梗塞，脳出血）発症後の死亡リスクは低body mass index（BMI）状態，高CRPで高くなる[11]．したがって，透析患者の虚血性心疾患の予防のためには，一般住民と同様にLDL-Cあるいはnon-HDL-Cを低下させることが有効であると考えられている[12]．また，低脂血症を呈する場合は，栄養状態の評価と対策を考慮する．

ルーチン評価には，透析前（随時採血）の総コレステロール（TC），LDL-C，non-HDL-C，HDL-C，TGを測定する．管理目標は，虚血性心疾患の一次予防では，LDL-C 120 mg/dL未満，あるいはnon-HDL-C 150 mg/dL未満，二次予防ではLDL-C 100 mg/dL未満，あるいはnon-HDL-C 130 mg/dL未満である[12]．

Non-HDL-Cは以下の計算式で求められる．

Non-HDL-C（mg/dL）＝
　TC値（mg/dL）－HDL-C（mg/dL）

おわりに

血糖変動が大きく，低血糖の危険性のある患者では低血糖による生命予後やQOLの悪化がみられる．そのため，低血糖の回避は重要である．種々の要因で透析患者は低血糖に陥りやすい（図3）[13]．これを回避するためにはきめ細かい血糖値の評価が必要である．低血糖のリスクを回避しつつ，生命予後の向上を目指して，随時血糖値（透析前血糖値），GA値などを総合的に判断しなが

ら，血糖コントロールを行う必要がある．

■文 献

1）日本透析医学会統計調査委員会：図説 わが国の慢性透析療法の現況（2015年12月31日現在）．2016
2）日本透析学医学会：血液透析患者の糖尿病治療ガイド2012．透析会誌 2013；46：311-357
3）日本糖尿病学会 編：糖尿病治療ガイド2018-2019．2018，文光堂，東京
4）Shima K, Komatsu M, Kawahara K, et al：Stringent glycemic control prolongs survival in diabetic patients with end-stage renal disease on haemodialysis. Nephrology 2010；15：632-638
5）Ricks J, Molnar MZ, Kovesdy CP, et al：Glycemic control and cardiovascular mortality in hemodialysis patients with diabetes, A 6-year cohort study. Diabetes 2012；61：708-715
6）Inaba M, Okuno S, Kumeda Y, et al：Glycated albumin is a better glycemic indicator than glycated hemoglobin values in hemodialysis patients with diabetes：Effect of anemia and erythropoietin injection. J Am Soc Nephrol 2007；18：896-903
7）Okada T, NakaoT, Matsumoto H, et al：Association between markers of glycemic control, cardiovascular complications and survival in type 2 diabetic patients with end-stage renal disease. Intern Med 2007；

46：807-814
8）Isshiki K, Nishio T, IsonoM, et al：Glycated albumin predicts the risk of mortality in type 2 diabetic patients on hemodialysis：evaluation of a target level for improving survival. Ther Apher Dial 2014；18：434-442
9）Inaba M, Maekawa K, Okuno S, et al：Impact of atherosclerosis on the relationship of glycemic control and mortality in diabetic patients on hemodialysis. Clin Nephrol 2012；78：273-280
10）Abe M, Kalantar-Zaden K：Haemodialisys-induced hypoglycaemia and glycaemic disarrays. Nat Rev Nephrol 2015；11：302-313
11）Shoji T, Masakane I, Watanabe Y, et al：Elevated non-high-density lipoprotein cholesterol（non-HDL-C）predicts atherosclerotic cardiovascular events in hemodialysis patients. Clin J Am Soc Nephrol 2011；6：1112-1120
12）日本透析医学会：血液透析患者における心血管合併症の評価と治療に関するガイドライン．透析会誌 2011；44：337-425
13）阿部雅紀，相馬正義：糖尿病腎症進行過程における低血糖出現の機序とその対策．臨牀透析 2012；28：189-197

（宇都宮慧，阿部雅紀）

5 透析患者の心血管系に関する検査の進め方

【心不全】

ルーチン
に行われる検査
- 胸部 X 線
- 心電図
- BNP，NT-proBNP ———————————————————— p. 249
- ANP —————————————————————————————— p. 249
- 心エコー ————————————————————————————— p. 320

病態把握
のため行われる検査
- 負荷心電図，ホルター心電図
- CK-MB ———————————————————————————— p. 178
- 心筋トロポニンT ———————————————————————— p. 181
- 心筋トロポニンI ————————————————————————— p. 181
- 冠動脈 CT ————————————————————————————— p. 324
- 心筋血流シンチグラフィ —————————————————————— p. 324
- 脂肪酸代謝心筋シンチグラフィ ——————————————————— p. 324
- 冠動脈造影 ————————————————————————————— p. 324

特殊な状況
で行うべき検査
- ビタミン B_1
- カルニチン ————————————————————————————— p. 226
- セレン

研究目的
に限定される検査
- Ⅲ型プロコラーゲン N 末端ペプチド
- TIMP（tissue inhibitor of metalloproteinase）

【虚血性心疾患】

ルーチン
に行われる検査
- 胸部 X 線
- 心電図
- CK-MB ———————————————————————————— p. 178
- 心筋トロポニンT ———————————————————————— p. 181
- 心筋トロポニンI ————————————————————————— p. 181
- BNP，NT-pro BNP ——————————————————————— p. 249
- ANP —————————————————————————————— p. 249
- 心エコー ————————————————————————————— p. 320

病態把握
のため行われる検査
- 心筋血流シンチグラフィ —————————————————————— p. 324
- 脂肪酸代謝シンチグラフィ ————————————————————— p. 324
- 冠動脈 CT ————————————————————————————— p. 324
- 心臓 MRI
- 冠動脈造影 ————————————————————————————— p. 324

研究目的
に限定される検査
- 可溶性 LOX-1（lectin-like oxidized low-density lipoprotein receptor-1）
- PlGF（placental growth factor）
- PAPP-A（pregnancy-associated plasma protein A）

52　第 2 章　透析患者の検査の進め方

【脳血管障害】

ルーチン に行われる検査	● 胸部 X 線 ● 心電図 ● 心エコー ——————————— p. 320 ● 頭部 CT ● 頭部 MRI ● MRA ● PT，APTT ——————————— p. 96
病態把握 のため行われる検査	● ホルター心電図 ● 頸動脈エコー ——————————— p. 326 ● 経食道心エコー ● 経頭蓋ドプラ ● 脳血管造影 ● SPECT ——————————— p. 324 ● TAT ——————————— p. 102 ● D-ダイマー ——————————— p. 99
特殊な状況 で行うべき検査	● ループスアンチコーグラント ——————————— p. 96 ● 抗カルジオリピン抗体 ——————————— p. 96
研究目的 に限定される検査	● β-トロンボグロブリン ● 血小板第Ⅳ因子 ● アディポネクチン ——————————— p. 280

【PAD】

ルーチン に行われる検査	● 胸部 X 線 ● 心電図 ● ABI ——————————— p. 400
病態把握 のため行われる検査	● サーモグラフィ ● 指尖容積脈波 ● 脈波伝播速度 ——————————— p. 400 ● 皮膚灌流圧 ● 近赤外線分光法 ● 造影 CT ——————————— p. 324 ● MRA ● 血管造影法

■ はじめに

　透析患者において心血管系合併症（cardiovascular disease；CVD）は，死因の約 40% を占める重要な合併症であり，CVD 対策は重要な臨床的課題となっている[1]．透析患者の心血管系に関す る検査の進め方において重要なことは，症状や検査の評価法が非透析例と異なることである．

　本稿では，心不全，虚血性心疾患，脳血管障害，末梢動脈疾患（peripheral artery disease；PAD）の検査の進め方を概説する．

I 心不全

うっ血症状は，問診，理学的所見，胸部X線写真で診断するが，透析患者の場合，体液量がもっとも増加している透析開始前の評価が推奨されている．心室から分泌される利尿ペプチドであるヒト脳性ナトリウム利尿ペプチド（brain natriuretic peptide；BNP）ないし同前駆体N端フラグメント（N-terminal pro-brain natriuretic peptide；NT-proBNP）は，透析患者においても心不全の診断と重症度評価に有用である．左室拡張末期圧上昇，拡張末期容積増大，左室駆出率低下などにより心室におけるproBNPの生合成が亢進し，その活性体であるBNPおよび非活性体のNT-proBNPの血中濃度が上昇する．基準値の設定が重要で，適正なドライウエイトにあり，心不全症候を認めない時点で測定した値を基準とする．

一方，心房から分泌される利尿ペプチドである心房性ナトリウム利尿ペプチド（atrial natriuretic peptide；ANP）も体液量を反映するとされており，透析後のANP濃度はドライウエイト評価に有用であると考えられているが，基礎心疾患がある場合にはANPは常に高値を示しドライウエイトの評価に不向きとする意見もあり，評価は一定ではない[2]．

心不全の原因検索には，心雑音の有無とタイプ，不整脈の有無，標準12誘導心電図異常の有無，心エコー検査における局所壁運動異常や弁疾患の有無が重要である（図1）[2]．

栄養状態が悪い患者では，ビタミンB_1，カルニチン，セレンなどの欠乏により心不全をきたすことがあり，疑わしい場合は血中濃度を測定し，欠乏があれば補充療法を行う．

II 虚血性心疾患

前胸部の痛み・圧迫感，左肩への放散痛，背部痛，心窩部痛など，狭心症状が明らかな場合には虚血性心疾患が疑われる．明らかな心筋虚血症候を示さない場合は，非特異的な症候としては労作時の息切れ，動悸や心不全症状が多く，うっ血症状に対してドライウエイトの下方修正に反応しない場合は虚血性心疾患を疑うべきである（図2に示すように診療を進めていく[2]）．診断は，心電図，心エコー，心筋シンチグラフィ（心筋血流シンチグラフィ・脂肪酸代謝シンチグラフィ），冠動脈CT，心臓MRIなどで行う．

1．心電図

安静時12誘導心電図の変化は心筋虚血を疑ううえで重要である．急性・陳旧性心筋梗塞を示す所見はもちろん，非特異的なST-T変化も心筋虚血を疑う所見となりうる．運動負荷心電図も有用であるが，透析患者では，閉塞性動脈硬化症などの末梢動脈疾患，透析アミロイドーシス，脊柱管狭窄症などの骨・関節疾患によって運動耐容能が低下し，運動負荷心電図の施行自体が困難な例が

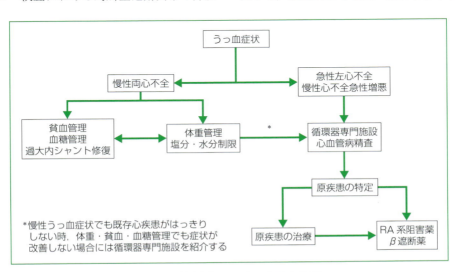

図1 透析患者における心不全診療
〔日本透析医学会：血液透析患者における心血管合併症の評価と治療に関するガイドライン．透析会誌 2011；44：337-425[2]より引用〕

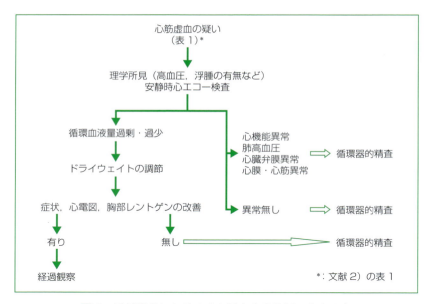

図2 透析患者における虚血性心疾患診断のすすめ方
〔日本透析医学会：血液透析患者における心血管合併症の評価と治療に関するガイドライン．透析会誌 2011；44：337-425[2)]より引用〕

多い．また，左室肥大を高率に合併しST-T変化の判読が困難な例も多く，透析患者において心電図による虚血性心疾患の診断は容易ではない．

2．心臓超音波（心エコー）検査

安静時心エコー検査は，心機能（収縮能・拡張能）とともに，循環血液量，弁膜症，肺高血圧，心膜・心筋疾患など多くの観点からの評価に有用である．また，負荷心エコー検査（運動負荷心エコー検査や，ドブタミン，ジピリダモールなどの薬剤負荷心エコー検査）によっても精度が高まる．しかし，透析患者では検査中の発作性心房細動の発生率が高く，評価の障害となる．

3．心臓核医学検査

透析患者では運動負荷が困難な例が多く，ドブタミンやジピリダモール・アデノシンなどの血管拡張薬による薬剤負荷心筋血流シンチグラフィが推奨されている[2)]．近年，負荷が不要な脂肪酸代謝心筋シンチグラフィの有用性が注目されている[3)]．心臓脂肪酸代謝の高度障害は，透析患者の心臓死の高リスクとなることが報告されている[4),5)]．

4．冠動脈CT

一般に，透析患者での冠動脈造影CTは，造影剤投与に伴う容量負荷や，冠動脈の石灰化が高度な例で冠動脈狭窄・閉塞病変の評価が困難なことなどから，透析患者の冠動脈評価手段としては適さないと考えられている．しかし，急性冠症候群の原因となりうる冠動脈プラークが検出可能である利点も指摘されている[2)]．

5．冠動脈MRI

非造影心臓MRIではシネ画像として心筋壁運動や冠動脈形態の評価が可能で，また，造影心臓MRIでは心筋梗塞部位や負荷灌流による心筋虚血の評価が可能である．しかし，透析患者における冠動脈疾患への適用については報告が乏しく，その有用性については不明である[2)]．また，透析患者を含む高度腎機能障害例におけるMRI造影剤（ガドリニウム）の使用で腎性全身性線維症（nephrogenic systemic fibrosis；NSF）のリスクが上昇することが警告されている[6)]．

6．バイオマーカー

急性心筋虚血のバイオマーカーとしては，クレアチンキナーゼ（CK）-MB分画，心筋トロポニンT，心筋トロポニンI，心筋型脂肪酸結合蛋白などがある．しかし，いずれも透析患者では疑陽性を示すことが多いので注意すべきである．

1）CK，CK-MB

CKは心筋梗塞発症後4～8時間で上昇し，48～72時間で正常化する．CK-MBは，心臓以外の組織にはあまり存在しないため，総CKよりも特異度が高い．CK-MB量とCK活性の比率（相対的指標）が2.5％以上のとき，診断は確定できないも

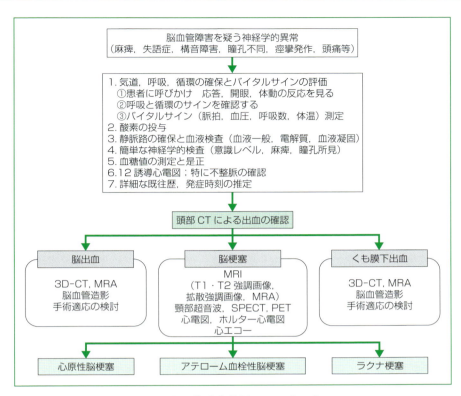

図3 脳血管障害診断のアルゴリズム
〔日本透析医学会：血液透析患者における心血管合併症の評価と治療に関するガイドライン．透析会誌 2011；44：337-425[2]）より引用〕

のの，そのCK-MB上昇が骨格筋よりも心筋由来である可能性を示唆するといわれているが，透析患者の30～50％では心筋障害がなくてもCK-MB分画が5％以上と上昇している[7]．また，CK-MB分画の急性心筋障害診断の感度は44％，特異度は56％と不良であり，診断の参考とはなるものの確定診断できるマーカーではない．

2）心筋トロポニン

簡易トロポニンT検査は，発症早期の疑陰性（心筋梗塞発症3～5時間以内では陽性とならない）や，透析患者では疑陽性が多い[8]ことなどから，急性冠症候群の診断マーカーとして用いるには注意を要する．一方，トロポニンIは，感度，特異度とも高く[9]，急性心筋梗塞の診断に有用と考えられるが，測定可能施設が少なく，また，簡易検査がないので臨床的な応用は困難な状況にある．

III 脳血管障害

脳卒中疑いの患者が到着したら，まず呼吸・循環の確保を最優先し，その後神経学的評価を行い，頭部CTで出血性と虚血性病変の鑑別を行う．頭部CTで脳実質内に高吸収域が認められれば，脳出血の診断は確定する．出血性梗塞との鑑別が必要な場合や脳動脈瘤，脳動静脈奇形や腫瘍性出血が疑われる場合には，MRIやMRアンギオグラフィ（magnetic resonance angiography；MRA），脳血管造影による評価が必要となる．

脳梗塞と診断した場合，MRIとMRAを施行して脳梗塞病型を推定し，治療方針を決定する．必要に応じて頸動脈エコー，心エコー（経胸壁，経食道），ホルター心電図，脳血管造影などを追加し，発症機序を診断する（図3）[2]．

1. MRI，CT

脳梗塞急性期，とくに発症3時間以内のCT所見はearly CT signと呼ばれ，早期虚血性変化と診断されるが，判定が曖昧な点が多く，診断精度はさほど高くない[10]．一方，MRIの拡散強調画像は，早期虚血性変化が明確に高信号域として描出され，診断精度も高い[11]．また，MRAで頭蓋内脳血管の情報が得られるため，閉塞血管の同定に

第2章 透析患者の検査の進め方

有用である.

2. 超音波検査

頸動脈エコー検査では，内頸動脈の狭窄性病変の診断に有用である．また，内中膜複合体の厚みを観察することにより，患者の動脈硬化の程度がわかる．経頭蓋ドプラ検査では，頭蓋内血管の狭窄性病変の有無，微小血栓の飛来の有無，右左シャント疾患の有無を検索できる．

塞栓症が疑われる場合，経胸壁心エコー検査や経食道心エコー検査で心内血栓の有無，卵円孔開存，大動脈粥腫病変，その他塞栓源となりうる心疾患の検索を行う．

3. 脳血管造影検査

MRA や超音波検査で脳血管に狭窄性病変や脳動脈解離が疑われる場合に行う．脳血管造影検査は，MRA で検出困難な病変も検出でき，診断と病態解明に有用である．内頸動脈狭窄患者においては，ステントや内頸動脈内膜剥離術の適応を決めるのに必要である．

4. 脳血流シンチグラフィ

脳血流シンチグラフィ（Single Photon Emission CT：SPECT）は，急性期〜慢性期のアテローム血栓性脳梗塞に伴う血行力学的脳虚血に対する血行再建術の適応判定に用いられる．安静時とアセタゾラミド負荷時の脳血流量から算出された脳循環予備能で血行力学的脳虚血の定量的重症度が評価され，治療適応が判定される．急性期の進行性脳卒中では，残存脳血流量がクリティカルレベルと測定された場合にステント留置術やバイパス術などの血行再建術が考慮される．

5. 血液検査

凝固系の検査は重要で，活性化部分トロンボプラスチン時間（APTT），プロトロンビン時間（PT）を測定する．とくに，ワルファリン服用中や透析直後，血栓溶解療法を行う可能性がある患者では必須である．脳梗塞患者でAPTTのみが延長している場合，抗リン脂質抗体症候群が疑われるため，梅毒血清反応，ループスアンチコーグラント，抗カルジオリピン抗体を測定する．脳梗塞の場合，病態把握のために血小板系機能の指標としてβ-トロンボグロブリン，血小板第IV因子，凝固系評価のためにトロンビン・アンチトロンビン複合体（TAT），線溶系の指標としてフィブリン/フィブリノーゲン分解産物（FDP），D-ダイマーの定量を行う．

IV PAD

PAD の診断には足の観察（視診・触診）が重要で，下肢の蒼白，皮膚温低下，筋萎縮などの確認と，下肢動脈（大腿動脈，膝窩動脈，後脛骨動脈，足背動脈）の拍動触知が重要である．しかし，足背動脈や後脛骨動脈が触知できても PAD を完全に否定はできない．Ratschow の下肢挙上ストレス試験は有用な理学的検査である[2]．症状では，間欠性跛行が重要である．検査では，そのような場合でも石灰化が足趾まで及んでいることはまれで，足関節圧よりも足趾血圧が有用である．その他，サーモグラフィ，指尖容積脈波，脈波伝搬速度，皮膚灌流圧，近赤外線分光法，MRA などが用いられる．

1. 足関節上腕血圧比（ABI）

ABI（ankle-brachial blood pressure index）は，非透析患者においては，PAD の症状，血管造影所見，重症度とも良好な相関があり，スクリーニング検査として有用であるとされ，感度95％，特異度100％と報告されている[12]．しかしながら，透析患者においては動脈硬化による影響から偽陰性を呈することがあり，ABI<0.9 の特異度は100％であるが，感度は29％とかなり低値であることが報告されている[13]．ABI が 1.4 を超える場合は，下肢動脈の石灰化が強いため測定カフにより血管が圧迫されず，偽の上昇をきたしていると判断され，透析患者ではしばしばみられる．その代替検査として，足趾上腕血圧比（toe-brachial pressure index：TBI，正常値 0.70 以上）が用いられる．

2. 皮膚灌流圧（SPP）

SPP（skin perfusion pressure）は，皮膚直下約 1 mm の末梢動脈毛細血管の血流をドプラで外部からとらえた圧で，無症候性重症虚血肢の早期発見に重要な検査の一つである．正常値は約80 mmHg 前後で，50 mmHg 以下で PAD が疑われる．40 mmHg 以上は創傷治癒の目安で，それ以下では傷が治りにくい状態となり，血行再建術などによる下肢血流の改善が必要となる．30 mmHg 以下になると救肢が困難となる．足に高度の浮腫がある場合は SPP の再現性が低下するため注意が必要である．

3. 画像検査

血行再建を考慮する症候性の患者では，多列検出器型 CT（multidetector row computed tomography；MDCT）による造影 CT，造影 MRA，血管造影検査などの画像検査を行うことが推奨されているが，透析患者ではガドリニウム造影剤が使用しにくいため，非造影 MRA で代替する[14]．

おわりに

透析患者の CVD について，心不全，虚血性心疾患，脳血管障害，PAD の診断のための検査の進め方について概説した．透析患者では，非透析例と異なる特有の病態や注意点が存在するため，その点を十分に理解して診断を進めることが重要である．現在の課題としては，透析患者におけるエビデンスが少ないことがあげられ，今後，新たなエビデンスが蓄積されることが望まれる．

■ 文　献
1) 日本透析医学会統計調査委員会：図説 わが国の慢性透析療法の現況（2013 年 12 月 31 日現在）．2014
2) 日本透析医学会「血液透析患者における心血管合併症の評価と治療に関するガイドライン」作成ワーキンググループ：血液透析患者における心血管合併症の評価と治療に関するガイドライン．透析会誌　2011；44：337-425
3) Nishimura M, Hashimoto T, Kobayashi H, et al：Myocardial scintigraphy using a fatty acid analogue detects coronary artery disease in hemodialysis patients. Kidney Int　2004；66：811-819
4) Nishimura M, Tsukamoto K, Hasebe N, et al：Prediction of cardiac death in hemodialysis patients by myocardial fatty acid imaging. J Am Coll Cardiol　2008；51：139-145
5) Moroi M, Tamaki N, Nishimura M, et al：Association between abnormal myocardial fatty acid metabolism and cardiac-derived death among patients undergoing hemodialysis：results from a cohort study in Japan. Am J Kidney Dis　2013；61：466-475
6) NSF とガドリニウム造影剤使用に関する合同委員会（日本医学放射線学会・日本腎臓学会）：腎障害患者におけるガドリニウム造影剤使用に関するガイドライン（第 2 版：2009 年 9 月 2 日改訂）．2009
7) Green TR, Golper TA, Swenson RD, et al：Diagnostic value of creatine kinase and creatine kinase MB isoenzyme in chronic hemodialysis patients：a longitudinal study. Clin Nephrol　1986；25：22-27
8) Apple FS, Murakami MM, Pearce LA, et al：Predictive value of cardiac troponin I and T for subsequent death in end-stage renal disease. Circulation　2002；106：2941-2945
9) Martin GS, Becker BN, Schulman G：Cardiac troponin-I accurately predicts myocardial injury in renal failure. Nephrol Dial Transplant　1999；14：1030-1031
10) Dippel DW, Du Ry van Beest Holle M, van Kooten F, et al：The validity and reliability of signs of early infarction on CT in acute ischaemic stroke. Neuroradiology　2000；42：629-633
11) Kelly PJ, Hedley-Whyte ET, Primavera J, et al：Diffusion MRI in ischemic stroke compared to pathologically verified infarction. Neurology　2001；56：914-920
12) Bernstein EF, Fronek A：Current status of noninvasive tests in the diagnosis of peripheral arterial disease. Surg Clin North Am　1982；62：473-487
13) Okamoto K, Oka M, Maesato K, et al：Peripheral arterial occlusive disease is more prevalent in patients with hemodialysis：Comparison with the findings of multidetector-row computed tomography. Am J Kidney Dis　2006；48：269-276
14) 宮田哲郎，赤澤宏平，秋下雅弘，他：末梢閉塞性動脈疾患の治療ガイドライン（2015 年改訂版）．日心臓血管外会誌　2016；45（6）：1-52

（鶴屋和彦）

6 透析患者の体液量の評価に関する検査の進め方

ルーチン
に行われる検査
- 浮腫の有無
- HD 中の血圧測定
- 心胸郭比（cardio-thoracic ratio；CTR）の測定 ————— p. 347

病態把握
のために行われる検査
- 心機能マーカー
  ・hANP：human atrial natriuretic peptide ————— p. 249
  ・BNP：brain natriuretic peptide ————— p. 249
  ・NT-proBNP：N-terminal prohormone of brain natriuretic peptide ————— p. 249
- 下大静脈径（inferior vena cava；IVC）の測定 ————— p. 347
- 連続血液量モニター（Blood Volume Monitor，Crit-Line®） ————— p. 353
- PWI（plasma weight index）
- mean Kr（血管透過性係数）

特殊な状況
で行われる検査
- CT 検査
- 体組成測定検査（InBody®，BCM®） ————— p. 351

研究目的
に行われる検査
- copeptin（arginine vasopressin の C 末端フラグメント）
- 肺超音波検査（コメットサイン）

はじめに

　透析患者における体液コントロール不良は，浮腫や胸水貯留に加え，うっ血性心不全を引き起こす原因となりうるため，その管理は非常に重要である．とくに血液透析（HD）患者では，適切な体液量評価とともに，ドライウエイト（dry weight；DW）を設定する必要がある．

　HD 患者において日本透析医学会から示されているガイドラインでは，中１日の場合は体重の3％以内，中２日の場合には体重の5％以内の増加が望ましいとされている[1]．通常の場合，HD 間の体重増加は循環血液量および間質の体液量の増加となる．HD 患者の体液管理では，浮腫を含む身体所見，家庭血圧や HD 中の血圧値およびその推移を評価することが必須となる．さらに，たとえば HD 中の血管内からの体液除去に対する間質から血管内への体液移動，すなわち plasma refilling の driving force となる血漿蛋白濃度の変化や，心機能を評価することも重要である．現在まで DW

設定方法についてはさまざまな方法が提唱されてはいるが，残念ながら未だに gold standard となりうる指標は確立されていない．一般的に，DW の指標として，HD 中の血圧変化に加え，CTR（cardio-thoracic ratio，心胸郭比），心機能マーカー（hANP，BNP，NT-proBNP），下大静脈（IVC）径の評価，連続血液量モニター〔Blood Volume（BV）Monitor，Crit-Line®〕，PWI（plasma weight index），BIA（bioelectrical impedance analysis）法による細胞外水分比（浮腫率：ECW/TBW）などが挙げられるが，日常臨床では複数の指標を参考にし，多方面から観察および検討を行い，そのうえで DW が設定されることになる．本稿では，ルーチンに行われる検査，病態把握のために行われる検査，条件が限られる検査など，HD 患者の体液量の評価に関する検査の進め方について概説する．

I ルーチン検査と測定頻度

施設の規模にかかわらず，どの透析施設でも行われている体液量の評価として，浮腫の有無のチェック，透析中の血圧測定，CTRの評価が挙げられる．

浮腫の評価は，厳密には検査ではなく身体診察に含まれるが，あえてルーチンに行われるべき検査として挙げる必要がある．浮腫の観察は簡便であるとともに，その存在で体液過剰状態に気がつくことは少なくなく，体液量の評価として非常に重要である．ただし，体液過剰状態でなくとも低栄養状態や甲状腺機能低下症，薬剤による影響などにより浮腫様の身体所見を示す場合もあり，その判断に注意は必要である[2]．日常臨床において，浮腫の評価には一部主観的な要素も含まれるが，もっとも簡便な体液量評価法である．

HD中の血圧測定も必ず実施される項目の一つである．体液量評価が適正でない場合，HD中の血圧は急激に低下，もしくはHD後半にかけて上昇傾向を認める場合がある．HD中の急激な血圧低下は除水速度に対するplasma refilingの不均衡（過少状態）を示す場合があり，このような場合，いわゆる"DWがきつい"ことを示唆する．一方，HD後半の血圧上昇も除水速度に対するplasma refilingの不均衡（過剰状態）から"DWがあまい"ことを意味する場合もある．HD中の急激な血圧低下，および血圧上昇のいずれも，予後不良と関連しており[3,4]，その変化が体液量に原因がある場合には適切なDWの設定が必要となる．透析低血圧について，本邦におけるガイドラインではK/DOQIのガイドラインと同様に，「透析中に血圧が収縮期血圧として20 mmHg以上，あるいは症状を伴って平均血圧が10 mmHg以上，急激に低下した場合」と定義されている．しかしながら，日本透析医学会統計調査委員会の調査では，HD前の平均血圧が153/79 mmHgであるのに対し，最低下時の平均血圧が123/69 mmHgまで低下していることが示され[5]，定義上は透析低血圧に該当する患者が相当数，存在することにも留意する必要がある．

CTRも簡便かつ多くの施設で評価可能な体液量評価法の一つである．CTRの基準値は，男性50%以下，女性53%以下とされる[1]．CTR拡大は，HD導入期および維持HD期のいずれにおいても，予後不良を示すことが示されている[6,7]．CTRの撮影については，ガイドラインでは週初め（中2日空き）のHD前に撮影することが推奨されているが[1]，HD後体重であるDWでの評価を行っている施設も少なくない．いずれの場合でも，CTR変化の確認という観点からは同一条件での定期的な評価が望ましいと思われる．またCTRは貧血，肥満，心肥大，弁膜症や虚血性心疾患の既往，内シャント過剰血流，さらには心嚢液貯留などに，より影響を受ける可能性があることにも注意が必要である．

II 病態把握・除水量決定のためのさまざまな体液指標

ルーチン検査に準じて行われる体液量評価としては，心機能マーカー（hANP，BNP，NT-proBNP），IVCの測定，連続血液量モニターでの評価，PWI，mean Krの測定などがある．

心機能マーカーはHD患者における体液量評価として汎用される方法の一つである．上記の心機能マーカーは，腎機能の影響，かつ心疾患の影響を受けることから，HD患者の体液評価としては絶対値のみならず，経時的な変化を評価することが重要となる．また測定項目の特徴として，NT-proBNPは測定における安定性が高く，通常の生化学スピッツで測定が可能であることも利点として挙げられる．

IVCの測定も，簡便な体液量の評価方法である．IVCの安静呼気時最大径はHD前後の体重変化と正相関すること，除水に伴ってIVC内径は縮小することなどにより，循環血液量を反映すると考えられる[8]．心機能マーカーと同様に，心機能の影響を受ける可能性はあるが，超音波装置を用いて非侵襲的に実施が可能であり，体液量評価法としては鋭敏な検査法である．

連続血液量モニターも体液量変化の把握には非常に有用な方法である．種類としては，Blood Volume（BV）Monitor（日機装），Crit-Line®（ジェイ・エム・エス，現在は日本国内での販売中止），血液粘度変化率測定装置（東レ・メディカル）がある．ここでは日機装社製BV Monitorを例にとって，循環血液量モニターを説明する（図）．BV Monitorの原理は，透析回路に流れる血液に近赤外光を照射し，その反射光の強度を測定すること

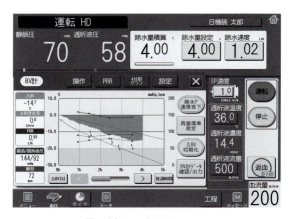

図　循環血液量モニター

(日機装社提供)

により血液濃縮の程度を評価している[9),10)]．4時間HDにおいて，体重1%の除水に対する適正な循環血液量変化率(% ΔBV)は，-1.75〜-3.75%であり，体重5%の除水の場合には適正な% ΔBVは-8.75〜-18.75%と計算される[10)]．ある一定量の除水に対して% ΔBV値が小さい場合ではDWがあまい可能性があり，逆に% ΔBV値が大きい場合にはDWがきつめである可能性が考えられる．% ΔBVが適正な値であるにもかかわらずHD中に血圧低下を認める場合には，DW設定以外の他の要因により血圧低下が惹起されている可能性を考慮すべきである．% ΔBV観察において注意するべき点として，内シャントの再循環がある場合には血液濃縮率が過大評価される可能性があること，HD中の補液・輸血・アルブミン投与，さらにはHD中の体位変換などにより，% ΔBV推移が修飾される可能性，などが挙げられる．

PWIも簡便に用いることが可能な体液指標の一つである．体重(body weight；BW)変化率に対する循環血漿量(circulating plasma volume；CPV)変化率の比率を表し，DW設定に有用であることが報告されている[11)]．PWIはHD前後の血清総蛋白(total protein；TP)を用いて，以下のように計算される[11)]．

PWI＝循環血漿量変化率(% ΔCPV)/体重変化率(% ΔBW)

% ΔCPV＝(透析後TP-透析前TP)/透析後TP
% ΔBW＝(透析前BW-透析後BW)/透析前BW

DW設定に使用する場合には，PWIは2〜4が適正であり，2未満では体液過剰，4より大きい場合には体液過少と判断する．ただし，本研究は，慢性糸球体腎炎の症例が全体の68%を占める検討であり，近年のように糖尿病性腎症の割合が多い現在とは患者背景が若干異なっている．したがって，その適正値の設定を含めてさらなる検討が必要かもしれない．

血管透過性指数である mean Kr (plasma refilling coefficient) も DW 設定の一つの指標であり，1996 年にその概念が報告されている[12)]．HD 施行中の1分間当りの除水量をUFR(ultrafiltration rate) 1 min，1分間当りの循環血漿量の変化をCPV 1 min，さらに膠質浸透圧をCOP(colloid osmotic pressure) としたとき，以下の式で計算される．

mean Kr (mL/min/mmHg)

$$= \frac{(\text{UFR 1 min} - \text{CPV 1 min})}{(\text{HD 後 COP} - \text{HD 前 COP})}$$

さらに詳細な考察については原著に譲るが，DW設定における mean Kr の適正値は1〜4とされている[13)]．

Ⅲ　必要時に考慮される検査

CT検査や体組成測定検査も，体液量を評価する検査として挙げられる．体組成測定は，近年，日常臨床においてサルコペニアやフレイルといった考え方が普及し，さらにHD患者を含む慢性腎臓病患者ではその予後にも関与することが知られている．HD患者では体液量とともに筋肉量の評価も含めて，その経時的な観察も有用であると考えられる．

CT検査は胸部X線写真に比較して，より正確に胸水や腹水を評価することが可能である．被曝量も多いため，頻回に撮影することは控えるべきであるが，胸部X線では観察しえない胸水，心嚢液，さらには腹水の存在がCT検査で明らかとなる場合もある．HD患者の萎縮腎に合併しやすい腎癌のスクリーニング検査としてCTが実施される場合には，胸部を含めたCT評価も一考されるべきである．

体組成測定検査も，近年は体液量評価として用いられる．検査装置としてはInBody®(インボディジャパン)，BCM®(フレゼニウス)などがある．ここでは，InBodyを例にとって，体組成検査

を説明する．InBody 検査では，広帯域かつ多周波数の電流を用いて総体液量（total body water；TBW）に加えて細胞外水分量（extra-cellular water；ECW）も測定しうることより，総体液量に対する細胞外水分比（ECW/TBW）の算出も可能としている．おもに高周波数の電流でTBWを，低周波数の電流でECWを測定しているとされる．HD患者ではECW/TBWは0.384～0.404と健常人よりも高値であることが報告されている[14]が，年齢，糖尿病，低アルブミン血症などによりその値に相違を認めることも指摘されている．とくに年齢に関しては，健常人でも加齢とともにECW/TBWが上昇することが報告されている[15]．HD患者でも同様である可能性もあり，検査結果の解釈に注意が必要である．今後のさらなる検討の必要性があるECW/TBWであるが，CTRや心機能マーカーと同様に，各症例の経時的変化の観察を行う場合，体液量評価法の一つとして有用である可能性が考えられる．

Ⅳ 研究目的に行われる検査

今後，透析領域において，研究目的に行われる可能性がある体液量指標として，copeptin測定と肺超音波検査（コメットサイン）が挙げられる．

copeptin は arginine vasopressin（AVP）のC末端フラグメントであり，AVPとともに生成されるペプチドである．血清および血漿中のcopeptinは安定性が高く，AVPを間接的に測定することにも役立つとされ，とくに心不全領域での検討が行われている．HD中のcopeptin濃度は血圧低下や循環血液量の減少に伴って上昇することが報告されている[16]．

肺超音波検査を行うことにより体液過剰を検出しうる可能性もある．詳しくは成書に譲るが，体液過剰時に出現するコメットサインは肺における水の存在を示唆すると報告されている[17]．HD患者において超音波検査で肺うっ血像が高度の場合，その死亡リスクや心臓イベントが有意に高いことが報告されており[18]，日常臨床への応用も含めて，今後，検討がなされていくものと考えられる．

おわりに

本稿ではHD患者の体液量評価に関する検査の進め方について概説した．DWとはガイドラインでも示されるように，「体液量が適正で，透析中に過度の血圧低下を生ずることなく，かつ長期的にも心血管系への負担が少ない体重」を指すが，"体液量が適正"であるという判断は現在の透析医療をもってしても非常に難しい．上述してきたようなさまざまな評価・検査を組み合わせながら，個々のHD患者に合わせた適正なDWを探していく必要がある．

■ 文 献

1) 日本透析医学会：血液透析患者における心血管合併症の評価と治療に関するガイドライン．透析会誌 2011；44：337-425
2) 星野太郎，大河原晋，田部井薫：一般内科医のための腎疾患A to Z―腎疾患でよくみられる症状―浮腫．内科 2014；114：19-22
3) Shoji T, Tsubakihara Y, Fujii M, et al：Hemodialysis-associated hypotension as an independent risk factor for two-year mortality in hemodialysis patients. Kidney Int 2004；66：1212-1220
4) Inrig JK, Oddone EZ, Hasselblad V, et al：Association of intradialytic blood pressure changes with hospitalization and mortality rates in prevalent ESRD patients. Kidney Int 2007；71：454-461
5) 日本透析医学会統計調査委員会：図説 わが国の慢性透析療法の現況（2005年12月31日現在）．2006
6) Ito K, Ookawara S, Ueda Y, et al：A higher cardiothoracic ratio is associated with 2-year mortality after hemodialysis initiation. Nephron Extra 2015；5：100-110
7) Yotsueda R, Taniguchi M, Tanaka S, et al：Cardiothoracic ratio and all-cause mortality and cardiovascular disease events in hemodialysis patients：The Q-Cohort Study. Am J Kidney Dis 2017；70：84-92
8) 安藤康宏，田部井薫，椎名 明，他：超音波断層法による血液透析中の下大静脈内径変化の検討―特に除水量との関係について．人工透析研究会誌 1985；18：173-179
9) 吉田 泉，駒田敬則，森 穂波，他：透析中の循環血液量モニタリングによる新しいドライウェイト設定法の評価．透析会誌 2010；43：909-917
10) Yoshida I, Ando K, Ando Y, et al：A new device to monitor blood volume in hemodialysis patients. Ther Apher Dial 2010；14：560-565
11) 田部井薫，黒田 豊，高野隆一，他：除水による蛋白濃縮度の意義の検討．透析会誌 1999；32：1071-1077
12) Tabei K, Nagashima H, Imura O, et al：An index of plasma refilling in hemodialysis patients. Nephron 1996；74：266-274
13) 大河原晋，鈴木昌幸，宗村美和，他：血液透析における plasma refilling coefficient（mean Kr）算出の臨床

的意義の検討. 透析会誌 2001；34：1185-1192

14) 佐々木信博, 上野幸司, 白石 武, 他：生体電気インピーダンス（BIA）法による DW 設定基準. 透析会誌 2008；41：723-730

15) Ohashi Y, Joki N, Yamazaki K, et al：Changes in the fluid volume balance between intra- and extracellular water in a sample of Japanese adults aged 15-88 yr old：a cross-sectional study. Am J Physiol Renal Physiol 2018；314：F614-F622

16) Ettema EM, Kuipers J, Assa S, et al：Changes in plasma copeptin levels during hemodialysis：Are the physiological stimuli active in hemodialysis patients? PLoS One 2015；14；10（5）：e0127116

17) Picano E, Frassi F, Agricola E, et al：Ultrasound lung comets：a clinically useful sign of extravascular lung water. J Am Soc Echocardiogr 2006；19：356-363

18) Zoccali C, Torino C, Tripepi R, et al：Pulmonary congestion predicts cardiac events and mortality in ESRD. J Am Soc Nephrol 2013；24：639-646

（伊藤聖学，大河原晋）

7 透析患者の栄養状態に関する検査の進め方

ルーチン に行われる検査	● 透析間体重増加 ——————————— p. 347 ● ドライウエイト，BMI ——————— p. 347 ● アルブミン ——————————————— p. 108 ● リン ——————————————————————— p. 131
病態把握 のため行われる検査	● 食事摂取量調査 ● プレアルブミン ——————————— p. 110 ● マグネシウム ——————————————— p. 134 ● CRP ——————————————————————— p. 288 ● nPCR ——————————————————————— p. 112 ● 筋肉量（DXA，バイオインピーダンス）——— p. 351 ● スクリーニングスコアシステム
特殊な状況 で行うべき検査	● 亜鉛 ——————————————————————— p. 139 ● 銅 ——————————————————————————— p. 141 ● QOL ——————————————————————— p. 409
研究目的 に限定される検査	● アミノ酸 ————————————————— p. 224 ● レプチン ————————————————— p. 279 ● グレリン ————————————————— p. 279

はじめに

透析療法は腎代替療法であるが，腎臓が身体から老廃物を除去する機能が中心となっており，ホメオスタシスすなわち調整機能は不十分である．そのため身体の状態を一定に保つには身体へのintakeを調節する必要が生じるが，水分だけならともかく食事，栄養素のインアウトバランスを日常的に把握するのはたいへん難しく，そのバランスの乱れが透析患者の栄養管理上の問題となって表れる．インオーバー（過剰摂取）の場合には体重増加や定期検査における血清リンやカリウムの数値からすぐにわかるが，アウトオーバー（摂取不足）の場合にはとくに症状もなく，逆に普段の透析も楽になるために本人・家族・医療スタッフも見逃すことが多い．そして気づいたときには低栄養状態になっているが，サルコペニア・フレイルという状態になるとこれを脱却するのはきわめて困難である．そのためアウトオーバーの早期発見が重要となるが，本稿ではこれを中心に述べる．また身体測定などについても簡単に解説する．

I ルーチン検査と測定頻度

インアウトバランスを評価するための検査でもっとも頻繁に行われるのは毎回の体重測定である．透析間の体重増加は食事摂取量，食塩摂取量を表すとされている．透析患者も医療スタッフも，この体重増加が少ないほど毎回の透析セッションが楽になることを経験的に知っているが，栄養管理の観点からは，体重増加が少ないということは食事摂取量すなわち各種栄養素の摂取が少ないことを意味する．

1．透析間体重増加

日本透析医学会の統計調査では，栄養関連因子などを補正して有意に生命予後が悪化するのは，透析間の体重増加が3％未満の群である[1]．これは体重60 kgの場合，中2日で1.8 kgの体重増加，1日当り600 gに当たる．この体重増加だけではなく，ドライウエイト自体も継時的に観察する必要がある．フレイルの基準[2]にもあるとおり「意図しない体重減少」は低栄養の所見となる．透析患者ではドライウエイトを心胸比で判断することが多いが，逆に言えば本来の体重変化をマスクし

てしまう可能性がある．それでも透析の維持に当たりドライウエイトを調整しているうちに，1年前に比べてkg単位で減少していることに気づかないこともある．ドライウエイトを減らす際には経時的な変化を把握したうえで調整する必要がある．

2．ドライウエイト，BMI

また，絶対値としてのドライウエイトはBMIの算出基準でもあるが，BMIも代表的な栄養指標である．わが国の透析患者においては，2009年末の調査で20以上22未満を対照としたときに，18以上20未満，16以上18未満，16未満の1年死亡リスクがそれぞれ1.163，1.414，1.835であった．一方，22以上24未満では0.907，24以上26未満では0.784，26以上28未満では0.881であった[1]．ただし長期予後については明らかになっていないため，現時点の判断として20未満を増やしていくことには問題ないと思われるが，22以上の患者もそれ以上増やしていくかどうかは今後のデータ蓄積を待つ必要がある．実際，わが国における25年以上の長期透析患者ではBMI 20程度であるという報告が多く[3]，2014年の食事摂取基準でも至適BMIは22を含む広い範囲にあるとしている[4]．

3．アルブミン，リン

アルブミンはほとんどの施設で月1〜2回測定されているが，1回の測定値ではなく，経時的な変化を栄養状態の指標として参考にすべきである．

また，感染症をはじめとする炎症や透析療法による喪失の影響を必ず考えなければいけない．リンは吸着薬や透析効率などの影響を受けるが，これらが一定の下ではたんぱく質摂取量の大まかな指標となりうる．

いずれの項目も一度の測定で絶対的な評価を行うのではなく，経時的な変化を観察して評価を行うことが大切である．

Ⅱ　病態把握のために行われる検査

1．食事摂取量調査

管理栄養士が在籍する施設では食事摂取量調査が可能である．食事記録や摂取頻度調査票などさまざまな方法があるが，それぞれの管理栄養士が得意な方法で患者の状態に合わせて行えばよい．3日間とはいえ患者にとって毎食の食事記録は煩雑であるため，撮影した写真から算出することも可能である．ただし食事調査も絶対的なものではなく，調査をした期間により同一患者でも通常の食事状況を表していない可能性がある[5]．他の生化学検査などと結果を照合して用いるべきである．

2．nPCR

食事摂取量を生化学検査から類推する方法として標準化蛋白異化率（normalized protein catabolic rate；nPCR）がある．わが国ではShinzatoの式により前回透析後と今回透析前のBUN（尿素窒素）を通常用い，

$$PCR\,(g/day) = [\,[\text{基本体重}\,(kg)/(\text{透析時間}\times 10)\times\{\text{透析前}\,BUN\,(mg/dL)-\text{前回透析後}\,BUN\,(mg/dL)\}+1.2]\times 9.35\,]/3$$

で算出することが多い[6]．たんぱく質摂取量の近似値として用いられるが，透析患者では実際のたんぱく質摂取量よりやや低値をとることも知られており，必ずしも正確にたんぱく質摂取量を反映するとはかぎらない．K/DOQIガイドラインでは，0.75以下でたんぱく栄養状態不良で，1.2が至適としている．

3．プレアルブミン，マグネシウム，CRP

上記のアルブミンやリンなどのほかにマグネシウム値，総コレステロール値なども全体の摂食量の参考になる[7]．プレアルブミンは，アルブミンが2〜4週間の状態を示すのに対して測定前1〜2週間の状態を示す．保険の問題もあってルーチンに測定することは難しいと思うが，なんらかの介入を行った際にその効果を早く判断したいときなどに有用である．CRPは全身の炎症を示す指標であり，ある程度ルーチンに測定されている．直接栄養状態を示す指標とはならないが，低栄養に炎症が加わることで貧血コントロールをはじめとする全身状態が悪化するため，臨床情報としては重要である．CRPが高値である場合には栄養に対する介入だけではなく，その原因に対応しないと効果が期待できない．

4．筋肉量

栄養状態の評価法は定まっていないが，体重のみならず体組成もそこに加味すべきであるという根拠が報告され始めている．とくにサルコペニア・フレイルが多くの透析患者にとって縁遠くない言葉になっているため，筋肉量および近年では筋力の評価が重要であるし，介入のポイントでもある．この測定は必ずしもすべての透析施設で可

能なわけではないが，リハビリテーションなど他の施設で測定可能であれば情報の共有が重要である．

　筋肉量の測定には，DXA（Dual Energy X-Ray Absorptiometry）法および生体電気インピーダンス法（bioelectrical impedance analysis；BIA）（単一周波数，50 kHz）が標準的である．DXA法は以前DEXAとも呼ばれていたが，骨粗鬆症の診断・治療において骨量，骨密度を測定するために使用されると同時に軟部組織すなわち筋肉量，脂肪量を定量することもできる．体脂肪率測定のゴールドスタンダードとされる水中体重法との相関も高く，現在広く用いられているインピーダンス法と異なり，体水分の分布状態の影響を受けにくいので，生活習慣病，メタボリックシンドローム対策に使用されることも多い．BIAは市販の体脂肪計と同じ原理で，生体に微弱な交流電気を流し，組織の電気抵抗（インピーダンス）を計測する．脂肪・筋肉・骨の生体組織の違いにより電気抵抗が異なることを利用して体組成を測定するが，透析患者では透析間に貯留した水分により除脂肪体重量が過大評価される傾向があるため，透析後に条件を統一して測定する必要がある．ただしBIAは各メーカーにより測定値が異なることがあるため，同じ機種かつ条件を統一した状態で個人の経時的な変化を観察するために用いるのがよい．

　筋力の測定でもっとも簡単なものは握力である．握力はサルコペニアの診断基準（AWGS 2014）にも用いられる指標であり，男性26 kg未満，女性18 kg未満で低下ありと判断する[8]．

5．スクリーニングスコアシステム

　これまで述べた栄養状態を評価する項目を単独で測定してそれをもって評価とすることは非常に難しい．いずれの項目も栄養状態以外の要素の影響を強く受けるからである．これを防ぐために複数の測定項目から総合的に判断するスコアリングシステムが多数報告されている．

　スクリーニングツールとして広く用いられているのがGNRI（Geriatric Nutritional Risk Index）である．身長・体重とアルブミン値から算出されるためそれぞれの影響を強く受けるが，きわめて簡単に計算できる．このほか，以前から使用されているのが主観的包括的栄養評価法（Subjective Global Assessment；SGA），MNA（Mini Nutritional Assessment），Malnutrition-inflammation Score（MIS），Survival Index（SI）などであるが，とくに前三者は食事や生活の状況，身体所見が項目に入っているため，スクリーニングツールとしては煩雑である．GNRIやアルブミン値でスクリーニングを行い，高リスクと判断された患者に対して栄養アセスメントの一環としてスコアリングを行い，経時的な変化を評価するという使い方になると思われる．

Ⅲ　特殊な状況で行うべき検査

　血清亜鉛値は味覚異常の際に低下するとされてきた．しかし，実際には低下していない例，低下に対して補充を行い正常範囲内に戻っても味覚異常が改善しない例も少なくないため，明らかな関連があるかどうかは不明である．味覚異常の際に測定を行い，低下していれば処方で補充を行うことで改善する可能性もある．また，この亜鉛値に影響を及ぼすのが血清銅値であるため，並行して測定すべき症例もある．

Ⅳ　研究目的に限定される検査

　アミノ酸の測定は，肝不全の際にFisher比を求めるなどの目的で行われる．一般に9種類の必須アミノ酸を測定することが多いが，一般的な検査会社でも30種類程度のアミノ酸測定が可能である．透析患者ではバリンが低値を示すことがかなり以前より報告されているものの，その機序などについては検討されていない．透析膜による特性もあるようであるが，近年はこうした研究はされていない．

　一方，低栄養状態に対する介入として筋生成に必要なロイシン，イソロイシン補充の効果がいくつか報告されているが，こうした単独のアミノ酸の血中濃度や相対比率と透析患者における各種病態の関連は明らかではない．今後の研究課題として重要と思われる．レプチンは体脂肪，グレリンは食欲に関連するペプチドホルモンである．透析患者の低栄養の原因として食欲低下があるが，これらのペプチドホルモンとの関連についても今後の解明が期待される．

■ 文 献

1）日本透析医学会：図説 わが国の慢性透析療法の現況（2009 年 12 月 31 日現在）．2010，66-89
2）国立長寿医療研究センター：長寿医療研究開発費 平成 26 年度 総括報告書 フレイルの進行に関わる要因に関する研究（25-11）．2014
3）Sakamoto K, Kanno Y, Hiraoka M, et al：Maintenance of activities of daily living despite risk from genetic polymorphism in hemodialysis patients under nutritional management who survived an average of 30 years. Renal Replacement Therapy　2015；1：1-11
4）鈴木芳樹，木村健二郎，古家大祐，他：慢性腎臓病に対する食事療法基準 2014 年版．日腎会誌　2014；56：553-599
5）Kanno Y, Sasaki S, Suzuki H：Nutritional assessment by a new method for patients with renal disease. Contrib Nephrol　2007；155：29-39
6）Shinzato T, Nakai S, Fujita Y, et al：Determination of Kt/V and protein catabolic rate using pre- and post-dialysis blood urea nitrogen concentrations. Nephron 1994；67：280-290
7）Wada T, Hirayama T, Hibino Y, et al：Malnutrition as cause of hypomagnesemia. Kidney Int　2014；86：856
8）Chen LK, Liu LK, Woo J, et al：Sarcopenia in Asia：consensus report of the Asian Working Group for Sarcopenia. J Am Med Dir Assoc　2014；15：95-101

（菅野義彦，宮岡良卓）

8 透析患者のバスキュラーアクセスに関する検査の進め方

ルーチン に行われる検査	● 理学的評価（聴診，触診，視診，静脈圧，ピロー検査など） ● スクリーニング超音波検査（機能的評価……上腕動脈の血流量，RI）
病態把握 のため行われる検査	● 精密超音波検査（形態的評価……狭窄，瘤，閉塞など，機能的評価……各部位の血流量，RIなど）——————— p. 353 ● 画像検査（中心静脈の評価……造影 CT，DSA） ● VA 関連機能評価（透析モニター HD02 による再循環評価，実血流量評価）
特殊な状況 で行うべき検査	● 画像検査（MRI……造影剤原則使えないので他の方法が優先） ● 過剰血流が疑われているとき（心臓超音波検査）——— p. 320

はじめに―超音波装置を使うまでの歴史を理解する

透析患者にとってバスキュラーアクセス（VA）は命綱であるといわれている．毎回の透析において，十分な血液を脱血でき，スムースに返血できることが求められる．しかし，透析を行っている外見を見ても，透析がしっかりできているかを判断しにくいことも事実である．もし，血液が同じところを循環しているのなら，外見上は判断が付きにくいわけで，そのときは十分な透析をしているつもりでもできていないことになる．日ごろからしっかり VA の管理がされなければならない．良好な VA を維持するためにはさまざまな取り組みが必要である．

本稿では良好な VA を維持するために必要な検査を中心に述べる．

I どのような VA であればよいか

週 3 回の血液透析をしっかり行うために求められる条件とは，① 容易に穿刺（アクセス）できる，② しっかり脱血でき，スムースに返血できる，③ VA が閉塞しないで維持できるであり，これらの 3 条件を満たす必要がある．現場の立場からいうと，これだけで済むわけはないと思うかもしれないが，しかし，これらは簡単な条件に見えて，とても深みがあるものでもある．穿刺がしやすいあるいはカテーテルに接続しやすいというの

は，どのような場面でも満たすのはとても難しいし，脱血，返血についても，いつも刺しやすい場所ばかりではなく，再循環する可能性も含めなければならない．そして，閉塞しないシャントを維持するのは究極の理想である．さまざまな条件をクリアした VA こそ，患者にとって有意義となり，臨床現場で役に立つこととなる．

II VA のガイドライン

2005 年に日本透析医学会から「慢性血液透析用バスキュラーアクセスの作製および修復に関するガイドライン」[1] が出されている．本邦における VA に関する最初のガイドラインである．その中には良好な VA を維持するためにサーベイランス，モニタリングの重要性が述べられている．さらに 2011 年にその改訂版[2] が報告され，より具体的な方法論まで言及できていなかったところが補完され，超音波装置での血流量測定も述べられるようになった．しかし，透析室の現場ですぐ活用できるというには少し物足りない側面はある．そのため，VA 管理の仕方には施設独自の方法が確立される傾向がある．われわれが行っている方法やその背景については後述する．

III 実際の VA 管理の概略

理想的な VA を維持するために，われわれは何をすればよいのか．2011 年改訂版ガイドライン

（以下，ガイドライン）の中にはVA管理におけるフローチャートが示されている（図1）．VA検査におけるもっとも重要なものは，VAの理学的所見を観察することである．これらは毎回の透析時において，透析スタッフが必ず行うべきであり，また患者自身でも常日頃行うことができる．問題の早期発見のために重要である．また同ガイドラインには，理学的所見をクリアしている間は定期的な血流量測定を行うことが記されている．血流量測定といっても，色々な方法があるので，施設に合った方法を選ぶことが推奨されている．理学的所見で異常を発見した際には，超音波検査を行うように記されている．ここで言う超音波検査とは，狭窄や瘤などの形態的評価を行うことを指している．侵襲の少ない超音波装置で先に形態をしっかり評価することで，改めてDSA（digital subtraction angiography），CT，MRIを行うように図解されている．

しかし，読者もご承知のとおり，現在の超音波装置は形態的評価も鮮明に映し出され，血流量測定である機能的評価も十分に行える．よって，超音波装置があれば，あらゆる評価も可能であり，経皮経管的血管形成術（PTA）治療も超音波装置だけで行うことが日常となってきていることも事実である．いずれにしても検査の目的を常に明確にしておくことが重要である．

1. 血流量測定

ガイドラインには血流量をモニタリングする重要性が述べられている（表）．サーベイランスとは定期的に特定の検査法でVA機能を評価することで，検査結果が異常であればVAの機能不全が疑われるような検査と定義される．超音波希釈法・超音波ドップラー法・クリットライン法・熱希釈法によるVA血流量の測定など，いろいろな血流量測定方法が存在する．

血流量が大切と言いながら，ガイドラインには大きな落とし穴が存在する．ガイドライン内には79回「血流量」という言葉が出現している．しかし，①アクセス内の血流量，②透析回路内の血流量すらも分類されてなく，明確な使い分けがされていないのが現状である．VAの機能的評価は①が重要となるが，吻合部血流量，穿刺部血流量などいろいろな血流量が存在する．近年よく使われ

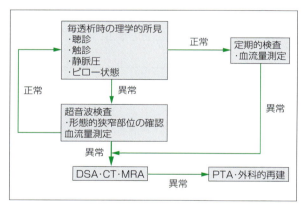

図1 VA機能モニタリング・サーベイランスのフロー図
〔日本透析医学会2011年版「慢性血液透析用バスキュラーアクセスの作製および修復に関するガイドライン」．透析会誌 2011；44：855-937 より引用〕

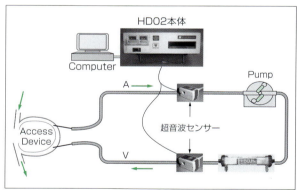

図2 透析モニターHD02の概略
（ニプロ社資料より）

表 VA機能のモニタリング・サーベイランス

GL-1：VA機能をモニターする確かなプログラムを確立することを推奨する（1-B）．
GL-2：AVFのサーベイランスとしてはVAの血流量の測定を推奨する（2-C）．
GL-3：AVGのサーベイランスとしてはVAの血流量の測定を推奨する（2-C）．
GL-4：AVGのモニタリングとしての静脈圧測定が望ましい（1-C）．
GL-5：AVF・AVGのサーベイランスとしては再循環率の測定が可能である（2-C）．
GL-6：AVF・AVGのサーベイランスとして超音波検査も可能である（2-D）．

〔日本透析医学会2011年版「慢性血液透析用バスキュラーアクセスの作製および修復に関するガイドライン」．透析会誌 2011；44：855-937 より引用〕

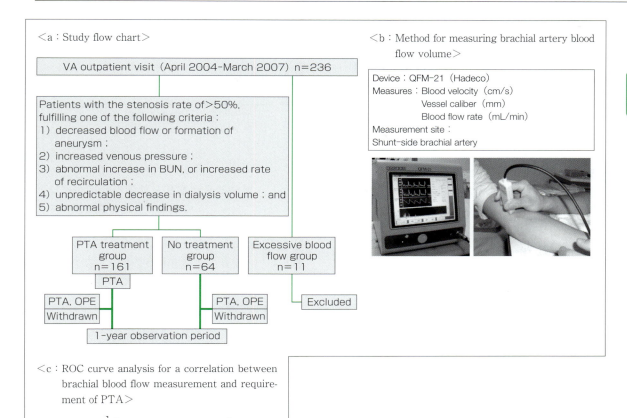

図3 治療を必要とするタイミング
〔文献 4) より引用〕

ている透析モニターHD02での血流量は**図2**のように穿刺部血流量を反映している．再循環率の測定や心拍出量の測定も可能なので，VA機能評価としてさまざまに使える．

吻合部血流量がいわゆるシャント血流量ではないかといわれるが，実際には吻合部血流量の測定は容易ではない．なぜなら，吻合部ではさまざまな乱流によって，正確な血流量が測定しにくいからである．そのことは超音波検査でもっとも明確に示される．ガイドライン作成当時には，これらの点が詳しく記載されるには至らなかった．筆者をはじめとするこの領域に取り組む研究者は上腕動脈血流量をVA機能評価に用いようと取り組んできた[3]．

2．超音波装置を用いた機能的評価

上腕動脈血流量は体表超音波検査で容易に安定した血流量が測定できたため，今日のVA機能評価においてゴールドスタンダードになっていく．それでは，透析が十分に行える上腕動脈血流量はどのくらいかという問題が生じる．前述のとおり，血流量という言葉が独り歩きする時代であるので，われわれは2005年のガイドラインに沿った

シャント診断を行い，血流量を測定する専用装置を用いて上腕動脈血流量を測定し，シャント修復治療が行われたか否かの評価を行った（**図 3a, b**）[4]．その結果，上腕動脈血流量が約 350 mL/min 以下のときに，もっとも治療介入が行われているという結果が得られた（**図 3c**）．その後，同様の報告が数多くされるようになり，今日の治療介入の一助となっている．

3. 超音波装置を用いた VA 評価の要点

ガイドラインでは超音波装置での評価について，詳細には明示されなかった．しかし，年月が経ち，現在は多くの VA 評価は超音波装置で行われるようになった．そこで透析医療現場が混乱しないために必要なことを記しておきたい．大切なことは超音波装置で何を行っているのかを明確にすることである．よく聴診器で聴きなさいといわれるが，音を聴き分けられないと意味をなさない．同様に，超音波装置もただ単に血管が見えて，狭窄があって，深いところを走行してるというような実況中継にしかならなくなる．

超音波装置を用いた検査結果を考えるとき，① 形態的評価，② 機能的評価のどちらを行っているのかを常に考えながら進めていくことが重要である．形態的評価はだれにでも理解しやすい．超音波検査の利点は血管周囲が詳細に理解でき，血管内腔も観察できることである．ただし，広範囲な血管の詳細な情報を一度に得ることはできない．その際は血管造影画像が威力を発揮するが，しかし平面画像であるので，超音波装置を用いるほうが空間的評価も可能となる．機能的評価が超音波による新しい評価項目といえるであろう．著者は上腕動脈血流量を測定しながら，形態的評価と合わせて治療方針を決定している．

■ おわりに

10 余年昔は「超音波装置を用いるシャント治療医は血管をよく観察していない証拠だ」といわれていた．そして，血流量という言葉を十分理解していないと間違った結果に進むこともありえた．しかし，医療器具が進歩し詳細な評価が可能となった今，シャントの領域でも超音波装置がスタンダードになった．しかし，検査の目的を明確にしなければ昔と一緒であり，検査者，術者，評価者ともしっかり方法論をもつ必要がある．まずはそのことを理解することが重要である．

■ 文 献

1) 日本透析医学会：慢性血液透析用バスキュラーアクセスの作製および修復に関するガイドライン．透析会誌 2005；38：1491-1551
2) 日本透析医学会：2011 年版　慢性血液透析用バスキュラーアクセスの作製および修復に関するガイドライン．透析会誌 2011；44：855-937
3) 小川智也，松田昭彦，伊東佳子，他：内シャント造設前後の心負荷とシャント血流量に関する超音波検査による検討．腎と透析 2003；55（別冊 アクセス 2003）：48-51
4) Ogawa T, Matsumura O, Matsuda A, et al：Brachial artery blood flow measurement：A simple and noninvasive method to evaluate the need for arteriovenous fistula repair. Dialysis & Transplantation 2011；40：206-210

（小川智也）

9 透析患者の感染症に関する検査の進め方

ルーチン
に行われる検査

- 胸部X線
- CRP ———————————————————————————— p. 288
- 白血球数 ——————————————————————————— p. 93
- 肝炎ウイルス（HBs抗原，HCV抗体）——————— p. 370, 373
- HIV抗体 ——————————————————————————— p. 375
- 尿検査（尿定性，尿沈渣）

病態把握
のため行われる検査

- 白血球分画 ————————————————————————— p. 93
- プロカルシトニン ————————————————————— p. 389
- プレセプシン
- 髄液検査，胸水検査，腹水検査
- 各種培養検査
- 尿・痰のグラム染色
- 抗酸菌染色：結核，非定型抗酸菌 ————————— p. 380
- 各種ウイルス抗体
- 喀痰核酸増幅検査（PCR法）：結核 ——————— p. 380
- インターフェロンγ遊離試験：結核 ——————— p. 380
- インフルエンザ迅速抗原診断：インフルエンザ ——— p. 382
- 深在性真菌マーカー（β-Dグルカン，
  D-アラビニトール，カンジダ抗原）————————— p. 384
- HBc抗体，HBe抗原・抗体，IgM-HBc抗体，
  HBV-DNA，HCV-RNA ———————————————— p. 370, 373
- ウェスタンブロット，HIV-1 RNA ————————— p. 375
- 画像検査（CT，超音波，MRI）

特殊な状況
で行うべき検査

- 生検
- 気管支鏡（BAL，TBLB）
- 胸水，腹水検査（ADAを含む）
- HBVゲノタイプ ————————————————————— p. 370
- HCVゲノタイプ ————————————————————— p. 373
- 標識白血球シンチグラム

はじめに

維持透析患者は，易感染性，透析治療に伴うリスクなどから感染症のリスクが高く，透析患者の死因分類では感染症は20.8％を占め，心不全の26.9％に次いで第2位であり，その絶対数は高齢者の割合が増えると同時に年々増加している[1]．感染症による死亡は，一般人口と比べると，わが国の調査では7.5倍[2]，ヨーロッパからの報告では82倍と差があるが，いずれにしてもはるかに高率である[3]．

透析患者の感染症対策は，患者の予後を向上さ

せる，職員の安全を守る，病院・医院という組織を守る，という意味で重要であり，感染症対策における検査の意義は大きい．

I ルーチン検査と測定頻度

透析患者において，定期検査に含まれる感染症に関連する検査の目的は，感染症の早期発見のほかに，透析室における院内感染対策の意義がある．すなわち，感染リスクの高い透析患者を集団で長時間同じフロアで治療する透析施設では，院内感染がとくに問題となりうる．院内感染対策は

表 感染症に関連する定期検査の推奨される測定頻度と目的

検査項目	測定頻度	目的
胸部 X 線	1 カ月に 1 回	肺感染症のスクリーニング，肺結核の早期発見，院内感染対策
CRP	1 カ月に 1 回	感染症の早期発見
白血球数	2 週に 1 回	感染症の早期発見
肝炎ウイルス（HBs 抗原，HCV 抗体）	6 カ月に 1 回	ウイルス肝炎の早期発見，院内感染対策
HIV 抗体	導入時，転入時	HIV 感染の発見，院内感染対策
尿検査（尿定性，尿沈渣）	1 カ月に 1 回	尿路感染症の発見

施設にとって重要な課題であり，2015 年 3 月に発表された「透析施設における標準的な透析操作と感染予防に関するガイドライン（四訂版）」に準拠して，各施設に対応したマニュアルを作成して対応する[4]．また，安定期の透析患者における定期検査の保険診療マニュアルが日本透析医会から発表されている[5]．それぞれの定期検査項目の推奨される測定頻度と検査目的を表に示す．

Ⅱ 感染症の検査の進め方

1. 感染症か否か，細菌感染症か否かの診断のための検査

CRP 高値，細菌感染であれば，白血球数増多，白血球分画での左方移動などが一般的である．

さらに，プロカルシトニン，プレセプシンは細菌感染症による敗血症の補助診断に用いられる．プロカルシトニンは細菌感染の診断には，感度，特異度ともに良好である[6]．また，CRP よりも早く上昇し，早期診断治療に有用である．さらに，ステロイド治療中の患者では，CRP より有用である．プレセプシンも，敗血症患者においてさらに早期から高値を示し，重症度を反映して推移するマーカーであるが，腎不全・血液透析患者では高値を示すので不向きである．いずれのマーカーも「日本版敗血症診療ガイドライン 2016」では，重症患者においては補助診断として検査することが弱く推奨されたが，非重症患者では，エビデンスの質の問題から行わないことが弱く推奨されている[7]．

髄液の細胞数増多，蛋白濃度増加，胸水，腹水の滲出液などは，感染症だけでなく，炎症，免疫異常，悪性疾患などを示唆する所見であるが，臨床所見，細胞の種類，髄液における糖濃度低下などから感染症の診断がつけば，感染部位も同時に診断できる．

2. 感染症の病原体の検査

細菌感染，真菌感染では各種培養検査が診断の基本であるが，肺炎や尿路感染症など痰や尿などが感染源として考えられる場合は，まずは痰や尿沈査のグラム染色で起因菌を推定することが，抗菌薬の選択など早期治療方針を立てるにあたっては有用である．培養検査には，血液，痰，尿，膿，髄液，胸水，腹水などのほかに，疾患によっては気管支鏡洗浄液や生検による組織の培養も適用となる．また，結核など菌種によっては PCR（polymerase chain reaction）による遺伝子検査が有用である．

ウイルス感染症では，ウイルスの分離・同定ができればもっとも正確であるが，実用的ではなく，ウイルス抗体価の変化をみることや，抗原，抗体を検出することで診断される．インフルエンザウイルスの迅速抗原診断検査は，インフルエンザを早期に診断できる．

そのほか，補助診断として，結核における抗原特異的インターフェロンγ遊離試験（IGRA）（商品名：クォンティフェロン，T-スポット）が有用である．ただし IGRA は，感染してから陽性になるまで 2～3 カ月かかることや活動性を診断することができないことに注意する必要がある．

透析患者は免疫抑制状態にあり，真菌感染の可能性もある．真菌感染が考えられる場合は，「深在性真菌症の診断・治療ガイドライン 2014」に従って診断する．他の診断法（各種培養，画像検査，生検）とともに，種々のマーカーが補助診断に有用である[8]．β-D グルカンは多くの病原真菌細胞

壁の主要な構成成分であり，深在性真菌感染症のスクリーニングに適している．しかし，クリプトコッカス症やムコール症など β-D グルカンを含まない接合菌では上昇しない．また，β-D グルカンは再生セルロース膜を透析膜として使用している症例のほか，種々の条件で偽陽性を示すので注意が必要である．

3. 感染源の検査

感染症の診断においては，感染源の検査は不可欠である．身体所見，検体検査，培養検査等で容易に感染源がわかる場合はあるが，診断がつきにくい場合も少なくない．X 線，CT，超音波検査，MRI 等の画像検査が感染源の診断に有効である．MRI は透析患者の菌血症の原因として比較的多い，化膿性脊椎炎など整形外科疾患による感染巣の検索に有用である．

標識白血球シンチグラムは，炎症巣や感染巣に集まる白血球の性質を利用して選択的に病変部を描出する検査法であり，感染源不明の感染症の診断に有効である．

Ⅲ 透析患者にみられるおもな感染症における検査

1. 血流感染

透析患者は血流感染のリスクが高く，透析患者の感染症による死因のなかでは敗血症がトップである．とくに，バスキュラーアクセスに関連した敗血症が問題となる．起因菌としては，黄色ブドウ球菌によるものが多い[9]．一方，一般人で敗血症の原因としてもっとも多い大腸菌は透析患者で発症すると一般人よりも重症化することが示されている[10]．

1）バスキュラーアクセス関連血流感染

バスキュラーアクセスでは，自己静脈を用いる内シャントよりも人工血管，さらに留置カテーテルで感染のリスクが高い[11]．

内シャント感染，人工血管感染については，穿刺部の発赤，熱感，疼痛，排膿，腫脹，皮膚のびらん，硬結の観察が早期発見には重要で，診断には創部からの培養を行う．

カテーテル感染には，血液培養検査陽性で診断される検査確定血流感染（LCBI；laboratory confirmed blood stream infection）と，臨床診断で診断される臨床的敗血症（CSEP；clinical Sepsis）と

がある．カテーテル関連血流感染症の診断に用いる血液培養では，血液は抗菌薬が使用される前に採取し，採取前に採取部位の皮膚消毒として＞0.5％クロルヘキシジンアルコールを用い，クロルヘキシジンアルコールが使用できない場合には，ポビドンヨードを使用する[12]．

血液採取は 2 セット以上とし，少なくとも 1 セットの末梢の血液培養とカテーテル先端培養あるいはカテーテルから採取された血液培養から同じ微生物が検出されることにより，診断がなされる．

2）バスキュラーアクセス以外が原因の血流感染

一般人の血流感染の原因としての臓器・系統ごとの分布は，肺 35％，腹部 21％，尿路 13％，皮膚軟部組織 7％，その他 8％，フォーカス不明 16％との報告がある．透析患者における系統だった報告はないが，化膿性脊椎炎や腸腰筋膿瘍に代表される骨・関節・筋肉系の感染症が少なくない．骨・関節・筋肉系の感染症の診断には MRI が有用で，場合によっては，穿刺培養が行われる．

3）感染性心内膜炎

透析患者における発症率は 10 万人・年当り血液透析で 308 人，腹膜透析で 186 人と推計され，一般人口より多く，血液透析患者の腹膜透析患者に対するハザード比が 5.46 とする報告がある[13]．

起因菌は黄色ブドウ球菌の感染の割合が高く，手術成績と予後が悪い．独立したリスク因子としては，大動脈弁疾患と感染性心内膜炎の既往が挙げられている．前述したバスキュラーアクセスによるものが多いが，化膿性脊椎炎などバスキュラーアクセス以外の血流感染に続発するものもみられる．

診断は，血液培養および心エコー検査が基本である．心エコーでは，疣腫，膿瘍，仮性動脈瘤，心内瘻孔，弁穿孔または弁瘤，人工弁の新たな部分的裂開などの所見を呈する．経胸壁エコーではっきりしない場合は，経食道エコーを行う．

また，人工弁置換術後例において，弁輪部膿瘍描出に CT や [18]F-フルオロデオキシグルコース（[18]F-fluorodeoxyglucose；[18]F-FDG）PET/CT が有用であるとの報告がある．

2. 肺炎

透析患者の感染症による死因では，敗血症に次いで 2 番目に多く，一般人よりリスクが高い．医療関連施設に入所または継続的に通院している患

者の肺炎は，通常の市中肺炎と検出菌頻度や治療方針が異なることから医療・介護関連肺炎（nursing and healthcare associated pneumonia；NHCAP）という概念が定義されており，透析患者の肺炎も医療・介護関連肺炎に位置づけられ，耐性菌リスクを有する場合，耐性菌を考慮した初期治療が推奨されている[14].

診断には，病歴，痰のグラム染色，痰培養，胸部X線写真やCTなどの画像検査が用いられる.

起因菌は，グラム陽性菌とグラム陰性菌がほぼ同じで，グラム陽性菌ではMRSAが，グラム陰性菌では緑膿菌がもっとも多かった[15]. 肺炎球菌やレジオネラの診断に，一般人では有効である尿中抗原は無尿の透析患者では利用できない点に注意する必要がある.

3. 結 核

透析患者は結核のリスクが高く，わが国からの報告では一般人の8倍程度である[16]. 透析患者の結核は，免疫能低下による再活性化が多く，肺外結核が比較的多いため，培養検査が陽性になりにくく，診断が困難であることが少なくない. 透析患者の結核の診断には，一般人と同様にIGRAが，BCGの影響を受けず補助診断ではあるが有用である. ただし，感染してから陽性になるまで2〜3カ月かかることに注意する必要がある.

結核性胸膜炎における胸水中ADA（adenosine deaminase）の高値は，感度・特異度が高く，診断に有用である.

気管支鏡は肺癌をはじめとする種々の肺疾患との鑑別，排菌のない肺結核の確定診断，気管・気管支結核の診断に有用である. リンパ節生検，肝生検，骨髄生検などは粟粒結核の診断に有用である. 胸膜生検は，陽性率は低いが，陽性の場合は結核性胸膜炎と診断できる.

4. ウイルス肝炎

ウイルス肝炎は，透析施設の院内感染対策においてもっとも注意すべき感染症の一つであり，かつては院内感染が社会的にも問題となり，透析施設における感染対策のマニュアル作成のきっかけとなった. 透析患者は，HBs抗原，HCV（C型肝炎ウイルス）抗体陽性率が一般人よりも高く，一般人の8〜10倍であり，HCV抗体新規陽性率も1.04%（2006〜2007年）と高く，それらの一部は院内感染とみられる[17]. ウイルス肝炎は血液媒介感染であり，院内感染の原因としては，生理食塩

液の再使用，赤血球造血刺激因子製剤の調製，ヘパリン生食の調製，環境汚染，スタッフの手指を介した感染があるが，前3者は患者の血液が混入してアウトブレイクを起こすと考えられる. また，後二者は散発的発生に関与していると考えられる.

HBV（B型肝炎ウイルス）活動性の診断にはHBe抗原・HBe抗体とHBV DNA量を測定する. また，B型急性肝炎の診断には，HBs抗原とIgM-HBc抗体の測定が有用である.

HCV-RNAは抗原・抗体が陽性化するよりも前に検出できるため，院内感染が疑われた際の早期診断および治療前の確定診断，治療の効果判定に有用である.

さらにウイルスのゲノタイプや薬剤耐性の遺伝子検査を行うと，治療薬の選択に有用であるが，最近のC型肝炎ウイルスに対する直接抗ウイルス薬には，薬剤耐性遺伝子変異にかかわらず効果があるものがある[18].

5. HIV（ヒト免疫不全ウイルス）

わが国における透析患者全体に対するHIV陽性者は，2012年の調査では176,839例中42例（0.024%）と非常に低率であったが，最近の全国HIV拠点病院に定期通院しているHIV感染者のうちの慢性透析を受けている患者数に関する調査では，2014年度は92人，2015年度は103人で明らかに増加している[19].

HIV患者における慢性腎臓病（CKD）の割合は諸外国と同様に比較的高いことや，HIV陽性の透析患者の生命予後はART（assisted reproductive technology）治療により改善しており，一般の透析患者とは差がないことなどにより，維持透析を要するHIV陽性患者のさらなる増加が予想される[20].

透析導入時や転入時などには，HIV抗体検査を行うことが望ましいとされている. HIV抗体は偽陽性のことがあるので，抗体確認検査（ウェスタンブロット法），HIV-RNA検査で確定診断をつける. また，HIV-RNA検査は，治療効果判定にも有用である.

■文 献

1) 日本透析医学会：わが国の慢性透析療法の現況（2016年12月31日現在）. 2017
2) Wakasugi M, Kawamura K, Yamamoto S, et al：High mortality rate of infectious diseases in dialysis

patients : a comparison with the general population in Japan. Ther Apher Dial 2012 ; 16 : 226-231

3) Vogelzang JL, van Stralen KJ, Noordzij M, et al : Mortality from infections and malignancies in patients treated with renal replacement therapy : data from the ERA-EDTA registry. Nephrol Dial Transplant 2015 ; 30 : 1028-1037

4) 日本透析医会：透析施設における標準的な透析操作と感染予防に関するガイドライン（四訂版）. 2015 http://www.touseki-ikai.or.jp/htm/07_manual/doc/20150512_infection_guideline_ver4.pdf

5) 日本透析医会：安定期慢性維持透析の保険診療マニュアル（平成 10 年改訂）. 日透析医会誌 1998 ; 5 : 195-199

6) Aikawa N, Fujishima S, Endo S, et al : Multicenter prospective study of procalcitonin as an indicator of sepsis. J Infect Chemother 2005 ; 11 : 152-159

7) 日本版敗血症診療ガイドライン 2016 作成特別委員会：日本版敗血症診療ガイドライン 2016. 日集中医誌 2017 ; 24（Suppl 2）: S1-S232

8) 深在性真菌症のガイドライン作成委員会：深在性真菌症の診断・治療ガイドライン 2014. 2014, 協和企画, 東京

9) Dalgaard L, Nørgaard M, Jespersen B : Risk and prognosis of bloodstream infections among patients on chronic hemodialysis : a population-based cohort study. PLoS One 2015 ; 10 : e0124547

10) Dalgaard LS, Nørgaard M, Jespersen BR, et al : Risk and prognosis of blood stream infections among patients on chronic hemodialysis : A population-based cohort study. PLoS ONE 2005 ; 10 : e0124547

11) 透析関連感染サーベイランス研究グループ：透析関連感染サーベイランスシステムの構築. 環境感染誌 2012 ; 27 : 189-194

12) 日本感染症学会，日本化学療法学会，JAID/JSC 感染症治療ガイド・ガイドライン作成委員会・敗血症ワーキンググループ：JAID/JSC 感染症治療ガイドライン 2017—敗血症およびカテーテル関連血流感染症. 感染症誌 2018 ; 92 : 10-45

13) Chaudry MS, Carlson N, Gislason GH : Risk of infective endocarditis in patients with end stage renal disease. Clin J Am Soc Nephrol 2017 ; 12 : 1814-1822

14) 日本呼吸器学会医療・介護関連肺炎作成委員会：医療・介護関連肺炎（NHCAP）診療ガイドライン. 2011, 日本呼吸器学会，東京

15) 佐々木公一，山口 慧，部坂 篤，他：維持透析患者における肺炎の起因菌および菌検出の因子の検討. 日腎会誌 2014 ; 56 : 524-531

16) 安藤亮一：Ⅲ 各疾患領域から見た結核の現状と問題点 3. 透析患者における結核の現状と問題点. Kekkaku 2011 ; 86 : 950-953

17) Ohsawa M, Kato K, Itai K, et al : Standardized prevalence ratios for chronic hepatitis C virus infection among adult Japanese hemodialysis patients. J Epidemiol 2010 ; 20 : 30-39

18) 日本肝臓学会：C 型肝炎治療ガイドライン（第 6.1 版）, 2018 年 3 月. https://www.jsh.or.jp/files/uploads/HCV_GL_ver6.1_May30.pdf

19) 安藤 稔，横幕能行：慢性透析療法を受けている HIV 陽性患者数—HIV/エイズ拠点病院の最新データに基づく調査. 透析会誌 2017 ; 50 : 621-627

20) 柳澤如樹，味澤 篤，今村顕史，他：本邦における維持透析患者の HIV 感染陽性率—維持透析患者受け入れ施設を対象とした全国アンケート調査に基づく報告. 透析会誌 2014 ; 47 : 623-628

（安藤亮一）

10 腹膜透析に関する検査の進め方

腹膜機能
- 腹膜機能 —————————————————————————— p. 397

至適透析
- 透析効率 ——————————————————————————— p. 394
  - weekly Kt/V
  - weekly CCr
- 体液量
  - 血圧
  - 体重変化
  - 胸部 X 線
  - BNP ——————————————————————————— p. 249
  - hANP ——————————————————————————— p. 249
  - CRP ———————————————————————————— p. 288
  - など
- 貧血
  - Hb ————————————————————————————— p. 88
  - Fe ————————————————————————————— p. 150
  - TIBC —————————————————————————— p. 150
  - UIBC —————————————————————————— p. 150
  - フェリチン ———————————————————————— p. 153
  - 網赤血球 ———————————————————————— p. 88
  - など
- 骨・ミネラル代謝
  - Ca ————————————————————————————— p. 128
  - P —————————————————————————————— p. 131
  - iPTH —————————————————————————— p. 234
  - DEXA 法 ——————————————————————— p. 335
  - など

感染症
- カテーテル関連感染
  - 出口部培養
  - 超音波検査
  - 単純 CT
- 腹膜炎 ——————————————————————————— p. 397
  - 排液細胞数・分画，培養
  - 単純 CT

栄 養
- SGA
- MIS
- 身体計測
- 体成分分析法 ————————————————————— p. 351
- アルブミン ——————————————————————— p. 108
- トランスサイレチン ——————————————————— p. 110
- 総コレステロール —————————————————— p. 186
- PNA
- GNRI

はじめに

腹膜透析（PD）の成立は血液透析（HD）と同時期であり，1918年にG. Ganterらが治療目的では初の間欠的腹膜透析を施行して以降，第二次世界大戦頃の急性腎不全への治療経験を経て普及した．1976年にはR. PopovichやJ. Moncriefらにより現在のような持続携行式腹膜透析（continuous ambulatory peritoneal dialysis；CAPD）の形が提案された．日本においては1990年代にかけて患者数が増加したが，HDが目覚ましい速度で普及したこと，1990年代半ばに被包性腹膜硬化症（encapsulated peritoneal sclerosis；EPS）が話題になったことを背景に頭打ちとなり，現在は全透析患者の約3%となっている．とくにわが国では希少性が高いが，近年の「包括的腎代替療法」の概念や2018年度診療報酬改定を受けて見直されており，今後は全透析医に習熟が求められる時代に変化しつつある．

透析膜として生体の腹膜を利用するPDにおいては，腹膜機能のモニタリングが質を保つうえで重要となる．もっとも普及し信頼されている検査が腹膜平衡機能検査であり，日本透析医学会による「腹膜透析ガイドライン」（2009年版，以下，ガイドライン）[1]でも半年から1年おきの施行を推奨されている．また，もっとも重篤な合併症であるEPSに関連する腹膜劣化の所見も確認を要する．その詳細は他稿に譲り，本稿ではその他の検査について網羅的に解説する．

I 至適透析

1. 溶質除去

透析量は週当り尿素Kt/V（以下，Kt/V）を指標とし，腹膜Kt/Vと残腎Kt/Vの和を総Kt/Vと定義している．当初はCANUSA study[2]において生命予後の観点から総Kt/V目標値として2.1が提案されたが，後に再解析[3]により残存腎機能の影響が指摘され，続くADEMEX study[4]，Hong Kong study[5]の結果よりK/DOQIは総Kt/V 1.7以上を目標と設定した[6]．一方，とくに中〜大分子の除去は残腎に依るところが大きいため，Kt/Vが目標を達成していたとしてもCcrが低値となることはよく経験され，透析不足を呈しうるリスクは重要である．この場合には他の腎代替療法へ

の移行あるいは本邦独自の治療であるHDとの併用療法（combined あるいは hybrid therapy）を検討する．

2. 体液量

体液量の評価は一律の指標はないが，高血圧が最重要である．降圧薬の使用例は体液貯留が潜在すると考えたほうがよく，ISPD（International Society for Peritoneal Dialysis）でもこの点を強調している．体液貯留があると低アルブミン血症↔炎症↔（腹膜血管の）透過性亢進↔除水不良↔体液過剰の悪循環に陥りやすく[7]，MIA（malnutrition inflammation atherosclerosis）症候群との関連が指摘されている．

3. 貧血

PDのヘモグロビン（Hb）目標値は保存期と同様の11 g/dL以上13 g/dL未満である．評価・治療に関してはHDと同様であるため他稿に譲る．

4. CKD-MBD

カルシウム（Ca），リン（P），副甲状腺ホルモン（PTH）の管理目標は現時点ではHDと同様である．PDではHDと比較してPの除去能が低いため，とくに長期継続例で管理に難渋することがある．また，Caは透析液中Ca濃度の影響を強く受ける．わが国では高Ca液（3.5 mEq/L以上）と低Ca液（2.5 mEq/L以下）の2種類が市販されているが，現在は低Ca透析液が主流である．

II 感染症の評価

1. カテーテル関連感染症

腹膜透析カテーテル出口部感染（exit-site infection；ESI），トンネル感染（tunnel infection；TI）はしばしば腹膜炎の原因となる重大な合併症であり，総称してカテーテル関連感染症と呼称される．従来，腹膜炎に関する勧告とともに扱われてきたが，2017年にISPDにより独立したガイドラインが発表され[8]，注目を浴びている．通常ESIに引き続きTIが発生するが，出口部のみの部分的治療やカフ感染，再発性感染といったTIのみ独立して発症する状況があり，個別の評価が必要である．

ESIの診断は「出口部より排膿があること」と定められている．当院ではSchaeferらによる出口部評価スコア（**表1**）を併用し，4点以上の場合は感染のリスクが高いものと考えて慎重にフォ

表1 出口部評価スコア

	0点	1点	2点
腫脹	なし	＜0.5 cm	＞0.5 cm（またはトンネル部を含むもの）
痂皮	なし	＜0.5 cm	＞0.5 cm（またはトンネル部を含むもの）
発赤	なし	＜0.5 cm	＞0.5 cm（またはトンネル部を含むもの）
疼痛	なし	軽度	重度
滲出液	なし	漿液性	膿性

ローアップしている．Twardowski らのさらに詳細な出口部の grading[9),10)] も知られており，治療経過の確認に役立てることができる．TI ではトンネル部の発赤，腫脹，圧痛といった炎症所見が認められる．ただしほぼ無症候性であっても超音波検査で所見を認めることもあり，ESI 時にはトンネル部の所見の有無を問わず確認を要する．超音波検査ではカテーテル周囲の液体貯留（low echoic area）のある部位を TI 疑いとして評価する．全例での施行は必要ないが，単純 CT におけるトンネル周囲の脂肪組織濃度上昇も参考になる．

ESI を診断した場合，滲出液の細菌培養を提出する．一般細菌のほかに抗酸菌や真菌も起炎菌として知られており，当院では抗酸菌培養を同時に提出している．培養陽性でも炎症所見を欠く場合にはコロナイゼーションと判断する．とくに黄色ブドウ球菌，緑膿菌は急速な腹膜炎への進行もみられるため積極的な治療が必要である．治療に並行し，感染に至った原因の特定を行うことも重要である．大半が日常の出口部ケアのエラーにあるため，患者への再教育を考慮する．

2. 腹膜炎

腹膜炎は PD 離脱や腹膜劣化による EPS リスク，果てには死亡にも関連する重篤な合併症である．症状は排液混濁がほぼ必発（98〜100%，著明な細胞性免疫低下時や貯留時間の短い場合は例外[11)]）であり，腹痛や発熱，嘔気・嘔吐，下痢などを呈しうる．臨床的には，排液混濁を見た際には感染性腹膜炎を発症したものとして対応するべきであり，実際にほとんどがそうである（例外：**表2**）．

腹膜炎の診断基準は，① 腹膜炎の臨床徴候である腹痛および透析排液混濁，またはいずれか一方，② 透析排液中の白血球数が 100/μL 以上であり，多核白血球が 50% 以上，③ 透析排液培養陽性

表2 非感染性排液混濁の原因

・フィブリン析出
・血清排液
・化学性腹膜炎：アムホテリシン B，バンコマイシン
・悪性腫瘍
・乳糜排液：急性膵炎，Ca 受容体拮抗薬など

のうち少なくとも二つを満たすことである[12)]．これらの所見の確認のために，排液細胞数および分画の確認と適切な培養検体の提出が必要である．患者は排液混濁に気づいた際にその排液を持参して受診し，通常はこれを検体とする．持参のなかった場合には来院時より 2 時間以上貯留した排液で検体を採取する．なお，サイクラーによって頻回の注排液を行う APD では所見が乏しくなる可能性が指摘されており，慎重に評価する．

好中球（多核白血球）増加以外を伴った白血球増加としては好酸球（＞10%），単球（＞10%）が挙げられる．前者は細菌感染でも生じうるが，真菌・寄生虫・ウイルスといった感染症やアレルギーでも認め，特発性好酸球性腹膜炎の可能性もある．アレルギーや特発性好酸球性腹膜炎の場合では末梢血好酸球が高値であることが多い．後者はイコデキストリン透析液使用によるほか，結核や非結核性抗酸菌によっても上昇しうる．

細菌検査検体の質は検出率を上げ，適切な治療を選択するうえでもっとも重要である．排液のグラム染色を行う際には遠心分離した検体を使用する．陰性率は高いものの，全症例で施行が推奨される．培養検体は血液培養ボトルに各 5〜10 mL ずつ注入して提出する方法が一般的である．とくに透析液 50 mL を 3,000 g で 15 分間遠心分離し，再懸濁した沈殿物を培養する方法を取ると培養陽性率が上昇することが知られており[13)]，当科ではこの方法を採用している．培養開始後 3〜5 日間を

10. 腹膜透析に関する検査の進め方　79

表3　PEW の診断基準

血清生化学
- 血清アルブミン＜3.8 g/dL
- 血清トランスサイレチン（プレアルブミン）＜30 mg/dL
- 血清コレステロール＜100 mg/dL

体格
- BMI＜23 kg/m^2（アジア人では異なる）
- 意図しない体重減少（3 カ月で 5%，6 カ月で 10%）
- 体脂肪率＜10%

筋肉量
- 筋肉量の減少（3 カ月で 5%，6 カ月で 10%）
- 上腕筋周囲径の減少（50 パーセンタイルより 10% の低下）
- クレアチニン産生速度の低下

食事摂取量
- たんぱく質摂取量（意図せずに 0.8 g/kg/day 未満が 2 カ月以上持続する）
- エネルギー摂取量（意図せずに 25 kcal/kg/day 未満が 2 カ月以上持続する）

〔文献 15) より引用〕

経過しても陰性であった場合，検体を再提出し評価する．この場合は抗酸菌，真菌の可能性をより積極的に検討する．ISPD ガイドライン上，培養陰性率が 15% を超える施設ではプロトコルの見直しが推奨されている．

　感染性腹膜炎の感染源は，① 経カテーテル感染（汚染や接合不良），② 傍カテーテル感染（TI やカフ感染より波及），③ 内因性感染（憩室炎，胆囊炎等による腹腔内感染や下部消化管内視鏡・婦人科的観血処置後など）[14]に大別され，それぞれの鑑別を要する．① に対しては詳細な問診，② に対してはトンネル部の超音波検査（場合によりCT），③ に対しては CT 等の感染源検索を行う．当初所見に乏しかった場合でも培養で polymicrobial である症例があり，この場合は腸管穿孔等の腹部緊急疾患が疑われる．早急に外科紹介を含めて検討すべきである．

Ⅲ　栄養の評価

　PD においても栄養障害は生命予後・QOL に多大に影響する因子である．HD に比較し，PD においては透析液によるブドウ糖負荷，蛋白喪失が特徴的である．食事摂取不足や透析不足，インスリン抵抗性が加わって蛋白質エネルギー低栄養状態（protein energy wasting；PEW）を呈する（診断基準：表3[15]）．また，慢性炎症を合併した場合には動脈硬化リスクが上昇し，malnutrition-inflammation-atherosclerosis（MIA）症候群[16]として知られる病態となる．栄養の評価は一元的に行える指標がなく，種々の所見を総合して判断する．もっとも重要な指標は経時的に筋肉量が減少しないことである．ガイドラインでは半年〜1 年おきの再評価を推奨している．

1. 主観的包括的アセスメント（subjective global assessment；SGA）

　嘔気・嘔吐，食欲不振等の消化器症状の有無，体重の変化，食事摂取の状況をスコア化した半定量的なものである[17]．さらに 5 項目を加えた Malnutrition-Inflammation Score（MIS）も考案されており，腹膜透析患者においてもよく生存率に相関する[18]．

2. 身体計測

　身長，体重，BMI の変化は必須項目である．上腕筋周囲長（armmuscle circumference；AMC），上腕筋面積（armmuscle area；AMA）を利用する場合，細胞外液量の影響に注意する．

3. 体成分分析法

　精度の良い dual energy X-ray absorptiometry（DEXA）法がゴールドスタンダードとされているが，被曝を伴い医療施設でのみ可能という欠点がある．簡便かつ信頼性の高い体組成分析装置として bioelectrical impedance analysis（BIA）法が知られている．筋肉組織と脂肪組織の水分量の違いによるインピーダンスの差を利用して体水分量や体脂肪量などを測定する装置であり，近年では携帯型のものも市販されている．PD においては排液した状態で測定することが多い．BIA 法による適正ドライウエイトの設定が盛んに議論されているところであるが，生存率において有効な算出法はいまだ報告されておらず[19]，PD に限ってはほとんど文献がない．しかしながら，筋肉組織量の減少の有無を経時的に確認するうえでは十分に活用しうる検査の一つである．

4. 血液生化学検査

　PEW の定義に登場する血清アルブミン，トランスサイレチン（プレアルブミン），総コレステロールは必須である．nPNA（normalized protein equivalent of nitrogen appearance），GNRI（geriatric nutritional risk index）は PD においても同

様に評価される.

■文 献

1) 日本透析医学会：腹膜透析ガイドライン（2009 年版）. 透析会誌　2009；42：285-315
2) CANADA-USA（CANUSA）Peritoneal Dialysis Study Group：Adequacy of dialysis and nutrition in continuous peritoneal dialysis：association with clinical outcomes. J Am Soc Nephrol　1996；7：198-207
3) Bargman JM, Thorpe KE, Churchill DN；CANUSA Peritoneal Dialysis Study Group：Relative contribution of residual renal function and peritoneal clearance to adequacy of dialysis：a reanalysis of the CANUSA study. J Am Soc Nephrol　2001；12：2158-2162
4) Paniagua R, Amato D, Vonesh E, et al：Mexican Nephrology Collaborative Study Group：Effects of increased peritoneal clearances on mortality rates in peritoneal dialysis：ADEMEX, a prospective, randomized, controlled trial. J Am Soc Nephrol　2002；13：1307-1320
5) Lo WK, Ho YW, Li CS, et al：Effect of Kt/V on survival and clinical outcome in CAPD patients in a randomized prospective study. Kidney Int　2003；64：649-656
6) Peritoneal Dialysis Adequacy 2006 Work Group：Clinical practice guidelines for peritoneal adequacy, update 2006. Am J Kidney Dis　2006；48（Suppl 1）：S91-S97
7) Cheng LT, Tang W, Wang T：Strong association between volume status and nutritional status in peritoneal dialysis patients. Am J Kidney Dis　2005；45：891-902
8) Szeto CC, Li PK, Johnson DW, et al：ISPD catheter-related infection recommendations：2017 update. Perit Dial Int　2017；37：141-154
9) Twardowski ZJ, Prowant BF：Current approach to exit-site infections in patients on peritoneal dialysis. Nephrol Dial Transplant　1997；12：1284-1295
10) Teixidó J, Arias N, Tarrats L, et al：The microbial pattern of the catheter exit-site infection in peritoneal dialysis：A non-diphtheria Corynebacteria emergence? Nefrologia　2007；27：350-358
11) Koopmans JG, Boeschoten EW, Pannekeet MM, et al：Impaired initial cell reaction in CAPD-related peritonitis. Perit Dial Int　1996；16（Suppl 1）：S362-S367
12) Li PK, Szeto CC, Piraino B：ISPD peritonitis recommendations：2016 update on prevention and treatment. Perit Dial Int　2016；36：481-508
13) Chow KM, Chow VC, Szeto CC, et al：Continuous ambulatory peritoneal dialysis peritonitis：broth inoculation culture versus water lysis method. Nephron Clin Pract　2007；105：c121-c125
14) Kern EO, Newman LN, Cacho CP, et al：Abdominal catastrophe revisited：the risk and outcome of enteric peritoneal contamination. Perit Dial Int　2002；22：323-334
15) Fouque D, Kalantar-Zadeh K, Kopple J, et al：A proposed nomenclature and diagnostic criteria for protein-energy wasting in acute and chronic kidney disease. Kidney Int　2008；73：391-398
16) Stenvinkel P, Heimbürger O, Paultre F, et al：Strong association between malnutrition, inflammation, and atherosclerosis in chronic renal failure. Kidney Int　1999；55：1899-1911
17) Detsky AS, McLaughlin JR, Baker JP, et al：What is subjective global assessment of nutritional status? JPEN J Parenter Enteral Nutr　1987；11：8-13
18) He T, An X, Mao HP, et al：Malnutrition-inflammation score predicts long-term mortality in Chinese PD patients. Clin Nephrol　2013；79：477-483
19) Covic A, Ciumanghel AI, Siriopol D, et al：Value of bioimpedance analysis estimated "dry weight" in maintenance dialysis patients：a systematic review and meta-analysis. Int Urol Nephrol　2017；49：2231-2245

（北山智草，石橋由孝）

11 腎移植前に必要な検査の進め方

ルーチン
に行われる検査

- 血液検査（血算，血液像，血液生化学，凝固系）
- 感染症関連検査：
  - ・B 型肝炎ウイルス（HBV）マーカー（HBs 抗原，
    HBs 抗体，HBc 抗体）——————————— p. 370
  - ・C 型肝炎ウイルス（HCV）抗体 ————————— p. 373
  - ・成人 T 細胞白血病ウイルス（HTLV-1）抗体 ——— p. 375
  - ・ヒト免疫不全ウイルス（HIV）抗体 ——————— p. 375
  - ・サイトメガロウイルス（CMV）IgG 抗体 ————— p. 378
  - ・Epstein Barr ウイルス VCA IgG 抗体，EBNA 抗体，
    単純ヘルペスウイルス（HSV）IgG 抗体，水痘・
    帯状疱疹ウイルス（VZV）IgG 抗体，風疹ウイルス
    IgG 抗体，麻疹ウイルス IgG 抗体，ムンプスウイル
    ス IgG 抗体，結核（クオンティフェロンを含む）（p. 380）
- 糖負荷試験（糖尿病患者を除く）
- ABO 式血液型検査 ———————————————— p. 307
- 主要組織適合抗原（HLA）検査 —————————— p. 309
- 補体依存性細胞障害（CDC）クロスマッチ検査 ——— p. 309
- フローサイトメトリークロスマッチ（FCXM）検査 —— p. 309
- HLA 抗体検査（Luminex beads 法）————————— p. 309
- 胸部単純 X 線，腹部単純 X 線
- 心電図検査
- 心臓超音波検査 ————————————————— p. 320
- 肺機能検査
- 腹部超音波検査
- 胸部・腹部 CT 検査
- 上部・下部消化管内視鏡検査
- 腫瘍マーカー〔CEA，PSA（男性患者），CA19-9，
  AFP〕—————————————— p. 358，359，360，361
- 膀胱造影（膀胱容量，残尿・膀胱尿管逆流の有無）
- 感染巣検索（耳鼻科受診，眼科受診，歯科受診）
- 乳腺超音波検査，マンモグラフィ，
  婦人科健診（女性患者）

病態把握
のため行われる検査

- 心筋シンチグラフィ（p. 324），心臓カテーテル検査
- 肝炎ウイルスマーカー（HBV-DNA 定量，
  HCV-RNA 定量，HCV ジェノタイプ）————— p. 370，373
- 頸動脈超音波検査（p. 326），頭部 MRI 検査，下肢動脈
  超音波検査，下肢 MR 血管撮影

はじめに

　現在，末期腎不全患者が透析療法から解放され
る唯一の治療法は腎移植である．2016 年のわが国
の集計では 1,648 件の腎移植が実施され，内訳は
生体腎移植が 1,471 件，脳死下献腎移植が 116 件，
心停止下献腎移植が 61 件であった[1]．2010 年の改
正臓器移植法施行後に一時低迷した献腎移植は，

脳死下献腎移植を中心に以前の水準まで回復し，今後増加が期待される．しかし，献腎移植登録者約12,000人に対して献腎提供はあまりに少なく，待機年数も15年余で，生体腎移植に依存する状態は今後も続く．一方，生体腎移植ではドナーの適応拡大を目指して血液型不適合移植が国内外で行われ，その知見が集積している．短期成績に関するメタ解析では抗体関連拒絶，感染症，出血合併症は多いものの，生着率と生存率は良好であることが示された[2]．先行的生体腎移植がわが国でも増加し，良好な成績を上げていることは注目に値する[3]．慢性腎臓病（CKD）ステージ G5 であれば先行的献腎移植登録が可能で，小児の登録者に対して先行的献腎移植を行った実績がある．

移植件数の増加を支えているのは治療成績の大幅な向上である．2001 年以降の実施症例に関して，生体腎移植の 5 年生着率は 92.7%，生存率は 96.5%，脳死下献腎移植では 5 年生着率 89.1%，生存率 93.5%，心停止下献腎移植でも 5 年生着率 80.3%，生存率 89.3% である[4]．免疫抑制療法の進歩による急性拒絶反応の減少が治療成績の向上に大きく貢献したが，腎移植手術の進歩，移植後の感染予防，移植腎病理診断，抗ドナー抗体検査法の進歩と免疫学的ハイリスク症例に対する脱感作療法など，各領域における進歩も成績向上を後押ししている．

本稿ではすでに慢性透析を受けている患者が献腎移植，生体腎移植を希望された場合を想定し，移植のために必要な検査とその進め方について述べる．

I 献腎移植希望者への対応

献腎移植を受けるためには臓器移植ネットワークに登録し，待機リストに入る必要がある．献腎ドナーが現れた場合のレシピエント選択にあたり最低限必要な検査情報は ABO 式血液型と，主要組織適合抗原（human leukocyte antigen；HLA）のうち A，B，DR 座の情報である．これらの検査は登録時に行われ，その結果は年 1 回の登録更新時に提出する感染症，既往症，合併症の情報，および保存血清とともに臓器移植ネットワークに保管される．献腎移植希望者は維持透析を受けながら長期間待機し，腎移植は緊急手術として行われるため，術前検査に充てる十分な時間はない．と

表 献腎移植における HCV 抗体陽性ドナーから HCV 抗体陽性レシピエントへの腎移植の可否

ドナー HCV-RNA		レシピエント HCV-RNA	移植可否
陽性	→	陰性	実施すべきでない
陽性	→	陽性	可
陽性	→	不明	実施すべきでない
不明	→	陰性	実施すべきでない
不明	→	陽性	可
不明	→	不明	実施すべきでない

＊実施すべきでない組み合わせは，2020 年 4 月より献腎のあっせんから外れる．

〔URL 1）より引用〕

くに心停止下献腎移植は夜間休日に行われることも多く，血液検査，肝炎ウイルス検査，輸血関連検査，胸部・腹部 X 線検査，心臓超音波検査，胸部・腹部 CT などを献腎摘出の状況を見ながら術前透析と並行して実施する．フローサイトメトリークロスマッチ（FCXM）検査が事前に施行でき，抗ドナー抗体（DSA）の存在が疑われる場合に血漿交換を追加することもある．

検査の過程で全身麻酔手術に支障のある心血管病や，未治療の癌が見つかった場合，レシピエント候補から外れる．したがって，待機中の透析患者は良好な自己管理により心血管合併症の予防に努め，健康診断を受診し，癌が見つかった場合は治療しておくことが重要である．透析担当医は献腎移植登録者，とくに待機が長く，近い将来レシピエントに選択される可能性の高い患者に対しては強く健康診断の受診を勧めておく．なお，献腎移植における C 型肝炎ウイルス（HCV）抗体陽性者の扱いが変更された．HCV-RNA の有無，不明により斡旋の可否が変化するため注意が必要である（表）[URL 1]．

II 生体腎移植レシピエントの検査

生体腎移植レシピエントにおける検査のポイントは三つで，① ドナーとの組織適合性，② 移植手術を安全に行えるか，③ 免疫抑制療法を安全に行えるか，を考慮する．腎移植の適応となるレシピエントの腎機能は，CKD ステージ G5 相当の腎不全，あるいはすでに透析療法を受けている場合で

ある.

1. ドナーとの組織適合性

組織適合性検査について，ドナーとレシピエントのHLAタイピングを行い，HLAミスマッチにより拒絶反応のリスク評価を行う．交差試験としてドナー血球とレシピエント血清を用い，補体を添加して細胞障害性を評価する補体依存性細胞障害（CDC）クロスマッチ検査が行われる．この方法で陽性となる場合は，レシピエントが高力価のDSAを有し，超急性拒絶反応を起こす危険があるため，移植を避けるかドナーの変更を検討する．現在，多くの移植施設がフローサイトメトリーを用いたDSA検出法（FCXM法，Luminex beads法）を導入し，CDCクロスマッチで検出できない力価のDSAを検出し，定量的な評価が可能となった．CDCクロスマッチ陰性でも高感度なDSA検出法で陽性と判定された場合，免疫抑制薬の早期開始，血漿交換，リツキシマブ投与などの脱感作療法により急性抗体関連拒絶を回避する試みがなされる．献腎移植は原則として血液型一致のドナーとレシピエントの間で行われるが，生体腎移植では血液型不適合の組み合わせがありうる．この場合，レシピエントの抗A，あるいは抗B抗体価（IgG抗体，IgM抗体）を測定し，同じく脱感作療法の計画を立てる．

2. 移植手術を安全に行えるか

全身麻酔の可否を評価する検査は他の手術と同じで，心機能，肺機能，肝機能検査を行う．腎移植レシピエント＝末期腎不全患者であり，心血管病の高リスク状態であることは周知の事実である．さらに近年では糖尿病や心血管病の既往を有するレシピエントが増加している[5]．心電図，心臓超音波，胸部CTで異常を認めた場合は負荷心筋シンチグラフィや心臓カテーテル検査による冠動脈病変の評価を行う．有意な冠動脈病変を認めた場合，腎移植を先行させるべきか，冠血行再建術を先行させるべきかは病変部位により異なり[6]，薬剤溶出性ステントを使用した際は長期にわたり強力な抗血小板療法が必要となるため，先行的腎移植希望者であっても移植を延期し，透析導入後の腎移植を計画する．冠血行再建術の効果と腎不全を解消させるメリットのどちらを優先すべきかの判断は容易ではなく，腎臓内科医，移植外科医，循環器内科医の密な連携が求められる．

3. 免疫抑制療法を安全に行えるか

免疫抑制療法を行う際にもっとも注意すべき合併症は感染症である．移植前に歯科や耳鼻科を受診し，口腔内や上気道に感染源がないことを確認する．移植後にはサイトメガロウイルス（CMV）眼内感染の可能性があるため，現状把握のために眼科も事前に受診しておく．現代の免疫抑制薬はT細胞をより特異的に抑制するものが中心であるため，ウイルス関連マーカーの検査を重点的に行う．B型肝炎ウイルス（HBV）の検査は重要で，HBV既感染者の免疫抑制療法中にHBV再活性化が起こり，de novo肝炎に進展した場合の予後はきわめて不良である．HBV既感染者に腎移植を行う場合は，日本肝臓学会の「免疫抑制・化学療法により発症するB型肝炎対策ガイドライン」を参考に，定期的なHBV-DNAと肝機能検査，陽転化時の治療を行う（図）[URL2]．当初，悪性リンパ腫に対する高用量かつ頻回のリツキシマブ投与でHBV再活性化の頻度が高いことが報告されたが，わが国の多くの腎移植施設が行っている低用量，単回投与の場合のHBV-DNA陽転化の頻度は2.2%で，de novo肝炎への進展はみられなかったとの報告がある[7]．

HCV抗体陽性者の扱いが最近変化している．HCVに対する薬物療法の成績が劇的に向上し，透析患者でも安全に治療可能なレジメンも登場した．腎移植レシピエントでは可能な限り移植前に治療を行い，SVR（sustained virological response）12を確認してから移植を行うことが望ましい．現在，HCVジェノタイプに応じた新たな生体腎ドナーとレシピエントの取り扱い基準が日本臨床腎移植学会から提案されている[URL 1]．

冒頭に記載したとおり，肝炎ウイルス以外にも感染症関連の検査を数多く行い，ワクチン接種が可能なものは移植前に接種し，抗体を獲得しておくことが望ましい．生ワクチン（麻疹，風疹，ムンプス，水痘）は遅くとも腎移植の4～6週間前には接種し，腎移植後の接種は禁忌である．不活化ワクチン（インフルエンザ，B型肝炎，肺炎球菌）は移植前2週間までに接種し，移植後に接種する場合は手術から3～6カ月空けて接種することが望ましい[8]．もっとも重要なものは水痘ワクチンで，免疫抑制療法中の初感染では播種性水痘を発症し，致死的転帰をとる可能性があるため，未感染の場合はワクチンにより抗体を獲得するまで腎

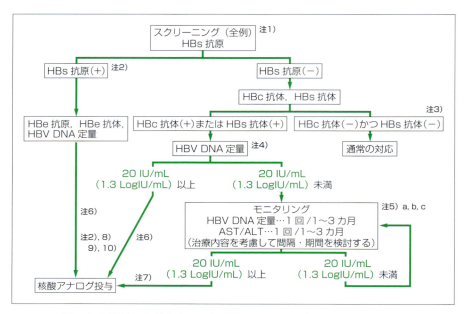

図 免疫抑制・化学療法により発症するB型肝炎対策ガイドライン

補足：血液悪性疾患に対する強力な化学療法中あるいは終了後に，HBs抗原陽性あるいはHBs抗原陰性例の一部においてHBV再活性化によりB型肝炎が発症し，その中には劇症化する症例があり，注意が必要である．また，血液悪性疾患または固形癌に対する通常の化学療法およびリウマチ性疾患・膠原病などの自己免疫疾患に対する免疫抑制療法においてもHBV再活性化のリスクを考慮して対応する必要がある．通常の化学療法および抑制療法においては，HBV再活性化，肝炎の発症，劇症化の頻度は明らかでなく，ガイドラインに関するエビデンスは十分ではない．また，核酸アナログ投与による劇症化予防効果を完全に保証するものではない．

注1) 免疫抑制・化学療法前に，HBVキャリアおよび既往感染者をスクリーニングする．まずHBs抗原を測定して，HBVキャリアかどうか確認する．HBs抗原陰性の場合には，HBc抗体およびHBs抗体を測定して，既往感染者かどうか確認する．HBs抗原・HBc抗体およびHBs抗体の測定は，高感度の測定法を用いて検査することが望ましい．また，HBs抗体単独陽性（HBs抗原陰性かつHBc抗体陰性）例においても，HBV再活性化は報告されており，ワクチン接種歴が明らかである場合を除き，ガイドラインに従った対応が望ましい．

注2) HBs抗原陽性例は肝臓専門医にコンサルトすること．また，すべての症例において核酸アナログの投与開始ならびに終了にあたって肝臓専門医にコンサルトするのが望ましい．

注3) 初回化学療法開始時にHBc抗体，HBs抗体未測定の再治療例および既に免疫抑制療法が開始されている例では，抗体価が低下している場合があり，HBV DNA定量検査などによる精査が望ましい．

注4) 既往感染者の場合は，リアルタイムPCR法によりHBV DNAをスクリーニングする．

注5)
  a. リツキシマブ（±ステロイド），フルダラビンを用いる化学療法および造血幹細胞移植：既往感染者からのHBV再活性化の高リスクであり，注意が必要である．治療中および治療終了後少なくとも12カ月の間，HBV DNAを月1回モニタリングする．造血幹細胞移植例は，移植後長期間のモニタリングが必要である．
  b. 通常の化学療法および免疫作用を有する分子標的治療薬を併用する場合：頻度は少ないながら，HBV再活性化のリスクがある．HBV DNA量のモニタリングは1～3カ月ごとを目安とし，治療内容を考慮して間隔および期間を検討する．血液悪性疾患においては慎重な対応が望ましい．
  c. 副腎皮質ステロイド薬，免疫抑制薬，免疫抑制作用あるいは免疫修飾作用を有する分子標的治療薬による免疫抑制療法：HBV再活性化のリスクがある．免疫抑制療法では，治療開始後および治療内容の変更後（中止を含む）少なくとも6カ月間は，月1回のHBV DNA量のモニタリングが望ましい．なお，6カ月以降は3カ月ごとのHBV DNA量測定を推奨するが，治療内容に応じて高感度HBs抗原測定（感度0.005 IU/mL）で代用することを考慮する．

注6) 免疫抑制・化学療法を開始する前，できるだけ早期に核酸アナログ投与を開始する．ことに，ウイルス量が多いHBs抗原陽性例においては，核酸アナログ予防投与中であっても劇症肝炎による死亡例が報告されており，免疫抑制・化学療法を開始する前にウイルス量を低下させておくことが望ましい．

注7) 免疫抑制・化学療法中あるいは治療終了後に，HBV DNA量が20 IU/mL（1.3 LogIU/mL）以上になった時点で直ちに核酸アナログ投与を開始する（20 IU/mL未満陽性の場合は，別のポイントでの再検査を推奨する）．また，高感度HBs抗原モニタリングにおいて1 IU/mL未満陽性（低値陽性）の場合は，HBV DNAを追加測定して20 IU/mL以上であることを確認した上で核酸アナログ投与を開始する．免疫抑制・化学療法中の場合，免疫抑制薬や免疫抑制作用のある抗腫瘍薬は直ちに投与を中止するのではなく，対応を肝臓専門医と相談する．

注8) 核酸アナログは薬剤耐性の少ない ETV，TDF，TAF の使用を推奨する．

注9) 下記の①か②の条件を満たす場合には核酸アナログ投与の終了が可能であるが，その決定については肝臓専門医と相談した上で行う．
①スクリーニング時に HBs 抗原陽性だった症例では，B 型慢性肝炎における核酸アナログ投与終了基準を満たしていること．②スクリーニング時に HBc 抗体陽性または HBs 抗体陽性だった症例では，(1) 免疫抑制・化学療法終了後，少なくとも 12 カ月間は投与を継続すること，(2) この継続期間中に ALT（GPT）が正常化していること（ただし HBV 以外に ALT 異常の原因がある場合は除く），(3) この継続期間中に HBV DNA が持続陰性化していること，(4) HBs 抗原および HB コア関連抗原も持続陰性化することが望ましい．

注10) 核酸アナログ投与終了後少なくとも 12 か月間は，HBV DNA モニタリングを含めて厳重に経過観察する．経過観察方法は各核酸アナログの使用上の注意に基づく．経過観察中に HBV DNA 量が 20 IU/mL（1.3 LogIU/mL）以上になった時点で直ちに投与を再開する．

〔URL 2〕（日本肝臓学会：B 型肝炎治療ガイドライン（第 3 版）．https://www.jsh.or.jp/medical/guidelines/jsh_guidlines/hepatitis_b）より引用〕

移植は行わない．

Ⅲ 生体腎ドナーの検査

生体腎ドナーは健康であることが必要で，腎提供により健康が損なわれる可能性が高い場合はドナーになれない．提供可能な生体腎ドナーの範囲は日本移植学会の倫理規定によると，血族 6 親等，姻族 3 親等以内である[URL 3]．医学的基準についてはアムステルダムフォーラムレポート，わが国の生体腎移植ガイドライン[URL 4]，Kidney Disease Improving Global Outcomes（KDIGO）ガイドライン[9]などで示され，それぞれの国や地域の実情に合わせて適応が決められている．わが国のガイドラインの構成要素は年齢，合併症〔全身性活動性感染症，HIV（ヒト免疫不全ウイルス）抗体陽性，クロイツフェルト・ヤコブ病，悪性腫瘍（原発性脳腫瘍および治癒したと考えられるものは除く）〕，血圧，肥満，腎機能，蛋白尿，糖尿病，器質的腎疾患で，一部の項目については他の条件次第で提供可能な拡大基準が設けられている[URL 4]．

生体腎ドナーに対しては，① 腎摘出を安全に行うことができるか，② 片腎提供後に腎機能が保たれるか，どちらの腎を提供すべきか，③ 移植によりレシピエントに感染させる病原体や未治療の悪性腫瘍がないか，を中心に検査を行う．通常の全身麻酔手術と同じく，心機能，肺機能，肝機能検査を行い，腎機能については，クレアチニンクリアランス法，イヌリンクリアランス法などにより総腎機能が正常であることを確認し，腎シンチグラフィでは分腎機能も評価する．腎機能に左右差を認めない場合，腎静脈が長い左腎を提供することが多いが，左右差を認める場合は，機能の良いほうをドナーに残すのが原則である．時に複数腎動脈を有することがあり，3 D 造影 CT により腎動脈の走行を確認する．複数腎動脈の場合は摘出後に行う血管形成術の戦略を立てる．感染症と悪性腫瘍のスクリーニングも重要で，HBV-DNA，HCV-RNA が陽性の場合はその治療が優先される．HCV に対する治療後に SVR（sustained virological response）を達成できない場合，同じジェノタイプの HCV を有するレシピエントに対してのみ移植が可能である[URL 1]．ドナーが CMV 既感染，レシピエントが未感染の場合は，レシピエントに対してバルガンシクロビルの予防投与が保険承認されている．未治療の悪性腫瘍が見つかった場合は，腎提供よりその治療が優先される．

おわりに

腎移植を行うために必要な検査について，レシピエント検査を中心に概説した．最近の傾向として，末期腎不全到達年齢の上昇，糖尿病患者の増加，夫婦間移植の増加が顕著となってきている．レシピエントの高齢化と糖尿病の増加は術前に心血管合併症や悪性腫瘍が発見される可能性が高いことを意味し，夫婦間移植の増加は血液型不適合移植の増加や，HLA ミスマッチや過去の妊娠歴による免疫学的ハイリスク移植の増加に繋がる．これらの症例に対し万全の状態で移植に臨むため，術前検査の重要性は高まっている．慢性腎不全を管理する腎臓内科医や透析担当医は患者から腎移植の希望を汲みとってスムーズに移植外科へ紹介するとともに，術前検査にも積極的に参加する姿勢が求められる．

■ 文 献

1) 日本臨床腎移植学会・日本移植学会：腎移植臨床登録集計報告（2017）2016 年実施症例の集計報告と追跡調査結果．移植 2017；52（2-3）：113-133
2) de Weerd AE, Betjes MGH：ABO-incompatible kidney transplant outcomes：A metaanalysis. Clin J Am

Soc Nephrol 2018；13：1234-1243
3) Goto N, Okada M, Yamamoto T, et al：Association of dialysis duration with outcomes after transplantation in a Japanese cohort. Clin J Am Soc Nephrol 2016；11：497-504
4) 日本臨床腎移植学会・日本移植学会：腎移植臨床登録集計報告（2014）2013年実施症例の集計報告と追跡調査結果．移植 2014；49（2-3）：240-260
5) Okumi M, Kakuta Y, Unagami K, et al：Cardiovascular disease in kidney transplant recipients：Japan Academic Consortium of Kidney Transplantation（JACK）cohort study. Clin Exp Nephrol 2018；22：702-709
6) 後藤憲彦：冠血行再建術．後藤憲彦 編：腎移植循環器診療マニュアル．2015, 38-46, 東京医学社，東京
7) Masutani K, Omoto K, Okumi M, et al：Incidence of hepatitis B viral reactivation after kidney transplantation with low-dose rituximab administration. Transplantation 2018；102：140-145
8) 長浜正彦：ワクチン接種（成人）．後藤憲彦 編：腎移植感染症マニュアル．2013, 199-204, 東京医学社，東京

9) Lentine KL, Kasiske BL, Levey AS, et al：KDIGO Clinical practice guideline on the evaluation and care of living kidney donors. Transplantation 2017；101（8S Suppl 1）：S1-S109

■ 参考 URL（2018年11月現在）
1) 日本臨床腎移植学会：HCV genotype に応じた HCV 抗体陽性ドナー及び HCV 抗体陽性レシピエントの取り扱い．
https://www.jscrt.jp/wp-content/themes/jscrt/pdf/guideline/guide_hcv2017.pdf
2) 日本肝臓学会：B 型肝炎治療ガイドライン（第3版）．2017年8月
https://www.jsh.or.jp/medical/guidelines/jsh_guidlines/hepatitis_b
3) 日本移植学会倫理指針．
http://www.asas.or.jp/jst/pdf/info_20120920.pdf
4) 日本臨床腎移植学会：生体腎移植ガイドライン．
https://www.jscrt.jp/wp-content/themes/jscrt/pdf/guideline/guideline3.pdf

（升谷耕介）

第3章

血液・凝固線溶系

第3章　血液・凝固線溶系

1 赤血球（RBC），ヘモグロビン（Hb），ヘマトクリット（Ht） ★★★

基準値

RBC 腎機能正常者　男性　$427 \sim 570 \times 10^4 / \mu L$
女性　$376 \sim 500 \times 10^4 / \mu L$

Hb 腎機能正常者　男性　$14 \sim 18$ g/dL
女性　$12 \sim 16$ g/dL

血液透析患者（管理目標値）　$10 \sim 12$ g/dL
腹膜透析患者（管理目標値）　$11 \sim 13$ g/dL

Ht 腎機能正常者　男性　$40.0 \sim 52.0$％
女性　$33.5 \sim 45.0$％

検査目的 貧血の有無や，その鑑別診断を行うとともに，ESA 反応性の評価となる．

異常値を示した場合の鑑別

透析患者
● 基準値以下
・腎性貧血，鉄欠乏性貧血，失血（消化管出血など），炎症性疾患（急性，慢性），低栄養，透析不足，副甲状腺機能亢進症，薬剤（ACE 阻害薬など），赤血球産生低下（再生不良性貧血，骨髄異形成症候群，白血病など），アルミニウム過剰，赤芽球癆（EPO 抗体陽性など）
● 基準値以上
・EPO 過剰投与，多発性腎囊胞，腎細胞癌など

腎機能正常者
● 基準値以下
・小球性：鉄欠乏性貧血，慢性炎症に伴う貧血（膠原病，感染症，悪性腫瘍など），鉄芽球性貧血，サラセミア，無トランスフェリン血症など
・正球性：失血（消化管出血など），溶血性貧血，赤血球産生低下（再生不良性貧血，骨髄異形成症候群，白血病など）
・大球性：巨赤芽球性貧血（ビタミン B_{12} 欠乏，葉酸欠乏），肝疾患に伴う貧血，薬剤性
● 基準値以上
・真性多血症，二次性多血症（心肺疾患，EPO 産生腫瘍，喫煙，脱水など）

測定法
・EDTA を加えた全血を用い，全自動血球計算機で測定
・血液透析患者では週初め（前透析中2日後）の血液透析前の仰臥位採血

保険適用
・あり 包

病態生理

赤血球（red blood cell；RBC）は，血球成分の95％以上を占める血液の主要成分の一つで，血液 $1 \mu L$ 中に約400万〜500万個含まれており，全身に酸素を運搬する役割を担っている．骨髄にて産生された造血幹細胞はさまざまな造血因子によって分化・増殖が行われるが，赤血球においては，赤芽球系前駆細胞が腎臓を中心として分泌されるエリスロポエチン（erythropoietin；EPO）の刺激を受けて成熟し，一定の RBC 数を維持している．貧血の状態においては，主要臓器への酸素運搬能が低下することにより，臓器障害を引き起こして

しまう．

RBC 以外の貧血の指標として，赤血球中に含まれる蛋白で酸素運搬の主要物質であるヘモグロビン（hemoglobin；Hb），血液中の赤血球の体積の割合であるヘマトクリット（hematocrit；Ht）および，これらの組み合わせで算出される赤血球1個の平均の大きさを示す平均赤血球容積（mean corpuscular volume；MCV）や平均赤血球 Hb 濃度（mean corpuscular hemoglobin concentration；MCHC）などが用いられる（**表1**）．とくに，MCV を用いた小球性，正球性，大球性貧血の分類は，貧血の原因特定にきわめて有用である．

EPO は，腎臓の尿細管近傍にある線維芽細胞様

1. 赤血球（RBC），ヘモグロビン（Hb），ヘマトクリット（Ht） ● 89

表1　赤血球形態分類

	基準値	計算式	分類
平均赤血球容積 （mean corpuscular volume；MCV）	$80\sim100$ fL （fL：10^{-15}/L）	$\dfrac{Ht（\%）}{RBC（10^6/\mu L）}\times10$（fL）	<80　小球性 $80\sim100$　正球性 $100<$　大球性
平均赤血球血色素量 （mean corpuscular hemoglobin；MCH）	$28\sim32$ pg	$\dfrac{Hb（g/dL）}{RBC（10^6/\mu L）}\times10$（pg）	
平均赤血球ヘモグロビン濃度 （mean corpuscular hemoglobin concentration；MCHC）	$31\sim35\%$	$\dfrac{Hb（g/dL）}{Ht（\%）}\times100$（\%）	<31　低色素性 $31\sim35$　正色素性

細胞におもに産生されているため[1]，腎機能低下とともにEPO産生能も低下する．透析患者の多くは貧血を伴うため，RBC，Hb，Htは一般的に低値を示すが，その多くは腎性貧血である．腎性貧血とは，腎臓においてHbの低下に見合った十分量のEPOが産生されないことによって引き起こされ，その主因が慢性腎臓病（chronic kidney disease；CKD）以外に求められないもの，と定義される[2]．ただし，透析患者の貧血はEPO産生能低下以外の要因も数多く報告されており，赤血球寿命の短縮，造血細胞のEPO反応性低下，栄養障害，血液透析における回路残血などの因子が関与する．

● 現在の病態の評価

透析患者においては貧血の多くが腎性貧血であるが，これはあくまで除外診断であるため，そのほかの疾患をもれなく鑑別し，除外していくことが重要であり，この過程は腎機能正常の患者と同様である（第2章，36頁の図2を参照）．

まず，薬剤性貧血が考えられる場合には，被疑薬を中止する．次に，赤血球以外の白血球・血小板にも異常を認める場合には，血液疾患を考え，専門科へのコンサルトを考慮する．これらの病態が否定された際に，おもにMCVを用いて鑑別診断を行う．小球性貧血でフェリチン低値（100 ng/mL未満）かつトランスフェリン飽和度（transferrin saturation；TSAT）低値（20%未満）を呈する場合には鉄欠乏性貧血を考え，鉄補充療法を検討する．フェリチン高値で血清鉄低値の場合には，慢性炎症などによる鉄利用障害のために貧血を呈していると考えられるため原因特定に努める．このような病態では，低栄養，悪性疾患，透析不足などが影響していることもある．大球性貧血では，赤血球合成の補酵素であるビタミンB$_{12}$や葉酸の欠乏を考える．なお，ビタミンC，ビタミンE，亜鉛，カルニチンといったさまざまな栄養素の欠乏が貧血を惹起しうるため，MCVの値によらず，念頭におかなければならない．正球性貧血で，網赤血球が増加しているときには，第一に出血・失血を考え精査を行う．出血がなく，LDH高値・ビリルビン高値・ハプトグロビン低値を認める際には，溶血性貧血を考える．血液疾患のなかでも，赤芽球癆や一部の骨髄異形成症候群（myelodysplastic syndromes；MDS）では白血球・血小板の異常を伴わないため，骨髄検査などによる鑑別を要することがある．

以上の疾患が否定されCKD以外に原因が認められない場合，腎性貧血と診断できる．一般的には正球性貧血で網赤血球が減少していることが特徴であるが，病期や赤血球造血刺激因子製剤（erythropoiesis stimulating agent；ESA）投与によって修飾されうるため，この限りではない．なお，透析患者にもかかわらず，貧血を呈さない症例も認められる．このような場合，EPO産生腎癌などの可能性を念頭におくべきである．

● 長期予後（生命予後）のpredictorとしての意義

透析患者と貧血の長期予後の関連性を示す大規模研究としてはさまざまな報告がなされており，わが国の血液透析患者を対象とした大規模観察研究であるJ-DOPPS研究[3]やJET study[4]では，ともにHb値が低いほど死亡率の増加が認められている．また，Maruyamaら[5]のわが国の慢性透析患者191,902例を対象とした研究のなかでも，Hb値が低いほど全死亡，心血管系疾患による死亡，感染症による死亡のリスクが上昇しており，もっとも全死亡率の低かったHb 11.0～11.2 g/dLの群に比べて，Hb 8.7 g/dL未満の群では全死亡リスクが約3倍に増加していた．

近年，貧血と透析患者の予後規定因子として，ESAに対する低反応性が問題となっている．わが国の血液透析患者約95,460例を対象とした研究に

表2 ESA低反応性と考えられる因子

- 出血・失血：消化管出血，生理出血，ダイアライザ残血
- 造血障害：感染症，炎症，自己免疫疾患，アルミニウム/亜鉛中毒，高度の副甲状腺機能亢進症，透析不足，レニン・アンジオテンシン系阻害薬，悪性腫瘍
- 造血に必要な要素の不足：鉄欠乏，ビタミンC欠乏，葉酸欠乏，ビタミンB_{12}欠乏
- 造血器疾患，血液疾患：多発性骨髄腫，溶血，異常ヘモグロビン症
- 脾機能亢進症
- 抗EPO抗体
- その他の因子：亜鉛欠乏，カルニチン欠乏，ビタミンE欠乏

おいて，同じHb値ではESA投与量の増加に伴い，全死亡，心血管死亡のリスクがそれぞれ1.94倍，2.02倍に増加していた[6]．また，血液透析患者を対象とした無作為化比較試験であるNormal hematocrit study[7]では，Htの目標値を42%としたNormal Ht群と，30%としたLow Ht群を比較したところ，Normal Ht群のほうが死亡や心筋梗塞の新規発症のリスクが有意に高値であった．この原因として，10年後に発表された同研究のpost-hoc研究[8]では，週当りのHt増加量をESA投与量の増加分で除したESA反応性が良好であるほど，生命予後が良いという結果が得られている．ESA反応性低下の原因としては，表2に示すとおり複数の要因が存在する．

透析患者における読み方・意義

●透析患者においては，さまざまな理由で貧血を呈することが多く，腎性貧血はその原因の一つである．しかしながら，透析患者ではEPO産生低下以外の原因で貧血を呈することが多いため，RBC，Hb，Htを基準として，そのほかの項目も参考にしながら貧血の鑑別診断を行っていくことが重要である．

●わが国の2015年版「慢性腎臓病患者における腎性貧血治療のガイドライン」[2]では，血液透析患者の維持すべき目標Hb値は，週初め（前透析中2日後）の透析前の採血で，Hb 10～12 g/dLとした．また腹膜透析患者においては，Hb 11～13 g/dLを目標とした．なお，血液透析患者では，透析の前後などの採血のタイミングによって体液量が著しく異なるため，週初めの透析前に仰臥位で採血するなど，条件を一定にしてその変動を評価するとよいだろう．

●透析患者において，貧血が心血管イベントや死亡のリスクとなりうることがさまざまな論文で報告されているが，一方で過剰なESAの投与についても貧血と同様にこれらのリスクを上昇させる可能性が示唆されている．ESA低反応性患者に対して適切な治療を行うためにも，定期的なHb値の評価が必要である．

●前述のとおり，ガイドライン上では透析患者の維持すべき目標Hb値が定められているものの，実際の臨床の場においては個別の患者背景に影響を受けることがあるため，これらの基準を参考にしつつ適切な目標Hb値を定め治療することが肝要である．

■文献

1) Asada N, Takase M, Nakamura J：Dysfunction of fibroblasts of extrarenal origin underlies renal fibrosis and renal anemia in mice. J Clin Invest 2011；121：3981-3990
2) 日本透析医学会：2015年版 慢性腎臓病患者における腎性貧血治療のガイドライン．透析会誌 2016；49：89-158
3) Akizawa T, Pisoni RL, Akiba T, et al：Japanese hemodialysis anemia management practices and outcomes（1999-2006）：results from the DOPPS. Nephrol Dial Transplant 2008；23：3643-3653
4) Akizawa T, Saito A, Gejyo F, et al；JET Study Group：Low hemoglobin levels and hypo-responsiveness to erythropoiesis-stimulating agent associated with poor survival in incident Japanese hemodialysis patients. Ther Apher Dial 2014；18：404-413
5) Maruyama Y, Yokoyama K, Yokoo T, et al：The different association between serum ferritin and mortality in hemodialysis and peritoneal dialysis patients using Japanese nationwide dialysis registry. PLos One 2015；10（11）：e0143430
6) Fukuma S, Yamaguchi T, Hashimoto S, et al：Erythropoiesis-stimulating agent responsiveness and mortality in hemodialysis patients：results from a cohort study from the dialysis registry in Japan. AJKD 2012；59：108-116
7) Besarab A, Bolton WK, Browne JK, et al：The effects of normal as compared with low hematocrit values in patients with cardiac disease who are receiving hemodialysis and epoetin. NEJM 1998；339：584-590
8) Ryan D, Cathy W, Steven F, et al：Greater epoetin alfa responsiveness is associated with improved survival in hemodialysis patients. CJASN 2008；3：1077-1083

（嵯峨﨑誠，丸山之雄，山本裕康）

2. 血小板（Plt）　●　**91**

2　血小板（Plt）　★★★

基準値[1]　腎機能正常者　　$25.3 \pm 0.30 \times 10^4/\mu L$
　　　　　　透析患者　　　　$17.5 \pm 0.65 \times 10^4/\mu L$

検査目的　血小板値は基礎疾患や種々の病態で変動しうるため，患者個々の平均値をふまえ検査を進める．

異常値を示した場合の鑑別

透析患者
● **基準値以下（＜10×10⁴/μL）**（血液透析患者特有のもの）
　・ヘパリン起因性血小板減少症（HIT）
　・体外循環による消費
● **基準値以上（＞40×10⁴/μL）**（血液透析・腹膜透析患者）
　・エリスロポエチン製剤による併発症

腎機能正常者
● **基準値以下（＜10×10⁴/μL）**
　・産生低下：急性白血病，悪性リンパ腫，再生不良性貧血，骨髄異形成症候群（MDS），骨髄線維症，大量飲酒，巨赤芽球性貧血（ビタミンB_{12}欠乏性貧血，葉酸欠乏性貧血，銅欠乏性貧血），骨髄癌転移，薬剤（化学療法薬），放射線障害
　・薬剤性血小板減少症（DITP）：ヘパリン起因性血小板減少症（HIT），薬剤関連 TTP-HUS の原因薬剤，キニジン，抗菌薬（スルファメトキサゾール/トリメトプリム，シプロフロキサシン，ペニシリン，ピペラシリン，リファンピシン，バンコマイシン，メトロニダゾール，ファムシクロビル，リネゾリドなど），シメチジン，亜鉛過剰摂取
　・消費または破壊亢進：播種性血管内凝固症候群（DIC），血栓性微小血管障害（TMA），溶血性尿毒症症候群（HUS），血栓性血小板減少性紫斑病（TTP）
　・自己免疫性血小板減少症：全身性エリテマトーデス，Evans 症候群，抗リン脂質抗体症候群，免疫性血小板減少症（ITP）
　・ウイルス感染症：HIV，重症血小板減少症候群（SFTF），EBV
　・マラリア，レプトスピラ症，マムシ咬傷
　・発作性夜間血色素尿症，発作性寒冷血色素尿症，TAFRO 症候群，巨大血管腫
　・敗血症，人工心肺を使った手術，分娩・出産時合併症（HELLP 症候群など）
　・分布異常：脾腫を伴う肝硬変，脾機能亢進，血球貪食症候群
　・血小板濃度低下：血小板の含有量が少ない保存血による大量の血液交換または交換輸血後（24時間以内）
　・血小板産生異常と機能異常：先天性血小板減少症
　・偽性低値：EDTA 依存性偽性血小板減少症，巨大血小板症
● **基準値以上（＞40×10⁴/μL）**
　・腫瘍性：慢性骨髄増殖症候群（慢性骨髄性白血病，真性赤血球増加症，本態性血小板血症，骨髄線維症）
　・反応性：大量出血後，鉄欠乏性貧血，脾摘後，感染症，炎症，悪性腫瘍

測定法　・EDTA-2K を加えた全血を全自動血球計数機で測定

保険適用　・あり 包

病態生理

　血小板（platelet）はトロンボポエチン（TPO）刺激で造血幹細胞が巨核球へ分化し産生される．寿命は約1週間で，1/3が脾臓にプールされ肝臓や脾臓で貪食処理される．直径2〜5 μm の円盤型で赤血球や白血球より小型，無核で分裂増殖をしない．膜表面に多数の糖蛋白（glycoprotein；GP）があり，細胞接着分子（インテグリン）として機能する．
　血小板異常は量的増減と質的異常がある．血小

第3章　血液・凝固線溶系

板減少は，まず偽性低値を除外する．ethylene-diamine-tetraacetic acid（EDTA）依存性偽性血小板減少症の頻度は0.1%程度であり，他の凝固薬（クエン酸ナトリウムやヘパリン）で再検する．血液が凝固した検体で偽性低値になりやすい．鏡検での巨大血小板の有無観察は重要である．血小板減少は基礎疾患と患者個々の平常値を含め考える．幼若血小板比率（immature platelet fraction；IPF%）は骨髄巨核球数と正相関し血小板数と逆相関するため，血小板産生能の指標となる（健常人平均値3%）．IPF%は末梢血血小板数回復数日前にピークがあるため，化学療法や造血細胞移植後の血小板回復予測，血小板輸血適応の判断などの参考になる．血小板減少がなく出血傾向がある場合は血液凝固検査（PT，APTT）を行い，異常がなければ出血時間や血小板機能検査を行う．

　血管内皮細胞は血管破綻，酸化ストレス，酸化LDL，糖化蛋白，炎症性サイトカイン，ウイルス感染，エンドトキシンなどの刺激で変化しvon Willebrand因子が発現，血小板はGP I bαを介し血管壁に粘着し活性化する．活性化血小板上ではGP II b/III aの高次構造が変化しフィブリノゲンが結合（血小板血栓）する．また，プロトロンビンからトロンビンが生成され凝固カスケード活性化が加速する．トロンビンはさらに血小板を活性化，フィブリノゲンをフィブリンに変換し，血小板血栓にフィブリン網を形成し安定壁在血栓となる（フィブリン血栓）．血小板は止血，血栓形成だけでなく凝固カスケード活性に寄与する．慢性炎症では活性化血小板が動脈硬化やアテローム血栓症を惹起する．平均血小板容積（mean platelet volume；MPV）が大きいことは，透析患者においても深部静脈血栓症や脳梗塞，心血管イベント，生命予後と関連する[2]．GP II b/III a受容体阻害薬の血小板凝集阻害作用は日本人の主要冠イベント発生を抑制せず副作用が増加したため[3]，本邦では不認可である．

　薬剤性血小板減少症（DITP）は薬剤開始（典型例では1～2週間）後に発症し，薬剤中止後に回復することから，他の原因を除外し診断に至る．血小板が2万以下になることもある．原因薬剤中止後長期間経過しても，再使用後は短期間で再発する．

　先天性血小板減少症は血小板産生異常・機能異常と関連しさまざまな病因が解明されている．幼少期より重篤な出血傾向を認めるものもあれば，顕著な出血傾向がなく見落とされることもある．

MYH9異常症（Epstein症候群，Fechtner症候群，May-Hegglin異常症など）が代表的である．

　血液透析患者は非血液透析者の病態に加え，透析機器による変化や遭遇頻度の高い病態がある．透析回路やダイアライザに血液が接触すると補体，白血球，サイトカイン，凝固・線溶系，血小板が活性化する．血小板数は透析開始後15～30分に5～15%程度減少し，透析終了時に回復する．活性化血小板は回路表面に粘着し，回路内凝集塊や白色血栓を形成しうる．以前はcuprophane膜[4]や再生セルロース-OH基による一過性血小板減少症が知られていたが，近年は生体適合性の良い膜が開発されている．しかしまれにポリスルホン膜は血小板数減少の報告がある[5]．遭遇頻度が高い病態としてヘパリン起因性血小板減少症（heparin-induced thrombocytopenia；HIT）（HIT項目参照）があるが，腎性貧血に対するエリスロポエチン製剤が一部TPO様作用を有するため血小板数の増加がみられることがある．

透析患者における読み方・意義

- 血小板減少の場合は偽性低値を疑い再検や鏡検を行う．腎機能低下自体で血小板数異常は生じないため，腎機能正常者と同様に精査，鑑別を進める．
- 血液透析患者の進行性血小板減少はHITやダイアライザの関与を疑い対応する．微量なヘパリンでもHITの原因となりうるため中止する．
- 活性化血小板による動脈硬化や血栓塞栓イベントに配慮する．

■ 文　献

1) Gafter U, et al：Platelet count and thrombopoietic activity in patients with chronic renal failure. Nephron　1987；45：207-210

2) Steven K, et al：Mean platelet volume and mortality risk in a national incident hemodialysis cohort. Int J Cardiol　2016；220：862-870

3) Nakagawa Y, et al：Efficacy of abciximab for patients undergoing balloon angioplasty：data from Japanese evaluation of c7E3 Fab for elective and primary PCI organization in randomized trial（JEPPORT）. Circ J 2009；73：145-151

4) Daugirdas JT, et al：Hemodialysis effect on platelet count and function and hemodialysis-associated thrombocytopenia. Kidney Int　2012；82：147-157

5) Kobari E, et al：Dialyzer-related thrombocytopenia due to a polysulfone membrane. Intern Med　2016；55：965-968

（小池清美）

3. 白血球（WBC） ● 93

3 白血球（WBC） ★★★

基準値	**腎機能正常者**		**透析患者**	
	白血球総数	4,000〜9,000/μL	白血球総数	3,000〜8,000/μL
	好中球	40〜60%	好中球	50〜75%
	好塩基球	0〜2%	好塩基球	0〜2%
	好酸球	2〜4%	好酸球	1〜6%
	リンパ球	26〜40%	リンパ球	10〜40%
	単球	3〜10%	単球	2〜8%

検査目的 感染症・生体ストレス・薬剤副作用（骨髄抑制など）・血液疾患の評価

異常値を示した場合の鑑別

● **基準値以上**
- 好中球増多：感染症，薬剤（副腎皮質ホルモン，G-CSF製剤など），骨髄増殖性疾患，骨髄性白血病，悪性腫瘍，心筋梗塞，痛風発作，急性出血，周術期，無顆粒球症の回復期，喫煙，熱傷など
- 好酸球増多：アレルギー性疾患（薬剤，気管支喘息，アトピー性皮膚炎，蕁麻疹，好酸球性血管炎など），寄生虫疾患，天疱瘡，乾癬など
- 単球増多：結核，SLE，サルコイドーシス，単球性白血病など
- リンパ球増多：ウイルス感染（急性期），リンパ球性白血病など

透析患者でとくに考慮すべき病態
- 血液透析：バスキュラーアクセス（留置カテーテル，シャント，人工血管など）感染など
- 腹膜透析：腹膜炎，トンネル感染，出口部感染など

● **基準値以下**
- 好中球減少：ウイルス感染症，敗血症，骨髄異形成症候群，再生不良性貧血，肝硬変，脾機能亢進症，薬剤（抗癌薬，甲状腺治療薬，アロプリノール，抗痙攣薬，抗菌薬，解熱鎮痛薬など），放射線照射，癌骨転移，膠原病，甲状腺機能低下症，悪性貧血，骨髄線維症，多発性骨髄腫，血球貪食症候群など
- リンパ球減少：粟粒結核，HIV感染症，悪性腫瘍（悪性リンパ腫など），抗癌薬，SLEなど

透析患者でとくに考慮すべき病態
- 血液透析：再生セルロース膜使用時で血液透析開始15〜30分後

測定法 ・EDTA採血検体を用いて全自動血球計数器で測定する

保険適用 ・あり 包

病態生理

● 個体間・個体内変動と白血球分画

末梢血中の白血球はさまざまな要因によって増多や減少をきたす．健常な状態でも，個人差が大きく，短時間での個体内変動が大きい．

白血球（white blood cell）は**表**に示すような分画に分かれ，自動血球分析装置による白血球分類は，すなわち前方散乱光（FSC：細胞の大きさ），側方散乱光（SSC：内部構造の複雑さ），側方蛍光（SFL：核酸や細胞小器官の多様性）の三つの信号から計数される．正確を期す場合には，さらに末梢血の塗抹標本を作製しMay-Giemsa染色（メチレンブルーは塩基性色素で青染色，核と一部の顆粒を染める．エオジンは酸性色素で赤染色，一部の顆粒を染める）によって目視で計数される．

● 白血球（好中球）の病態生理と増多・減少

ヒトの末梢白血球の大部分は好中球であり，好中球の増減が白血球の総数に影響しやすい．好中球は骨髄で骨髄系幹細胞から骨髄芽球，骨髄球を経て分化し骨髄プールに貯留した後，脾臓，肝臓，血管内皮などの辺縁プールに貯留する．さらに，これらが循環血中に流出した分（循環プール）が臨床検査で好中球数としてカウントされる．循環

表　白血球の分類

	大分類	前駆細胞	サイズ（μm）	核の形	細胞質の特徴（顆粒の有無）
好中球	顆粒球	骨髄系細胞	10〜12	桿状から分葉	あり．中性色素でピンク
好塩基球			10〜12	不定	あり．塩基性色素で暗紫色
好酸球			12〜15	二分葉	あり．酸性色素で赤色
単　球	無顆粒球		15〜30	腎臓型	なし
リンパ球		リンパ系細胞	7〜15	球形	なし．ただし NK 細胞と CD8 陽性細胞を除く

プールの好中球の寿命は 5〜90 時間とされ，最終的に脾臓で捕捉される．

したがって，臨床検査で好中球が増加する原因は，骨髄での腫瘍性増殖（慢性骨髄性白血病），骨髄・辺縁プールから循環プールへの移動（炎症，感染症），辺縁プールから循環プールへの移動（ステロイド，ストレス）に大別される．一方，好中球が減少する原因は，骨髄での産生低下（骨髄疾患，重症感染症，ビタミン欠乏），捕捉亢進（肝硬変）に大別される．

微生物感染や壊死組織があると炎症性サイトカインを介して，循環→辺縁→骨髄の順に各プールの好中球が血管外遊走する．血管外に遊走した好中球の寿命は1〜2日で，異物を貪食すると膿になる．好中球の核は成熟すると桿状から分葉化するので，炎症環境で骨髄プールから循環プールへ動員されると，桿状核をもつ細胞が相対的に増加する（左方移動）．

● 白血球の減少・増多へのアプローチ

1）好中球の減少・増多

白血球減少時に，好中球 500/μL 未満（無顆粒球症），または 1,000/μL 未満かつ体温 38℃以上の場合には発熱性好中球減少症として，血液培養を採取し広域抗菌薬を速やかに開始する．発熱がなく全身状態が良好な場合には，重症感染症（細菌感染に限定されない点に注意），薬剤性，肝硬変（脾腫），骨髄疾患（2系統以上の血球減少），ビタミン欠乏などを鑑別する．

白血球（好中球）増多は，感染症とストレス（喫煙，運動，月経，出血など）によることがもっとも多い．そのほか，壊死を伴う組織障害（心筋梗塞，肺塞栓など），慢性炎症，薬剤性，悪性腫瘍などを鑑別する．

2）リンパ球の増多

ウイルス感染によることが多い．

3）好酸球の増多

アレルギー性疾患（アトピー性皮膚炎，気管支喘息，蕁麻疹，アレルギー性鼻炎，花粉症など）によることが多いが，さらに真菌・寄生虫感染，悪性リンパ腫，慢性副鼻腔炎，副腎不全などを鑑別する．ウイルス・細菌感染（結核と猩紅熱を除く）は好酸球を増多よりもむしろ減少させる．

4）好塩基球の増多

臨床的に問題になりにくい．

5）単球の増多

結核，感染性心内膜炎によることが比較的多い．

● 好中球・リンパ球比（NLR）

近年，悪性腫瘍患者の摘出手術直前の末梢血において術前のリンパ球数に比べ好中球数が比較的高い患者群の予後が不良であるという報告が相次いでいる[1),2)]．末梢血の好中球・リンパ球比（neutrophil/lymphocyte ratio；NLR）は，腫瘍細胞の増殖や浸潤を誘導するリガンドや血管新生を誘導するサイトカインの産生をつかさどる好中球の増加は腫瘍の増大と転移を反映し，一方，宿主の獲得免疫機能をつかさどるリンパ球の減少が宿主の抗腫瘍免疫の低下を反映すると推察されている．

透析患者における読み方・意義

〈透析患者の特殊性〉

● 透析患者においても白血球の増多・減少の原因の多くは，一般の鑑別診断と共通である．

1）血液透析

● 血液透析患者で白血球増多をみた場合には，腎不全患者は感染リスクが高く，一般的な感染症に対する注意が必要である．加えて，透析患者特有の感染症としてバスキュラーアクセス（留置カテーテル，シャントなど）関連感染症にも注意が必要である．

●血液透析患者において白血球数を検査する際には，必ず透析開始前の検体を用いる．これは体外循環を開始した直後に末梢血中の白血球数が低下し，透析開始15〜30分後に最低値を示すためである[3]．また，透析開始約1時間後には，白血球数はほぼ回復，または透析前よりも増加する．これは再生セルロース膜などを用いた場合に顕著で，膜表面の水酸基に血中C3bが結合して補体第2経路が活性化され，肺の毛細血管（辺縁プール）に一時的に白血球が停滞するためとされる．

2）腹膜透析
●腹膜透析患者で白血球増多をみた場合には，トンネル感染，出口部感染，腹膜炎などを確認する．

〈透析患者とNLR〉
●悪性腫瘍患者の予後との相関が指摘されていたNLRが，腎不全患者の炎症状態や生命予後に相関するという指摘がある．たとえば，43,272人の血液透析患者のコホート研究ではNLR高値（＞5.0）がCRP高値と相関したほか[4]，Kalantar-Zadehらは血液透析患者の導入時のNLR高値と導入後の早期の死亡率との相関を見出した[5]．本邦の研究でも，糖尿病性腎症を原疾患とする新規導入された血液透析患者においてNLR 3.5以上では3.5未満と比べて数年後の総死亡が多かった[6]．

■文献

1) Yamanaka T, Matsumoto S, Teramukai S, et al：The baseline ratio of neutrophils to lymphocytes is associated with patient prognosis in advanced gastric cancer. Oncology 2007；73：215-220

2) Garcea G, Ladwa N, Neal CP, et al：Preoperative neutrophil-to-lymphocyte ratio（NLR）is associated with reduced disease-free survival following curative resection of pancreatic adenocarcinoma. World J Surg 2011；35：868-872

3) Craddock PR, Fehr J, Dalmasso AP, et al：Hemodialysis leukopenia. Pulmonary vascular leukostasis resulting from complement activation by dialyzer cellophane membranes. J Clin Invest 1977；59：879-888

4) Malhotra R, Marcelli D, von Gersdorff G, et al：Relationship of neutrophil-to-lymphocyte ratio and serum albumin levels with C-reactive protein in hemodialysis patients：Results from 2 International Cohort Studies. Nephron 2015；130：263-270

5) Catabay C, Obi Y, Streja E, et al：Lymphocyte cell ratios and mortality among incident hemodialysis patients. Am J Nephrol 2017；46：408-416

6) Sato H, Takeuchi Y, Matsuda K, et al：Pre-dialysis neutrophil-lymphocyte ratio, a novel and strong short-term predictor of all-cause mortality in patients with diabetic nephropathy：results from a single-center study. Ther Apher Dial 2017；21：370-377

（西　裕志，井上玲子）

4 プロトロンビン時間（PT），活性化部分トロンボプラスチン時間（APTT），トロンボテスト（TT），活性化全血凝固時間（ACT） ★★

◆ プロトロンビン時間（PT）

基準値　腎機能正常者・透析患者ともに
　3種類の表記法がある．
　　ⅰ）プロトロンビン時間（PT）：正常血漿対照値±10％，およそ10～12秒
　　ⅱ）プロトロンビン活性：80～100％
　　ⅲ）国際標準化比（INR）：1.0
　ワルファリン治療中のPT-INR管理目標値
　　腎機能正常者：2.0～3.0
　　成人血液透析患者：＜2.0（日本透析医学会：血液透析患者における心血管合併症の評価と治療に関するガイドライン2011[1]）

検査目的　出血傾向の評価，肝での合成能の評価，ワルファリンの治療効果判定

異常値を示した場合の鑑別
● PT延長，PT-INR増加
・第Ⅶ，Ⅹ，Ⅴ，Ⅱ，Ⅰ因子の単一あるいは複数因子の欠損症・またはこれらに対するインヒビターの存在
・ワルファリン/DOAC（direct oral anticoagulant）治療中
・ビタミンK欠乏症（新生児，経静脈栄養，広域抗生物質の長期投与）
・肝障害
・播種性血管内凝固（DIC）

測定法　・凝固時間を光学的方式で検出する自動測定装置（Quick一段法）

保険適用
・あり
・PTとTTを同時に測定した場合には主たるもののみを算定する．
・適用疾患：ビタミンK欠乏症，肝障害，DIC，ワルファリン治療中，観血的検査や処置前

◆ 活性化部分トロンボプラスチン時間（APTT）

基準値　腎機能正常者・透析患者ともに
　25～35秒　検体の秒数と標準血漿の秒数を併記する

検査目的　出血傾向の評価，肝での合成能の評価

異常値を示した場合の鑑別
● APTT延長
・内因系および共通系凝固因子欠損症（血友病，von Willebrand病など）
・上記凝固因子に対するインヒビターが存在
・ループスアンチコアグラント，カルジオリピン抗体が存在
・DIC
・肝障害
・ヘパリン使用中/使用後
・DOAC治療中

測定法　・凝固時間を光学的方式で検出する自動測定装置

保険適用
・あり
・適用疾患：肝障害，DIC，ビタミンK欠乏症，先天的/後天的凝固系因子欠損症，観血的検査や処置前

◆ トロンボテスト（TT）

基準値	腎機能正常者・透析患者ともに 70〜130％
検査目的	出血傾向の評価，ワルファリンの治療効果判定
異常値を示した場合の鑑別	● TT 低値 ・ワルファリン治療中　・ビタミン K 欠乏時　・肝障害など ● ワルファリン治療中の管理目標値　10〜20％（腎機能正常者） 　10％以下：ワルファリン過剰投与，20％以上：投与量不足
測定法	・凝固時間を光学的方式で検出する自動測定装置
保険適用	・あり ・PT と TT を同時に測定した場合には主たるもののみを算定する．

◆ 活性化全血凝固時間（ACT）

基準値	腎機能正常者・透析開始前の管理目標値　90〜120 秒 透析開始 2 時間後の管理目標値　130〜150 秒
検査目的	透析など体外循環時の抗凝固薬の治療効果判定
異常値を示した場合の鑑別	・透析など体外循環時の未分画ヘパリン/メシル酸ナファモスタットの作用の指標となる． ・内因系凝固の総合活性をみる． ・血漿中に残存する血小板の影響を受ける．
測定法	・専用のカートリッジに全血液を注入し，凝固時間を測定
保険適用	・以前は「全血凝固時間」として保険適用があったが，2018 年改定でなし

病態生理

血管内では血液は凝固せず，血液が血管外に出ると速やかに凝固するのが正常である．凝固系は，組織因子が引き金となって始まる外因系と，異物などに接触して始まる内因系とがある（図）．プロトロンビン時間（prothrombin time；PT）は外因系凝固を，活性化部分トロンボプラスチン時間（activated partial thromboplastin time；APTT）は内因系凝固を評価している．重症感染症で起こる敗血症では，血管内皮細胞や単球/マクロファージが活性化し，組織因子を大量に産生するため，外因系凝固が活性化し，DIC を呈する．

トロンボテスト（thrombo test；TT）はワルファリン服用患者で治療モニタリングとして使われてきた．ワルファリンはビタミン K と競合するため，肝でのビタミン K 依存性凝固因子（第Ⅱ，Ⅶ，Ⅸ，Ⅹ因子）の合成を抑えることにより抗凝固作用を示す．現在は治療モニタリングとして

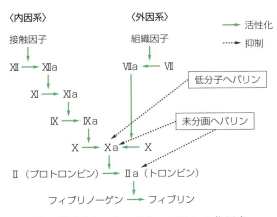

図　凝固系カスケードとヘパリンの作用点

PT-INR（international normalized ratio）がよく使用される．

活性化全血凝固時間（activated whole blood clotting time；ACT）は透析室のベッドサイドでよく施行される検査である．未分画ヘパリンおよ

びメシル酸ナファモスタットの作用が適切かどうかを判断する一助となる．低分子ヘパリンは Xa 活性を阻害して作用し，抗トロンビン作用が弱く ACT 値は延長しないため，ACT では評価できない．同様に APTT も延長しにくい．

透析患者における読み方・意義

● 透析を含む血液浄化療法でよく使用される抗凝固薬には，未分画ヘパリン，低分子ヘパリン，メシル酸ナファモスタットがある．未分画ヘパリンは抗 Xa 作用：抗トロンビン作用が 1：1 であるのに対し，低分子ヘパリンは 4：1 であるため，出血の副作用を生じにくい．しかし，薬剤の半減期は未分画ヘパリンが 60〜90 分であるのに対し，低分子ヘパリンは 120〜180 分と長い．メシル酸ナファモスタットはセリンプロテアーゼ阻害薬であり，抗第 IIa，Xa，XIIa 活性をもつ．半減期が 8 分と短いため，出血性病変を有する患者で使用される．陽性荷電を有するため，LDL-アフェレシスや LCAP（白血球除去療法）のカラムや PAN 膜のダイアライザなど陰性荷電を有する膜には吸着される．

● ワルファリン投与時には，APTT でなく PT でモニターする．なぜなら，半減期の短い第 VII 因子を反映する PT のほうが，ワルファリン内服に伴うビタミン K 欠乏状態をより敏感にチェックできるためである．

● 日本透析医学会のガイドラインでは，透析患者の心房細動に対する安易なワルファリン治療を行わないことが望ましいが，ワルファリン治療が有益と判断した場合には PT-INR＜2.0 に維持する，と記載されている[1]．さらに，PT-INR の測定に用いる血液は血管（静脈，内シャント，グラフトシャント）より直接採取することが推奨されている．カテーテルからの採血では偽性 PT-INR 上昇を高頻度に認めるからである．

● DOAC は，ワルファリンのようにモニタリングできないといわれている．しかし，DOAC の一つであるダビガトランは IIa を阻害する薬物で，APTT は PT より作用の目安となる[2]．他の DOAC であるリバーロキサバン，アピキサバン，エドキサバンは Xa を阻害する．これら 3 剤は APTT より PT が作用の目安となる．DOAC は現時点では透析患者には禁忌とされている．

■ 文 献

1) 日本透析医学会：血液透析患者における心血管合併症の評価と治療に関するガイドライン―第 5 章 不整脈・心臓弁膜症 I．心臓突然死と不整脈．透析会誌 2011；44：383-388
2) Samuelson BT, Cuker A, Siegal DM, et al：Laboratory assessment of the anticoagulant activity of direct oral anticoagulants：a systematic review. Chest 2017；151：127-138

（日髙寿美，小林修三）

5．フィブリノゲン，FDP，D-ダイマー ● 99

5 フィブリノゲン，FDP，D-ダイマー ★★

◆ フィブリノゲン

基準値	腎機能正常者	150～350 mg/dL
		※日本血栓止血学会ウェブサイトより（トロンビン時間法での基準値）
	透析患者	腎機能正常者と概ね変わりないが，血液透析で損失するとの指摘[3]もある

検査目的	血液凝固能の評価，肝機能の評価，出血傾向の原因検索など

異常値を示した場合の鑑別	腎機能正常者・透析患者ともに

● 基準値以上
・生理的増加：運動後，高齢，妊娠
・病的・医原的増加：感染症，悪性腫瘍，心筋梗塞，脳卒中，糖尿病，ネフローゼ症候群，ヘパリン中止後，血液製剤の大量投与
● 基準値以下
・生理的減少：新生児
・先天的減少：低/無フィブリノゲン血症
・後天的減少：DIC，重症肝疾患（劇症肝炎，肝硬変など），大量出血，線溶亢進状態（白血病，癌），蛇毒製剤の投与

測定法	・トロンビン時間法，免疫法，重量法，チロシン法，塩析法

保険適用	・あり

◆ FDP

基準値	腎機能正常者	10 μg/mL 未満
		※日本血栓止血学会ウェブサイトより．試薬により異なる
	透析患者	腎機能正常者と概ね変わりないが，若干高値になるとの意見[4]もある

検査目的	線溶系亢進の評価，血栓症の病状評価，播種性血管内凝固のスコア化など

異常値を示した場合の鑑別	腎機能正常者・透析患者ともに

● 基準値以上

・DIC
・悪性腫瘍
・白血病（とくに急性前骨髄性白血病）
・胎盤早期剥離

・胞状奇胎
・妊娠中毒症
・大動脈瘤
・巨大血管腫（Kasabach-Merritt 症候群など）

・血栓性微小血管障害
・大手術後
・体外循環施行後

測定法	・ラテックス凝集法（半定量），ラテックス凝集免疫学的測定法，エバネセント波蛍光免疫測定法

保険適用	・あり

第3章 血液・凝固線溶系

◆ D-ダイマー

基準値	腎機能正常者　5 ng/mL 未満
	※日本血栓止血学会ウェブサイトより．試薬により異なる
	透析患者　腎機能正常者と概ね変わりないが，若干高値になるとの意見[4]もある
検査目的	線溶系亢進の評価，血液凝固状態の評価，血栓症の病状評価など
異常値を示した場合の鑑別	腎機能正常者・透析患者ともに ● 基準値以上 ・DIC　　　・血栓性微小血管障害　　・体外循環施行後 ・悪性腫瘍　・大血腫形成　　　　　　・大量の胸腹水 ・妊娠中毒症・大手術後
測定法	・ラテックス凝集法（半定量），ラテックス凝集免疫学的測定法，蛍光酵素免疫学的測定法，エバネセント波蛍光免疫測定法
保険適用	・あり

病態生理

● フィブリノゲン

フィブリノゲン（fibrinogen）は，血液凝固系の最終段階において，トロンビンの標的基質として重要な役割を担う．肝細胞で合成され，Aα鎖（67 kDa），Bβ鎖（56 kDa），γ鎖（47.5 kDa）の 3 種類のポリペプチドがジスルフィド（S-S）結合した 340 kDa の糖蛋白である．凝固系活性化で発生したトロンビン（第 IIa 因子）によってα鎖とβ鎖の重合部位が表出し，分子間の結合によるフィブリン重合反応が生じる．さらに，第 XIIIa 因子の作用でフィブリン間に架橋反応が加わり，最終的に強固なフィブリン基質が形成される．また，フィブリノゲンは活性化血小板表面上の glycoprotein IIb/IIIa を介して血小板同士の結合も促し，血栓形成ネットワークに多面的な役割を果たす．

先天的あるいは後天的なフィブリノゲン欠乏状態では，重篤な出血性疾患を生じうる．後天的欠乏をきたす病態としては，重症肝疾患による産生能低下，大量出血や播種性血管内凝固症候群（DIC）による消費亢進，白血病などの線溶系活性による分解亢進が挙げられる．一方，血栓塞栓症では増加状態を呈し，担癌患者でも潜在的凝固異常を反映して増加する．また，フィブリノゲンは C-reactive protein（CRP）と同様に急性期蛋白としての側面を有し，感染症などの炎症性疾患でも

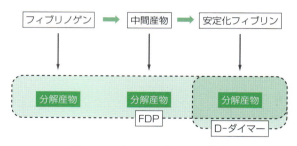

図　FDP と D-ダイマーの由来

増加する．

● FDP

フィブリノゲンおよび凝固活性化で生じたフィブリンは，線溶系因子のプラスミンにより溶解される．FDP はこの分解産物の総称，fibrinogen and fibrin degradation products の略記である．

血栓を形成したフィブリンはプラスミノゲン活性化に補酵素的役割を果たし，生じたプラスミンがフィブリンを分解して D-ダイマーと E 分画になる反応を二次線溶と呼ぶ．対して，一次線溶は，フィブリノゲンがプラスミンによって D-モノマーと E 分画に分解される反応である．FDP にはフィブリノゲン分解産物すなわち血栓形成を経ない分解産物も含まれるわけで，必ずしも形成された血栓由来の産物ではない（図）．D-ダイマーと同様に種々の血栓性疾患でも上昇するが，産科領域の DIC など線溶系が優位に亢進する病態でも著明高値となる．一方で，血栓は形成されても引

き続いて起こる線溶活性化が弱い場合，たとえば感染症による DIC ではプラスミノゲンアクチベーターインヒビター 1（PAI-1）の増加によってプラスミンの生成が抑制されるため，FDP の増加は軽度に止まる．

● D-ダイマー

架橋結合した安定化フィブリンはプラスミンによって分解されるが，D-D 構造は分解されず，架橋化フィブリンの最小単位が D-ダイマーで，FDP に比べ二次線溶に対する特異性の高い評価が可能となる．凝固系に対して線溶系が優位に活性化する病態では，FDP に比して D-ダイマーの上昇は軽度に止まる．こうした差異によって同時測定が診断の一助となる可能性はあるが，FDP および D-ダイマーともに測定法は標準化されておらず，使用する診断薬によって検査結果が異なる[1]ことに注意を要する．フィブリノゲンおよび安定化フィブリン分解産物はプラスミン分解産物の総称であり，とくに安定化フィブリン産物は同一構造をもちながら分子構造が異なる類似物質の混合物である[1]．時に D-ダイマー値が FDP 値を極端に上回るといった，"逆転現象"が生じることもある[2]．DIC の診断基準として，わが国では，旧厚生省診断基準，国際および日本血栓止血学会基準，日本救急医学会診断急性期診断基準などが活用されることが多い．

透析患者における読み方・意義

●血液凝固能は健常人と比べて大きな違いはみられないが，血液透析によりフィブリノゲンは減少するとの指摘[3]もある．一方，透析患者の FDP，D-ダイマーは若干高値との意見[4]もある．
●体外循環および使用する抗凝固薬が，検査結果に影響する可能性は否定できない．血液透析前の検体採取を心がけるべきである．
●異物との接触により，第 XII 因子から始まる内因系凝固が活性化される．血液検体は血液透析開始時に採取されることが多いが，その際回路操作などに没頭して，長時間シリンジ内に検体を留置しないよう注意を要する．

■ 文 献

1) 福武勝幸：FDP/D dimer の標準化．血栓止血誌 2016；27：653-658
2) 三好雅士，松田定信，井上千尋，他：D ダイマー・FDP の逆転現象に対して DTT が有用であった 1 症例．医学検査 2014；63：86-89
3) 星野純一，乳原善文，原 茂子：検体検査：血液一般検査，凝固検査．Medical Technology 2003；31：277-281
4) 田村孝子，木全直樹：出血・凝固系検査．腎と透析 2010；168：630-633

（武田真一，長田太助）

6 アンチトロンビンⅢ（アンチトロンビン） ★★

基準値　腎機能正常者・透析患者ともに
生物活性値　80～130%（合成基質法　テストチームS　ATⅢ）
抗原量　24～36 mg/dL（免疫測定法　エルピア　ATⅢ）
※検査キット，試薬の違いにより正常域は異なる．

検査目的　DIC の診断および治療における AT 製剤使用の適応の評価

異常値を示した場合の鑑別

● 基準値以上
・先天性凝固因子欠乏症：血友病 A・B，Ⅶ因子/Ⅴ因子欠乏症
・後天性：急性肝炎，腎移植など
・薬剤投与：抗凝血薬，蛋白同化ステロイドなど

● 基準値以下
・生理的低下：妊娠，新生児
・先天性 ATⅢ 欠損症：常染色体優性，量的低下，分子異常症
・後天性：DIC，慢性肝疾患（肝硬変など），腎疾患（ネフローゼ），肺梗塞，心筋梗塞，敗血症，広範な外傷・熱傷，外科手術後，静脈血栓症，悪性腫瘍，動脈硬化症，糖尿病，溶血性尿毒症症候群，ホモシスチン尿症，薬剤投与（避妊薬，ヘパリン，アスパラキナーゼ）など

測定法
・生物活性値（合成基質法による測定法）：テストチームS ATⅢ（80～130%），エルシステム・ATⅢ（80～130%），ベリクロームアンチトロンビンⅢオート B（75～125%），クロモレイトATⅢ（C）Ⅱ（83～118%）など
・抗原量測定（免疫測定法）：エルピア ATⅢ（24～36 mg/dL），N-抗血清アンチトロンビンⅢ（0.19～0.31 g/dL）など

保険適用　・あり〔適用疾患：出血・凝固異常（血栓症）など〕

〔文献1）より引用，一部改変〕

病態生理

アンチトロンビン（antithrombin；AT）は，主として肝臓で産生される分子量約59,000の蛋白である．AT はトロンビンのみならず，活性化Ⅶ，Ⅸ，Ⅹ，Ⅺ，Ⅻ因子など多くの凝固因子阻害作用を有している[2]．以前はトロンビンの効果を打ち消す因子が6種類考えられており，発見順にⅠ～Ⅵの順番がつけられた．しかし，実際には ATⅢ のみがトロンビンの作用を抑制する因子であると考えられ，長い間 ATⅢ という名称が使用されていたが，1994 年に国際血栓止血学会で ATⅢ を単に AT と呼ぶように決められた．

AT はトロンビンによるフィブリン形成作用を抑制するように働き，トロンビンと結合してその作用を失活させ，トロンビン・アンチトロンビン複合体（thrombin-antithrombin complex；TAT）が形成される．TAT は生体内にトロンビンが産生されると速やかに増加し，半減期が15分以下と

きわめて短いことから過凝固状態を反映する有効なマーカーと考えられている．また，AT はヘパリンと結合し，トロンビンの作用を阻害することで抗凝固機能を発揮する．

AT の血中濃度は AT の産生低下と消費亢進により低下する．産生量の低下は先天的な欠損，主たる産生部位である肝臓の機能低下（肝硬変など）で認める．また，播種性血管内凝固症候群（disseminated intravascular coagulation；DIC）や血栓症，感染併発時などの凝固活性化状態，血管内皮細胞障害に伴う血管外漏出およびネフローゼ症候群における尿蛋白としての喪失が，消費亢進による AT 低下の原因として知られている．

● 測定法について

測定結果は生物活性値と抗原量測定のいずれかで行われるが，検査キット，試薬の違いにより正常域も異なることから自施設の正常値を確認しておく必要がある．検体の取り扱いに関しても注意が必要で，検体の保存にはクエン酸ナトリウムを

加え，上清を分離し凍結保存する必要がある．通常の血清保存では，TATなどATと活性化凝固因子の複合体ができるので不可である．

透析患者における読み方・意義

●血液透析患者ではATが減少し，TATが高値であることが多く，血液凝固能の亢進が考えられる．血液透析患者のAT減少の原因としては，血液透析療法施行に伴う体外循環時の血液に対する機械的な刺激，空気との接触などにより生じる血液凝固能の亢進にあると考えられている．ATが減少している患者においては，抗凝固薬であるヘパリンなどの凝固抑制効果が期待値よりも低くなる．このような場合には抗凝固薬の増量を行っても凝固抑制効果は低く，回路内血液凝固をきたす可能性が高いことから，合成抗トロンビン剤などの凝固抑制機序の異なる抗凝固薬への変更が必要と考えられる[3]．

〈長期予後（生命予後）の predictor としての意義〉

●AT欠乏症は常染色体優性遺伝の疾患であり，日本人での発症頻度は0.18%と推測されている．保因者の約80～90%は50～60歳までに血栓症を発症するとされ，手術や外傷など通常では問題とならない軽微な誘因によって血栓症が引き起こされると報告されている[4]．AT欠損者の生命予後はAT非欠損者と差はないとされており，すべてが血栓症を発症するわけではない．しかし，血液透析患者にとって繰り返すシャントトラブルは生命予後にも影響を与えかねないため，血栓症を発症したAT欠乏の透析患者はワルファリンカリウムなどの長期にわたる抗凝固療法が必要である[5]．

●透析患者に限らず，DICは生命予後に影響を与える重篤な病態である．DICの治療は，基礎疾患の治療が原則であるが，DICの本態が全身の微小血管における播種性血栓形成とそれに伴う線溶亢進であることから，抗凝固療法はDICに対する必須の治療である．前述したように，DICの病態においては凝固亢進による消費や血管内皮障害に伴う血管外漏出などでATが著しく低下する．ATが低下した状態ではヘパリンなどは十分な効果が期待できないため，AT活性を適宜測定し，必要に応じAT濃縮製剤の投与を行う（保険適用上はAT活性70%以下で使用可能）[2]．

■ 文 献

1) 青池郁夫：アンチトロンビンⅢ．黒川　清　監：透析患者の検査値の読み方（改訂第2版）．2007，37-38，日本メディカルセンター，東京
2) 日本血栓止血学会学術標準化委員会DIC部会：科学的根拠に基づいた感染症に伴うDIC治療のエキスパートコンセンサス．日本血栓止血会誌　2009；20：77-113
3) 後藤朱里，岡本美香，坂田光彦：血液透析患者におけるアンチトロンビン（AT）活性．生物試料分析　2009；32：234-239
4) Van Boven HH, Lane DA：Antithrombin and its inherited deficiency states. Semin Hematol　1997；34：188-204
5) 小嶋哲人：先天性凝固阻止因子欠乏症．日本血栓止血学会誌　2009；20：484-486

（菊田知宏）

第4章

血液生化学
（電解質，肝機能等）

106　第４章　血液生化学（電解質，肝機能等）

1 総蛋白 ★★

基準値		
腎機能正常者	血清総蛋白値 6.6〜8.1 g/dL〔日本臨床検査標準協議会（JCCLS）共用基準範囲〕	
透析患者	血清総蛋白値 6.6〜8.1 g/dL ただし，透析前採血では，体液量の増加に伴う希釈効果のため，真の値より低値を示すことがある．	

検査目的	血液疾患の有無，膠原病や慢性感染症の有無，栄養状態の評価，肝機能障害の有無，体液量の増減の指標など

異常値を示した場合の鑑別	一般的には 8.5 g/dL 以上を高蛋白血症，6.0 g/dL 以下を低蛋白血症という．

● 異常高値
- 脱水：水分摂取不足，下痢，嘔吐，糖尿病性ケトアシドーシス，熱中症，熱傷，外傷性ショックなど
- 網内系疾患による単クローン性高γグロブリン血症：多発性骨髄腫，原発性マクログロブリン血症など
- 慢性感染症や膠原病による多クローン性高γグロブリン血症：関節リウマチ，細菌感染など
- 透析後の血液濃縮

● 異常低値
- 血漿蛋白の漏出：出血，蛋白尿（ネフローゼ症候群），蛋白漏出性胃腸症など
- 栄養不良：栄養障害（経口摂取不良，消化吸収障害），悪性腫瘍，慢性炎症など
- 肝機能障害（蛋白合成低下）：肝硬変，慢性肝炎など
- その他：異化亢進，血液疾患，体液量の増加に伴う希釈など

測定法	・Biuret 法と屈折計法があるが，Biuret 法が広く用いられている．Biuret 法は操作が簡単で，その発色は蛋白の種類による差が少なく，各種自動分析装置に適用されている[1]．

保険適用	・あり 包

病態生理

　血清中にはアルブミン，免疫グロブリンをはじめ補体，リポ蛋白を含む 100 種類以上の蛋白が存在し，血清総蛋白はこれらの総和になるが，量的にはアルブミンと免疫グロブリンがその大部分を占める．そのほかには，補体，リポ蛋白，凝固因子などが存在し，生体内の膠質浸透圧，免疫，物質輸送，凝固線溶など重要な役割を担っている．総蛋白は，アルブミン（約 60〜70%），a_1 分画，a_2 分画，β 分画，γ 分画（約 20%）に分けられ，免疫グロブリンは γ 分画に相当する．よって，血清総蛋白の増減は，おもにアルブミンと免疫グロブリンの二つの濃度によって決まる．血清中のアルブミン／グロブリン比（A/G 比）は血清総蛋白値と血清アルブミン値の二つから近似的にアルブミン／（総蛋白−アルブミン）として算出される．A/G 比が高値を示す病態（疾患）は，ヒト免疫不全ウイルス感染症などの免疫不全状態や，ステロイド剤の投与，無γグロブリン血症などがある．一方，総蛋白が高値で A/G 比が低値を示す病態（疾患）は，多発性骨髄腫，原発性マクログロブリン血症などの単クローン性高γグロブリン血症が考えられる．

　血清総蛋白は，生理的変動を認める．新生児は成人より低く，加齢により増加して 13〜14 歳で成人の値に達するが，高齢者では再び低下傾向を示す．女性は男性より低値を示し，妊娠によってより低値を示す．体位により変動し，立位では臥位より 0.5〜1.0 g/dL 高く，運動によっても高値を示す．

透析患者における読み方・意義

●透析施設で月1〜2回実施される透析前採血では，体液量の増加に伴う希釈の作用を認めることもあり，若干低い値を示すことがあるため注意を要する．透析患者では，血清総蛋白，とくに血清アルブミンの低下が生命予後の強い危険因子になることが知られている．K/DOQIのガイドラインにおいても，血清アルブミンは栄養状態のよい指標になることから最低1カ月に1回は測定することが推奨されている[2]．透析患者で，血清総蛋白が高値を示すことはまれであるが，A/G比が保たれたまま異常高値を示す場合は，脱水ないし透析後の血液濃縮が考えられる．血清総蛋白値が高値でA/G比が低下を示す場合は，慢性炎症や肝硬変，モノクローナル蛋白血症などの免疫グロブリンの異常を疑い，血清蛋白や免疫電気泳動で鑑別すべきである．

●また，食事量の影響を受け栄養状態が不良であると低下する．高齢者の透析患者においては，食事量の低下，運動量の低下により低値を示すことが多く，また糖尿病性腎症による透析患者では，尿蛋白としての喪失や溢水による希釈傾向があり，低値を示すことが多い．

●さらに，血液透析患者では，ダイアライザの性能によりアルブミンの漏出量が血清総蛋白値に影響を与えることがある[3]．腹膜透析患者では，腹膜透析液へアルブミンの漏出量が血清総蛋白値に影響を与えていると考えられ，透析条件の見直しが必要になる場合がある[4),5)]．

●他の血液検査との関連として，栄養状態不良が疑われるときはプレアルブミン，コリンエステラーゼ，コレステロール，中性脂肪の値を，異化亢進が疑われるときは血中尿素窒素，血清リン値，CRP，血清フェリチン値などを参考にするとよい．

■ 文 献

1) 藤田清貴，高橋克典：血清（血漿）総蛋白，臨床検査法提要，改訂第34版．2015，452-453，金原出版，東京
2) National Kidney Foundation：K/DOQI clinical practice guidelines for nutrition in chronic renal failure. Am J Kidney Dis 2000；35（Suppl 2）：S1-S140
3) 佐藤舞子，大島和佳子，村山正樹，他：ダイアライザー膜素材が血液透析患者の血清総蛋白，アルブミン濃度に及ぼす影響．日農医誌 2009；58：1：13-20
4) Elsurer R, Afsar B, Sezer S, et al：Peritoneal albumin leakage：2 year prospective cardiovascular event occurrence and patient survival analysis. Nephrology（Carlton） 2009；14：712-715
5) Westra WM, Kopple JD, Krediet RT, et al：Dietary protein requirements and dialysate protein losses in chronic peritoneal dialysis patients. Perit Dial Int 2007；27：192-195

（植田敦志）

108 第4章 血液生化学（電解質，肝機能等）

2 アルブミン ★★★

基準値	腎機能正常者　3.9〜4.9 g/dL
	透析患者　　　3.8 g/dL 以上（PEW の基準値）
	透析患者の管理目標値　3.5 g/dL 以上

検査目的　身体内の蛋白質代謝の状態，すなわち生合成と消費，漏出などのバランスの評価

異常値を示した場合の鑑別

透析患者

● 基準値以上
  ・脱水

● 基準値以下
  ・溢水　　　　　・消化吸収障害
  ・肝障害　　　　・栄養障害
  ・感染症　　　　・ネフローゼ症候群
  ・慢性炎症　　　・透析による除去

測定法　・BCG 法，BCP 改良法

保険適用　・あり 包

病態生理

　アルブミン（albumin）は，血漿内に存在する蛋白質のなかでもっとも多く，総蛋白の 50〜60% 程度を示す．血漿中にある種々の物質の保持・運搬，膠質浸透圧の維持などがおもな機能である．とくに薬物との結合が臨床的に重要であるが，一般的にはアルブミンと結合したぶんはフリーの薬剤よりも除去されにくく，血中濃度が上昇する可能性がある．しかし透析膜の性能によってはアルブミンごと透析で体外へ除去されるため，薬物も一緒に除去されてしまう可能性がある．それぞれの薬物についてアルブミンとの結合性，および患者の用いている透析膜のアルブミン除去率の双方が薬物動態に影響することに注意が必要である．

● 測定法について

　1999 年にグロブリン分画とも反応するという BCG 測定法の欠点を補った BCP 改良測定法が報告され[1]，わが国の医療機関でもその後時間をかけて測定法が BCG 法から BCP 改良法に移行しつつある．それでも 2013 年の日本医師会，日本臨床検査技師会の調査では BCP 改良法は 6 割弱の施設で使用されているにすぎない．両者の測定値の差異は低値の場合に問題となる．これに対して日本臨床検査学会では 2013 年 12 月に日本肝臓学会からの要請を受けて提言を発表しており，3.5 g/dL 以下の場合に BCP 改良法の測定値に 0.3 g/dL を加えた値が BCG 法の測定値に近似するとしてい

る[2]．従来の診断基準や重症度分類に用いられている血清アルブミン値は BCG 法の測定値であると思われるため，たとえばネフローゼ症候群の診断基準（2011 年）である 3.0 g/dL は BCP 改良法を用いている施設では 2.7 g/dL に換算して考える必要がある．

透析患者における読み方・意義

● 透析患者においては単回測定の絶対値によって管理方針を判定することは少なく，経時的な変化を観察したうえで判断されることが多いため，患者管理のうえでは大きな問題とならないが，転医や入院の際に数値に 0.3 g/dL 程度の変化があれば，それぞれの施設におけるアルブミン測定法を確認する必要がある．この問題はアルブミンに関連する病態のみならず，広く Payne の補正式を用いて病態を把握している血清カルシウム値による臨床判断に影響する[3]．とくに CKD-MBD では血清カルシウムの絶対値により治療方針が定まるために，関連学会による対応が必要と思われる．

● 血清アルブミン値の意義は一般的には栄養状態の指標としての要素が一番大きい．しかし感染や炎症，希釈の影響を受けるため，アルブミン値＝栄養状態の絶対評価とはならないことがかねてから議論されている．もちろんそのとおりで，アルブミン値にしろ他の指標にせよ単独の測定値で栄養評価を下すのは不可能であるため，いくつかの測定値を組み合わせたスコアリングが適切と思わ

表1 GNRI（Geriatric Nutritional Risk Index）

GNRI＝14.89×血清アルブミン値（g/dL）＋41.7×（DW/IBW）
※理想体重（IBW）＝22×身長（m）×身長（m）
※DW＞IBW の場合は，DW/IBW＝1 とする
透析患者では GNRI が 91 未満で栄養障害リスク大，91 以上で栄養障害リスク小と判定

表2 透析患者における低アルブミン血症のおもな原因

喪　失	蛋白漏出性消化管疾患，出血
合成低下	侵襲の大きな手術，敗血症，外傷，肝疾患，悪性腫瘍，代謝亢進
その他	輸液・飲水による希釈

れる．スクリーニング法として代表的なのが GNRI（Geriatric Nutritional Risk Index）である（**表1**）．2005 年にフランスの Bouillanne が高齢者の栄養評価に用いた身長・体重，血清アルブミンの値をもとに栄養状態をスクリーニング評価する指標で，透析患者でも簡便で予後因子を予想するうえで正確性が高いことが証明され広く用いられている[4]．

1）現在の病態の評価

アルブミン値の異常は**表2**に示したさまざまな要素が影響した結果として得られる．透析患者の栄養指標として用いる場合には，アルブミン単一の絶対値ではなく，経時的な変化を評価すべきである．その際に考慮するのは測定前 2〜4 週間の病歴に感染症をはじめとした炎症があるか，また透析条件とくに透析膜やオンライン HDF への変更，副腎皮質ステロイド薬の処方変更などである．炎症の有無についてはヘモグロビン値の推移が参考になる．絶対値としての高低はグロブリンとの関係を相対的に考える必要があり，A/G 比が低い場合には異常蛋白を産生する疾患を鑑別する必要がある．身体状況が安定した状態では測定前 2〜4 週程度のアルブミン産生能すなわちたんぱく質摂取量と肝機能を示すと考えられる．

2）長期予後の predictor としての意義

日本透析医学会の年末調査では透析前アルブミン値と 1 年生命予後の関連が示されている[5]．2008 年末に週 3 回で 2 年以上の透析歴のある患者 159,659 名を抽出し，2009 年末時点での転帰によるものであるが，透析前アルブミン濃度（g/dL）3.5 以上 4.0 未満を対照としたとき 3.0 未満，3.0 以上 3.5 未満の群の死亡リスクはそれぞれ 3.305，1.770 であった．一方 4.0 以上 4.5 未満，4.5 以上の群では 0.717，0.731 であり，血清アルブミン値については the higher, the better である．このほかにもさまざまな研究によって，血清アルブミン値が単なる栄養状態の指標ではなく，むしろ透析患者における生命予後や心血管イベントに対する指標になりうることが報告されている．こうした指標として用いる際の希釈の影響について，1 年生命予後に関しては透析前後の測定値間で大きな違いはないことが報告されている[6]．

■ 文　献

1) Muramoto Y, Matsushita M, Irino T：Reduction of reaction differences between human mercaptalbumin and human nonmercaptalbumin measured by the bromcresol purple method. Clin Chim Acta　1999；289：69-78
2) 前川真人，村本良三，清宮正徳，他；日本臨床検査医学会血清アルブミン定量値ワーキンググループ：血清アルブミン測定値についての提言書　BCG 法と BCP 改良法による測定値の差の取り扱い方（解説）．臨床病理　2014；62：5-9
3) 日本透析医学会：慢性腎臓病に伴う骨・ミネラル代謝異常の診療ガイドライン．透析会誌　2012；45：301-356
4) Yamada K, Furuya R, Takita T, et al：Simplified nutritional screening tools for patients on maintenance hemodialysis. Am J Clin Nutr　2008；87：106-113
5) 日本透析医学会：図説 わが国の慢性透析療法の現況（2009 年 12 月 31 日現在）．2010；66-89
6) Kanno Y, Kanda E：Comparison of accuracy between pre-hemodialysis and post-hemodialysis levels of nutritional factors for prediction of mortality in hemodialysis patients. Clin Nutr　doi：10.1016/j.clnu.2017.12.012

（菅野義彦，宮岡良卓）

110　第4章　血液生化学（電解質，肝機能等）

3　プレアルブミン　★★

基準値	腎機能正常者　　22〜40 mg/dL 透析患者　　　　高値となる報告がある[1]（30 mg/dL 未満で栄養障害の可能性）

検査目的	アルブミンよりも鋭敏で動的な蛋白質代謝の指標としての測定

異常値を示した場合の鑑別	● 基準値以下 ・低栄養 ・感染症 ・炎症 ・肝機能障害	● 基準値以上 ・甲状腺機能亢進症 ・悪性腫瘍 ・妊娠 ・栄養補充	 ・慢性腎不全 ・ネフローゼ症候群

測定法	・免疫比濁法（nephelometric immunoassay） ・免疫比朧法（turbidimetric immunoassay）

保険適用	・あり〔プレアルブミン（トランスサイレチン）〕（適用疾患：栄養障害，栄養失調症など）

病態生理

　プレアルブミン（prealbumin；PRAL）は栄養状態の指標という以外にもアミロイド病にも関与するなど発見以来さまざまな面から研究がなされてきている．1942年に脳脊髄液から分離されたのが始まりだが血漿中にも確認され，電気泳動法にてアルブミンより手前の陽極側に泳動されることからプレアルブミンと呼ばれた．後にその役割が甲状腺ホルモンの輸送に関与することからトランスサイレチン（transthyretin；TTR）とも呼ばれるようになったが，現在どちらの呼称も使われている．

　PRALはおもに肝臓や脳脈絡叢で産生される分子量 55 kDa ほどの四量体蛋白である．生体内でのおもな役割は，甲状腺ホルモン（サイロキシン：T4）やビタミンA（レチノール）を運搬することである．PRALのビタミンAの輸送はレチノール結合蛋白（RBP）を介して行われる．

　一般的に血漿PRALの血中濃度は生後から成人まで徐々に増加し，また50歳を過ぎてから徐々に低下していくことが知られている．一般的に低栄養状態や慢性炎症などの状態で著明に減少する．

　アルブミンやPRALは負の急性相反応物質とされ，炎症や栄養状態悪化に反応して肝臓での産生が低下する．両者の半減期は異なりアルブミンが14〜21日であるのに対しPRALは2〜3日と短い．また血清アルブミンは血管透過性の変化を受けやすく体液量により血中濃度が変化しやすい．

これらからPRALは鋭敏で動的な栄養指標と認識されている．

透析患者における読み方・意義

●透析患者の高い死亡率のおもな原因の一つに栄養障害が指摘されており約18〜75%の維持透析患者に栄養障害，筋肉浪費，体脂肪喪失，炎症などを認める．これらの多様な代謝栄養変化を統合した概念として「protein energy wasting；PEW」が提唱され，この診断クライテリアにはプレアルブミンも含まれている．

●PRALの血中濃度は血液透析患者が健常人と比較して高値であることや[1]腹膜透析患者でより高値であったという報告[2]がある．これらのメカニズムはあまり明確ではないが腎機能低下によるPRALレベルの増加は，腎臓でのPRAL分解の低下が関与している可能性がある．

●腹膜透析患者においてもネフローゼ症候群の病態のような，アルブミン喪失を刺激とした肝臓におけるPRALの産生亢進が関与しているのかもしれない．保存期腎不全ではPRALレベルの解釈は難しいが，透析患者においては健常者と同じように栄養状態の指標となりうることが示されている[3],[4]．

●透析患者で報告されているいくつかのスタディはPRALレベルと予後との相関が示されており，アルブミンや他の死亡予測因子と独立した価値が示されている．Mittmanらは130人の血液透析患者について調査し，血清PRALが30 mg/dL未満

で有意な死亡率の上昇を報告した[5]. さらに Chertow らは 7,815 人の血液透析患者において血清 PRAL レベルが死亡リスク, 感染症による入院リスクを予測することを示した[6]. これらはアルブミンを含めた多変量解析後も有意であり, 血清 PRAL 30 mg/dL を下回ると低下に伴い各リスクの上昇がみられた. これらの報告より PRAL＜30 mg/dL であった場合, 栄養状態や炎症に対するアプローチを検討することは意義があると考えられる. また栄養や死亡リスクの推定だけでなく心血管イベントの予測因子となる可能性も報告されている.

●腹膜透析患者でも死亡リスクとの関連が報告されている. Avram らは血液透析患者の報告と同様に PRAL レベルが 30 mg/dL 未満で死亡率の上昇を報告した[7]. Mittman らの報告では PRAL と死亡リスクの関連がみられたが多変量解析で有意性が失われたと報告している[5]. Lee らは PRAL レベル＜40 mg/dL の低 PRAL 群において有意な死亡率の上昇を報告している[8].

●そのほか PRAL と脂肪細胞との関与も注目されている. Molfino らによる報告では 48 人の血液透析患者において内臓脂肪量が PRAL や RBP4, nPCR との正の相関関係を認めるが, アルブミンとは関連を認めなかった[9]. Delgado らは 609 人の透析患者における身体測定やバイオインピーダンス法で測定した体脂肪率と炎症や栄養透析患者との関連を報告し, プレアルブミンおよびアルブミンとウエスト径との逆相関, 体脂肪率との相関関係がみられた[10]. PEW の病態には褐色脂肪細胞やインスリン抵抗性, アディポサイトカインなども関与している可能性があり, PRAL と脂肪との関連性についてさらなる研究が待たれる.

■ 文 献

1) Cano NJ：Metabolism and clinical interest of serum transthyretin（prealbumin）in dialysis patients. Clin Chem Lab Med 2002；40：1313-1319

2) Goldwasser P, Feldman JG, Barth RH, et al：Serum prealbumin is higher in peritoneal dialysis than in hemodialysis：a meta-analysis. Kidney Int 2002；62：276-281

3) Chertow GM, Ackert K, Lew NL, et al：Prealbumin is as important as albumin in the nutritional assessment of hemodialysis patients. Kidney Int 2000；58：2512-2517

4) Sreedhara R, Avram MM, Blanco M, et al：Prealbumin is the best nutritional predictor of survival in hemodialysis and peritoneal dialysis. Am J Kidney Dis 1996；28：937-942

5) Mittman N, Avram MM, Oo KK, et al：Serum prealbumin predicts survival in hemodialysis and peritoneal dialysis：10 years of prospective observation. Am J Kidney Dis 2001；38：1358-1364

6) Chertow GM, Goldstein-Fuchs DJ, Lazarus JM et al：Prealbumin, mortality, and cause-specific hospitalization in hemodialysis patients. Kidney Int 2005；68：2794-2800

7) Avram MM, Goldwasser P, Erroa M, et al：Predictors of survival in continuous ambulatory peritoneal dialysis patients：the importance of prealbumin and other nutritional and metabolic markers. Am J Kidney Dis 1994；23：91-98

8) Lee KH, Cho JH, Kwon O, et al：Low prealbumin levels are independently associated with higher mortality in patients on peritoneal dialysis. Kidney Res Clin Pract 2016；35：169-175

9) Molfino A, Heymsfield SB, Zhu F, et al：Prealbumin is Associated with Visceral Fat Mass in Patients Receiving Hemodialysis. J Ren Nutr 2013；23：406-410

10) Delgado C, Chertow GM, Kaysen GA, et al：Associations of Body Mass Index and Body Fat with Markers of Inflammation and Nutrition Among Patients Receiving Hemodialysis. Am J Kidney Dis 2017；70：817-825

（宮岡良卓，菅野義彦）

112　第4章　血液生化学（電解質，肝機能等）

4　尿素窒素　★★★

基準値	腎機能正常者　8〜20 mg/dL
	血液透析患者　70〜90 mg/dL（透析前値）
	透析患者の管理目標値　Kt/V：1.2〜1.4
	nPCR：非糖尿病症例≧0.9 g/kg/day，糖尿病症例≧0.7 g/kg/day

検査目的	透析効率および摂取たんぱく量の評価，異化亢進病態の有無

異常値を示した場合の鑑別	● **基準値以下**
	・尿素の産生低下：低たんぱく食・低栄養，肝不全
	・尿素の排泄亢進：妊娠，強制利尿（尿崩症，マンニトール投与）
	● **基準値以上**
	・尿素の産生過剰：高たんぱく食，消化管出血，異化亢進（熱傷，感染，手術侵襲，飢餓，異型輸血，糖尿病性アシドーシス，甲状腺機能低下症），薬剤（副腎ステロイド，サイアザイド，テトラサイクリンなど）
	・尿素の排泄障害：有効循環血漿流量の低下（脱水，心不全），尿路閉塞，腎不全

測定法	・ウレアーゼ UV 法，LED アンモニア回避法

保険適用	・あり 包
	・適用疾患：腎機能低下（尿毒症，慢性腎不全），肝不全，悪性腫瘍末期，甲状腺機能亢進症，高蛋白血症，消化管出血，脱水症，摂食障害，心不全，腎障害，慢性腎臓病

病態生理

　尿素は蛋白質の最終代謝産物であり，分子量は約60と小さく，血液透析によって除去される代表的な小分子物質である．食事由来のたんぱく質や体蛋白異化によって生じたアミノ酸の脱アミノ化により，内因性アンモニアが産生される．内因性アンモニアは肝臓の尿素サイクルにおいて最終代謝産物である尿素に合成された後，体内に分布し，腎臓より尿中へ排泄される．血清中に存在する尿素の窒素量は血清尿素窒素（serum urea nitrogen；SUN）として測定されるが，一般にBUN（blood urea nitrogen）の呼称が慣用されている．

　BUN は摂取たんぱく質量・体蛋白異化，肝臓での合成，腎からの排泄の三つの要因によって規定される．尿素は約40〜60％が尿細管で再吸収を受ける．そのため，ほぼ100％が尿中に排泄されるクレアチニン（Cr）に比べ，BUN と糸球体濾過量（GFR）の相関性は弱く，腎機能低下指標としての意義は低い．しかしながら，BUN は，たんぱく質摂取量や異化亢進など腎外要因の影響も反映することから，Cr との比（BUN/Cr 比）を取るこ

とで，臨床的に重要な情報を得ることができる．

　BUN/Cr 比が異常値を示した際には，尿素の産生と排泄に着目して，それらが亢進しているか，障害されているか確認しながら鑑別を進めることによって病態の把握が容易となる．

●BUN/Cr 比＜10 の場合

1）尿素の産生低下

　厳格な低たんぱく食実施時や肝不全時は尿素の産生が低下し，BUN/Cr 比は低下する．

2）尿素の排泄亢進

　妊娠など循環血液量増加時には，尿細管における尿素の再吸収が抑制されるため，BUN/Cr 比は低下する．また，尿崩症やマンニトール使用に伴う強制利尿時には尿素の排泄が亢進し，BUN は低値となる．

●BUN/Cr 比＞10 の場合

1）尿素の産生過剰

　高たんぱく食摂取時やアミノ酸輸液による窒素負荷増大時や外科的侵襲，重症感染症，グルココルチコイドなど薬剤投与に伴う異化亢進は尿素の産生過剰の原因となり，BUN の上昇をもたらす．また，消化管出血時には腸内細菌によって代謝される赤血球や血漿蛋白由来のアンモニアが窒素源

となる.

2）尿素の排泄障害

健常人では，循環血液量の減少によって近位尿細管や髄質集合管での尿素の再吸収が亢進し，尿中排泄率が低下する．集合管における再吸収には抗利尿ホルモンの尿素透過性亢進作用が関与することが知られている．透析患者では，尿中への尿素排泄はほぼ皆無であるため，透析前の BUN/Cr 比の上昇は，食事によるたんぱく質摂取量や異化亢進病態の存在，透析による溶質除去効率を反映する指標として，一定の有用性を有しているものと考えられる．

透析患者における読み方・意義

透析効率の評価

●可溶性小分子である尿素が体組織コンパートメント（細胞内液，組織間質液，循環血液）間を自由に通過拡散できる点に着目し，細胞内液と細胞外液をひとまとめとして捉える 1-コンパートメントモデルを適用した尿素動態指標が提唱され，透析量や尿素産生量の評価に広く用いられている．

1）Kt/V

●ダイアライザの尿素クリアランス（K）と透析時間（t）の積である Kt を求めることによって，1 回の透析当りに尿素が除去された総体液量として透析量が算出される．個人差を考慮し，Kt を体液量（V）で除することにより，体格差によらず単位体積当りの標準化透析量の評価が可能となる．これまでにいくつかの Kt/V の算出方法が提唱されている．

〈Gotch の二点法〉

Kt/V＝−ln（R）

R＝透析前 BUN 値/透析後 BUN 値

〈Daugirdas の二点法〉

Kt/V＝−ln（R−0.008×t）＋（4−3.5R）×総除水量/体重

2）標準化蛋白異化率（normalized protein catabolic rate；nPCR）

●安定した維持透析患者においては，摂取たんぱくの同化速度と体蛋白異化の速度が等しいため，nPCR が食事からのたんぱく質摂取量を反映する指標として汎用されている．

・PCR＝（G＋1.2）×9.35（g/day）

G：尿素産生速度（次回透析前 BUN 値−透析後 BUN 値）×（V［体液量］/Δt［次回透析まで

の時間］）

・nPCR＝PCR/体重

3）TAC urea（time-averaged concentration）

●週 3 回の透析治療を受ける維持透析患者では，血中 UN 値は大きく週間変動する．この変動の平均値である TAC は，スケジュールが異なる治療間の比較において，理論上 Kt/V よりも正確な透析量の評価指標となりうるが，厳密な算出は現実的に容易ではなく，以下のような簡易式で近似される．

・TAC urea＝（透析後 BUN 値＋次回透析前 BUN 値）/2

長期予後の predictor としての意義

1）Kt/V と生命予後

●米国で実施された National Cooperative Dialysis Study（NCDS）において，TAC urea で評価された尿素除去状態の維持が，透析時間とは独立した透析患者の予後の関連因子であることが報告された[1]．NCDS 以降に実施された欧米での観察研究において，透析量増加に伴う死亡リスク低減効果は single-pool model の Kt/V（spKt/V）1.2〜1.3 程度でプラトーに達することが報告された[2],[3]．前向き介入研究である Hemodialysis Study（HEMO研究）においては，標準的な透析量（Kt/V：1.32±0.09）以上に高い透析量（Kt/V：1.71±0.11）を設定しても，死亡リスクは減少せず，透析量増加のみによって透析患者の生命予後を改善することは難しいことが示唆された[4]．

●日本透析医学会（JSDT）の統計調査委員会の解析では，spKt/V 1.2 以下の群において，透析量の減少に伴う急激な死亡リスク上昇が認められる一方，1.2 以上の群では，少なくとも 1.8 に達するまでは，透析量の増加に伴った緩徐な死亡リスクの低下傾向が認められた[5]．わが国と欧米の間で死亡リスクが最低となる spKt/V 値についての乖離が認められる背景として，両者の透析処方の違いが反映されている可能性がある．たとえば，HEMO 研究は平均透析時間が 4 時間未満の短時間高効率透析を実施された集団であり，わが国の透析患者の実態とは著しく異なる．世界 19 カ国の血液透析患者の国際比較疫学調査を実施した Dialysis Outcomes and Practice Patterns Study（DOPPS）では，同一の透析時間であれば spKt/V が高値であるほど予後が良好であることが明らかとなっており[6]，わが国の透析患者で認められる，より高い spKt/V 値と死亡リスク低下の関係を支

持する結果であった.
●さらに，DOPPS では長い透析時間と良好な生命予後の関連性も示され[6]，透析量のみならず十分な透析時間確保の重要性も示唆された．Fujisaki らによる日本人血液透析患者 3,456 名（Q コホート研究）の解析によると，透析時間が 5 時間未満の群と比較し，5 時間以上の長時間透析を受けている患者群で有意に死亡リスクが低いことが報告されている[7].

2）nPCR と生命予後
●JSDT の統計調査によると，nPCR 0.9 g/kg/day 未満および 1.4 g/kg/day 以上のグループでの 6 年死亡リスクが高く[5]，また，非糖尿病症例では 0.9 g/kg/day 未満，糖尿病症例では 0.7 g/kg/day 未満になると，それぞれ死亡リスクが高くなることが明らかとなった[8].海外の観察研究では normalized protein equivalent of nitrogen appearance（nPNA）と 2 年生命予後が検討され，1.4 g/kg/day 以上および 0.8 g/kg/day 未満のグループで死亡リスクが有意に高まることが報告された[9].これらの背景を踏まえて「慢性腎臓病に対する食事療法基準 2014 年版」では，血液透析患者のたんぱく質摂取量として，0.9〜1.2 g/kg（標準体重）/day が推奨されている[10].

■ 文 献
1) Lowrie EG, Laird NM, Parker TF, et al：Effect of the hemodialysis prescription of patient morbidity：report from the National Cooperative Dialysis Study. N Engl J Med　1981；305：1176-1181
2) Owen WF Jr, Lew NL, Liu Y, et al：The urea reduction ratio and serum albumin concentration as predictors of mortality in patients undergoing hemodialysis. N Engl J Med　1993；329：1001-1006
3) Held PJ, Port FK, Wolfe RA, et al：The dose of hemodialysis and patient mortality. Kidney Int　1996；50：550-556
4) Eknoyan G, Beck GJ, Cheung AK, et al：Effect of dialysis dose and membrane flux in maintenance hemodialysis. N Engl J Med　2002；347：2010-2019
5) 日本透析医学会統計調査委員会：わが国の慢性透析療法の現況（1999 年 12 月 31 日現在）．透析会誌　2001；34：1-31
6) Saran R, Bragg-Gresham JL, Levin NW, et al：Longer treatment time and slower ultrafiltration in hemodialysis：associations with reduced mortality in the DOPPS. Kidney Int　2006；69：1222-1228
7) Fujisaki K, Tanaka S, Taniguchi M, et al：Study on dialysis session length and mortality in maintenance hemodialysis patients：The Q-Cohort Study. Nephron 2018；39：1-8
8) 日本透析医学会統計調査委員会：わが国の慢性透析療法の現況（1994 年 12 月 31 日現在）．透析会誌　1996；29：1-22
9) Shinaberger CS, Kilpatrick RD, Regidor DL, et al：Longitudinal associations between dietary protein intake and survival in hemodialysis patients. Am J Kidney Dis　2006；48：37-49
10) 日本腎臓学会 編：慢性腎臓病に対する食事療法基準 2014 年版．日腎会誌　2014；56：871-878

（田中　茂）

5 クレアチニン（Cr） ★★★

基準値
腎機能正常者	男性	0.61〜1.04 mg/dL（酵素法）
	女性	0.47〜0.79 mg/dL（酵素法）
透析患者	男性	11.9±2.7 mg/dL（酵素法）[1]
	女性	9.9±2.2 mg/dL（酵素法）[1]

検査目的 栄養状態および透析効率の評価

異常値を示した場合の鑑別

● 基準値以上
- 糸球体濾過量の低下（腎不全，心不全，ショック）
- 血液濃縮（脱水，火傷）
- 筋肉量の増大（末端肥大症，巨人症，蛋白摂取過多）
- 甲状腺機能低下症
- 誤測定（溶血，薬剤，糖尿病性ケトアシドーシス）

● 基準値以下
- 尿中排泄量の増加（妊娠，尿崩症，アミノ酸製剤投与）
- 血液希釈
- 筋萎縮（筋疾患，廃用性萎縮，副腎皮質ホルモン製剤，甲状腺機能亢進症），るい痩
- 産生障害（肝障害，飢餓）

測定方法
- Jaffe法：アルカリ性溶液中でクレアチニンとピクリン酸が反応して橙赤色のcreatinine picrateとなる性質（Jaffe反応）を利用した，比色定量法であるFolin-Wu法で測定する．本手法はクレアチニン以外の物質による呈色反応も一部含むため，酵素法よりも0.1〜0.2 mg/dL程度高値を示す．
- 酵素法：クレアチニンをクレアチニナーゼ，クレアチナーゼで代謝産物ザルコシンに変換し，ペルオキシダーゼを用いた呈色反応で定量する．

保険適用
- あり 包
- 適用疾患：腎機能低下，尿路結石症，腎炎，腎不全，うっ血性心不全，進行性筋ジストロフィー，先端肥大症，腎障害，慢性腎臓病

病態生理

● クレアチニンの合成・分解・排泄（図1）

クレアチニン（creatinine；Cr）は，化学式が$C_4H_7N_3O$で，分子量が113.12の小分子量物質に分類される分子である．Crはクレアチンの最終代謝産物で，おもに筋肉で産生される[2]．クレアチンは肝臓でグアニジノ酢酸とS-アデノシルメチオニンから生成される．また，クレアチンは食肉などの食品にも含まれ，その一部が消化管から吸収される．クレアチンの約98%は筋肉に存在し，アデノシン三リン酸（ATP）とクレアチンキナーゼによって可逆的にクレアチンリン酸となり，必要に応じて筋肉におけるATPの供給源になっている[3]．

クレアチンリン酸の1.6%が非酵素的分解によってCrになる．Crは産生量の11〜66%が体内で代謝され，残りが尿中に排泄される．Crの産生量は筋肉組織量に比例し，内因性の尿中Cr排泄量は体重1 kg当り25 mg/dayでほぼ一定である[4]．

● 血清Cr濃度とその測定方法

血清Cr濃度は，消化管から吸収される食事由来のCrを考慮しなければ，筋肉でのCr産生量と腎からのCr排泄量のバランスによって決定さる．血清Cr濃度の測定方法として，Jaffe法と酵素法が存在するが，現在の日本では酵素法が主流である．Jaffe法で測定した血清Cr濃度は，測定手法自体に含まれる誤差のために，酵素法で測定したCr濃度よりも0.1〜0.2 mg/dLだけ高値となる[5]．このため，後述する日本腎臓学会が作成した推算糸球体濾過量（eGFR）の推算式でeGFRを算出する場合には，酵素法によって測定した血清Cr濃度が必要であり，Jaffe法で測定した血清Cr濃度を用いる場合には，0.1〜0.2 mg/dLを差し引い

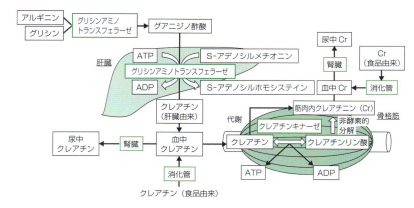

図1 クレアチンおよびクレアチニンの代謝経路
アルギニンとグリシンから合成されたグアニジノ酢酸は，肝臓でクレアチンに代謝され，血中へ放出される．血流を介して筋肉に到達したクレアチンはクレアチンリン酸として筋肉に貯蔵され，必要に応じてATPを供給する．クレアチンおよびクレアチンリン酸の一部が代謝されてCrが生成される．血中のCrはおもに腎臓から排泄される．なお，血中のCrの一部は食事に由来する．
ADP：アデノシン二リン酸，ATP：アデノシン三リン酸，Cr：クレアチニン

た数値を用いる必要がある[6]．

● **異常値を示した場合の鑑別疾患**

血清Cr濃度が上昇した場合には，Cr産生量が増加する病態とCr排泄量が減少する病態の存在が考えられ，逆に血清Cr濃度が低下した場合には，産生量が減少する病態と排泄量が増加する病態が理論上考えられる．冒頭に示すように，血清Cr濃度が上昇する病態としては，糸球体濾過量（GFR）の低下，筋肉量の増加，甲状腺機能低下症，血液濃縮などが考えられる．一方，血清Cr濃度が低下する病態としては，尿中Cr排泄量の増加，筋肉量の低下，血液希釈などが考えられる．また，血清Cr濃度を上昇させる薬剤として，シメチジン，トリメトプリムなどが知られているが，これらの薬剤は尿細管からのCr分泌を阻害することで血清Cr濃度を上昇させ，実際のGFRは変化していないことに注意が必要である．

● **腎臓機能の指標としての血清Cr濃度，CCr，そしてGFRの推算式**

Crは主たる排泄経路が腎臓であり，GFRが低下すると血清Cr濃度は増加する．このため，血清Cr濃度は腎機能障害の指標として古くからもっともよく用いられている．Crは筋肉が主たる供給源であるため，GFRが同じである場合には，筋肉量が多い患者で血清Cr濃度が高く，逆に筋肉量が少ない患者では血清Cr濃度が低い．血清Cr濃度は一般に男性が女性より高く，高齢者で低い．また，急性腎障害の発症期や回復期などのGFRが変動している時期には，実際のGFRよりも過大あるいは過小評価する．

腎機能を表す指標の一つとしてのGFRは，糸球体で濾過された後に尿細管で再吸収も分泌もまったくされない物質のクリアランスを測定することで推定可能である．この理想的な条件を満たす物質の一つがイヌリンである．イヌリンクリアランスはGFRの正確な代用値として使用されるが，イヌリンの投与が必要など，測定が煩雑であるために容易に実施できない点が問題である．そこで，GFR測定のための要件をおおむね満たす内因性Crが選ばれ，Crクリアランス（CCr）はGFRの近似値として頻用される．

CCr（mL/min）＝〔（尿中Cr濃度，mg/dL）×（24時間尿量，mL/day）〕／〔（血清Cr濃度，mg/dL）×1,440（min/day）〕

CCrの最大の欠点は，蓄尿が不正確な場合に実際よりもGFRを過小評価してしまうこと，外来では蓄尿が難しいこと，慢性腎臓病（CKD）が進行すると尿細管からのCr分泌が増加してGFRを過大評価することである．

血清Cr濃度をもとにしたCCrの推算式として，Cockcroft-Gaultの式，またGFRの推算式としてMDRDの式が報告されている．これらの式の利点は蓄尿を必要としない点である．

5. クレアチニン（Cr）

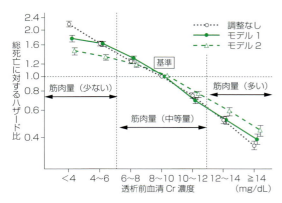

図2 血液透析患者における透析前血清クレアチニン濃度と総死亡に対するハザード比の関係

血液透析患者の場合，透析前血清 Cr 濃度が高いほど総死亡に対するハザード比が低い．このことは，十分な透析量のもとでは，血清 Cr 濃度は筋肉量の指標として機能し，生命予後のマーカーとして用いることができることを示している．なお，この研究は米国で行われたもので，透析前血清 Cr 濃度は 1 日空きのデータに基づいていることに注意されたい．

モデル 1：年齢，性，糖尿病，透析歴，保険の種類，結婚，Kt/V，残腎機能について調整．モデル 2：モデル 1 の変数に加え，血清アルブミン，血中総鉄結合能，血中フェリチン，血中カルシウム，血中リン，血中重炭酸イオン，白血球数，リンパ球比率，血液ヘモグロビン濃度，そしてたんぱく摂取量を追加．

Cr：クレアチニン

〔文献 7）より改変して引用〕

透析患者における読み方・意義

- Cr は分子量が 113.12 であり，透析性の観点からは小分子量物質に分類され，血液透析および腹膜透析で容易に除去される．透析前の血清 Cr 濃度は，消化管から吸収される食品由来のクレアチンや Cr などの影響や体液量の変化を無視できると仮定すれば，筋肉で産生される Cr 量と血液透析あるいは腹膜透析による Cr の除去量によって決定される．

- このため，血液透析患者では，2 日空きの透析前血清 Cr 濃度が最高値を示す．持続携行腹膜透析では血清 Cr 濃度はおおむねどの時間帯に測定しても一定である．血液透析前の血清 Cr 濃度が高い場合は，筋肉量が相対的に多い場合と，透析不足の両方が考えられる．透析不足の場合には，透析条件を改善することによって血清 Cr 濃度を下げることができる．また，Kt/V や尿素減少率などのその他の透析効率の指標を併用し，透析不足かどうかの判断が必要になる．逆に，血清 Cr 濃度が低い場合には，やせの進行など，筋肉量 Cr 濃度が低い場合には，やせの進行など，筋肉量が減少する病態が存在するか，透析過多に陥っている可能性がある．

- 一方，十分な透析量を確保できている患者の場合，透析条件が一定であれば，血液透析前の血清 Cr 濃度は筋肉量の指標として使用可能であり，血清 Cr 濃度が高い患者は筋肉量が相対的に多いと考えられる．疫学研究でも，透析前の血清 Cr 濃度が高い血液透析患者は，血清 Cr 濃度が低い血液透析患者よりも生命予後が良いことが示されている（図2）．腹膜透析患者の場合にも，血清 Cr 濃度が高い患者のほうが生命予後は良いことが近年報告された[7]．

- 透析患者の筋肉量を推定する簡便な代用指標として Cr 産生速度が挙げられる．Cr 産生速度は，Cr kinetic model を用いて計算する方法である[8]．この Cr 産生速度そのものは，筋肉量や年齢や性別の影響を大きく受けるため，それらの要因を調整して臨床で使いやすい指標にしたものが%Cr 産生速度である．この%Cr 産生速度は，非糖尿病症例の同年代，同透析歴症例の Cr 産生速度に対する割合（%）として算出され，予後の強力な指標として用いられている[9]．

〈Cockcroft-Gault の式〉

$$\mathrm{CCr(mL/min)} = (140 - 年齢) \times 体重 / (72 \times 血清クレアチニン濃度)$$ ＊女性は 0.85 倍した値

日本腎臓学会が，イヌリンクリアランスと CCr をもとに，年齢，性，血清 Cr 濃度から eGFR を計算する式を開発した[6]．eGFR は現在多くの施設で自動計算されるようになっており，腎臓病を専門にしない医療従事者にとって腎機能の目安として使いやすい．

〈eGFR の式〉

$$\mathrm{eGFR\ (mL/min/1.73\ m^2)} = 194 \times Cr^{-1.094} \times 年齢^{-0.287}$$ ＊女性は 0.739 倍した値

〈MDRD の式〉

$$\mathrm{eGFR\ (mL/min/1.73\ m^2)} = 186 \times Cr^{-1.154} \times 年齢^{-0.203}$$ ＊女性は 0.742 倍した値

■ 文　献

1) 日本透析医学会統計調査委員会：図説 わが国の慢性透析療法の現況（2008 年 12 月 31 日現在）．2009，p.91

2) Keshaviah PR, Nolph KD, Moore HL, et al：Lean body mass estimation by creatinine kinetics. J Am Soc Nephrol　1994；4：1475-1485

3) Patel SS, Molnar MZ, Tayek JA, et al：Serum creatinine as a marker of muscle mass in chronic kidney disease：results of a cross-sectional study and review of literature. J Cachexia Sarcopenia Muscle　2013；4：19-29

4) 櫻林　耐：血液生化学（電解質，肝機能等）―クレアチニン．透析患者の検査値の読み方（改訂第 3 版）．89-92，日本メディカルセンター，東京

5) Schmidt RL, Straseski JA, Raphael KL, et al：A risk assessment of the Jaffe vs Enzymatic method for creatinine measurement in an outpatient population. PLoS One　2015；10：e0143205

6) Matsuo S, Imai E, Horio M, et al：Revised equations for estimated GFR from serum creatinine in Japan. Am J Kidney Dis　2009；53：982-992

7) Kalantar-Zadeh K, Streja E, Kovesdy CP, et al：The obesity paradox and mortality associated with surrogates of body size and muscle mass in patients receiving hemodialysis. Mayo Clin Proc　2010；85：991-1001

8) Shinzato T, Nakai S, Miwa M, et al：New method to calculate creatinine generation rate using pre- and postdialysis creatinine concentrations. Artif Organs 1997；21：864-872

9) 日本透析医学会統計調査委員会：わが国の慢性透析療法の現況（2009 年 12 月 31 日現在）．透析会誌　2011；44：1-35

（山田俊輔，荒瀬北斗）

6. 尿　酸　● **119**

6 尿　酸 ★★★

| 基準値 | 腎機能正常者 | 2.0〜7.0 mg/dL |
| | 透析患者 | なし（尿酸値5 mg/dL 未満の血液透析患者群では低栄養を反映し，予後不良因子となる可能性がある[2]） |

検査目的 痛風患者における評価および栄養状態の指標になりうる

異常値を示した場合の鑑別

● 高尿酸血症
- 多くは腎排泄低下によると思われる
- その他：薬剤性，遺伝性，組織増殖・破壊亢進

● 低尿酸血症
- 遺伝性
- 薬剤性
- 重症肝障害

測定法
- 還元法，酵素法，分離分析法
- 自動分析装置によるウリカーゼとペルオキシダーゼ法（酵素法）が一般的

保険適用
- あり 包
- 適用疾患：痛風，腎機能低下，慢性腎炎，白血病，悪性腫瘍，脱水症，アルコール中毒，尿崩症，尿細管性アシドーシス，腎障害，高尿酸血症

第4章 血液生化学（電解質，肝機能等）

病態生理

● 尿酸の合成・排泄

　尿酸は，核酸の構成成分であるプリン体の最終代謝産物である．核酸代謝の過程において，ヒポキサンチン，キサンチンを経て尿酸が産生されるが，その代謝はキサンチンオキシダーゼによって触媒されている．成人男性は約1,200 mgの尿酸が体内プールされており，成人女性では約600 mgと男性の半分程度である．尿酸は体内で産生されたプリン体や食事で摂取したプリン体が肝臓で代謝されることで産生される[1]．体内で合成されるプリン体由来の尿酸は1日約300〜400 mg 程度，食事で摂取するプリン体由来の尿酸は1日約300 mg 程度であり，食事由来の尿酸は血清尿酸値を規定する重要な因子であることがわかる．

　健常人において約70%の尿酸が腎臓より排泄され，残りは消化管より排泄されると考えられている．したがって，腎機能障害の進行とともに血清尿酸値は上昇する．このように尿酸の排泄は腎機能に依存するが，進行した慢性腎臓病患者においても血清尿酸値の上昇は比較的軽度にとどまることが知られている．その機序としては腎機能悪化に伴い腸管からの尿酸分泌が亢進することや，キサンチンオキシダーゼ活性が低下する可能性が考えられている．とくに末期腎不全患者において，腸管からの尿酸分泌が大幅に増加しており，

分泌された尿酸は腸管内のウリカーゼを産生する細菌によって分解される[2]．それに加え，血液透析患者においては食事制限（たんぱく質制限）や薬剤，透析による除去により血清尿酸値は影響を受ける．

● 尿酸と高血圧発症，心血管イベントとの関連

　高尿酸血症は高血圧の新規発症と関連していることが報告されている．正常血圧患者を対象とした18の前向きコホート研究を対象としたメタアナリシスにおいて，高尿酸血症は他の古典的リスクファクターと独立して高血圧の新規発症と関連したことが報告されている[3]．血圧高値と肥満を合併した若年者（11〜17歳）を対象とした前向き介入試験において，尿酸降下薬により血圧と末梢血管抵抗の改善がみられたことが報告されている[4]．また，高尿酸血症と心血管イベントについても数多くのコホート研究においてその関連が報告されている[5]．さらに，観察研究において高血圧患者でアロプリノールの使用が心血管イベントの減少に関連していたことが報告されている[6,7]ほか，最近になって痛風合併高齢者においてプロベネシドがアロプリノールに比し心血管イベントの減少に関連していたことが大規模なコホート研究で示された[8]．

　このような関連は，高尿酸血症による血管レベルでの炎症やレニン-アンジオテンシン-アルドステロン系の活性化が背景にある可能性がある．ま

た，尿酸そのものは抗酸化作用をもつが，尿酸が尿酸トランスポーターを介して血管内皮細胞に取り込まれると，血管内皮細胞内で活性酸素を産生し，血管内皮障害を惹起することが報告されている[9]．また，キサンチンオキシダーゼ自体も活性酸素を産生し，さらに一酸化窒素を不活化することによって起こる血管内皮障害も，これらの関連において重要な役割を果たしている可能性がある[10]．

以上より，高尿酸血症に対する尿酸降下薬による介入が高血圧の改善や心血管イベントを減少させる可能性があるものの，十分な前向き介入研究によるエビデンスがなく解明が待たれるところである．透析患者では心血管病のリスクが高く尿酸降下薬による介入の意義に関して興味がもたれるところだが，やはり十分な前向き介入研究によるエビデンスがないのが現状である．

透析患者における読み方・意義

● 前述のとおり，透析患者における血清尿酸値はさまざまな要因によって規定されている．日本透析医学会による 2011 年末の統計調査では，血液透析患者の透析前尿酸値の平均値は男性で 7.29 mg/dL，女性で 7.18 mg/dL であり，年齢とともに低下する傾向にあった[11]．

● 透析前の平均尿酸値は前述のごとく 7 mg/dL を超えているが，血液透析患者における痛風発作は少ないことが報告されている．本邦における報告においても，透析導入後に著明に痛風発作の頻度が減少したことが報告されており，その機序として透析導入により体内尿酸プールが減少したことが寄与した可能性が推測されている[12]．したがって，透析患者における尿酸は，前述したような高血圧発症や心血管イベント，ひいては死亡率との関連が重要になる可能性があるが，透析後に血清尿酸値は低下するため尿酸値を評価するタイミングや尿酸の目標値など未解決な問題が多い．

● 日本を含む国際的多施設前向きコホート研究である DOPPS（Dialysis Outcomes & Practice Patterns Study）を用いて，4,637 人の維持血液透析患者における尿酸値と死亡の関連を検討した研究によると，尿酸値が高いほど全死亡および心血管イベントによる死亡が少ないという結果が報告されている[13]．また，米国における 4,298 人の維持血液透析患者を対象とした研究でも同様に，尿酸値が高いほど全死亡が少ないという結果であった．さらにこの研究では，低尿酸血症患者群（透析前尿酸値＜5 mg/dL）におけるサブ解析で，たんぱく質摂取量の指標である nPCR が低い群でのみ死亡率の増加を認めたことも報告している．以上より，低尿酸血症はたんぱく質摂取量の低下や低栄養を反映し，死亡率増加と関連した可能性が示唆された[2]．これらの結果は，透析患者では高血圧や肥満，高コレステロール血症があるとむしろ死亡率低下に関連するという，いわゆる reverse epidemiology の一つと捉えることが可能である．

● 維持血液透析患者を対象として，尿酸降下薬が心血管イベントや死亡に与える影響を調べた報告は少ない．先に示した研究においても，尿酸降下薬の使用率が少ないため，その影響は検証されなかった．使用頻度が少ない理由として，アロプリノールは腎機能障害進行に伴い，その代謝産物であるオキシプリノールが蓄積し，重篤な副作用が増加する可能性があることが一因と思われる．一方，日本は他国に比して透析患者への尿酸降下薬処方率が高く[13]，Tsuruta らは DOPPS の日本人患者を対象にアロプリノールの死亡率に対する影響を検討している[14]．その結果，他のリスクファクターで調整した多変量解析では有意差はなかったものの，心血管イベントの既往のない患者のサブ解析においてアロプリノール内服群では全死亡が有意に少なかった．しかし観察研究のため因果関係は不明であり，今後の介入研究が待たれる．

● 腹膜透析患者における尿酸と死亡率の関連を検討した研究では，結論は一定していない．Xia らによる 985 人の腹膜透析患者を対象とした単施設前向きコホート試験において，男性のサブグループのみ高尿酸血症は全死亡および心血管死亡と独立した関連を認めた一方，女性ではそのような関連を認めなかった[15]．また，Dong らは 2,264 人の腹膜透析患者を対象とした多施設後ろ向きコホート試験を行い，年齢，性別，施設で調整した多変量解析では尿酸と全死亡および心血管死亡との有意な関連が得られたが，古典的心血管リスクファクターで補正するとその関連は消失したと報告している[16]．以上より，腹膜透析患者においては血液透析患者とは異なり，高尿酸血症で全死亡や心血管死亡増加に関連する可能性があるものの，一定の見解が得られていない．また，腹膜透析患者を対象として尿酸降下薬が心血管イベントや全死亡を抑制するかどうかを検討した論文はなく，今後

のデータ蓄積が待たれる．なお，台湾における371人のCAPD患者を対象とした後ろ向きコホート研究によると，高尿酸血症群において腹膜透析離脱率が高かったことが報告されている[17]．

■文　献

1) Benn CL, Dua P, Gurrell R, et al：Physiology of hyper-uricemia and urate-lowering treatments. Front Med 2018；5：160

2) Park C, Obi Y, Streja E, et al：Serum uric acid, protein intake and mortality in hemodialysis patients. Nephrol Dial Transplant 2017；32：1750-1757

3) Grayson PC, Kim SY, LaValley M, et al：Hyperurice-mia and incident hypertension：a systematic review and meta-analysis. Arthritis Care Res 2011；63：102-110

4) Soletsky B, Feig DI：Uric acid reduction rectifies prehypertension in obese adolescents. Hypertens 2012；60：1148-1156

5) Borghi C, Rosei EA, Bardin T, et al：Serum uric acid and the risk of cardiovascular and renal disease. J Hypertens 2015；33：1729-1741

6) Terawaki H, Nakayama M, Miyazawa E, et al：Effect of allopurinol on cardiovascular incidence among hypertensive nephropathy patients：the Gonryo study. Clin Exp Nephrol 2013；17：549-553

7) MacIsaac RL, Salatzki J, Higgins P, et al：Allopurinol and Cardiovascular Outcomes in Adults With Hyper-tension. Hypertens 2016；67：535-540

8) Kim SC, Neogi T, Kang EH, et al：Cardiovascular risks of probenecid versus allopurinol in older patients with gout. J Am Coll Cardiol 2018；71：994-1004

9) Kuwabara M, Bjornstad P, Hisatome I, et al：Elevated serum uric acid level predicts rapid decline in kidney function. Am J Nephrol 2017；45：330-337

10) Puddu P, Puddu GM, Cravero E, et al：Relationships among hyperuricemia, endothelial dysfunction and cardiovascular disease：molecular mechanisms and clinical implications. J Cardiol 2012；59：235-242

11) 日本透析医学会：わが国の慢性透析療法の現況（2011年12月31日現在）．透析会誌 2013；46：1-76

12) Ohno I, Ichida K, Okabe H, et al：Frequency of gouty arthritis in patients with end-stage renal disease in Japan. Intern Med 2005；44：706-709

13) Latif W, Karaboyas A, Tong L, et al：Uric acid levels and all-cause and cardiovascular mortality in the hemodialysis population. Clin J Am Soc Nephrol 2011；6：2470-2477

14) Tsuruta Y, Nitta K, Akizawa T, et al：Association between allopurinol and mortality among Japanese hemodialysis patients：results from the DOPPS. Int Urol Nephrol 2014；46：1833-1841

15) Xia X, He F, Wu X, et al：Relationship between serum uric acid and all-cause and cardiovascular mortality in patients treated with peritoneal dialysis. Am J Kid-ney Dis 2014；64：257-264

16) Dong J, Han QF, Zhu TY, et al：The associations of uric acid, cardiovascular and all-cause mortality in peritoneal dialysis patients. PLoS One 2014；9：e82342

17) Hsieh YP, Chang CC, Kor CT, et al：Relationship between uric acid and technique failure in patients on continuous ambulatory peritoneal dialysis：a long-term observational cohort study. BMJ Open 2017；7：e010816

（座間味亮，古波蔵健太郎）

7 ナトリウム（Na） ★★★

基準値	腎機能正常者・透析患者ともに　136～145 mEq/L

検査目的	血清浸透圧（張度）の評価，水分過多・過少

異常値を示した場合の鑑別	**腎機能正常者** ● **低 Na 血症**　可能であれば浸透圧の測定 ① 正常浸透圧偽性低 Na 血症：中央検査室などでサンプルを希釈するときに生じうる．著明な高脂血症，高蛋白血症時にみられる． ② 高浸透圧性低 Na 血症：血管内に浸透圧物質が増加し，細胞内から水が移行し低 Na 血症を呈する．高血糖状態，アルコール中毒，TUR（経尿道的内視鏡手術）などの内視鏡手術時のマンニトールやグリシンを含む灌流液使用時にみられる． ③ 低浸透圧性低 Na 血症（自由水過剰，排泄障害を伴う） ・細胞外液量の減少を伴う：下痢・嘔吐などの腸管からの腎外性 Na 喪失，塩類喪失腎症，ミネラルコルチコイド不足，利尿薬投与時などの腎性の Na 喪失 ・細胞外液量の増加を伴う：心不全，ネフローゼ症候群，肝硬変などの浮腫性疾患 ・細胞外液量正常：抗利尿ホルモン不適切分泌症候群（SIADH），中枢性副腎不全，甲状腺機能低下症，心因性多飲症など ● **高 Na 血症** ・自由水摂取不良：自由水の摂取障害（意識障害などがないと生じづらい），発汗過多，尿崩症，口渇中枢障害など ・Na 摂取過剰：Na 含量の多い輸液投与，醤油などの過剰摂取 **透析患者** ・血清 Na 濃度の異常をみたとき，透析液 Na 濃度の異常がないか確認する．

測定法	・イオン電極法：血液ガス測定時は検体を希釈しない．中央検査室での血清検査時は，検体を希釈する．

保険適用	・あり 包

病態生理

　ナトリウム（sodium；Na）は，細胞外液に含まれる陽イオンのなかで，もっとも多いものである．Naの細胞内外の分布を維持するために，細胞膜に存在する Na-K-ATPase が，細胞外へ 3×Na イオン，細胞内へ 2×K イオンを常に輸送している．体内の Na 含量は，細胞外液量を規定すると考えられており，頸動脈洞，大動脈弓，糸球体輸入細動脈に存在する圧受容体が，血圧の変化から，動脈内の血液量（effective arterial volume）と呼ばれる有効循環血漿量の変化を感知している．さらに，心房内にも血液量を感知する容量受容体が存在する．これらの圧・容量受容体が有効循環血漿量の変化を感知し，交感神経系，レニン-アンジオテンシン-アルドステロン（RAA）系，

利尿ホルモンなどを介して，腎臓からの Na 排泄量を増減させ有効循環血漿量（間接的に細胞外液量）の調節を行っている（この有効循環血漿量と，実際の細胞外液量の乖離する病態がうっ血性心不全，肝硬変などの浮腫性疾患である．これらの疾患は，体内の Na 含量，細胞外液量は増加しているが，有効循環血漿量は減少している）．

　一方，臨床検査で得られる血清 Na 濃度は，血清浸透圧・細胞内水分量を規定する因子である．細胞外液の主たる溶質である Na 濃度が細胞外液の浸透圧を決め，半透膜（原則として水は透すが，イオンは透さない）である細胞膜を介して水が行き来する．つまり，血清浸透圧の変動により細胞内の容量が変化する．視床下部の細胞はこの細胞の容量変化を介して浸透圧を感知し，口渇感や抗利尿ホルモン antidiuretic hormone（ADH；アル

ギニンバソプレシン，arginine vasopressin）を介して，飲水量や，腎臓での水の排泄の調節を行っている．

体内 Na 含量が規定する細胞外液量と，血清 Na 濃度が規定する細胞外液浸透圧・細胞内の水分量は，別々の機構で調節されていることを理解すべきである．つまり，血清 Na 濃度は，体内の水のバランスを示す指標であり，血清 Na 濃度では，体内の Na 含量を判定することはできない．

一般的に血清 Na 濃度＞145 mEq/L の高 Na 血症は，水（自由水，free water）の摂取不足による脱水のときにみられることが多い．一方，臨床の現場でもっとも多くみられる血清Na濃度＜135 mEq/L の低 Na 血症は，「腎臓からの自由水の排泄障害」〔腎臓からの自由水の排泄には，① 適切な糸球体濾過量（GFR），② 自由水を産生するヘンレの上行脚と遠位尿細管（distal dilutive segment）が適切に機能していること，③ 集合管に抗利尿ホルモン（ADH）が作用していないこと，の三つが必要である．つまり，低 Na 血症はこれら三つの機構のいずれかの障害で生じる〕から発症する．

透析患者における読み方・意義

●透析患者においても，体内 Na 含量と血清 Na 濃度が意味することは腎機能正常者と比較して異なることはない．しかし，透析患者は，腎機能が廃絶しており，尿中への Na 排泄や水の排泄の調節が行われず，その調節を透析療法に依存しており，容易に Na 代謝の異常をきたしやすい状態と考えるべきである．
●透析患者は，Na 代謝の調節を透析療法に依存しており，適切な Na 代謝の維持のために，透析液中の Na 濃度の厳重なモニタリングが必須である．
●透析患者は，腎機能が廃絶しており，自由水の排泄が障害されていることから，（過剰な）飲水により容易に低 Na 血症をきたしやすいと考えられており，実際，各々の透析療法の前に軽度ではあるが低 Na 血症を呈していることが多い．
●血清 Na 濃度＜125 mEq/L の重篤な低 Na 血症に対して血清 Na 濃度の急速な補正を行うと，中枢神経系の水チャネルを有するグリア細胞の障害か

ら脱髄をきたす浸透圧脳症の発症が危惧されている．しかし，BUN が高い透析患者は，血液透析中の脳細胞内の尿素が脳外へ移行することが遅延することから（脳血管関門のためと考えられている），透析中の血清 Na 濃度の上昇と尿素濃度の低下による浸透圧の変化が相殺され，浸透圧脳症が発生しづらいという意見がある．また，ほとんどの透析患者の血清 Na 濃度の低下は，透析前の飲水による比較的急性のものが多く（血液透析の間隔は 48〜72 時間である），短期間に血清 Na の補正を行っても問題は生じないという意見もある．しかし，血液透析中の急速な血清 Na 濃度の補正と浸透圧脳症の発症に関する質の高い臨床的エビデンスはなく，血液透析中の血清 Na 濃度の補正に関しては各々の症例の病態に応じて（血清 Na 濃度変化が急性か，慢性か，また，慢性的な Na 濃度変化，低栄養，アルコール依存，肝障害などの浸透圧脳症のリスクを有する症例では急速補正に注意すべき）対応すべきである．
●末期腎不全患者や透析患者において，血清 Na 濃度と生命予後の関係は U 字型を呈するとされており，血清 Na 濃度の異常は生命予後の悪化と関連するとされており，注意すべきである．

■ 参考文献
1) Schrier RW：Renal and electrolyte disorders. Eighth edition, 2018, Wolters Kluwer
2) Dhondup T, Qian Qi：Electrolyte and acid-base disorders in chronic kidney disease and end-stage kidney failure. Blood Purif　2017；43：179-188
3) Oo TN, Smith CL, Swan SK：Does uremia protect against the demyelination associated with correction of hyponatremia during hemodialysis? A case report and literature review. Semin Dial　2003；16：68-71
4) Dhrolia MF, Ahmed AE, Naqvi A, et al：Azotemia protects the brain from osmotic demyelination on rapid correction of hyponatremia. Saudi J Kidney Dis Transpl　2014；25：558-566
5) Wendland EM, Kaplan AA：A proposed approach to the dialysis prescription in severely hyponatremic patients with end-stage renal disease. Semin Dial 2012；25：82-85
6) Rhee CM, Ravel VA, Ayrus JC, et al：Pre-dialysis serum sodium and mortality in a national incident hemodialysis cohort. Nephrol Dial Transplant 2016；31：992-1001

（杉本俊郎）

8 カリウム（K） ★★★

基準値	腎機能正常者　3.5〜5.0 mEq/L
	透析患者　　　透析前：4.5〜5.5 mEq/L，透析後：3.5〜4.0 mEq/L

検査目的	高および低K血症はいずれも生命予後を悪化させるため，その確認を目的とする．

異常値を示した場合の鑑別

透析患者

● 低K血症
- ・栄養摂取不足
- ・炎症性疾患
- ・消耗性疾患
- ・下痢
- ・嘔吐
- ・胃液ドレナージ
- ・アルカリ血症
- ・薬剤（インスリン，β_2刺激薬）

● 高K血症
- ・K摂取過剰
- ・透析不足
- ・代謝性アシドーシス
- ・インスリン欠乏
- ・薬剤性（ACEI，ARB，ミネラルコルチコイド受容体拮抗薬，β遮断薬）
- ・腫瘍崩壊症候群
- ・横紋筋融解症

測定法	・イオン選択電極法

保険適用	・あり　包

病態生理

　カリウム（postassium；K）は原子量39.1の1価の陽イオンで，1 mEq＝39.1 mgである．体内の総K量はおよそ3,500 mEqで，この量は透析患者でも変わらない．そのほとんどは細胞内に分布しており，細胞内K濃度は140 mEq/Lである．一方，細胞外液の分布は2％で，K濃度は4 mEq/Lにすぎず細胞内外に大きな濃度勾配がある．この濃度勾配が細胞の電気的活動を規定しており，血清K値の異常ではおもに心筋，骨格筋，平滑筋，そして神経系の症状が出現する．1日におよそ100 mEqのKが摂取され，ほとんどが体内に吸収される．体内に吸収されたKは細胞外液K濃度の急激な変動を防ぐためにただちに細胞内に取り込まれる．取り込みはインスリン，交感神経β_2刺激，アルカリ血症などで促進される．反対に細胞内からの放出は酸血症，高浸透圧，運動，細胞崩壊などで促進する．吸収された100 mEqのうち90 mEqは腎臓から，残りの10 mEqは大腸での分泌により便中に排泄される．腎機能障害の進行により便中への排泄割合は増加し，透析患者では摂取量の30％近くまで増加する．

　血清K濃度は腎および便からの排泄とともに，細胞内外の移動が関与している．腎機能が正常な場合，血清K濃度は主として腎からの排泄で調節

されている．一方，透析患者では腎からのK排泄が非常に少ないため，血清K濃度は摂取量と透析によるKの除去バランスにより維持されている．このため通常の透析が行われている場合の異常は主として摂取量の異常に起因する．

　通常条件の透析では1回におよそ70〜100 mEqのKが除去される．4時間透析の場合，Kは開始時に比較して後半はいくぶん低下するものの経時的に一定の割合で除去される[1]．除去のおよそ90％は血液と透析液の濃度隔差に伴う拡散によるもので，血清K濃度が低いため限外濾過での除水による除去割合は少ない．そのほかにK除去量に影響する因子としては，細胞内へのK移動を促進する，① 透析中の血液pHを上昇する透析液HCO_3^-濃度，② インスリン分泌を促進するブドウ糖濃度，そして，③ 透析時間や透析回数が知られている[2]．

　透析による血清K濃度の推移は，4時間透析の場合では最初の1時間がもっとも急峻に低下し，その後の2時間は緩徐な低下となり，最後の1時間はほぼプラトーとなる[1]．透析後は1時間ほどで1 mEq/L程度の急激な増加があり，その後も6時間にわたり持続的に増加する．血清K濃度は3時間以降にほぼプラトーとなるが，透析でのK除去は持続的になされているため，細胞内から細胞外へ移行したKが除去されていることを示している．

透析患者における読み方・意義

● K濃度異常では，心筋，骨格筋，平滑筋，そして神経系の異常症状が出現しやすいが，透析症例においては高K血症では心静止，低K血症では心室細動をとくに生じやすい．しかし，これらの異常を生じる閾値と頻度は，腎機能が正常と異常な場合では異なる．腎機能障害の進行に伴って，リスクのもっとも低い至適血清K濃度はより高い濃度にシフトし，さらにK濃度異常によるリスク比も低下する[3]．これは緩徐な高K血症により，心筋などの細胞膜ポンプが適応するためとされている．透析症例においてはさらに至適K濃度は増加して，リスクがもっとも低いのは 4.5〜5.5 mEq/L 程度となる[4]．透析症例においてはさまざまな原因で心筋に障害を有していることなどから，K濃度異常による不整脈を生じやすいとされている．しかしながら，本邦の透析患者の死亡原因の調査でのK中毒/頓死の割合は 2 %台で，米国の 25 %程度と大きな差異があり，現在この点についての検討が進められている．

● 2009 年の日本透析医学会による調査では，透析前のK濃度は，4.5〜5.5 mEq/L の症例が半数弱を占めており，5.5 mEq/L 以上の症例は 26 %で，このうち 6.0 mEq/L 以上が 10 %であった[5]．一方，4.5 mEq/L 未満の症例は 27 %で，このうち 3.5 mEq/L 未満は 2.8 %であった．2017 年の DOPPS（Dialysis Outcomes and Practice Patterns Study）調査の解析ではわが国の透析前K濃度は 1990 年代後半から 2012 年以降にかけて徐々に低下しており，最近は平均で 4.7 mEq/L 程度となっている[6]．透析前K濃度と死亡や心停止とのリスクの関連に関する報告は多数ある[2]．本邦の通常採血日である中 2 日と異なり，海外では中 1 日の透析日に採血されることが多いが，両者の血清K濃度の差異は 0.01〜0.2 mEq/L 程度といわれており[6]，ここでは両者は区別せずに記載する．血清K濃度が高値の場合の有意なリスク増加の報告は，5.2 mEq/L 以上から 2010 年の日本透析医学会による調査での 6.5 mEq/L 以上と非常に広い範囲となっている．高K血症に適応していることなどさまざまな要因によると考えられるが，多くの報告で 6.0 mEq/L 以上で有意なリスクの増加がみられており，食事指導やK吸着薬の使用を考慮する必要がある．透析前の血清K濃度が低値の場合の有意なリスク増加は 4.0〜4.5 mEq/L 未満との報告がほとんどである．このリスクは栄養や炎症と関連する因子で補正するとほとんどみられなくなることより，4.5 mEq/L 未満では栄養摂取状況や栄養状態を不良とする因子の検索とそれらへの介入を要する．

● 一方，透析後のK濃度は，2009 年の日本透析医学会による調査では 3.5〜4.0 mEq/L の症例が 40 %であった．3.5 mEq/L 未満の症例は 45 %と多く，2.5 mEq/L 未満の高度な例も 8 %にみられる．逆に 4.0 mEq/L 以上の症例は 15 %であった．2010 年の日本透析医学会による調査でリスクのもっとも低い透析後K濃度は 3.5〜4.0 mEq/L であった[5]．4.0 mEq/L 以上でのリスクの増加は透析量での補正により大きな低下がみられており，透析後のK濃度が高値の際には透析条件の見直しが必要となる．一方，3.5 mEq/L 未満におけるリスクの増加は栄養因子の補正により大きく軽減している．

● 透析による急激なK濃度の低下と心血管死のリスクとの関連についても多くの報告があり，急激で大きなK濃度の低下とリスクとの関連性が示唆されている[2]．透析後のK濃度は透析液K濃度と関連するが，わが国の透析液のK濃度はほとんどの施設で 2 mEq/L が使用されている．2017 年の DOPPS における日本を除いた解析では，透析液K濃度の 2 mEq/L と 3 mEq/L では予後に差異のないことが示されている[6]．

■ 文 献

1) Blumberg A, Roser HW, Zehnder C, et al：Plasma potassium in patients with terminal renal failure during and after haemodialysis；relationship with dialytic potassium removal and total body potassium. Nephrol Dial Transplant 1997；12：1629-1634

2) Patrick H, Pun PH and Middleton JP：Dialysate potassium, dialysate magnesium, and hemodialysis risk. J Am Soc Nephrol 2017；28：3441-3451

3) Gasparini A, Evans M, Barany P, et al：Plasma potassium ranges associated with mortality across stages of chronic kidney disease：the Stockholm CREAtinine Measurements（SCREAM）project. Nephrol Dial Transplant 2018 Aug 6.[Epub ahead of print]

4) Kovesdy CP, Regidor DL, Mehrotra R, et al：Serum and dialysate potassium concentrations and survival in hemodialysis patients. Clin J Am Soc Nephrol 2007；2：999-1007

5) 日本透析医学会：図説 わが国の慢性透析療法の現況（2009 年 12 月 31 日現在）．2010

6) Karaboyas A, Zee J, Brunelli SM, et al：Dialysate Potassium, Serum Potassium, Mortality, and Arrhythmia Events in Hemodialysis：Results From the Dialysis Outcomes and Practice Patterns Study（DOPPS）. Am J Kidney Dis 2017；69：266-277

（安田 隆）

9 クロール（Cl） ★★★

基準値 腎機能正常者・透析患者ともに　98〜109 mEq/L

検査目的 血清浸透圧，体内水分量の評価（Na とともに），酸塩基平衡状態の評価

異常値を示した場合の鑑別

腎機能正常者
- **低 Cl 血症**
  - ・希釈性（低 Na 血症を伴う）
  - ・代謝性アルカローシス：
    - Cl を含んだ体液の喪失（嘔吐など）を伴う食塩水反応性代謝性アルカローシス
    - ミネラルコルチコイド過剰状態に伴う食塩水非反応性代謝性アルカローシス
    - 重炭酸 Na などのアルカリ過剰投与による代謝性アルカローシス
  - ・アニオンギャップ開大性代謝性アシドーシス
  - ・呼吸性アシドーシスの腎性代償
- **高 Cl 血症**
  - ・濃縮性（高 Na 血症を伴う）
  - ・Cl 過剰投与，Cl 含量の多い輸液（0.9% NaCl，アミノ酸製剤など）
  - ・代謝性アシドーシス（アニオンギャップの開大を伴わないもの）
  - ・呼吸性アルカローシスの腎性代償
  - ・偽性高 Cl 血症，ブロム中毒

透析患者
- ・血清 Cl 濃度の異常をみたとき，透析液 Cl 濃度の異常がないか確認する．

測定法 ・イオン電極法：血液ガス測定時は検体を希釈しない．中央検査室での血清検査時は検体を希釈する．

保険適用 ・あり 包

病態生理

クロール（chloride；Cl）は，細胞外液中に，ナトリウム（Na）に次いで多く存在しているイオン・電解質であり，陰イオンのなかではもっとも多く，その 60％を占めている（2 位は重炭酸イオンであり，残りはリン酸やアルブミンなどである）．かつては，Cl は，細胞外液中もっとも多い Na に対して，体液の電気的中性を保つ添え物のように考えられてきた時期もあったが，Cl の細胞内外の輸送に関する Cl チャネルは，ほとんどすべての細胞に存在し，細胞の機能の維持に重要であることが示されてきている．実際，Cl チャネルの異常により，神経・筋肉系の疾患，気管支や腸管粘膜の疾患，汗腺の疾患，腎尿細管の疾患などが引き起こされることが知られている．

臨床的には，完全に電離するイオン（strong ion）が水を電離させ酸塩基平衡を調節していると考える Stewart 法において，Cl は酸としてふるまうとされている．実際，Cl 含量の多い輸液を行う救急や集中治療の領域において，高 Cl 性の代謝性アシドーシスが患者の予後を悪化させる可能性が示されている．よって，Cl 濃度＞109 mEq/L の高 Cl 血症に遭遇したときは高 Cl 性の代謝性アシドーシスを，Cl＜98 mEq/L の低 Cl 血症をみたときは代謝性アルカローシスや Cl 以外の陰イオンが蓄積するアニオンギャップ開大性の代謝性アシドーシスの存在を疑うべきである〔より正確には，Na–Cl で代用される strong ion difference（SID）を計算する．例：SID＞40 mEq/L 時は，代謝性アルカローシスを，SID＜32 mEq/L 時は，高 Cl 性の代謝性アシドーシスの存在を疑う〕．

このような Cl の生理学的役割から，血清，尿，汗，便中の Cl 濃度の測定は，体液量の異常や酸塩基平衡異常等の診断・治療に有用であると考えられている．

透析患者における読み方・意義

●透析患者においても，血清 Cl 濃度が意味することは非透析患者と比較して異なることはない．しかし，透析患者は，腎機能が廃絶しており，Na と同様，尿中への Cl 排泄の調節が行われず，その調節を透析療法に依存しており，容易に Cl 代謝の異常をきたしやすい状態と考えるべきである．

●透析患者は，Cl 代謝の調節を透析療法に依存しており，適切な Cl 代謝の維持のために，透析液中の Cl 濃度の厳重なモニタリングが必須である．

●透析患者は，腎機能の廃絶から自由水の排泄が障害され，過剰な飲水により，低 Na 血症とともに，希釈性の低 Cl 血症をきたしやすいと考えられている．実際，各々の透析療法の前に軽度ではあるが低 Na 血症・低 Cl 血症を呈していることが多い．この場合は，SID の変化に乏しく，酸塩基平衡への影響は少ない．

●腎機能が廃絶した透析患者は，腎臓における重炭酸イオンの再吸収・再生やアンモニアイオンの排泄などの腎性の酸塩基調節機構が破綻しており，酸塩基平衡異常が生じやすい．よって，透析患者において，血清 Cl 濃度の異常を認めたときは，酸塩基平衡異常（呼吸性・代謝性を含め）の存在を疑い，血液ガスの測定を含め精査すべきである．また，透析中に 0.9% NaCl などの Cl 含量の多い輸液を行ったときは高 Cl 性代謝性アシドーシスの存在に注意すべきである．

■ 参考文献

1) Schrier RW：Renal and electrolyte disorders Eighth edition. 2018 Wolters Kluwer
2) Dhondup T, Qian Qi：Electrolyte and acid-base disorders in chronic kidney disease and end-stage kidney failure. Blood Purif 2017；43：179-188
3) Berend K, van Hulstejin LH, Grans ROB：Chloride：The queen of electrolytes? Eur J Int Med 2012；23：203-211

（杉本俊郎）

128　第4章　血液生化学（電解質，肝機能等）

10 カルシウム（Ca）　★★★

基準値　腎機能正常者　8.4～10.0 mg/dL
透析患者の管理目標値　8.4～10.0 mg/dL[1],*1

*1 血清アルブミン（Alb）濃度＜4.0 g/dL では以下の式を用いて補正する．
補正 Ca 濃度＝実測 Ca 濃度＋（4－Alb 濃度*2）［Payne の補正式］

*2 改良 BCP 法で測定された Alb 濃度は，従来の BCG 法より低い結果が得られるため，Ca 補正の際には Alb の測定法を考慮に入れる必要がある．

検査目的　適切な CKD-MBD コントロールの指標として用いる

異常値を示した場合の鑑別

● 高値（管理目標値以上）

・高度の二次性副甲状腺機能亢進症，ビタミン D 過剰投与，Ca 製剤の過剰投与，低回転骨状態（無形成骨症），不動，悪性腫瘍（PTHrP 産生腫瘍，骨髄腫や骨転移による Ca 融解）
（まれに，原発性副甲状腺機能亢進症，副甲状腺癌，甲状腺機能亢進症，サルコイドーシス，結核，家族性低 Ca 尿性高 Ca 血症，ミルク・アルカリ症候群など）

● 低値（管理目標値以下）

・ビタミン D 不足，低 Ca 透析液の使用，calcimimetics の投与，副甲状腺摘出術後の hungry bone 症候群，骨粗鬆症治療薬の投与（デノスマブ，ビスホスホネート）
（まれに，副甲状腺機能低下症，偽性副甲状腺機能低下症，常染色体優性低 Ca 血症，低マグネシウム（Mg）血症，ビタミン D 抵抗性くる病，急性膵炎，カルシトニン製剤や糖質コルチコイド，抗痙攣薬，リファンピシン投与後など）

測定法　・アルセナゾⅢ法，O-CPC 法，MXB 法，酵素法，クロロホスホナゾⅢ法

保険適用　・あり ⓒ

病態生理

　カルシウムイオン（Ca²⁺）は，細胞内 second messenger として重要な役割を担っており，筋収縮，神経伝導，ホルモン放出，および多くの酵素活性の調節に関与しているため，非常に狭い範囲で血中濃度が維持されている．このような重要な役割にもかかわらず，血中（細胞外液中）に存在する Ca は体内総 Ca 量の 1％未満にしかすぎず，約 99％はハイドロキシアパタイトとして骨に存在し，骨は血中 Ca 濃度を調節するバッファーとしての機能を有している．この血中 Ca と骨の貯蔵 Ca の間では，骨吸収と骨形成によって動的平衡状態が保たれており，1 日当り約 500 mg の Ca が移動している．

　血中 Ca は約 50％が生理活性をもった Ca²⁺であり，残りはおもにアルブミン（Alb）などの蛋白と結合して存在し，数％が有機酸や無機酸と結合している．血中 Ca 濃度を調べるには，Ca²⁺を測定することが理想的だが，コストの問題や検体取り扱いの観点から，通常は血清中の総 Ca 濃度が測定されている．このため，血清 Alb 濃度が低下している場合には，Ca²⁺分画を反映させるため補正式を用いることが必要となる．

　血中 Ca 濃度は，おもに活性型ビタミン D（1,25D）と副甲状腺ホルモン（PTH）によって，厳密にコントロールされている．ビタミン D の基質は，おもに紫外線照射を受けた皮膚によってコレステロールから合成されるが，食事やサプリメントからも吸収される．ビタミン D は肝臓で 25 位の水酸化を受けた後，腎近位尿細管において 1α 位が水酸化され，活性型の 1,25D となる．1,25D のおもな標的臓器は腸管と腎臓であり，腸管では Ca，リン（P）の吸収を亢進し，腎臓では遠位尿細管における Ca 再吸収を亢進する．

　一方，PTH はおもに Ca 濃度によって負に制御され，骨と腎臓を標的臓器としている．骨では骨芽細胞に作用して RANKL（receptor activator of nuclear factor-κβ ligand）を発現させ，これによって破骨細胞の分化が促進して骨吸収によって

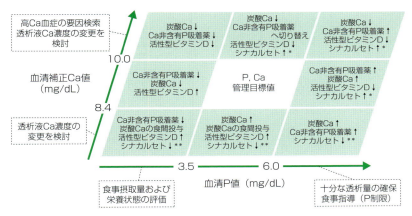

図　CaとPの管理方法
「↑」は開始もしくは増量，「↓」は減量もしくは中止を示す．*血清PTH濃度が高値，**もしくは低値の場合に検討する．
〔文献3）より引用・改変〕

血中へCa^{2+}が動員される．腎近位尿細管に対しては，直接的にⅡ型Na^+依存性Pトランスポーター（NaPi-Ⅱa，Ⅱc）の発現抑制を介してPの再吸収を抑制しているが，同時に1α-hydroxylaseの発現を介して1,25Dの産生を促進することで，間接的に遠位尿細管でのCa再吸収を亢進させる．1,25Dには副甲状腺に作用してPTH分泌を抑制するという作用もあり，このネガティブフィードバック機構もCa代謝の恒常性維持に寄与している．

慢性腎臓病（CKD）ではPの恒常性を保つため，ステージ早期から線維芽細胞増殖因子23（FGF23）が上昇することが報告されている[1,2]．それに伴い1,25Dが低下するものの，PTHが上昇するため，CKDステージG4～G5になるまで血中Ca濃度は正常範囲に維持される．

透析患者における読み方・意義

● 2012年日本透析医学会（JSDT）は2006年の二次性副甲状腺機能亢進症ガイドラインの改訂を目的として「慢性腎臓病に伴う骨・ミネラル代謝異常（CKD-MBD）の診療ガイドライン」（JSDT 2012）を発表した[3]．このJSDT 2012では，前回ガイドラインの管理目標値について検証を行い，血清補正Ca値の管理目標値を8.4～10.0 mg/dLに再設定するとともに，P＞Ca＞PTHの順に優先してコントロールすること，血清P，Caを低下させる一つの方法としてシナカルセト塩酸塩を用いることなどの特徴をもたせたガイドラインであった（図）[3]．

● JSDT 2012における解析[4]では，ベースラインモデル，時間依存モデル，時間平均モデルを用いた解析を行い，一貫して血清Ca濃度が高いほどほぼ直線状に死亡リスクは上昇した．Pと予後の関係とは違い，血清Ca濃度が低い層と死亡リスクの相関は希薄であった．しかし比較的長期の予後を反映する時間平均モデルにおいて，低Ca血症で死亡リスクが軽度であるが上昇することから，前回JSDTガイドラインを踏襲した8.4～10.0 mg/dLを管理目標とし，下限値の設定を残した形となった．

● 2009年にKDIGOから発表されたCKD-MBDガイドライン（KDIGO 2009）[5]では，低Ca血症が二次性副甲状腺機能亢進症や腎性骨症の要因になることから「血清Ca値を正常範囲に保つこと」としていた．しかしその後改訂されたKDIGO 2017[6]では，①成人CKD患者においてCa負荷が明らかに有害であること[7,8]，②シナカルセト治療時の低Ca血症はおそらく有害ではないこと[9,10]などの理由から，無症候性の軽度の低Ca血症は容認するという立場をとった．すなわち，「CKDステージG3a～G5D患者において，高Ca血症を避けることを推奨する」という表現にとどめ，Ca下限値に関しては言及しなかった．

● 近年，低Ca血症と突然死，心電図におけるQTc延長との関連が示唆されている．2015年米国腎臓病患者データベースであるUSRDSにおいて，不整脈／心臓突然死による死亡がCKDのステージが進むにつれて増加すること，さらに透析患者全

体の28%も占めることが報告され，心臓突然死への対策が問題になっている[11]．Genovesi ら[12]の122名の血液透析患者を対象とした報告によると，QTc 延長を伴う患者（男性：>450 ms，女性：>460 ms）において，心臓突然死のリスクが有意に高いことが示された．一般的に QTc 延長は，薬剤，電解質異常〔低カリウム（K），低 Ca，低 Mg〕，代謝異常，心疾患，徐脈，中枢神経疾患などと関連があるとされている．透析患者において，低 Ca 血症と QTc 延長に関する報告はないが，透析液 Ca 濃度との関連は指摘されている．24名の血液透析患者において，透析開始時から1時間ごとに心電図検査を行った報告[13]では，透析液 Ca 濃度が低い群（1.25 mmol/L）において，透析終了時に有意に QTc 延長を認めた．また別の報告では，3通りの透析液 Ca 濃度（1.25，1.5，1.75 mmol/L）と2通りの透析液 K 濃度（2，3 mmol/L）を組み合わせた6通りの透析液でクロスオーバー試験を行い，低 Ca になればなるほど，低 K になるほど QTc が延長することが示された[14]．さらに血液透析患者 43,200 名を対象とした case-control study において，透析液 Ca 濃度<2.5 mEq/L では死亡のハザード比が 2.00［95%CI：1.40-2.90］になることを報告している[15]．これらの報告から導かれることは，高度の低 Ca 血症が QTc 延長や心臓突然死と関連する可能性があることを示唆している．

●心臓突然死，QTc 延長，さらには骨折の観点などからも，低 Ca 血症すなわち Ca 下限値を明確に設定することが必要ではないか，改めて検証する必要がある．

■文　献

1) Isakova T, Wahl P, Vargas CJS, et al：Fibroblast growth factor 23 is elevated before parathyroid hormone and phosphate chronic kidney disease. Kidney Int 2011；79：1370-1378

2) Nakano C, Hamano T, Fujii N, et al：Combined use of vitamin D status and FGF23 for risk stratification of renal outcome. Clin J Am Soc Nephrol 2012；7：810-819

3) 日本透析医学会：慢性腎臓病に伴う骨・ミネラル代謝異常の診療ガイドライン．透析会誌 2012；45：301-356

4) Taniguchi M, Fukagawa M, Fujii N, et al：Serum phosphate and calcium should be primarily and consistently controlled in prevalent hemodialysis patients. Ther Apher Dial 2013；17：221-228

5) KDIGO clinical practice guideline for the diagnosis, evaluation, prevention, and treatment of chronic kidney disease-mineral and bone disorder (CKD-MBD). Kidney Int Suppl 2009；(113)：S1-S130

6) Kidney Disease：Improving Global Outcomes (KDIGO) CKD-MBD Update Work Group：KDIGO 2017 clinical practice guideline update for the diagnosis, evaluation, prevention, and treatment of chronic kidney disease-mineral and bone disorder (CKD-MBD). Kidney Int Suppl 2017；7：1-59

7) Raggi P, Bommer J, Chertow GM：Valvular calcification in hemodialysis patients randomized to calcium-based phosphorus binders or sevelamer. J Heart Valve Dis 2004；13：134-141

8) Spiegel DM, Brady K：Calcium balance in normal individuals and in patients with chronic kidney disease on low- and high-calcium diets. Kidney Int 2012；81：1116-1122

9) Chonchol M, Locatelli F, Abboud HE, et al：A randomized, double-blind, placebo-controlled study to assess the efficacy and safety of cinacalcet HCl in participants with CKD not receiving dialysis. Am J Kidney Dis 2009；53：197-207

10) St Peter WL, Li Q, Liu J, et al：Cinacalcet use patterns and effect on laboratory values and other medications in a large dialysis organization, 2004 through 2006. Clin J Am Soc Nephrol 2009；4：354-360

11) Makar MS, Pun PH：Sudden cardiac death among hemodialysis patients. Am J Kidney Dis 2017；69：684-695

12) Genovesi S, Rossi E, Nava M, et al：A case series of chronic haemodialysis patients：mortality, sudden death, and QT interval. Europace 2013；15：1025-1033

13) Iorio BD, Torraca S, Piscopo C, et al：Dialysate bath and QTc interval in patients on chronic maintenance hemodialysis：pilot study of single dialysis effects. J Nephrol 2012；25：653-660

14) Genovesi S, Dossi C, Vigano MR, et al：Electrolyte concentration during haemodialysis and QT interval prolongation in uraemic patients. Europace 2008；10：771-777

15) Pun H, Horton JR, Middleton JP, et al：Dialysate calcium concentration and the risk of sudden cardiac arrest in hemodialysis patients. Clin J Am Soc Nephrol 2013；8：797-803

（谷口正智）

11 リン（P） ★★★

基準値	腎機能正常者　2.5〜4.5 mg/dL 透析患者の管理目標値　3.5〜6.0 mg/dL[1]
検査目的	適切な CKD-MBD コントロールの指標として用いる
異常値を示した場合の鑑別	● 高値（管理目標値以上） ・P の過剰摂取，透析量の不足，相対的な P 低下薬の不足，内服アドヒアランス不良，高度の二次性副甲状腺機能亢進症，活性型ビタミン D 製剤の過剰投与，低回転骨状態（無形成骨症）（まれに，サルコイドーシス，悪性腫瘍の骨転移，横紋筋融解症，甲状腺機能亢進症，重症溶血，末端肥大症など） ● 低値（管理目標値以下） ・低栄養状態，過剰な透析，相対的な P 低下薬の過剰投与，経静脈栄養時（まれに，ビタミン D 欠乏症，吸収不良症候群，呼吸性アルカローシスなど）
測定法	・酵素法，モリブデン酸直接法
保険適用	・あり 包

病態生理

P-O 結合を有する化合物をリン酸，P-O-C 結合を有する化合物を有機リン酸と呼ぶ．無機リン酸には H_3PO_4 のイオンである $H_2PO_4^-$，HPO_4^{2-}，PO_4^{3-} が含まれ，これ以外の化合物はすべて有機リン酸となる．一般的に，phosphorus はリン元素を指し，これら有機および無機リン酸を phosphate と表現する．

リン（P）は生体内で酸素，炭素，水素，窒素，カルシウム（Ca）に次いで，6 番目に多い元素であり，成人では体重の約 1％存在する[2]．その内訳は，骨（85％），軟部組織（14％），歯（0.4％），血液（0.03％），間質液（0.03％）となっている[3]．Ca の場合は 99％が骨に存在し，細胞内にはわずかにしか存在しないのに対して，P は軟部組織，細胞内にかなりの量が存在する．経口摂取された P（20 mg/kg/day）のうち，16 mg/kg/day が小腸から吸収され，3 mg/kg/day が消化管より分泌されるため，13 mg/kg/day が体内に取り込まれる（図1）．残りの 7 mg/kg/day は便中に排泄されるとともに，取り込まれた 13 mg/kg/day は最終的に腎臓から尿として体外に排出される．

P が腸管から吸収されると，線維芽細胞増殖因子 23（FGF23）や副甲状腺ホルモン（PTH）が分泌され，これらのホルモンは腎臓におけるナトリ

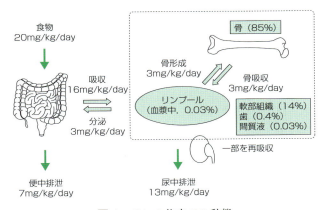

図1　リンの体内での動態

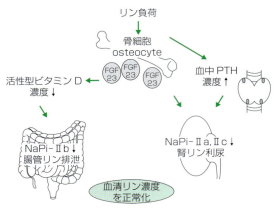

図2　FGF23のはたらき

ウム-P共輸送体であるNaPi-Ⅱa, Ⅱcの発現を抑制し, 近位尿細管からのP再吸収を低下させることで, 尿中へのP排泄を増加させる (**図2**). また, FGF23は腎近位尿細管の1α水酸化酵素の発現を抑制し, 血中活性型ビタミンD (1,25D) 濃度を低下させることで, 腸管からのP吸収を抑制し, 便中P排泄を増加させる. おもにこの二つの経路によって, 体内にPが蓄積しないようホメオスタシスが保たれている.

慢性腎臓病 (CKD) では, ネフロン数の減少に伴うP貯留傾向に対して, CKDステージ早期 (stage G2～3) から血中FGF23濃度が上昇する[4),5)]. FGF23が上昇すると, ネフロン当りのP排泄量が増加し腎からのP利尿が亢進し, 血中1,25D濃度低下に伴い便中P排泄が増加することで, 血清P濃度を正常に保つ. また1,25D低下に伴いPTHが上昇することもまた, P利尿の亢進に寄与する. しかしCKDが進行すると (stage 4～5), 絶対的なネフロン数の低下がP貯留を代償できなくなり, 高P血症を呈するようになる.

透析患者における読み方・意義

- 2012年, 日本透析医学会 (JSDT) は2006年の二次性副甲状腺機能亢進症ガイドラインの改定を目的として「慢性腎臓病に伴う骨・ミネラル代謝異常 (CKD-MBD) の診療ガイドライン」(JSDT 2012) を発表した[1)]. このJSDT 2012では, 前回ガイドラインの管理目標値について検証を行い, 血清P値の管理目標値を3.5～6.0 mg/dLに再設定するとともに, P＞Ca＞PTHの順に優先してコントロールすること, 血清P, Caを低下させる一つの方法としてシナカルセト塩酸塩を用いることなどの特徴をもたせたガイドラインであった.
- 一方, 2009年にKDIGOから発表されたCKD-MBDガイドライン (KDIGO 2009)[6)]は2017年に改定され (KDIGO 2017)[7)], それまでに蓄積されたエビデンスから, 血清P濃度の管理目標値に関して, いくつかの方針変更が示された. すなわち, 高P血症と生命予後の関連を示す論文は多く示されたが, 血清P値を低下させること自体が生命予後を改善させるかについて直接的に証明した研究はないことが重要視された.
- これまでの観察研究でArMORR研究[8)], DOPPS研究[9)], COSMOS研究[10)]の三つの観察研究が, P吸着薬投与が予後を改善することを示唆している. Isakovaら[8)]は10,044人の透析導入患者を対象としたコホートで, intention-to-treat (ITT) 解析, as-treated解析, 傾向スコアを用いた症例対照研究の三つの手法を用いて, P吸着薬の投与が有意に予後を改善することを示した. Lopesら[9)]は23,898人の血液透析患者において, 患者レベルおよび施設レベルの両面から, P吸着薬投与が血清P値で補正した後でも25％の予後改善効果があること, さらに特筆すべきはP吸着薬投与自体が良好な栄養状態にも関与していることを示した. Cannata-Andiaら[10)]は欧州20カ国で実施された多施設前向きコホート研究であるCOSMOS研究において, 6,797人の血液透析患者について3年間フォローアップし, P吸着薬投与が総死亡リスクを29％, 心血管死リスクを22％減少させると報告した. この予後改善効果は, アルミニウム製剤を除くP吸着薬において有意であった. ここに示した三つの臨床研究から得られた知見は, P吸着薬投与の正当性・妥当性を示唆しているものの, 観察研究であるが故, 未知の交絡因子やバイアスを完全に排除できておらず, 依然エビデンスレベル, ガイドラインの推奨度は低くならざるをえないという問題点を露呈している.
- 2015年, COSMOS研究における検討[11)]で, 試験開始時の血清P濃度が5.2 mg/dL以上の場合, その後の観察期間に血清P濃度が低下することは死亡リスクを低下させるが, 3.6～5.2 mg/dLの場合, 血清P濃度が低下すると逆に死亡リスクが上昇することが示され, 過度の血清P濃度の低下は予後を増悪する可能性が示唆された. 一方, 保存期CKD患者においては, Blockら[12)]が血清P値4.2 mg/dL

程度のCKDステージG3a〜4の患者を対象に炭酸セベラマー，炭酸ランタン，酢酸Caを投与した結果，対照群に比べて有意な血清P値低下と尿中P排泄低下を認めたが，FGF23は低下せず，血管石灰化はむしろ対照群より進展したことを報告した.

●これらの報告を受けて，KDIGO 2017[7]では「血清P濃度を正常範囲に維持する」という表現から「上昇した血清P濃度を低下させる」という表現に変更した．世界の趨勢は，透析期，保存期のいずれにおいても，過度のP低下療法に警鐘を鳴らしている.

●血清P濃度をコントロールするうえにおいて，P制限食が血清P値を低下させることは多く報告されているが，P制限食が生命予後を改善するかについてのエビデンスは乏しい．食事中のP含有量とたんぱく質含有量は正の相関を示すことから，一般的なP制限はたんぱく質摂取を制限することになる．したがって透析患者においては，規定どおりのP制限が生命予後を改善しない可能性や，むしろ過度のP制限が死亡リスクを高める可能性さえ指摘されている[13]．J-DOPPSによる検討[14]においても，低栄養状態ではPと生命予後の相関が希薄になることが報告され，DaVitaにおける検討[15]でもたんぱく質摂取が多くて血清P値が低い群の予後が良いなど，食事療法によるP制限に関しては常に栄養状態を考慮に入れる必要がある.

●食事中のPについては，bioavailability（生物学的利用能）も考慮に入れる必要がある．有機Pである動物性Pは腸管のビタミンD受容体の活性化を介して，その40〜60%が吸収されるのに対して，同じ有機Pでも植物性Pは腸管から吸収されにくく，その吸収率は20〜50%と比較的低い[16]．一方，無機Pは吸収率がとても高く，加工食品やP添加物はその摂取を控えるべきである．その他，サプリメントや医薬品に含まれるPも隠れたPの摂取源である[17]．とくに処方量が多い透析患者においては，医薬品に含まれるPも看過できない.

■ 文　献

1) 日本透析医学会：慢性腎臓病に伴う骨・ミネラル代謝異常の診療ガイドライン．透析会誌　2012；45：301-356
2) ICRP Publication 23：Report of the Task Group on Reference Man. p.327, 1974
3) 武田英二，竹谷　豊：生体におけるリンの役割と制御．鈴木正司，秋澤忠男 編：腎不全とリン．17-21，日本メディカルセンター，東京 2004

4) Isakova T, Wahl P, Vargas CJS, et al：Fibroblast growth factor 23 is elevated before parathyroid hormone and phosphate in chronic kidney disease. Kidney Int　2011；79：1370-1378
5) Nakano C, Hamano T, Fujii N, et al：Combined use of vitamin D status and FGF23 for risk stratification of renal outcome. Clin J Am Soc Nephrol　2012；7：810-819
6) KDIGO clinical practice guideline for the diagnosis, evaluation, prevention, and treatment of chronic kidney disease-mineral and bone disorder (CKD-MBD). Kidney Int Suppl　2009；S1-S130
7) Kidney Disease：Improving Global Outcomes (KDIGO) CKD-MBD Update Work Group：KDIGO 2017 clinical practice guideline update for the diagnosis, evaluation, prevention, and treatment of chronic kidney disease-mineral and bone disorder (CKD-MBD). Kidney Int Suppl　2017；7：1-59
8) Isakova T, Gutiérrez OM, Chang Y, et al：Phosphorus binders and survival on hemodialysis. J Am Soc Nephrol　2009；20：388-396
9) Lopes AA, Tong L, Thumma J, et al：Phosphate binder use and mortality among hemodialysis patients in the Dialysis Outcomes and Practice Patterns Study (DOPPS)：evaluation of possible confounding by nutritional status. Am J Kidney Dis 2012；60：90-101
10) Cannata-Andia JB, Fernandez-Martin JL, Locatelli F, et al：Use of phosphate-binding agents is associated with a lower risk of mortality. Kidney Int　2013；84：998-1008
11) Fernandez-Martin JL, Martinez-Camblor P, Dionisi MP, et al：Improvement of mineral and bone metabolism markers is associated with better survival in haemodialysis patients：the COSMOS study. Nephrol Dial Transplant　2015；30：1542-1551
12) Block GA, Wheeler DC, Persky MS, et al：Effects of phosphate binders in moderate CKD. J Am Soc Nephrol　2012；23：1407-1415
13) Lynch KE, Lynch R, Curhan GC, et al：Prescribed dietary phosphate restriction and survival among hemodialysis patients. Clin J Am Soc Nephrol　2011；6：620-629
14) Fukuma S, Ikenoue T, Akizawa T, et al：Impact of nutritional index on the association between phosphorus concentrations and mortality in haemodialysis patients：a cohort study from dialysis outcomes and practice pattern study in Japan. BMJ Open　2017；7 (8)：e016682
15) Shinaberger CS, Greenland S, Kopple JD, et al：Is controlling phosphorus by decreasing dietary protein intake beneficial or harmful in persons with chronic kidney disease? Am J Clin Nutr　2008；88：1511-1518
16) Moe SM, Zidehsarai MP, Chambers MA, et al：Vegetarian compared with meat dietary protein source and phosphorus homeostasis in chronic kidney disease. Clin J Am Soc Nephrol　2011；6：257-264
17) Sherman RA, Ravella S, Kapoian T：The phosphate content of prescription medication：a new consideration. Ther Innov Regul Sci　2015；49：886-889

（谷口正智）

12 マグネシウム（Mg）　★★★

基準値	腎機能正常者・透析患者ともに　　1.8～2.4 mg/dL 透析患者　　　　　　　　　　　　2.7～3.0 mg/dL で死亡リスクはもっとも低下[1]
検査目的	高 Mg 血症の防止のために定期的に測定すべきである．低 Mg 血症も血管石灰化や心血管イベントおよび死亡リスクの上昇に関わる

異常値を示した場合の鑑別	● 基準値以下 ・摂取不足：飢餓，偏食，不適切な中心静脈栄養 ・腸管吸収障害：吸収不良症候群，慢性下痢・下剤乱用，アルコール多飲，炎症性腸疾患，プロトンポンプ阻害薬，広範囲の腸管切除 ・腎排泄亢進：薬剤（ループ・サイアザイド系利尿薬，アミノグリコシド，シスプラチン，カルシニューリン阻害薬，カルベニシリン，アンフォテリシン），急性腎不全利尿期，糖尿病，糖尿病性ケトアシドーシス，甲状腺機能亢進症，Gittelman 症候群，Bartter 症候群Ⅲ型，高アルドステロン血症 ● 基準値以上 ・摂取過剰：マグネシウム製剤・にがりの多量摂取 ・腎排泄低下：腎不全，副腎機能低下

測定法	・原子吸光法，酵素法，色素法（キシリジルブルー法），キレート滴定法，蛍光法
保険適用	・あり 包

病態生理

● Mg の体内分布

マグネシウム（magnesium；Mg）は生体を構成する主要ミネラルの一つであり，細胞内でもっとも多い 2 価陽イオンである．成人の生体内には約 24 g（＝1 mol）の Mg が存在しており，50～60％が骨に，40％は筋肉などの軟部組織に分布し，血液中には体内総 Mg の 1％以下しか存在しない．腎機能正常者では血液中 Mg のうち約 30％はアルブミンと結合し，15％は重炭酸・リン酸・クエン酸などの陰イオンと錯体を形成するため，生理活性を有するイオン化 Mg は 55～70％程度である．血中 Mg 濃度の変化は細胞内 Mg プールにより緩衝されるため，体内 Mg 量を鋭敏には反映せず，血中 Mg 濃度が正常でも細胞内 Mg は欠乏している可能性がある．

● Mg の代謝調節機構

1）腸管での吸収機構

一般的な食事による Mg の摂取量は 1 日当り約 300～400 mg である．このうち 40～60％がおもに遠位空腸・回腸から吸収され，一部は大腸でも吸収される．消化管での Mg の吸収経路には経細胞

経路と傍細胞経路が存在する．経細胞経路では，腸管腔側の transient receptor potential melastatin 6（TRPM6）および TRPM7 の 4 量体が Mg を細胞内に取り込み，Cyclin M2（CNNM2）が Mg を血管側へ排出する．傍細胞経路を司る分子は未だ明らかでないが，Mg 摂取量が増加した際に濃度依存的に Mg を吸収させるため，たとえば Mg 製剤を過量内服した場合に著しい高 Mg 血症をきたす原因となる．

Mg は海藻，魚介類などの海産物に豊富で，緑黄色野菜，豆類，未精製穀物にも多く含まれる．加工食品やファストフードには Mg が乏しく，高脂肪食は Mg の吸収を低下させる．Mg は腸管内でリン・カルシウムと不溶性複合体を形成するため，リン摂取過剰により Mg の吸収が阻害される．プロトンポンプ阻害薬の長期服用（概して 1 年以上）により，まれに高度な低 Mg 血症が生じる．機序として消化管での Mg 吸収障害が示唆されており，Mg 補充のみでは改善せず，原因薬剤の中止により速やかに改善することが多い．

2）腎臓からの排泄機構

血液中の Mg のうち蛋白と結合していない約 70％の Mg が糸球体で濾過される．このうち大部

分が近位尿細管（10〜20％）とヘンレループ上行脚（50〜70％）で再吸収され，遠位尿細管で5〜10％程度が再吸収される結果，尿中には3〜5％程度が排泄される．ヘンレループでのMg再吸収には細胞間隙に発現するclaudin-16/19が関与する．一方，遠位尿細管では尿細管腔側に発現するTRPM6が能動的にMgを再吸収し，最終的な尿中Mg濃度を決定している．TRPM6の活性を調整する因子がさまざま知られているが，インスリンはTRPM6の発現・活性を上昇させるため，インスリン抵抗性の病態では尿中Mg排泄は増加する．また，アルドステロンはTRPM6活性を低下させ，尿中Mg排泄を増加させる．

● 生体内での Mg の機能

　Mgは300種以上の生体反応における補酵素として重要な役割を担う．とくに解糖系や酸化的リン酸化などエネルギー産生過程における多くの酵素活性がMgに依存する．またMgはインスリンの分泌や作用発現に不可欠であり，Mg欠乏はメタボリック症候群の病態に密接に関与する．その他，Mgは血管トーヌスの調節，骨代謝，神経筋伝達，DNA・蛋白合成，細胞周期の制御，ミトコンドリア機能の維持など多面的な生理機能を有する．

● 測定法

　血清Mg濃度は原子吸光法，酵素法，色素法（キシリジルブルー法），キレート滴定法，蛍光法などにより測定される．原子吸光法は測定感度・精度ともに高く，カルシウムなど他の共存元素の干渉を受けにくいことからもっとも信頼性が高い測定法であるが，特別な装置を必要とする．採血時に抗凝固薬としてEDTA-2Naを用いるとMg^{2+}がキレートを形成し測定不能となる．溶血検体では赤血球内Mgの遊出により高値となる．血中イオン化Mg濃度はイオン選択性電極法により測定されるが保険適用はない．

透析患者における読み方・意義

1）透析患者の血中総 Mg 濃度とイオン化 Mg 濃度

● 腎機能が低下または廃絶した血液透析患者では一般に血中Mg濃度は上昇する．日本透析医学会統計調査における本邦の血液透析患者約14万例の血清Mg濃度の平均値は2.61 mg/dL（標準偏差0.52 mg/dL）であり，大半の血液透析患者が高Mg血症を呈している[1]．血液透析患者の血清Mg濃度はおもに透析液Mg濃度とMg摂取量によって規定される．本邦の透析液Mg濃度（1.0 meq/L）において血清総Mg濃度が基準範囲下限かそれ以下になるのは極端に経口摂取量が減少しているか，もしくは残腎機能が十分にあり尿中Mg排泄が無視できないかのいずれかのケースが大半である．

● 一方，血液透析患者の血液中にはMgと錯体を形成するリン酸などの陰イオンが蓄積しているためにイオン化Mg率は減少しており，イオン化Mg率は血清リン濃度やアニオンギャップと負相関する[2]．このため，血液透析患者の透析前血中イオン化Mg濃度は約90％の症例で基準範囲内かそれ以下である[2]．つまり，血液透析患者では総Mg濃度を高めに維持しておかなければ生理活性を有するイオン化Mg濃度を基準範囲に保てないと考えられる．なお，アルブミンがMgのイオン化率に与える影響はカルシウムのイオン化率に与える影響に比べれば矮小である．

● 保存期CKD（慢性腎臓病）患者では（血中総Mg濃度に基づく）低Mg血症の頻度がCKD stageを問わず10〜15％程度と比較的高く，おもに尿細管障害や蛋白尿が尿中Mg排泄を促進させることが原因と考えられている[3]．

2）Mg と心血管予後

● 統計調査データによると血液透析患者の透析前血清総Mg濃度が2.7〜3.0 mg/dLの場合に全死亡リスク（1年予後）はもっとも良好であったことから[1]，軽度の高Mg血症を維持することが予後の観点からも良好である可能性がある．また，血清Mg濃度と血清リン濃度には交互作用があり，血清Mg濃度が高い患者群では血中リン濃度と心血管死亡リスクの関連が減弱ないし消失する[4]．Mgによる介入効果の証明および目標Mg濃度の設定にはランダム化比較試験が必要である．血液透析患者へのMgの補充方法としては経口Mg製剤か透析液Mg濃度の調整になるが，現在本邦で一般的に使用されている透析液のMg濃度は1.0 mEq/Lのみである．いずれにしても血清Mg濃度を定期的に測定し，危険な高Mg血症（＞5.0 mg/dL）は回避しなければならない．

3）Mg と血管石灰化

● Mgは高リン負荷による血管平滑筋細胞の石灰化や骨芽細胞様細胞への形質転換を抑制する[5]．

5/6腎摘ラットに対するMg投与が大動脈石灰化を抑制することも示されている[6]．血液透析患者の血管石灰化に対するMgの効果についてはいくつかのパイロット研究でその有用性が示唆されている[7]．現在，保存期CKD患者の冠動脈石灰化をアウトカムにしたランダム化比較試験が少なくとも二つ進行中であり，その結果が期待される．

4）Mgと骨折リスク

●腎不全患者における過度のMgの蓄積は骨石灰化障害・骨軟化症をきたす可能性があり注意が必要である．しかし，統計調査データによると血液透析患者の大腿骨近位部骨折リスクは血中Mg濃度の上昇に伴ってむしろ低下しており，少なくとも血中Mg濃度4.0mg/dLまでの範囲において，Mgが骨に悪影響を及ぼすという根拠は今のところ希薄である[8]．

■ 文　献

1）Sakaguchi Y, Fujii N, Shoji T, et al：Hypomagnesemia is a significant predictor of cardiovascular and non-cardiovascular mortality in patients undergoing hemodialysis. Kidney Int　2014；85：174-181
2）Sakaguchi Y, Hamano T, Kubota K, et al：Anion gap as a determinant of ionized fraction of divalent cations in hemodialysis patients. Clin J Am Soc Nephrol 2018；13：274-281
3）Oka T, Hamano T, Sakaguchi Y, et al：Proteinuria-associated renal magnesium wasting leads to hypomagnesemia：a common electrolyte abnormality in chronic kidney disease. Nephrol Dial Transplant 2018 May 22. doi：10.1093/ndt/gfy119.［epub ahead of print］
4）Sakaguchi Y, Fujii N, Shoji T, et al：Magnesium modifies the cardiovascular mortality risk associated with hyperphosphatemia in patients undergoing hemodialysis：a cohort study. PLoS One　2014；9：e116273.
5）Ter Braake AD, Shanahan CM, de Baaij JHF：Magnesium Counteracts Vascular Calcification：Passive interference or active modulation? Arterioscler Thromb Vasc Biol　2017；37：1431-1445
6）Diaz-Tocados JM, Peralta-Ramirez A, Rodríguez-Ortiz ME, et al：Dietary magnesium supplementation prevents and reverses vascular and soft tissue calcifications in uremic rats. Kidney Int　2017；92：1084-1099
7）Tzanakis IP, Stamakaki EE, Papadaki AN, et al：Magnesium retards the progress of the arterial calcifications in hemodialysis patients：a pilot study. Int Urol Nephrol　2014；46：2199-2205
8）Sakaguchi Y, Hamano T, Wada A, et al：Magnesium and risk of hip fracture among patients undergoing hemodialysis. J Am Soc Nephrol　2018；29：991-999

（坂口悠介）

13 アルミニウム（Al）

★★

基準値	腎機能正常者　10 μg/L 以下 透析患者　　　20 μg/L 以下
検査目的	アルミニウム蓄積の有無，骨代謝の評価，認知症の鑑別診断
異常値を示した場合の鑑別	● 基準値以上 ① アルミニウム含有製剤（たとえば制酸剤）大量投与 ② 以下の患者では，アルミニウム中毒を疑う 　　記憶力の著しい低下のみられる例，高齢者，情緒不安定，学習不適応児童，腎不全（急性，慢性，透析中を含む），著しい亜鉛，マンガン欠乏者，閉塞性肝疾患
測定法	・原子吸光分析法[1]
保険適用	・あり 包 ・ただし高 Al 血症とヘモクロマトーシスを合併した透析患者に対してデフェロキサミンメシル酸塩投与中は別に算定することができる．

病態生理

● 透析患者におけるアルミニウム

　アルミニウム（aluminum：Al）は，土壌，水，空気中のちりなどに広範に存在する．食物に関しては，土壌などから吸収されたアルミニウムが野菜，穀類，魚介類などに微量に含まれるほか，ベーキングパウダーなどの膨張剤，色止め剤，形状安定剤，品質安定剤並びに着色料などの食品添加物に含まれている．また薬剤に関しては，制酸剤に含まれている[URL1]．しかしながら，厚生労働省の調査では，アルミニウムの摂取量の平均値は，すべての年代層で許容量を下回っていると示されている[URL2]．

　透析患者に関しては，かつて透析液あるいはアルミニウム含有リン吸着薬による蓄積が問題となった．オーストラリアやロシアでは，まだアルミニウム含有リン吸着薬が使用されることは少なくないが，本邦では使用禁忌であり，また透析用水化学的汚染基準（ISO 基準）によってアルミニウム濃度は 0.01 mg/L と厳格な基準が設けられている[2]．本邦を含む先進国においては，透析液清浄化並びにアルミニウム含有リン吸着薬の使用禁止（制限）により，透析患者のアルミニウム中毒はきわめてまれとなった．

● アルミニウム中毒

　アルミニウム中毒は蓄積する速度によって，急性並びに慢性中毒がある．慢性中毒に関しては，低濃度の曝露下，年単位での蓄積によって発生する．臨床的には，骨関節痛，筋痛，骨折，近位筋脱力，骨軟化症，小球性貧血並びに進行性の認知機能低下などを呈する．しかしながら，本邦では先述のように，アルミニウム含有リン吸着薬使用禁忌並びに透析液の清浄化によって，症候性のアルミニウム中毒をみることは，ほぼなくなったといってよい．血清アルミニウム濃度と生命予後が関連する古い報告がある[3]．

1）慢性アルミニウム中毒

① 骨・筋症状

　アルミニウムは関節に蓄積し，関節痛をきたす．滑液中アルミニウム濃度の上昇が認められる．またアルミニウムは骨の石灰化前線に沈着することで，骨軟化症をきたし，骨痛並びに骨折の原因となる．アルミニウム骨症は類骨の増加を認め，低代謝回転状態であるため，高カルシウム並びに高リン血症をきたしやすく，それに続く異所性石灰化を招くリスクが高い病態である．

② 認知機能低下

　中枢神経系へのアルミニウムの蓄積にて，進行性の認知症を発症する．アルミニウム脳症は，構音障害，ミオクローヌス，精神変調，幻覚並びに痙攣をきたす．症状は段階的に進行していき，きわめて予後不良な病態である．

2）急性アルミニウム中毒

　急速にアルミニウムが蓄積する病態はまれであるが，主として意識障害，痙攣あるいは昏睡をき

たす脳症である．クエン酸はアルミニウムの吸収を促進するため，注意を必要とする．

● デフェロキサミンテスト

血清アルミニウム濃度は必ずしも組織蓄積量を反映しないので，組織蓄積は，デフェロキサミンの負荷前後における血清アルミニウム濃度の上昇程度をもとに判定する．体重当り 5 mg のデフェロキサミンを透析終了 1 時間前に静脈内に投与し，血清アルミニウム濃度が 50 μg/L 以上上昇すれば陽性と判断する[4]．

透析患者における読み方・意義

● 症状あるいはアルミニウム曝露に関する情報などから，アルミニウム中毒を疑った際に血清アルミニウム濃度を測定する．つまり，本邦における透析の状況（透析液・アルミニウム非含有リン吸着剤使用）から考えて，アルミニウム中毒はきわめてまれであるため，ルーチンで測定する必要はない．血清アルミニウム濃度が 20 μg/L 以下であれば，アルミニウム中毒の可能性は低い．症候性で血清アルミニウム濃度が 20〜60 μg/L，あるいは症候の有無にかかわらず，血清アルミニウム濃度が 60〜200 μg/L ならば，後述するデフェロキサミンテストを実施し評価する．血清アルミニウム濃度が 200 μg/L 以上であれば，明らかにアルミニウム中毒と判断できるので，デフェロキサミンの副作用を考慮するとデフェロキサミンテストは必要ない．急性アルミニウム中毒は血清アルミニウム濃度が 400〜1,000 μg/L まで上昇する．

■ 文 献

1) Oster O：The aluminium content of human serum determined by atomic absorption spectroscopy with a graphite furnace. Clin Chim Acta 1981；18：53-60
2) 峰島三千男，川西秀樹，阿瀬智暢，他：2016 年版 透析液水質基準. 透析会誌 2016；49：697-725
3) Chazan JA, Lew NL, Lowrie EG：Increased serum aluminum. An independent risk factor for mortality in patients undergoing long-term hemodialysis. Arch Intern Med 1991；151：319-322
4) D'Haese PC, Couttenye MM, Goodman WG, et al：Use of the low-dose desferrioxamine test to diagnose and differentiate between patients with aluminium-related bone disease, increased risk for aluminium toxicity, or aluminium overload. Nephrol Dial Transplant 1995；10：1874-1884

■ 参考 URL（2018 年 11 月現在）

1) 厚生労働省ホームページ：アルミニウムに関する情報
https://www.mhlw.go.jp/stf/seisakunitsuite/bunya/kenkou_jryou/shokuhin/syokuten/aluminium/index.html
2) 厚生労働省ホームページ：平成 23〜24 年度 マーケットバスケット方式によるアルミニウムの摂取量調査の結果について
https://www.mhlw.go.jp/file/06-Seisakujouhou-11130500-Shokuhinanzenbu/0000140251.pdf

（稲熊大城）

14 亜鉛（Zn）

基準値
腎機能正常者　80〜130 μg/dL
透析患者　　　腎機能正常者と同じ[1]

検査目的
透析患者では亜鉛欠乏の頻度が高く，エリスロポエチン抵抗性貧血の原因としても重要である．

異常値を示した場合の鑑別

● 基準値以下
・飢餓・低栄養
・亜鉛非添加の高カロリー輸液
・腸管吸収不良（慢性下痢，炎症性腸疾患，吸収不良症候群，アルコール多飲）
・末期腎不全
・慢性肝疾患
・糖尿病
・薬剤（D-ペニシラミン，炭酸リチウム，アロプリノール，アザチオプリンなど）
・低アルブミン血症
・日内変動（深夜に最低値）
・新生児
・乳児
・妊産婦

● 基準値以上
・溶血検体

測定法
・原子吸光法，比色法

保険適用
・あり（適用疾患：亜鉛欠乏症，亜鉛欠乏性味覚障害）

病態生理

亜鉛（zinc；Zn）は生体内に約2g存在しており，必須微量元素としては鉄に次いで2番目に多い．おもな分布部位は筋肉（60%），骨（20〜30%），皮膚・毛髪（8%）であり，前立腺，肝臓，腎臓，心臓，精巣，甲状腺にも含まれる．亜鉛は生体内の約300種に及ぶ金属酵素・金属要求酵素の活性に必要であり，蛋白質・核酸合成や糖・脂質代謝に関与している．亜鉛欠乏による臨床症状は多彩であり，味覚障害・食欲不振，皮膚炎・口内炎，創傷治癒遷延，脱毛，発育不全，骨髄抑制，性腺機能低下，免疫能低下，うつ状態などが知られている．

亜鉛は肉・豆類や牡蠣，胡麻などに豊富に含まれる．食事から摂取された亜鉛は十二指腸・小腸で吸収され，胆汁・膵液への分泌を介して糞便中に排泄される．腸管吸収過程で銅の吸収と拮抗する．亜鉛の摂取不足や腸管での吸収不良が生じると亜鉛欠乏を生じる．フィチン酸は亜鉛の吸収を阻害する．尿中排泄はきわめて少ないが，糖尿病では尿中亜鉛排泄が亢進し，亜鉛欠乏の原因となる．

血液中の亜鉛は40〜50%がα_2-ミクログロブリンと，50%がアルブミンと結合している．ネフ

ローゼ症候群などにより低アルブミン血症を呈すると血清亜鉛濃度も低下する．また，赤血球中の亜鉛濃度は100〜1,200 μg/dLと血清濃度よりも10倍以上高値であり，溶血検体では血清濃度が上昇する．

軽度の亜鉛欠乏例では血清亜鉛濃度は低下しないことが多く，亜鉛欠乏の診断には好中球やリンパ球など血球内亜鉛濃度の測定が好ましいとされるが，一般臨床での測定は困難である．血清亜鉛濃度60 μg/dL未満を亜鉛欠乏症，60〜80 μg/dLを潜在性亜鉛欠乏とする[1]．血清亜鉛濃度には20〜30%の日内変動があり，早朝に高く，夕方から深夜にかけて最低値となる．また，食事摂取により血中濃度が低下するため，早朝空腹時に採血することが望ましい．亜鉛欠乏の指標として，亜鉛酵素である血清アルカリフォスファターゼ値が亜鉛欠乏時には低下することが知られているが，透析患者における有用性は不明である．

亜鉛製剤のうち酢酸亜鉛（ノベルジン®）は「低亜鉛血症」に保険適用を有する．亜鉛製剤の投与は銅欠乏や鉄欠乏をきたすことがあり，とくに銅欠乏による汎血球減少に注意が必要である．亜鉛投与時にみられる膵酵素の上昇は基本的に経過観察のみで良いとされる．血清亜鉛濃度が250 μg/dL以上になれば投与量減量ないし中止する．

透析患者における読み方・意義

●透析患者の血中亜鉛濃度は，腎機能正常対照群に比して低値であることが報告されている[2]．透析患者の亜鉛欠乏の原因として食事制限による亜鉛摂取不足や腸管での吸収障害に加え，透析液への喪失，低アルブミン血症，リン吸着薬による亜鉛の吸着などが挙げられる．透析患者に対する亜鉛投与は味覚の改善[3]だけでなく，炎症性サイトカインや酸化ストレスマーカーの低下，nPCR（標準化蛋白異化率）の上昇，貧血の改善，およびCD4陽性細胞数の増加[4]をもたらすことが報告されている．エリスロポエチン抵抗性貧血の原因の一つとして亜鉛欠乏を念頭におく必要がある．

●カナダの透析導入期患者1,278例を2年間追跡した前向きコホート研究において，血清亜鉛濃度と全死亡，心血管イベント，感染症（肺炎，敗血症）による入院および，あらゆる原因による入院のリスクに有意な関連は示されなかった[5]．

■ 文　献

1) 日本臨床栄養学会：亜鉛欠乏症の診療指針 2018.
2) Tonelli M, Wiebe N, Hemmelgarn B, et al：Trace elements in hemodialysis patients：a systematic review and meta-analysis. BMC Med　2009；7：25
3) Mahajan SK, Prasad AS, Lambujon J, et al：Improvement of uremic hypogeusia by zinc：a double-blind study. Am J Clin Nutr　1980；33：1517-1521
4) Guo CH, Wang CL：Effects of zinc supplementation on plasma copper/zinc ratios, oxidative stress, and immunological status in hemodialysis patients. Int J Med Sci　2013；10：79-89
5) Tonelli M, Wiebe N, Bello A, et al：Concentrations of trace elements and clinical outcomes in hemodialysis patients：a prospective cohort study. Clin J Am Soc Nephrol　2018；13：907-915

（坂口悠介）

15. 銅（Cu） ● **141**

15 銅（Cu）

基準値	腎機能正常者　男性 80〜135 μg/dL，女性 100〜160 μg/dL 透析患者　　　104.8 ［67.4-157.1］μg/dL（中央値 ［5-95 パーセンタイル］）[5]

検査目的	銅欠乏はエリスロポエチン抵抗性貧血の原因となり，特に亜鉛投与中は定期的に検査すべきである．

異常値を示した場合の鑑別	● **基準値以下** ・低栄養 ・亜鉛製剤内服 ・Wilson 病 ・Menkes 症候群 　・ネフローゼ症候群 　・蛋白漏出性胃腸症 　・多発性硬化症	● **基準値以上** ・閉塞性黄疸・胆汁うっ滞 ・鉄欠乏 ・悪性腫瘍 ・妊娠

測定法	・原子吸光法，比色法

保険適用	・あり（適用疾患：Wilson 病，肝・胆道系疾患，遺伝性低セルロプラスミン血症，ネフローゼ症候群）

第4章 血液生化学（電解質、肝機能等）

病態生理

　銅（copper：Cu）は生体内に約 80 mg 存在する必須微量元素であり，50％が骨・筋肉に，10％が肝臓に分布し，その他，脳や腎臓，骨髄にも分布している．銅依存性酵素の活性に必須であり，エネルギー代謝，骨代謝や神経伝達物質の産生に関与する．また，亜鉛とともにsuperoxide dismutaseに結合し活性酸素を除去する働きを有する．銅は腸管での鉄吸収を促進するとともに造血にも関わるため，銅欠乏では貧血や好中球減少を生じる．

　銅は魚介類・豆類やレバーに多く含まれる．小腸上部で吸収された銅はアルブミンや α_2 マクログロブリンと結合し，門脈から肝臓に取り込まれる．銅の腸管吸収は亜鉛と拮抗するため，とくに亜鉛製剤投与時には銅の吸収障害による銅欠乏に注意を要する．

　肝細胞内で銅輸送蛋白であるセルロプラスミンと結合し末梢組織へ輸送される．血清銅の95％はセルロプラスミンと，残りの5％はアルブミンやアミノ酸と結合している．消化管で吸収された銅の約85％が胆汁排泄され，腎排泄は5％未満である．したがって，胆道閉塞では血清銅濃度が上昇する．Wilson 病では肝細胞内の銅輸送異常（ATP-7B 遺伝子異常）により銅がセルロプラスミンに供与されず，血清銅濃度は低下し，肝・脳・腎・角膜に銅が蓄積することで組織傷害を起こす．ネフローゼ症候群ではセルロプラスミンが尿中に過剰に排泄され，結果的に血清銅濃度が低下することで貧血の原因となることが報告されている[1]．妊娠中はエストロゲンによるセルロプラスミンの合成増加により血清銅濃度は上昇する．

透析患者における読み方・意義

● 血液透析患者の血中銅濃度を測定した 42 研究（1,712 症例）に関するメタ解析では，血液透析患者の血中銅濃度は腎機能正常対照群よりも高値であることが報告されている[2]．カナダの血液透析導入期患者 1,278 例を 2 年間追跡した前向きコホート研究において，血清銅濃度高値と全死亡リスク上昇の有意な関連が示されている[3]．一方，銅欠乏は貧血の原因となり，血清銅濃度著明低値（7〜10 μg/dL）の血液透析患者に経口銅製剤を投与することでエリスロポエチン抵抗性貧血の改善が認められたことが報告されており[4]，エリスロポエチン抵抗性貧血を示す患者では銅欠乏の鑑別が重要である．

■ 文　献
1) Niel O, et al：Anemia in congenital nephritic syndrome：role of urinary copper and ceruloplasmin loss. Blood　2011；117：6054-6055
2) Tonelli M, et al：Trace elements in hemodialysis patients：a systematic review and meta-analysis. BMC Med　2009；7：25
3) Tonelli M, et al：Concentrations of trace elements and clinical outcomes in hemodialysis patients：a prospective cohort study. Clin J Am Soc Nephrol　2018；13：907-915
4) Higuchi T, et al：Correction of copper deficiency improves erythropoietin unresponsiveness in hemodialysis patients with anemia. Intern Med　2006；45：271-273
5) Tonelli M, et al：Concentrations of trace elements in hemodialysis patients：A prospective cohort study Am J Kidney Dis　2017；70：696-704

（坂口悠介）

16 血液ガス―呼吸の立場から ★★

基準値

腎機能正常患者

pH ：7.40 ± 0.05

PaO_2 ：$80 \sim 100$ mmHg

$PaCO_2$：40 ± 5 mmHg

HCO_3 ：24 ± 2

透析患者の基準値・管理目標値

pH，PaO_2，$PaCO_2$：とくに提唱されているものはなし

（pH7.2 未満では生体の機能維持が困難となるため，一般には $7.2 \sim 7.25$ 以上を保つことを目標とすることが多い）

HCO_3：「血液ガス―酸塩基平衡の立場から」の項（p.145）を参照

検査目的 酸素化の評価，換気能の評価，酸塩基平衡の評価

異常値を示した場合の鑑別

- 低酸素血症（$PaO_2 \downarrow$）
  ① A-aDO_2正常：呼吸コントロール系や呼吸ドライブ系の障害
  ・換気障害：肺胞低換気（⇒$PaCO_2$上昇：下記の高炭酸ガス血症を参照）
  ・吸入酸素分圧の低下
  ② A-aDO_2開大：肺（肺胞，血管，間質）におけるガス交換系の障害
  ・換気血流比不均衡：慢性閉塞性肺疾患（COPD），肺水腫，気管支喘息，肺塞栓，脱水など
  ・拡散障害：肺線維症などの間質性肺疾患，肺高血圧症，COPD など
  ・シャント：心臓内シャント（心房中隔欠損症），肺内シャント（肺動静脈瘻，ARDS），無気肺など
- 高炭酸ガス血症：呼吸性アシドーシス
  換気障害：肺胞低換気（⇒$PaCO_2 \uparrow$）
  ・中枢神経系の障害：脳出血・梗塞，脳炎，睡眠時無呼吸症候群，甲状腺機能低下症，薬剤（麻酔薬，鎮静薬）など
  ・末梢神経，筋，胸郭の障害：重症筋無力症，筋ジストロフィーなど神経筋疾患，脊柱側弯症など
  ・肺・気道の障害，死腔の増大：COPD，気管支喘息，気道狭窄・閉塞，肺塞栓症，気管支炎，血管障害，間質性肺炎など（肺疾患で低換気をきたした場合，A-aDO_2は開大する）
  ・人工呼吸：低換気，permissive hypercapnia
  ・CO_2産生増大：敗血症，発熱など
- 低炭酸ガス血症：呼吸性アルカローシス
  過換気（⇒$PaCO_2 \downarrow$）
  ・中枢神経系：脳出血・梗塞，髄膜炎，腫瘍，外傷，発熱，疼痛，不安（過換気症候群）など
  ・低酸素血症，組織低酸素状態：無気肺，肺塞栓，うっ血性心不全，高所順化，貧血など
  ・内分泌系：甲状腺機能亢進症，妊娠（プロゲステロン）など
  ・薬剤：サリチル酸，呼吸興奮薬など
  ・その他：肝不全，代謝性アシドーシスからの回復期，人工呼吸による過換気など

測定法
- pH：ガラス電極法（Stow-Severinghaus 型）
- $PaCO_2$：ガラス電極法（Stow-Severinghaus 型）
- PaO_2：ガラス電極法（Clark 型）
- SaO_2：演算値
- HCO_3：酵素法，ないしは，演算値

保険適用
- あり（ただし，当該保険医療機関内で行った場合にのみ算定可能）
- 適用疾患：呼吸性アシドーシス・呼吸性アルカローシス

病態生理

血液ガス分析では，肺での酸素化，換気能，酸塩基平衡の状態が解析できる．

● 酸素化

酸素化の指標となるPaO_2は，気道内圧（気圧），吸気酸素濃度，肺胞換気量，換気血流比，拡散能，シャントで規定される．また，分時換気量は1回換気量×呼吸数であり，呼吸数も酸素化の重要な要素である．

低酸素血症の原因としては，①肺胞以前の呼吸コントロール系，あるいは呼吸ドライブ系での換気障害（ガス交換前である肺胞気のレベルですでに肺胞気O_2分圧（PAO_2）が低下している異常）と，②ガス交換系の障害（$PaCO_2$は正常だが肺胞とその先の血流の間の異常）の二つのメカニズムが考えられる．鑑別には肺胞気動脈血分圧格差（A-aDO_2）を確認する．A-aDO_2が正常であれば前者（①），開大していれば後者（②）の障害が考えられる．

$$A\text{-}aDO_2 = (760 - 飽和水蒸気圧) \times FiO_2 - PaCO_2/0.8 - PaO_2$$
$$= 150 - PaCO_2/0.8 - PaO_2 \text{（大気圧，室内気吸入下）}$$
$$= (760 - 47) \times FiO_2 - PaCO_2/0.8 - PaO_2 \text{（大気圧，酸素吸入下）}$$

(A-aDO_2：正常値≦10 mmHg，年齢とともに上昇，10＜境界値≦20 mmHg)

後者（②）のA-aDO_2が開大するガス交換系の障害では，肺胞，血管，間質といった肺自体に障害が生じており，そのメカニズムとしては，a. 換気血流比不均等，b. 拡散障害，c. シャントの三つがあげられる．それぞれの原因のおもなものについては前表に記載した．

● 換気能

換気の指標は$PaCO_2$で，肺胞低換気で$PaCO_2$は上昇し，過換気で$PaCO_2$は低下する．中枢神経系の呼吸コントロール系か，末梢神経，筋，胸郭，気道などの呼吸ドライブ系かのいずれかの異常を示唆している．換気障害の原因のおもなものについては前表に記載した．

低酸素血症を機序に基づいて$PaCO_2$，A-aDO_2から鑑別する「血液ガス所見による呼吸不全の原因診断へのアプローチ」（日本呼吸器学会呼吸機能検査ガイドラインⅡ[1]）を図に示した．

● 酸塩基平衡

「血液ガス―酸塩基平衡の立場から」（p.145）を参照．

● 酸素含有量・酸素供給量

肺で取り込まれた酸素は血液によって全身の臓器に運ばれ供給される．組織の酸素化には酸素含有量・酸素供給量が重要となる．

酸素含有量 = ヘモグロビン（Hb）に結合する酸素量 + 血液に溶解する酸素量
$$= 1.34 \times SaO_2 \times Hb + 0.003 \times PaO_2$$

酸素供給量 = 心拍出量×酸素含有量 = $CO \times 1.34 \times [SaO_2 \times Hb + 0.003 \times PaO_2]$

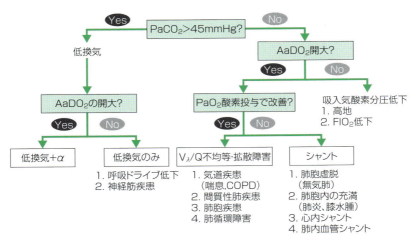

図　血液ガス所見による呼吸不全の原因診断へのアプローチ
〔文献1）より転載〕

計算式からも Hb に結合する酸素量は，血液に溶解する酸素量よりはるかに大きいことがわかるが，貧血を改善させることは組織への酸素供給にとって非常に重要な要素となる．

透析患者における読み方・意義

●通常，酸塩基平衡異常によりアシデミア・アルカレミアが生じた際，生体では正常な pH に戻そうとして，一次性の代謝性異常に対しては呼吸性代償機構，一次性の呼吸性異常に対しては代謝性代償機構が働く．しかし，透析患者では，末期腎不全の状態であるため，呼吸性異常に対して腎による代謝性代償を機能させることができない．よって，呼吸性アシドーシスをきたしやすい COPD などの疾患を合併した透析患者では高度のアシデミアを起こす危険性が高くなる．また，人工呼吸器管理においても，透析患者では代謝性代償が期待できない点に留意して管理する必要がある．

●透析患者では，エリスロポエチン産生低下による腎性貧血，赤血球の寿命の短縮，鉄欠乏などから貧血をきたしやすい．前述のように，血液の酸素含有量・供給量にとって Hb は重要な要素であり，この点からも透析患者の貧血の管理は非常に重要となる．2015 年版「慢性腎臓病患者における腎性貧血治療のガイドライン」において，維持すべき目標 Hb 値として，成人の血液透析患者で 10 g/dL 以上 12 g/dL 未満（週初めの採血），腹膜透析患者では 11 g/dL 以上 13 g/dL 未満が推奨されている[2]．

■ 文　献

1) 日本呼吸器学会肺生理専門委員会：呼吸機能検査ガイドラインⅡ―血液ガス，パルスオキシメーター．42-45，メディカルレビュー社，東京，2006
2) 日本透析医学会：慢性腎臓病患者における腎性貧血治療のガイドライン．透析会誌　2016；49：89-158

（小原まみ子）

17 血液ガス ― 酸塩基平衡の立場から　★★★

基準値	腎機能正常者	pH 7.40 ± 0.02

腎機能正常者
pH 7.40 ± 0.02
HCO_3^- 24 ± 2 mmol/L
PaO_2 $80 \sim 100$ mmHg
$PaCO_2$ 40 ± 2 mmHg
アニオンギャップ　12 ± 2 mEq/L

血液透析患者における管理目標値　なし
血液透析患者の参考値*　pH 7.35 ± 0.05
HCO_3^- 21 ± 3 mmol/L
PCO_2 38 ± 5 mmHg
アニオンギャップ　15 ± 4 mEq/L（Alb 3.7 ± 0.4 g/dL）

検査目的　酸塩基是正の評価，代謝性または呼吸性疾患の鑑別，栄養状態の評価

異常値を示した場合の鑑別

● 代謝性アシドーシス（pH<7.38，HCO_3^-<22 mmol/L，$PCO_2 \leqq 42$ mmHg）
　・透析患者の50.6%は代謝性アシドーシスを示す．正常値（$7.38 \leqq$ pH $\leqq 7.42$，$22 \leqq HCO_3^- \leqq 26$ mmol/L，$38 \leqq PCO_2 < 42$ mmHg）の割合は6.1%であり，全体としてアシドーシス傾向に管理されている*．
　・原　因：蛋白摂取量の増加，食物または薬剤性酸摂取量の増加（セベラマー塩酸塩など），含硫アミノ酸の過剰摂取，透析液アルカリ剤濃度の相対的低値，下痢
● 代謝性アルカローシス（pH>7.42，HCO_3^->26 mmol/L，$PCO_2 \geqq 38$ mmHg）
　・透析患者の代謝性アルカローシスの割合は1.7%である*．
　・原　因：たんぱく摂取量の低下，食物または薬剤性アルカリ摂取量の増加（炭酸カルシウムなど），グルタミン酸ナトリウム（MSG）の過剰摂取，透析液アルカリ剤濃度の相対的高値，嘔吐

測定法
　・pH，$PaCO_2$：ガラス電極法，イオン選択電極法
　・PaO_2：クラーク型電極法
　・HCO_3^-：pHと$PaCO_2$からの算出法，酵素法によるTCO_2からの算出法

保険適用　・あり 包

*日本透析医学会統計調査 JRDR-10001 研究（2008年末データ）．16歳以上，週3回血液透析，透析導入後1年以上の39,064名の平均±1 SDと患者割合（本文中，図も同データを使用.）

病態生理

　酸塩基異常には代謝性と呼吸性の二つのタイプが存在し，これらはしばしば混合性となる．代謝性異常である血清HCO_3^-（重炭酸イオン）の変化には呼吸性代償が，呼吸性異常であるPCO_2（二酸化炭素分圧）の変化には代謝性代償が作用しpHの変化を小さくしている．しかし，血液透析患者では，通常週3回の代謝性異常の是正が行われるが，その特殊性は酸塩基の病態生理を複雑にしている．透析患者の酸塩基の病態生理について三つのポイントを述べる．

● BBS（bicarbonate buffer system，HCO_3^-緩衝システム）

　体のH^+（水素イオン）濃度は非常に狭い範囲に維持されている．細胞外液（ECF）の正常H^+濃度は40 nmol/L（pH 7.4）であり，細胞内液（ICF）は80 nmol/L程度（pH 7.1）である．H^+の共役陰イオンであるHCO_3^-は細胞外液で25 mmol/Lであり，実に百万倍の高濃度である．H^+が低濃度に維持されているのはBBSによりH^+が調整されているからである．もし，BBSがなければ，体液の総H^+含量は2.4 μmol程度であり，わずか数μmolのHCO_3^-があれば完全に中和されてしまう．

$$H^+ + HCO_3^- \leftrightarrow H_2CO_3 \leftrightarrow H_2O + CO_2$$

BBS は他の緩衝系と違い，H^+ が低濃度であっても効率よく緩衝し，また，体 HCO_3^- 量も多くその緩衝能力も最大である[1]．H^+ の除去には上式の BBS 反応を右に進めることが重要で，ECF の低 PCO_2 が必須条件となる．H^+ が低下した場合は右への BBS 反応を抑制する必要がある．透析患者の場合，換気障害などで呼吸よる代償が機能しない場合や肺疾患，心疾患や中枢性疾患を合併する場合などは注意が必要である．PCO_2 調整の詳細については「呼吸の立場から」の項（142 頁）に譲る．

● 蛋白-H^+ 結合

酸塩基の要である H^+ の問題である．従来の酸塩基生理学では，アシドーシスは H^+ 濃度の増加に伴う HCO_3^- 濃度の低下に焦点がおかれてきた．しかし，最近では，これまでの伝統的な視点であった HCO_3^- 濃度の低下よりも細胞内蛋白-H^+ 結合を最小限にすることが重要視されている[1]．H^+ は蛋白のヒスチジン残基に非常によく結合し，その構造や機能を変化させる．影響を受ける蛋白の多くは酵素，トランスポーター，レセプター，筋収縮蛋白であり，とくに重要臓器（脳，心臓）におけるその機能の変化は生存の脅威となり，さらに透析患者では，軽度であっても蛋白の構造変化は蛋白異化につながり，栄養障害の原因ともなる．

一方，アルカローシスでは H^+ の増加による危険性は低くなるが，低 H^+ 濃度によるこれら蛋白の活性低下が生じ，蛋白の機能異常の原因となる．腎機能正常者での pH 7.4 はもっとも適切な蛋白-H^+ 結合状態にあることを意味しているが，透析患者ではアシデミアよりもアルカレミアでの蛋白機能異常のほうが生存の脅威となる可能性がある（「透析患者における読み方・意義」を参照）．透析においても酸塩基の是正には HCO_3^- 濃度よりも H^+ 濃度での判断が重要である[2,3]．

● 正常血清 HCO_3^- 濃度はなぜ 25 mmol/L か？

これは酸塩基異常の骨・カルシウム（Ca）代謝の問題である．透析患者の低 HCO_3^- 濃度は骨密度低下の原因であることは知られている[4]．正常 pH は 7.4，PCO_2 は 40 mmHg である．PCO_2 の 40 mmHg は，このときにネルギー消費効率が最適であり，また，BBS が効率よく作用することを意味している．一方，適切な骨回転のためには，ECF

における Ca^{2+} と 2 価無機リン（HPO_4^{2-}）の濃度は一致していることが有利である．ECF の pH が 7.40 のとき，ECF 総無機リン濃度の 80% が HPO_4^{2-} であり，血清の正常無機リン濃度が 1.5 mmol/L（4.6 mg/dL）であれば，HPO_4^{2-} 濃度は 1.2 mmol/L となる．これは血清正常 Ca^{2+} 濃度 1.2 mmol/L と一致する[1]．一方，HCO_3^- は H^+ の除去にはできるだけ高濃度であることが有利であるが，HCO_3^- が 25 mmol/L 以上の場合，1.2 mmol/L の Ca^{2+} と HCO_3^- の生成物（$CaCO_3$）がその溶解度積を超え，$CaCO_3$ の沈着と Ca^{2+} の低下を生じる．pH が 7.4，PCO_2 が 40 mmHg に設定されたとき，HCO_3^- は 25 mmol/L が限界値である．透析患者では，無機リン濃度は高い傾向にある．もし，食品添加物の主成分である 1 価無機リン（$H_2PO_4^-$）が過剰摂取された場合，pH を低値に維持して $H_2PO_4^-$ から HPO_4^{2-} への変換を抑制することが有利となる．

透析患者における読み方・意義

1）管理目標値

● 管理目標値は血清総 CO_2（TCO_2）濃度で 22 mmol/L 未満か以上かで意見が分かれている．2000 年の K/DOQI ガイドラインでは蛋白・骨代謝から 22 mmol/L 以上[5]，2004 年 DOPPS では TCO_2 と死亡リスクには U 字関係にありもっともリスクが低いのは 19～22 mmol/L[6]，2013 年米国 DaVita グループの 110,951 名の報告では 22～27 mmol/L で死亡リスクが低いとされている[7]．これらの調査は観察研究であり限界はあるが，この相反する結果の理由の一つは，HCO_3^- と栄養因子がともに死亡リスクに関して強い交絡性があり，栄養評価因子の扱い方で結果が変わることである．しかし，これらの研究の最大の問題は伝統的視点である HCO_3^-（TCO_2）のみで判断されていることにある．

● 図は，わが国での 39,064 名での 1 年間の死亡リスクを透析前 pH と透析前 HCO_3^- 濃度で解析したものである．pH，HCO_3^- ともに因子調整なしの場合は高い pH，HCO_3^- で死亡リスクも高いが，調整後には pH は U 字カーブを示し pH 7.30～7.38 でリスクがもっとも低くなる．高い HCO_3^- 濃度での高リスクは調整後は消滅し，過去の研究と同じ結果となる．

● pH と HCO_3^- でのこの違いの理由は，pH は HCO_3^- 同様に栄養因子による影響を受けるが，その程度

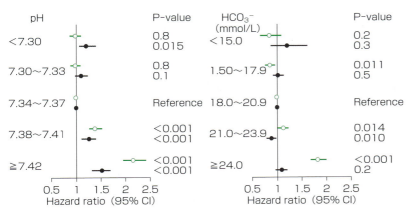

図 pHおよびHCO_3^-濃度の層別における1年間の死亡ハザード比
○：因子調整なし，●：因子調整あり．調整因子：年齢，性別，透析期間，糖尿病，体格指数，Ca×P積，総コレステロール，アルブミン，ヘモグロビン，Kt/V，標準化蛋白異化率（n＝39,064）

がHCO_3^-よりも少ないことと，病態生理の項で述べたように，H^+が蛋白と結合することにより直接のリスク因子となるからである．このデータからは至適H^+濃度は42～50 nmol/Lであり，ややアシドーシス側に傾いている．

2）透析液HCO_3^-濃度

● 透析液にはアルカリ化剤としてNaHCO₃と有機酸塩が含まれ，このアルカリ化剤の総量は35 mmol/L程度に統一されている．しかし，酸塩基平衡を決めているのは透析液HCO_3^-濃度（d-HCO_3^-）である[2,8]．

● d-HCO_3^-が25 mEq/L（n＝17,260），30 mEq/L（n＝13,370），35 mEq/L（n＝2,678）での血清pHと血清HCO_3^-濃度の分布では，pH 7.38以上の患者割合は，d-HCO_3^-が25 mEq/Lで23.8％，30 mEq/Lで29.5％，35 mEq/Lで41.6％と増加する．血清HCO_3^-濃度24 mmol/L以上の患者割合では，25 mEq/Lで9.4％，30 mEq/Lで13.3％，35 mEq/Lで27.1％である．先にも述べたが，血清pH 7.38以上，血清HCO_3^-濃度25 mmol/L以上は避けるべきであり，d-HCO_3^-は低いほうが有利といえるかもしれない[9]．

● 酸塩基平衡の是正には処方透析が理想であるが，わが国は中央透析液供給システム（CDDS）が中心であり，病態に応じたd-HCO_3^-の選択には限界があるが，呼吸性酸塩基異常が存在する場合は，CDDSではなく個人用装置で透析液は慎重に選択されるべきである．

■ 文 献

1) Kamel KS, Halperin ML：Principle of acid-base physiology. Fluid, electrolyte, and acid-base physiology（5th edition）. 2017, 4-32, Elsevier, Philadelphia, PA
2) Yamamoto T, Shoji S, Yamakawa T, et al：Predialysis and postdialysis pH and bicarbonate and risk of all-cause and cardiovascular mortality in long-term hemodialysis patients. Am J Kidney Dis 2015；66：469-478
3) Gennari FJ：Acid-base assessment of patients receiving hemodialysis. What are our management goals? Semin Dial 2018；31：382-387
4) Chen W, Melamed ML, Abramowitz MK：Serum bicarbonate and bone mineral density in US adults. Am J Kidney Dis 2015；65：240-248
5) National Kidney Foundation：Clinical practice guidelines for nutrition in chronic renal failure. K/DOQI, National Kidney Foundation. Am J Kidney Dis 2000；35（6 Suppl 2）：S1-S140
6) Bommer J, Locatelli F, Satayathum S, et al：Association of predialysis serum bicarbonate levels with risk of mortality and hospitalization in the Dialysis Outcomes and Practice Patterns Study（DOPPS）. Am J Kidney Dis 2004；44：661-671
7) Vashistha T, Kalantar-Zadeh K, Molnar MZ, et al：Dialysis modality and correction of uremic metabolic acidosis：relationship with all-cause and cause-specific mortality. Clin J Am Soc Nephrol 2013；8：254-264
8) Sargent JA, Marano M, Marano S, et al：Acid-base homeostasis during hemodialysis：New insights into the mystery of bicarbonate disappearance during treatment. Semin Dial 2018；doi：10.1111/sdi.12714
9) Tentori F, Karaboyas A, Robinson BM, et al：Association of dialysate bicarbonate concentration with mortality in the Dialysis Outcomes and Practice Patterns Study（DOPPS）. Am J Kidney Dis 2013；62：738-746

（山本忠司，山川智之）

18 血漿浸透圧 ★★

| 基準値 | 腎機能正常者　275〜290 mOsm/kgH$_2$O
透析患者（透析前）　291〜339 mOsm/kgH$_2$O |

| 検査目的 | 浸透圧物質による中毒の除外 |

| 異常値を示した場合の鑑別 | ● 高浸透圧の場合
・高 Na 血症
・高血糖
・高窒素血症
・浸透圧物質の増加（慢性腎臓病における尿毒素物質，外因性：マンニトール，ソルビトール，メタノール，エタノール，エチレングリコールなど） | ● 低浸透圧の場合
・低 Na 血症 |

| 測定法 | ・氷点降下法による直接測定 |

| 保険適用 | ・あり |

病態生理

● 血漿浸透圧

半透膜を介して，濃度の異なる溶液が接しているとき，溶媒が低濃度側から高濃度側へと移動し，濃度を等しくしようとする力が働く．この圧力を浸透圧という．浸透圧は溶液中に含まれる粒子の数（モル数）に比例する．血漿のなかでおもに浸透圧に寄与するのはイオンと BUN（尿素窒素），Glu（ブドウ糖）である．

浸透圧は氷点降下法で直接測定することもできるが，以下の概算式で概算することも可能である．

血漿浸透圧（mOsm/kgH$_2$O）
$= 2 \times$ [Na（mmol/L）]$+$ BUN（mg/dL）$/2.8 +$ Glu（mg/dL）$/18$ ‥‥‥‥‥‥‥（式 1）
Na：ナトリウム

Na 濃度を 2 倍するのは，細胞外液のおもな陽イオンは Na であり，それに対応する同じモル数の陰イオンが存在するからである．BUN/2.8，Glu/18 は，mg/dL をモル数に変換するための換算である．この概算式で求めた浸透圧と実測の浸透圧には通常 10 mOsm/kgH$_2$O 程度の差が生じる．この差を osmolar gap と呼ぶ．osmolar gap は概算式には含まれないが，実際の血中に存在する浸透圧物質（リン酸など）が存在するからである．osmolar gap が 20 mOsm/kg を超える場合には内因性あるいは外因性の浸透圧物質の存在が示唆さ

れる．例としては，エタノール，メタノール，エチレングリコール，マンニトールなどである．

透析患者における読み方・意義

● 血漿浸透圧の基準値は非透析患者では 275〜290 mOsm/kgH$_2$O であるが，血液透析患者での値は透析前で 291〜339 mOsm/kgH$_2$O である[1]〜[4]．透析患者で血漿浸透圧が高い理由は，（式 1）からもわかるように，BUN が腎機能が正常の患者より高いからである．また，osmolar gap は通常＜10 mOsm/kg であるが透析患者ではそれより高く，BUN 以外にもリン酸や硫酸といった浸透圧物質が高濃度で存在していることを示唆している[5]．血漿浸透圧は透析中に最大 33 mOsm/kg 低下するというデータがあり，おもに BUN の除去によると考えられている[1]〜[4]．

1）不均衡症候群

● 透析中に BUN やそのほかの老廃物の血中濃度が急激に下がると，不均衡症候群と呼ばれる神経症状を起こすことがある[6],[7]．不均衡症候群は小児，高齢者，脳障害のある患者，重度の代謝性アシドーシスの患者でとくに起こりやすい[6],[8]．軽症の場合は頭痛や嘔気のみだが，重症になると，不穏，高血圧，見当識障害，視力障害，痙攣，昏睡，場合によっては死亡に至ることもある．原因は，BUN やその他の小分子が透析によって急激に除去されることで血漿浸透圧が下がり，細胞内外の浸透圧勾配が生じ，細胞内に水が流入し，とく

に脳細胞で脳浮腫が起こるためと考えられている．予防法としては，透析導入期には，透析効率低めで膜面積の小さいダイアライザを用い，血流量や透析液流量を低めに設定する．

2）透析患者における血漿浸透圧と予後

●透析患者における血漿浸透圧と生命予後の関連を検討した研究は筆者の知るかぎりない．しかし，血漿浸透圧と透析中低血圧の関係についての報告はいくつかある．

●透析前の計算値で求めた血漿浸透圧が高いことが，透析中の低血圧の独立した予測因子であることが報告されている〔OR（オッズ比）1.10，95% CI（信頼区間）1.05～1.15〕．透析前の Na，BUN，Glu それぞれの寄与を別々に解析したところ，BUN，Glu 値が高い患者で，透析中の収縮期血圧の低下が大きかった[9]．HEMO study の post hoc 解析でも，Kt/V 高値群に割り付けられた患者（つまり透析中の BUN の除去量が多い群）で，透析中の低血圧の発症率が高かった（OR 1.12，95% CI 1.01～1.25）[10]．

●これらの結果から，透析前の血漿浸透圧が高い患者において，透析で急激に血漿浸透圧が下がると細胞外液から細胞内液に水がシフトし，血管内脱水が助長され，血圧低下につながるのではないかと推測される．透析中低血圧と死亡率の関連が示されており，おそらく心筋の虚血や，脳虚血などが透析中の低血圧で惹起されるのではないかと推測されている．

●では，透析前の血漿浸透圧の至適値はどれくらいがよいかについては，データがない．上記の結果からは透析中の血漿浸透圧の変動が大きくないほうがよいと推定されるが，たんぱく質制限によって BUN を低値に保つと，筋肉量の減少などにつながり，よくない可能性もある．血流量や，ダイアライザの膜面積を下げ，透析時間を延長することで，急激な浸透圧の変化を避けるとともに，除水速度も落とし，浸透圧変化に伴う透析中低血圧を避けることがもっとも合理的ではないかと推測される．

■ 文 献

1) Shimizu K, Kurosawa T, Sanjo T：Effect of hyperosmolality on vasopressin secretion in intradialytic hypotension：a mechanistic study. Am J Kidney Dis 2008；52：294-304
2) Cernaro V, Lacquaniti A, Lorenzano G et al：Apelin, plasmatic osmolality and hypotension in dialyzed patients. Blood Purif 2012；33：317-323
3) Stabellini G, Bosi GP, Valeno V et al：Relation between the osmolality trend and ornithynedecarboxylase activity in red blood cells of uremic patients during haemodialytic treatment. Biomed Pharmacother 1998；52：166-168
4) Fasanella d'Amore T, Wauters JP, Waeber B, et al：Response of plasma vasopressin to changes in extracellular volume and/or plasma osmolality in patients on maintenance hemodialysis. Clin Nephrol 1985；23：299-302
5) Griveas I, Gompou A, Kyritsis I, et al：Osmolal gap in hemodialyzed uremic patients. Artif Organs 2012；36：16-20
6) Zepeda-Orozco D, Quigley R：Dialysis disequilibrium syndrome. Pediatr Nephrol 2012；27：2205-2211
7) Sahani MM, Daoud TM, Sam R, et al：Dialysis disequilibrium syndrome revisited. Hemodial Int 2001；5：92-96
8) Peterson H, Swanson AG：Acute encephalopathy occurring during hemodialysis. The reverse urea effect. Arch Intern Med 1964；113：877-880
9) McCausland FR, Waikar SS：Association of predialysis calculated plasma osmolarity with intradialytic blood pressure decline. Am J Kidney Dis 2015；66：499-506
10) McCausland FR, Brunelli SM, Waikar SS：Dialysis dose and intradialytic hypotension：results from the HEMO study. Am J Nephrol 2013；38：388-396

（田川美穂）

150　第4章　血液生化学（電解質，肝機能等）

19　鉄(Fe)，不飽和鉄結合能(UIBC)，総鉄結合能(TIBC) ★★★

基準値　腎機能正常者・透析患者ともに

　　Fe：男性 54～200 µg/dL，女性 48～154 µg/dL

　　UIBC：男性 104～259 µg/dL，女性 108～325 µg/dL

　　TIBC：男性 253～365 µg/dL，女性 246～410 µg/dL

　　（すべてニトロソ-PSAP 法によるものであり，比色法では若干数値が異なる）

検査目的　鉄動態の評価，貧血の鑑別

異常値を示した場合の鑑別

● **Fe 低下**
　・鉄欠乏性貧血，出血性貧血，感染症，悪性腫瘍，甲状腺機能亢進症，ネフローゼ症候群，真性多血症

● **Fe 上昇**
　・肝障害（急性肝炎初期，肝硬変），ヘモクロマトーシス，ヘモジデローシス，悪性貧血，再生不良性貧血，鉄芽球性貧血

● **TIBC 低下**
　・肝障害（急性肝炎，肝硬変），低栄養，悪性腫瘍，甲状腺機能亢進症，ネフローゼ症候群，再生不良性貧血，溶血性貧血

● **TIBC 上昇**
　・鉄欠乏性貧血，妊娠後期，蛋白同化ホルモン使用時

測定法
　・Fe：ニトロソ-PSAP 法，国際標準法（比色法），国際標準法の松原変法
　・UIBC：ニトロソ-PSAP 法，比色法
　・TIBC：ニトロソ-PSAP 法，比色法
　　（TIBC＝Fe＋UIBC という関係が成立するため，UIBC あるいは TIBC は一方を直接測定し他方は計算で求める）

保険適用　・あり 包

病態生理

　鉄（iron；Fe）はあらゆる細胞にとって必須の微量元素であり，酸化還元反応，核酸合成，酸素運搬などに利用されている．生体内では Fe^{3+} と Fe^{2+} の二つの存在様式があり，Fe^{3+} は不溶性で反応性に乏しいため利用しづらく，逆に Fe^{2+} は可溶性で反応性に富む反面，活性酸素種を産生し細胞障害を引き起こす．そのため鉄を有効にかつ安全に利用するために，生体はきわめて巧妙な制御機構を有している[1]．

　人体には約 3～4 g の鉄が存在し，その 2/3 が赤血球中のヘモグロビンに存在する．赤血球造血に必要とされる鉄は 1 日 20～25 mg であり，そのほとんどは網内系のマクロファージを介したリサイクルシステムによって供給されている．一方，出血や上皮細胞の剝離などで失われる鉄は腸管からの吸収で補われているが，その量は 1 日 1～2 mg とごく少量である．鉄代謝系の特色は，排泄系のない閉鎖系で鉄を回転させ再利用し，最終的に血清鉄濃度を維持することである．

　血清鉄は 3～4 mg ときわめて少ない状態で維持されているが，そのほとんどがトランスフェリンと結合し TBI（transferrin binding iron）として存在する．血清鉄濃度の変動を感知するセンサーとしてトランスフェリン受容体 2（TfR2）が肝細胞膜上に存在し，肝臓で産生されるヘプシジン-25 を介して鉄輸送体であるフェロポルチン（FPN）からの鉄供給量をコントロールしている．鉄欠乏状態では肝細胞膜上のトランスフェリン受容体 1（TfR1）の発現が増加するため，細胞表面蛋白質（HFE）は TfR1 と複合体を作り TBI を細胞内に取り込む．一方，鉄過剰状態では TfR1 の発現が低下するため，HFE はおもに TfR2 と複合体を作り TBI と結合して TfR2 がリン酸化される．その結果 ERK1/2 シグナル伝達を介しヘプシジン-25 が増加する[2]．さらに，肝細胞内の鉄量が増加すると，酵素フリンによりその前駆体が分解

され骨形成蛋白質6（bone morphogenetic protein 6；BMP 6）が増加し，BMP/SMAD シグナル伝達を介してもヘプシジンの転写が活性化される[3]．分泌されたヘプシジン-25 は肝細胞，腸上皮細胞，マクロファージに存在する FPN の分布密度を制御して血中への鉄の供給量を制御している[4]．ヘプシジン-25 の発現制御においてもう一つ重要な経路として，炎症時に産生される各種サイトカインにより活性化される JAK/STAT シグナル伝達経路がある．サイトカインが増加しヘプシジン-25 が誘導されることより，血清鉄が低下し貯蔵鉄であるフェリチンが増加する．この経路は細菌に対してその鉄利用による増殖を防ぐための生体の一種の防御反応と考えられているが[5]，慢性炎症状態に陥りやすい透析患者においては生理的な血中への鉄供給を阻む大きな原因となりうる．

鉄の唯一の補給経路である腸管からの吸収もまた厳密に制御されている．経口的に摂取された無機鉄は，十二指腸上皮の DMT1（divalent metal transporter 1）を介して，またヘム鉄は HCP1（heme carrier protein を介して取り込まれる．細胞内の鉄量を感知する鉄反応エレメント（IRE）/鉄制御蛋白（IRP）システムを介して DMT1 の発現が制御されており，細胞内鉄濃度が上昇すれば DMT1 発現が減少し新たな鉄吸収が制限される[6]．一方，鉄の腸上皮細胞内から血中への移動は FPN を介するため，血清ヘプシジン-25 濃度が上昇している状況においては血中へ鉄輸送ができず，結果的に腸管からの鉄は吸収効率が悪くなる（血清ヘプシジン-25 濃度上昇時において経口鉄剤の効果は減弱する）．非生理的な鉄補給として静注鉄剤投与があるが，トランスフェリンとの結合に時間を要するため，その間 NTBI（non-transferrin bound iron）として酸化ストレス発生の原因となる．また TBI の増加が前述の TfR2 を介したヘプシジン-25 産生促進につながるため，一度マクロファージに取り込まれた注射剤のコロイド鉄は利用されにくくなる．そのため，持続的に静脈投与を続けないかぎり安定した造血系への鉄供給は難しく，その継続投与はまた絶対的鉄過剰の危険をはらむこととなる．

透析患者において鉄代謝とエリスロポエチン（EPO）は密接に関連する．EPO が不足すると造血系で利用する単位時間当りの鉄が減少し，需要に供給を合わせるためにヘプシジン-25 が増加する．こうした状況下での鉄剤投与は前述のように造血系へうまく供給されにくく，貧血治療においてはまずは EPO が十分量存在することが重要である．EPO により骨髄が造血反応を示し，ヘプシジン-25 が低下している状況で鉄補充を行うことが生理的な治療法となる．

透析患者における読み方・意義

●血液透析患者は，回路/ダイアライザへの残血や採血検査のため年間約 2 g の鉄を喪失する．喪失分の鉄補充が必要となるが，慢性腎臓病患者における腎性貧血治療のガイドライン[7]では，透析患者の鉄評価には血清フェリチン値に加え，トランスフェリン飽和度〔TSAT：血清鉄（Fe）/総鉄結合能（TIBC）〕を用いることを推奨している．しかし，Fe には日内変動があること（早朝が高い），Fe，TIBC ともに炎症や低栄養の影響を受けやすいことなどから TSAT 値は絶対的鉄欠乏の診断指標とはなりにくい．同様に鉄剤投与の目標となる TSAT 値についても明確な基準の設定は困難であるが，本邦の 142,339 名の透析患者を対象とした研究において，赤血球造血刺激因子製剤（ESA）投与中の透析患者における ESA 低反応性と TSAT に関する層別解析がなされ，血清フェリチン値の高低にかかわらず TSAT の低下に伴い ESA の反応性が悪くなることが示されている[8]．これを踏まえ前述のガイドラインにおいて，ESA 投与下で鉄利用率を低下させる病態が認められない場合は，TSAT 20%未満においても鉄補充療法が提案された．

長期予後（生命予後）の predictor としての意義

●アメリカの 131,023 名の血液透析患者〔PKD（polycyclic kidney disease）2,969 名，non-PKD 128.054 名〕を 5 年間追跡した大規模臨床研究では，PKD の有無にかかわらず（PKD と non-PKD では血清 EPO 濃度が異なる可能性がある）time-averaged TSAT と生命予後の関係は U 字であり，TSAT 30〜40%でもっとも生命予後が良かった[9]．TSAT は栄養状態など鉄動態以外の因子の影響を受けやすいため，TSAT 自体と予後の関連性は明らかではないが，本邦で用いられている TSAT 20%のカットオフについては今後さらなる検討が必要である．

■ 文 献

1) Muckenthaler MU, Rivella S, Hentze MW, et al：A red carpet for iron metabolism. Cell 2017；168：344-361
2) Lawen A, Lane DJ：Mammalian iron homeostasis in health and disease：Uptake, storage, transport, and molecular mechanisms of action. Antioxid Redox Signal 2013；18：2473-2507
3) Kautz L, Meynard D, Monnier A, et al：Iron regulates phosphorylation of Smad1/5/8 and gene expression of Bmp6, Smad7, kd1, and Atoh8 in the mouse liver. Blood 2008；112：1503-1509
4) Drakesmith H, Nemeth E, Ganz T：Ironing out ferroportin. Cell Metab 2015；22：777-787
5) Cassat JE, Skaar EP：Iron in infection and immunity. Cell Host Microbe 2013；13：509-519
6) Frazer DM, Wilkins SJ, Becker EM, et al：A rapid decrease in the expression of DMT1 and Dcytb but not Ireg1 or hephaestin explains the mucosal block phenomenon of iron absorption. Gut 52：340-346, 2003
7) 日本透析医学会：2015年版 慢性腎臓病患者における腎性貧血治療のガイドライン．透析会誌 2016；49：89-158
8) Hamano T, Fujii N, Hayashi T, et al：Thresholds of iron markers for iron deficiency erythropoiesis—Finding of the Japanese nation-wide dialysis registry. Kidney Int Suppl（2011） 2015；5：23-32
9) Hatamizadeh P, Ravel V, Lukowsky LR, et al：Iron indices and survival in maintenance hemodialysis patients with and without polycystic kidney disease. Nephrol Dial Transplant 2013；11：2889-2898

（米本佐代子，濱野高行）

20 フェリチン ★★★

基準値	腎機能正常者	測定原理	参考基準範囲（ng/mL）	
			男性	女性
		化学発光免疫測定法（CLIA 法）	18.6～261	4.0～64.2
		化学発光酵素免疫測定法（CLEIA 法）	25.8～280.5	4.2～136.7
		ラテックス法	21.0～282	5.0～157.0
		EIA サンドイッチ法	32.9～232.1	2.0～130.7

透析患者 「透析患者における読み方・意義」を参照

検査目的	貯蔵鉄の過不足の評価

異常値を示した場合の鑑別

● 基準値以下
・鉄摂取不足
・鉄吸収不全
・出血・子宮筋腫による過月経
など

● 基準値以上
・鉄過剰症（遺伝性鉄過剰症・二次性鉄過剰症）
・鉄の偏在化（慢性炎症疾患）
・腫瘍細胞内でのフェリチンの産生・肝臓への転移（悪性腫瘍や白血病）
・無効造血
・肝疾患（脂肪肝）
など

測定法	・CLIA 法，CLEIA 法，ラテックス法，EIA サンドイッチ法，金コロイド凝集法，ELISA 法など
保険適応	・あり 包

病態生理

　フェリチン（ferritin）は生体内の主要な鉄貯蔵蛋白質で，フェリチン1分子当り最大で4,500の原子鉄を格納することができる．このフェリチンは肝細胞，膵臓，骨髄などの網内系細胞をはじめ肺や心臓，骨，腸管など広く生体内に分布している．またフェリチンは24個のサブユニットから構成され，H（心）型，L（肝）型サブユニットに分類されている．

　血清フェリチン値は体内の貯蔵鉄量と高い相関があることはよく知られ，血清フェリチン1 ng/mL は貯蔵鉄8～10 mg に相当すると考えられている．よってその低下は鉄欠乏状態を示し，上昇は鉄過剰状態を示している．これらのことから血清フェリチン値は鉄欠乏・鉄過剰の診断の指標として用いられている．なかでも鉄欠乏状態では，血清鉄は貯蔵鉄からの補給により早期では低下しないのに対して血清フェリチン値は早期から低下する．さらに血清鉄は炎症などによる鉄の偏在化

でも低下することや，日内変動を伴うことなどから単独では鉄の過不足の指標にはならない．よって血清フェリチン値は鉄欠乏の診断にもっとも有用とされている．一方で血清フェリチン値高値は鉄過剰状態以外にも，悪性腫瘍の患者において非特異的に上昇することがあるため炎症・肝障害・悪性腫瘍の補助的な診断に用いることもある．

透析患者における読み方・意義

●透析患者の多くはエリスロポエチン産生低下に伴う腎性貧血に加え，erythropoiesis-stimulating agents（ESA）投与の際に造血を伴う鉄の消費や透析回路・透析膜内の残血・採血の際の出血に伴う鉄喪失[1]に伴い鉄欠乏に陥る症例も多い．また他の疾患症例よりも鉄補充療法を受ける機会が多いため鉄過剰に至る可能性もある．これらのことから日本透析医学会「2015年度版 慢性腎臓病患者における腎性貧血治療のガイドライン」[2]では，貧血を伴うもしくは貧血の治療を受けている透析

患者には定期的な（貧血の症例は 3 カ月ごと，鉄補充中の症例は 1 カ月ごと）血清フェリチン値や transferrin saturation（TSAT）を用いた鉄の評価を行うことを推奨している．

1）透析患者における鉄補充開始の基準

●国際的ガイドラインである Kidney Disease Improving Global Outcomes（KDIGO）ガイドライン（2012）[3]は，「トランスフェリン飽和度（TSAT）値 30% 以下または血清フェリチン値 500 ng/mL 以下」で ESA・鉄剤ともに未使用もしくは ESA 使用中の症例で貧血の改善や ESA 使用量減量を望むのであれば鉄剤投与を推奨している．しかしこの基準は透析患者における鉄欠乏の基準（鉄補充開始基準）が不明確であるだけではなく，この基準で鉄補充を継続すると鉄過剰に陥る懸念がある．

●一方で日本透析医学会ガイドラインは血清フェリチン値が 50 ng/mL 未満の症例に ESA に先行した鉄補充を推奨している．つまり，わが国の透析患者においては血清フェリチン値が 50 ng/mL 未満で貧血を伴っている症例の多くに絶対的鉄欠乏患者が含まれること[4]から，これらの症例にはまず鉄補充が推奨されている．さらに ESA 反応性を考慮し，十分な ESA 投与中で目標 Hb 値が維持できず，フェリチン 100 ng/mL 未満かつ TSAT 20% 未満の症例にも鉄補充を考慮することが推奨されている．

2）透析患者における鉄補充中止の基準

● WHO が定めた鉄欠乏性貧血の診断・治療ガイドでは，血清フェリチン値は男性 200 ng/mL 以上，女性 150 ng/mL 以上を重篤な鉄過剰と定めている．しかし透析患者では血清フェリチン値とイベントや生命予後との因果関係に関しては相反する報告[5]~[7]が存在し，これらの報告から血清フェリチン値を用いて鉄補充の中止基準を明確に示すのは困難である．ただし透析患者を対象に MRI で肝臓の鉄蓄積量を評価した検討では鉄補充量の増加に伴い肝臓での鉄沈着量は増加し，血清フェリチン値が 160 μg/L を超えると肝臓への鉄沈着が確認され，290 μg/L を超えると重篤な沈着が報告されている[8]．また日本透析医学会「2015 年度版慢性腎臓病患者における腎性貧血治療のガイドライン」も血清フェリチン値が 300 ng/mL を超えた透析患者への鉄補充は推奨していない．

●一方で，わが国の透析患者を対象とした検討では，常にフェリチン値が高値（100 ng/mL 以上）を呈する患者群はイベントや死亡のリスクが上昇することが報告されている[9]．この結果が示すように鉄補充により常にフェリチン値 100 ng/mL 以上を維持する安全性も確認されていない．よって，貧血を伴う透析症例に対してはフェリチン値 50 ng/mL 未満で鉄補充を考慮し，血清フェリチンが 300 ng/mL まで鉄補充を継続するのではなく，貧血が改善した時点で休薬もしくは減量を考慮することが望まれる．

■ 文 献

1) Tsukamoto T, Matsubara T, Akashi Y, et al：Annual iron loss associated with hemodialysis. Am J Nephrol 2016；43：32-38

2) 日本透析医学会：2015 年版 慢性腎臓病患者における腎性貧血治療のガイドライン．透析会誌 2016；49：89-158

3) KDIGO Clinical Practice Guideline for Anemia in Chronic Kidney Disease. Kidney Int Suppl 2012；2：279-335

4) Kuragano T, Kitamura K, Matsumura O, et al：ESA hyporesponsiveness is associated with adverse events in maintenance hemodialysis（MHD）patients, but not with iron storage. PLoS One 2016；11：e0147328

5) Kalantar-Zadeh K, Regidor DL, McAllister CJ, et al：Time-dependent associations between iron and mortality in hemodialysis patients. J Am Soc Nephrol 2005；16：3070-3080

6) Bailie GR, Larkina M, Goodkin DA, et al：Data from the Dialysis Outcomes and Practice Patterns Study validate an association between high intravenous iron doses and mortality. Kidney Int 2015；87：162-168

7) Miskulin DC, Tangri N, Bandeen-Roche K, et al：Intravenous iron exposure and mortality in patients on hemodialysis. Clin J Am Soc Nephrol 2014；9：1930-1939

8) Rostoker G, Griuncelli M, Loridon C, et al：Reassessment of iron biomarkers for prediction of dialysis iron overload：An MRI Study. PLoS One 2015；10：e0132006

9) Kuragano T, Matsumura O, Matsuda A, et al：Association between hemoglobin variability, serum ferritin levels, and adverse events/mortality in maintenance hemodialysis patients. Kidney Int 2014；86：845-854

（倉賀野隆裕）

21 トランスフェリン，トランスフェリンレセプター ★★

◆ トランスフェリン

基準値	腎機能正常者・透析患者ともに　190〜320 mg/dL（免疫比濁法）
検査目的	鉄欠乏の補助診断，鉄補充療法時の効果判定指標

異常値を示した場合の鑑別	腎機能正常者・透析患者ともに

● 基準値以下
- 産生低下：慢性肝疾患，感染症，膠原病，悪性腫瘍，低栄養状態
- 排泄増加：ネフローゼ症候群，蛋白漏出性胃腸症

● 基準値以上
- 鉄欠乏性貧血
- 妊娠
- 蛋白同化ホルモン服用時

測定法	・免疫比濁法
保険適用	・あり 包 ・適用疾患：鉄欠乏性貧血，ネフローゼ症候群，慢性糸球体腎炎，蛋白代謝異常（栄養障害，肝機能障害）

◆ 血清トランスフェリンレセプター

基準値	腎機能正常者　796±300 ng/mL（栄研化学・ELISA 法） 透析患者　　873±226 ng/mL（栄研化学・ELISA 法；エリスロポエチン投与中で Ht 値が 30％前後の症例）
検査目的	鉄欠乏の診断，赤血球造血の指標，エリスロポエチン治療反応性の評価，ACD の鑑別診断

異常値を示した場合の鑑別	腎機能正常者・透析患者ともに

● 基準値以下
- 鉄過剰症
- 再生不良性貧血
- 移植後貧血
- 慢性腎不全

● 基準値以上
- 鉄欠乏性貧血
- 溶血性貧血
- 多血症
- 骨髄線維症

測定法	・ELISA 法，ラテックス凝集免疫比濁法 （測定法や測定キットにより正常値が大きく異なる）
保険適用	・なし

病態生理

　トランスフェリン（transferrin；Tf），トランスフェリンレセプター（transferrin receptor；TfR）ともに鉄代謝に関与する蛋白質で，おもに鉄動態の指標として用いられる．Tf は分子量約 80 kDa の鉄結合性糖蛋白質で，おもに肝臓で産生される．生体内においては鉄の運搬を司る．TfR は分子量約 95 kDa の糖蛋白質で，2 量体として細胞表面上に存在する．鉄原子が 2 個ついた Tf は TfR の各々のサブユニットに結合し，ともに細胞内に取り込まれ，鉄原子を放出した後にリサイクルされ再び細胞表面上に戻り，Tf は遊離する．この過程で TfR の一部が細胞外へ遊離し，蛋白分解を受け，分子量約 85 kDa の血清 TfR（sTfR）として血液中に出現する．

　Tf は鉄欠乏状態になると産生が亢進し血中濃度は高値となる．慢性肝疾患，感染症，膠原病，悪性腫瘍，低栄養状態で産生が低下し，ネフローゼ症候群や蛋白漏出性胃腸症などでは排泄が増加し血中濃度は低値となる．血中 Tf 値は血清鉄やフェリチンなどと併せて測定し，鉄欠乏の診断や

治療効果のモニターとして利用される．また尿中Tf値は主として糸球体機能の評価に用いられ，ネフローゼ症候群や糖尿病性腎症の早期診断指標として有用である[1]．

一方，TfRは生体内では80〜90%が骨髄中の赤芽球上に存在し，その発現は細胞内の鉄濃度によって調節されている．鉄欠乏状態で発現が亢進し，鉄過剰状態で低下し，これに伴いsTfR値も増減する．とくに鉄欠乏性貧血の診断に有用である．また，sTfR値はTfRを発現している細胞の数の増減に伴っても変動する．溶血性貧血や多血症では骨髄赤芽球の数が増加するためsTfR値は増加し，再生不良性貧血や移植後貧血では骨髄赤芽球が減少しsTfR値は減少する．鉄欠乏がない条件下ではsTfR値は骨髄造血の総量を表現するため，貧血の鑑別診断に有用である．また，臨床的に鑑別の困難な鉄欠乏性貧血と慢性感染症や慢性炎症性疾患，悪性腫瘍に伴う貧血（anemia of chronic disease；ACD）の鑑別診断にsTfR/血清鉄，sTfR/血清フェリチン，sTfR/Hbなどの指数が有用である．

透析患者の大部分には腎性貧血が合併する．エリスロポエチン治療は腎性貧血患者に有効であるが，鉄欠乏が存在するとエリスロポエチンに治療抵抗性となる．したがって，鉄欠乏を的確に診断することが重要である．鉄欠乏状態ではTfの産生亢進とTfRの発現亢進が認められ，血清TfおよびsTfRが増加するため，鉄欠乏の診断に用いられる．

透析患者における読み方・意義

1）Tfと鉄欠乏の診断
●透析患者では種々の程度のACDの病態を示すため，鉄代謝マーカーは健常人と異なった変動を示す．Tf値は正常下限域から低値をとる症例が多い．鉄剤投与後の貧血改善効果とTf値は相関しない[1]．したがってTf値単独で鉄欠乏を診断することは困難である．血清鉄，血清フェリチン，トランスフェリン鉄飽和率，sTfR，網状赤血球ヘモグロビン含量などと併せて評価する必要がある．

2）sTfRと鉄欠乏の診断
●sTfRは機能的および絶対的鉄欠乏状態で上昇する．したがって，鉄剤投与の必要性の判断に有用である．とくにsTfR/Hbが高値な場合はその可

能性が高い[2]．しかし，貯蔵鉄欠乏の段階では上昇しないため，予防的な鉄剤投与の指標としては使えない．

3）sTfRとエリスロポエチン治療反応性
●腎性貧血患者のsTfR値は健常人に比して低値であるが，エリスロポエチン治療により上昇する．治療開始1〜2週間後のsTfR値の上昇の程度を観察することにより，その後の貧血の改善を予測することができる[3],[4]．

4）ACDと鉄欠乏性貧血の鑑別
●ACDでは血清鉄，Tf，総鉄結合能，トランスフェリン鉄飽和率の低下と，血清フェリチンの増加が認められる．これらは透析患者に普通に認められる検査結果であり，ここに鉄欠乏が生じた場合は診断が困難となる．sTfRはACDでは正常範囲か上昇があっても軽度であり，鉄欠乏性貧血における上昇と区別できる．また，sTfR/血清鉄やsTfR/血清フェリチンは骨髄造血の状態と鉄欠乏の状態を加味した指数であり，鉄欠乏性貧血ではACDに比して高値となり，sTfR単独よりも鑑別が容易となる[5]．
●鉄欠乏の診断にはTf，sTfRとも単独ではなく，他の鉄代謝マーカーと併用して判断しなければならない．

■ 文　献

1) Maeda H, Sogawa K, Sakaguchi K, et al：Urinary albumin and transferrin as early diagnostic markers of chronic kidney disease. J Vet Med Sci　2015；77：937-943

2) 水口　隆，衣笠えり子，鈴木正司，他：血液透析患者の鉄欠乏の指標としての血清トランスフェリンレセプターの臨床評価．透析会誌　2000；33：1313-1320

3) Beguin Y, Loo M, R'Zik S, et al：Early prediction of response to recombinant human erythropoietin in patients with the anemia of renal failure by serum transferrin receptor and fibrinogen. Blood　1993；82：2010-2016

4) 水口　隆，水口　潤，川島　周，他：血液透析患者における erythropoietin（rHuEPO）治療反応性の指標としての血清トランスフェリンレセプター．透析会誌　1997；30：185-190

5) Suominen P, Mottonen T, Rajamaki A, et al：Single values of serum transferrin receptor and transferrin receptor ferritin index can be used to detect true and functional iron deficiency in rheumatoid arthritis patients with anemia. Arthritis Rheum　2000；43：1016-1020

（水口　隆）

22. ハプトグロビン ● **157**

22 ハプトグロビン ★★

基準値	腎機能正常者・透析患者ともに	
	型判定なし	19〜170 mg/dL
	型判定あり　1-1 型	83〜209 mg/dL
	2-1 型	66〜218 mg/dL
	2-2 型	25〜176 mg/dL

検査目的 溶血性貧血の有無, 貧血の鑑別診断など

異常値を示した場合の鑑別 腎機能正常者・透析患者ともに
● **基準値以下**
- 血液透析中に出現した溶血
- 溶血性貧血：遺伝性球状赤血球症, サラセミア, 鎌状赤血球症, 自己免疫性溶血性貧血, 発作性夜間ヘモグロビン尿症, 寒冷凝集素症, 血栓性血小板減少性紫斑病, 溶血性尿毒症症候群, 不適合輸血, 心臓弁術後などの赤血球破砕症候群
- 無効造血：骨髄異形性症候群, 巨赤芽球性貧血など
- その他：採血時, 激しい運動など

● **基準値以上**
- 炎症：感染, 手術後など
- 悪性腫瘍
- その他：ネフローゼ症候群, 好酸球増多, 心筋梗塞など

測定法
- 定量法：nephelometry 法, 免疫比濁法
- 遺伝型：ポリアクリルアミドゲル電気泳動法

保険適用 あり（適用疾患：自己免疫性溶血性貧血, 発作性夜間ヘモグロビン尿症, 鎌状赤血球症など）

第4章 血液生化学（電解質, 肝機能等）

病態生理

ハプトグロビンは血清中の α_2-グロブリンに属する糖蛋白である. α 鎖（軽鎖）と β 鎖（重鎖）各々2つずつから構成される4量体として存在している. ハプトグロビンをコードする遺伝子は16q22.1 上に位置しており, クラスターを形成している. α 鎖には Hp^{1F}, Hp^{1S}, Hp^2の3種類の遺伝的多型が存在している. したがって, Hp1-1（Hp^{1F-1F}, Hp^{1F-1S}, Hp^{1S-1S}）, Hp2-1（Hp^{2-1F}, Hp^{2-1S}）, Hp2-2（Hp^{2-2}）の表現型のサブタイプが存在している[1]. ハプトグロビンは主として肝臓で合成されるが, 網内系組織の成熟顆粒球でも生合成されることが知られている.

ハプトグロビンは赤血球が崩壊して遊離したヘモグロビンと結合する. したがって, 赤血球が溶血するとハプトグロビンと結合しヘモグロビン・ハプトグロビン複合体となる[2]. この複合体は分子量が大きいために尿中に排泄されず, 網内系へ運搬される. 複合体は食細胞に取り込まれ処理され, ヘム鉄は生体内で再利用される. 透析患者では尿排泄が著明に低下しているため健常人とは異なるが, 従来, ハプトグロビンは尿中へのヘム鉄の喪失の防止を行っている.

溶血性貧血の際にはハプトグロビンが低下するが, その他網状赤血球, LDH（乳酸脱水素酵素）, 間接ビリルビン, AST（アスパラギン酸アミノトランスフェラーゼ）の上昇などは参考所見となる. 溶血性貧血の所見に加えて, 破砕赤血球の出現や血小板が低下している場合は血栓性微小血管障害症（thrombotic microangiopathy；TMA）を起こしている病態が考えられる. TMA を起こす疾患としては, 典型溶血性尿毒症症候群（HUS）, 血栓性血小板減少性紫斑病（TTP）, 二次性 TMA（感染症, 自己免疫疾患, 移植後など）に加えて, 近年, 補体制御異常による非典型溶血性尿毒症症候群（aHUS）の分子メカニズムが明らかにされ, エクリズマブを利用した補体系をターゲットとし

た治療介入が可能となった.

　ハプトグロビンは採血時に溶血が起きた場合でも低値を示すので注意が必要である[3].また,肝炎や肝硬変などの肝障害が生じている場合は肝臓での合成能が低下するため低値となる.さらには,ハプトグロビンは急性期反応蛋白として感染,炎症,悪性腫瘍などで増加し,それらの活性化の指標となる.CRPが先に上昇し,およそ1日程度遅れて上昇するとされている[4].

　ハプトグロビンは溶血性貧血のほかにも炎症や肝障害で変動することがあるために,患者の有する基礎疾患の背景をよく考慮したうえで解釈する必要がある.

透析患者における読み方・意義

●透析患者においても,ハプトグロビン値は健常者と大きな相違がないことが報告されている[5].

1）血液透析中の溶血

●もっとも注意しなければならのないのは水道水中の塩素が残留し透析液に移行した場合である.塩素は溶血を惹起するために透析液中の残留塩素がないかチェックし遺漏のないようにする.また,透析液の濃度以上のため血清浸透圧に異常が生じると赤血球破壊が亢進し溶血が生じる.配管材質の劣化や水処理装置の故障などによりアルミニウム,銅,亜鉛などの混入にも留意する必要がある[6].ダイアライザの破損などによりダイアライザ内で溶血が生じた場合,漏血感知器によりアラームが鳴るようになっているが,透析液がピンク～赤色になるため,気付くことも多い.

●透析中に溶血が生じると悪心・嘔吐,全身倦怠感,気分不快,発熱,血圧低下などが生じるため,透析中の全身状態の変動に注意する必要がある.

2）透析患者の溶血性疾病の合併

●先に示したような種々の溶血性疾患が透析患者の合併症として生じることがあるので,その際には原因検索を行い,原疾患の治療を行うことが重要である.

■ 文　献

1) 中井利昭,他：検査値のみかた.1996,24,77-79,中外医学社,東京
2) Yoshioka N, Atassi MZ：Haemoglobin binding with haptoglobin. Localization of the haptoglobin-binding sites on the beta-chain of human haemoglobin by synthetic overlapping peptides encompassing the entire chain. Biochem J 1986；234：453-456
3) 森　啓,小峰光博：ハプトグロビン. Modern Physician 2004；24：650-651
4) 高後　裕,佐藤一也：ハプトグロビン（Hp）.日医師会誌 2006；135：156
5) 大和田滋,藤野智弥,原　直：Haptoglobin（Hp）.臨牀透析 1992；8：974-976
6) 太田和夫,二瓶　宏 監：血液浄化療法スタッフマニュアル―新しいチーム医療をめざして.1993,173-174,医学書院,東京

（甲斐平康）

23 AST (GOT), ALT (GPT)

★★★

基準値	腎機能正常者	AST　10～40 U/L
		ALT　男性：5～28 U/L，女性：5～18 U/L
	透析患者	AST 10～24 U/L および ALT 5～17 U/L

検査目的　持続的な侵襲的処置を受け，複数の薬剤の投与を受ける透析患者は，肝機能のチェックを定期的に受ける必要がある

異常値を示した場合の鑑別
● 基準値以上
- ・薬剤性肝障害
- ・アルコール性肝炎
- ・ウイルス性慢性肝炎
- ・自己免疫性肝炎
- ・非アルコール性脂肪肝炎
- ・Wilson 病
- ・ヘモクロマトーシス
- ・α_1-アンチトリプシン欠乏症

測定法　・JSCC 標準化対応法

保険適用　・あり 包

病態生理

　アスパラギン酸トランスアミナーゼ（aspartate transaminase；AST）〔グルタミン酸オキザロ酢酸トランスアミナーゼ（glutamic oxaloacetic transaminase；GOT）〕は，心，肝，骨格筋，腎，脳に存在する酵素である．AST は，これらの臓器の破壊で傷害細胞から放出され，その血清値が高値となる．アラニントランスアミナーゼ（alanine transaminase；ALT）〔グルタミン酸ピルビン酸トランスアミナーゼ（glutamic pyruvic transaminase；GPT）〕は，心，骨格筋にも含まれるが大部分は肝に存在し，AST と同様，傷害細胞から放出されその血清値が高値となる．したがって，AST も ALT も傷害臓器や傷害の程度を推定できる．ALT は AST に比べ肝細胞の傷害に特異性が高く，肝臓の大きさは，男性約 1,200～1,500 g，女性約 1,000～1,200 g と性差があり，このような点から AST の基準値に性差はないが ALT には性差がある．

● 測定法について

　AST および ALT の測定方法は，JSCC 標準化対応法で行い，それらの単位は U/L である．

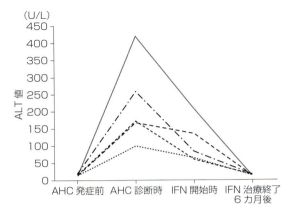

図　透析患者の C 型急性肝炎（AHC）発症前後とインターフェロン（IFN）後の血清 ALT 値の変動（5 例）

〔文献 9）より改変・引用〕

●基準値と長期予後への考え方

　非透析患者において，肝疾患がないと言い切れるのは，男性の cut off 値は ALT 29〜33 U/L 未満で，女性は ALT 19〜25 U/L 未満とされる[1]．実際，日本肝臓学会のガイドラインでは ALT＜30 U/L を目指した抗ウイルス療法を行い，長期予後の改善を行うことが推奨されている[2]．一方，ALT 30 U/L 以上値でも肝疾患のない正常肝もあるため，ALT だけで肝疾患の有無の判定はできず，その他の肝線維化マーカーや画像から判断すべきである．

透析患者における読み方・意義

　●AST も ALT も維持透析患者や慢性腎臓病では低値になる．正確な機序は不明だが，AST と ALT の補酵素である，ピリドキサルリン酸が欠乏すること，かつ/または，尿毒症状態によってその阻害物質の存在に由来するとされている[3]．透析の導入後に阻害物質が除去され一時的に AST が上昇することが認められる[4]．維持透析患者では，AST および ALT は低値であるので，非透析患者の上述の cut off 値に比べより低値であり，長期予後の観点から AST 24 U/L および ALT 17 U/L を提案する報告がある[5,6]．透析患者は非透析患者に比べ ALT 値は低値であるが，肝疾患罹患時には ALT 値は上昇する．実際，C 型急性肝炎（acute hepatitis C；AHC）の院内感染報告で，同発症前では ALT 値は低値であるものの，AHC 発症以降 ALT 値は異常高値となり，持続感染が成立し C 型慢性肝炎に移行して ALT 値は持続高値となる．インターフェロン治療により C 型肝炎ウイルス血症が消失すると ALT 値は低下する[7〜9]（図）．

■文　献

1) Kwo PY, Cohen SM, Lim JK：ACG Clinical Guideline：Evaluation of abnormal liver chemistries. Am J Gastroenterol　2017；112：18-35
2) 日本肝臓学会肝炎診療ガイドライン作成委員会：C 型肝炎治療ガイドライン．2018 年 3 月
3) Hamfelt A：The effect of pyridoxal phosphate on the aminotransferase assay in blood. Scand J Clin Lab Invest　1966；Suppl 92：181-188
4) Cohen GA, Goffinet JA, Donabedian RK, et al：Observations on decreased serum glutamic oxalacetic transaminase（SGOT）activity in azotemic patients. Ann Intern Med　1976；84：275-280
5) Hung KY, Lee KC, Yen CJ, et al：Revised cutoff values of serum aminotransferase in detecting viral hepatitis among CAPD patients：experience from Taiwan, an endemic area for hepatitis B. Nephrol Dial Transplant　1997；12：180-183
6) Espinosa M, Martin-Malo A, Alvarez de Lara MA, et al：High ALT levels predict viremia in anti-HCV-positive HD patients if a modified normal range of ALT is applied. Clin Nephrol　2000；54：151-156
7) Furusyo N, Hayashi J, Ariyama I, et al：Maintenance hemodialysis decreases serum hepatitis C virus（HCV）RNA levels in hemodialysis patients with chronic HCV infection. Am J Gastroenterol　2000；95：490-496
8) Furusyo N, Hayashi J, Kanamoto-Tanaka Y, et al：Liver damage in hemodialysis patients with hepatitis C virus viremia：A prospective 10-year study. Dig Dis Sci　2000；45：2221-2228
9) Furusyo N, Hayashi J, Kakuda K, et al：Acute hepatitis C among Japanese hemodialysis patients：A prospective 9-year study. Am J Gastroenterol　2001；96：1592-1600

（古庄憲浩）

24 LDH，LDH アイソザイム ★★★

基準値	腎機能正常者・透析患者ともに 　LDH　115〜245 U/L 　　　LDH 分画 1：21〜31% 　　　LDH 分画 2：28〜35% 　　　LDH 分画 3：21〜26% 　　　LDH 分画 4：7〜14% 　　　LDH 分画 5：5〜13%
検査目的	透析患者は，動脈硬化性疾患の合併が多く貧血の頻度も高率であり，LDH に注目して鑑別疾患を考える必要がある
異常値を示した場合の鑑別	● 高値の場合の肝疾患の鑑別 ・急性冠症候群（分画 1，2 の高値）　　・白血病（分画 2，3 の高値） ・溶血性貧血（分画 1，2 の高値）　　・膠原病（分画 2，3 の高値） ・悪性貧血（分画 1，2 の高値）　　　・肝障害（分画 5 の高値） ・腎梗塞（分画 1，2 の高値）　　　　・転移性肝癌（分画 5 の高値） ・悪性リンパ腫（分画 2，3 の高値）　・骨格筋障害（分画 5 の高値）
測定法	・LDH 値：JSCC 標準化対応法 ・LDH アイソザイム：アガロースゲル電気泳動法
保険適用	・あり（LDH のみ 包）

病態生理

乳酸脱水素酵素（lactate dehydrogenase；LDH）は，解糖系において嫌気条件下のエネルギー産生に関わり，ほとんどすべての臓器に分布し，とくに，心臓，血球，肝臓，骨格筋，腎臓などに傷害が起こると，血清値が高値となる[1]．

LDH 高値の場合，分子構造が異なる LDH を分けたアイソザイム測定により臓器傷害を特定することがある程度可能である．分画 1，2 が高値の場合，心臓，血球，腎臓の傷害を，分画 2，3 の高値の場合，白血病，悪性リンパ腫，膠原病などを，分画 5 の高値の場合，肝臓，骨格筋の傷害を鑑別する[2],[3]．

● 測定法について

LDH の測定方法は，JSCC 標準化対応法で行い，それらの単位は U/L である．LDH アイソザイムの測定はアガロースゲル電気泳動法である．

● 基準値の考え方

小児は病態がなくても成人より高値である．成人において，LDH 値に性差はないが，採血の前日から直前までの激しい運動によって高値となる場合がある．また，採血の時間がかかった場合や採血後に不適切な処理をした場合，溶血のため LDH 値が高値となることもある．したがって，症状や所見が明らかでなければ，LDH 高値の場合は他の検査を参考にしつつ，LDH 値の再検査をすべきである．

LDH は，多臓器の傷害を反映し，血中に流出するが，同時に分解されて血中から流出する．したがって，インとアウトのバランスが認められるため，血清 LDH は正常であっても生理的な変動幅があるといわれている．この点からも LDH 高値の場合，再検査をすべきである．

LDH 高値の場合，急性冠症候群ならば CK，白血球数がともに上昇・増加し，貧血ならばヘモグロビン値・ビリルビン値も変動し，肝障害ならば AST，ALT，γ GTP 値など同時に高値になるため，他の検査を考慮して疾患を鑑別する．

透析患者における読み方・意義

● 非透析患者と差はない．LDH 高値の場合，病態を探り，心臓，血球，腎臓，肝臓，骨格筋の傷害の有無，白血病，悪性リンパ腫，膠原病などを鑑別する．

■ 文　献

1) Vanderlinde RE：Measurement of total lactate dehydrogenase activity. Ann Clin Lab Sci　1985；15：13-31

2) Maekawa M：Lactate dehydrogenase isoenzymes. J Chromatogr　1988；429：373-398

3) Maekawa M：Lactate dehydrogenase（LDH）. Nihon Rinsho　1995；53：1151-1156

（古庄憲浩）

25 アルカリホスファターゼ（ALP），ALP アイソザイム ★★★

基準値	腎機能正常者　100〜350 U/L 透析患者　　　腎機能正常者に準ずると考えられる

検査目的	CKD-MBD における骨形成の評価，副甲状腺機能の評価，骨疾患の鑑別，肝機能の評価・肝疾患の鑑別，胆道系疾患・膵疾患の鑑別

異常値を示した場合の鑑別	● 基準値以下 　・先天性低ホスファターゼ血症 ● 基準値以上 　① 肝・胆道系疾患に伴うもの（ALP1，ALP2）：アルコール性肝炎，ウイルス性肝炎，肝硬変，肝細胞癌，原発性胆汁性肝硬変，硬化性胆管炎，総胆管胆石症，胆管癌，胆道系疾患，薬剤性肝障害，膵頭部癌 　② 骨疾患に伴うもの（ALP3）：くる病，骨軟化症，原発性および二次性副甲状腺機能亢進症，パジェット病，骨腫瘍，骨折後 　③ その他：慢性腎不全，甲状腺機能亢進症，ALP 産生腫瘍，妊娠

測定法	・現在は基質として 4-ニトロフェニルリン酸（4-nitrophenylphosphate；4NPP）が共通して用いられているが，緩衝液が GSCC，SSCC，FSBC，AACC，IFCC，日本臨床化学会勧告法で異なっており，基準値は異なる．ALP アイソザイムは，アガロースゲル電気泳動法を用いて測定する．

保険適用	● ALP ・あり 包 ・適応疾患：ネフローゼ症候群，甲状腺機能亢進症，脂肪肝，肝硬変症，慢性肝炎，肝癌，栄養失調，消耗性疾患，粘液水腫，甲状腺機能低下症，農薬中毒（有機リン剤），サリン中毒，糖尿病 ● ALP アイソザイム ・あり ・適応疾患：閉塞性黄疸，転移性肝癌，薬物性肝炎，胆嚢結石症，急性肝炎，慢性肝炎，原発性肝癌，骨成長期，くる病，甲状腺機能亢進症，副甲状腺機能亢進症，慢性腎不全，人工透析例，腎透析合併症，パジェット病（乳房パジェット病，乳房外パジェット病，骨パジェット病），妊娠（末期），癌，骨転移，骨肉腫，骨軟化症，骨転移癌，糖尿病，薬物性肝障害，潰瘍性大腸炎，自己免疫疾患

第4章　血液生化学（電解質，肝機能等）

病態生理

　アルカリホスファターゼ（alkaline phosphatase；ALP）はアルカリ性 pH 域（9〜11）にてリン酸モノエステルを加水分解する酵素であり，肝・胆道系疾患における異常のスクリーニングとして AST，ALT，γ-GTP などとともにルーチンで調べられることが多い．

　ALP はほとんどすべての臓器に幅広く分布するが，肝臓，腎臓，骨芽細胞，胎盤，小腸粘膜上皮においてとくに多い．電気泳動法によるアイソザイムは ALP1〜6 までに分類される．ALP1 と ALP2 の大部分は肝臓由来であり，アルコール性

肝炎，ウイルス性肝炎，肝硬変，肝細胞癌，原発性胆汁性肝硬変，硬化性胆管炎，総胆管胆結石，胆管癌，胆道系疾患，薬剤性肝障害，膵頭部癌といった肝・胆道系疾患で高値となる．ALP3 は骨由来のアイソザイムであり，くる病，骨軟化症，原発性および二次性副甲状腺機能亢進症，骨腫瘍，骨折後で高値となる．また，小児期には成長に伴う骨芽細胞の増殖に伴って，成人基準値の 2〜3 倍を呈する．ALP4 は胎盤由来であり，妊娠期に上昇する．ALP5 は小腸粘膜に由来し，血液型が B 型あるいは O 型の Lewis 分泌型では，大量の脂肪摂取後に上昇する．ALP6 は潰瘍性大腸炎での相対的上昇が知られている．

一方，ALP が低値を示す病態は，先天性低ホスファターゼ血症のみである．本症は，組織非特異的アルカリホスファターゼ（ALP）の欠損を原因とする先天性疾患であり，骨 X 線検査で骨の低石灰化，くる病様変化がみられ，血液検査で ALP が低下し，骨の低石灰化，くる病様変化が引き起こされる．通常，常染色体劣性遺伝性であるが，まれに常染色体優性遺伝性もある．症状として，骨のくる病様変化，低石灰化，骨変形，四肢短縮，頭囲の相対的拡大，狭胸郭，痙攣，高カルシウム血症，多尿，腎尿路結石，体重増加不良，頭蓋縫合の早期癒合，乳歯の早期喪失，病的骨折，骨痛などが認められる．予後は病型により異なる．周産期ないし乳児期に発症して 50% 以下の生存率である重症の病型から，成人において骨折リスクが高まる，生命予後良好な軽症の病型まで幅がある．

ALP 自体の代謝経路は，肝クッパー細胞の貪食を受けた胆汁排泄であり，腎機能低下症例や透析症例でも値の評価は同正常者とほぼ同様と考えられている．

透析患者における読み方・意義

●慢性腎臓病（chronic kidney disease；CKD）ではリン（P）やカルシウム（Ca）の調節，ビタミン D の活性化に中心的な役割を担っている腎が傷害され，骨ミネラル代謝にさまざまな影響を与える結果，骨折に代表される骨の病変を生ずるだけでなく，長期的には軟部組織，とくに血管の石灰化を惹起する．これらは，慢性腎臓病に伴う骨ミネラル代謝異常（CKD-mineral and bone disorder；CKD-MBD）という概念であり，同患者群の生命予後にも影響を及ぼす．2016 年末のわが国の透析人口は 32 万人を超えており，1 年間の粗死亡率は 9.7% とほぼ横ばいだった[1]．死亡原因は心不全 25.7%，脳血管障害 6.5%，心筋梗塞 3.9% となっている．これらを合わせた実に 36.1% の死亡に心血管系合併症が関与していることになり，CKD-MBD の適正な管理は重要な命題となっている．
●日本透析医学会の「慢性腎臓病に伴う骨・ミネラル代謝異常の診療ガイドライン」[2]では，透析患者の CKD-MBD 管理における基本事項として，血清 P，血清 Ca や血清 PTH に加え，血清 ALP の測定が推奨されている．このなかで，血清 P（3.5〜

6.0 mg/dL），血清補正 Ca（8.4〜10.0 mg/dL），そして血清 PTH（intact PTH として 60〜240 pg/mL）にはそれぞれの目標値が設定されているが，血清 ALP については「血清 ALP は骨型 ALP 値を代行しうることから，通常月 1 回測定する ALP 値をまず利用することは妥当とした」，「ALP など骨代謝マーカーの測定値は施設標準値内に維持する」という記述にとどまり，その詳細についての記載はない．
●腎不全が中等度まで進行し，腎血流量が低下すると P の貯留と活性型ビタミン D の血中濃度低下，血清 Ca の低下を認め，血清 PTH が上昇，骨のリモデリングが障害される結果，高回転骨となる．実際に 1980 年代までは，高回転骨を有する透析患者が多かったが，現在では無形成骨や骨軟化症に代表される低回転骨病変が過半数を示している．この背景としては，活性型ビタミン D 製剤や P 吸着剤の種類や用途が多彩になったことが関与しており，骨代謝を的確に評価することは CKD-MBD の管理において非常に重要である．
●CKD および透析患者では，肝疾患や血液疾患がなければ血清 ALP が骨型アイソザイムである骨型 ALP（bone alkaline phosphatase；BAP）を代用できる．BAP は，より骨に鋭敏なマーカーであり，骨芽細胞膜に存在し骨形成の際に血中へ流出するため，骨形成マーカーとして骨代謝を評価するうえで有用であるが，頻回の測定は事実上困難である．なお，現在用いられているマーカーには，骨形成マーカーとして，ALP のほかに BAP，PINP（I 型プロコラーゲン架橋 N-プロペプチド），PICP（I 型プロコラーゲン架橋 C-プロペプチド），OC（オステオカルシン）が，骨吸収マーカーとして，NTX（I 型コラーゲン架橋 N-テロペプチド），CTX（I 型コラーゲン架橋 C-テロペプチド），TRACP5b（酒石酸抵抗性酸ホスファターゼ）がある．これらのなかで，血清 ALP は一般生化学検査に含まれる場合が多く，また測定費用も比較的安価であることから，広く日常診療で用いられている．
●血清 ALP 値が高値を呈した際には，アイソザイムを評価するが，まずは肝・胆道系疾患の合併を念頭におき，他の肝・胆道系酵素測定や，画像検査を含めた精査を行う．そして，ALP3 高値や BAP 高値など，骨由来の高 ALP 血症と診断した際には，骨芽細胞の活性増加が考えられ，原発性・二次性副甲状腺機能亢進症や，他の代謝性骨疾患（骨軟化症，くる病など），甲状腺機能亢進症，骨

折，骨腫瘍，悪性腫瘍（前立腺癌や乳癌）の骨転移，パジェット病などの鑑別疾患が挙げられる．とくに，二次性副甲状腺機能亢進症では骨代謝回転の亢進を反映して高値を示し，内科的治療や副甲状腺摘出の後に PTH 低下に伴い ALP 活性も低下するため，治療の指標となる．

●以上のように，血清 ALP は CKD-MBD の，とくに二次性副甲状腺機能亢進症の管理に有用であるが，さらに，それ自体が長期予後（生命予後）の強力な predictor でもある．12 研究，393,200 名の透析患者を対象としたメタ解析では，血清 ALP 高値は，全死亡や心血管系疾患による死亡の独立した危険因子であった[3]．われわれの日本透析医学会統計調査を用いた検討でも，185,277 名の慢性血液透析患者において，ALP 高値は全死亡，心血管系疾患による死亡，そして大腿骨頸部骨折新規発症の危険因子であり，この傾向は，年齢，性別，原疾患，透析歴，合併症，内服薬，治療介入（副甲状腺全摘，PEIT），血清 P，血清 Ca や血清 PTH を含む検査所見で補正しても，有意であった[4]．ここで興味深い点は，血清 P，血清 Ca や血清 PTH といった他の CKD-MBD のマーカーも，生命予後に強く影響するが，死亡率への影響はその高値に加え，極端な低値においても悪化する U 字型，もしくは J 字型を呈しているのに対し，血清 ALP の上昇と死亡率の上昇が正比例する結果になっていることである．この原因としては，第一に，血管壁にある生理的な石灰化抑制因子であるピロリン酸を加水分解してしまうことにより血管石灰化を進行させる可能性[5]．第二に，ALP のホスファターゼ活性により種々の物質から無機リンを遊離し，局所のリン濃度を上昇させる結果，リン酸トランスポーターである PiT-1 を介する骨芽細胞への分化および石灰化機構に重要な役割を果たす可能性．第三に，ALP が細菌の内毒素である lipopolysaccharide（LPS）からリン酸を遊離（脱リン酸化）することにより活性（毒性）を抑制することから，血管石灰化が LPS に対する防御反応として誘導された ALP により引き起こされている可能性が挙げられる．

●以上のように，血清 ALP は二次性副甲状腺機能亢進症管理の指標としてだけでなく，生命予後にも強く影響することから，CKD-MBD の重要な指標と考えられる．

■ 文 献

1）日本透析医学会統計調査委員会：わが国の慢性透析療法の現況（2016 年 12 月 31 日現在）．透析会誌 2018；51：1-51

2）日本透析医学会：慢性腎臓病に伴う骨・ミネラル代謝異常の診療ガイドライン．透析会誌 2012；45：301-356

3）Fan Y, Jin X, Jiang M, et al：Elevated serum alkaline phosphatase and cardiovascular or all-cause mortality risk in dialysis patients：A meta-analysis. Sci Rep 2017；7：13224

4）Maruyama Y, Taniguchi M, Kazama JJ, et al：A higher serum alkaline phosphatase is associated with the incidence of hip fracture and mortality among patients receiving hemodialysis in Japan. Nephrol Dial Transplant 2014；29：1532-1538

5）Lomashvili KA, Garg P, Narisawa S, et al：Upregulation of alkaline phosphatase and pyrophosphate hydrolysis：potential mechanism for uremic vascular calcification. Kidney Int 2008；73：1024-1030

（丸山之雄，横山啓太郎）

166　第4章　血液生化学（電解質，肝機能等）

26　γ-GTP，LAP　★★

基準値	γ-GTP	腎機能正常者・透析患者ともに 成人　男性 0〜50 U/L，女性 0〜30 U/L 小児〜若年 0〜20 U/L 新生児 50〜150 U/L
	LAP	腎機能正常者・透析患者ともに 23〜70 IU/L

検査目的　肝胆道系疾患の診断，鑑別

異常値を示した場合の鑑別

透析患者・腎機能正常者ともに

● **γ-GTP が基準値以上**
- アルコール性肝障害
- 薬剤性肝障害
- 脂肪肝
- 胆汁うっ滞をきたす疾患：肝内胆汁うっ滞をきたす疾患（肝膿瘍，粟粒結核，転移性肝癌），肝外胆管閉塞性疾患（胆石，胆道系悪性腫瘍）
- 急性肝炎，慢性肝炎，肝硬変
- 肝癌（γ-GTP 産生腫瘍）
- 膵疾患（急性膵炎，膵癌）
- 心筋梗塞

● **LAP が基準値以上**
- γ-GTP と同様の疾患
- 妊娠の中・後期
- 血球貪食症候群
- 自己免疫疾患（SLE，Still 病）

測定法
- γ-GTP：L-γ-glutamyl-3-carboxy-4-nitroanilide 基質を用いる JSCC 標準化対応法
- LAP：L-leucyl-p-nitroanilide 基質を用いる GSCC 標準化対応法

保険適用　・あり 包

病態生理

● **γ-GTP**

γ-GTP（γ-グルタミルトランスペプチダーゼ；γ-glutamyltranspeptidase）はγ-グルタミルペプチドを加水分解して，N末端のγ-グルタミル基を他のペプチドまたはアミノ酸に転移させる作用をもつ酵素である．γ-GTP は種々の臓器に分布するが，とくに腎尿細管，膵，肝，小腸絨毛，脳などに多く分布する．

血清γ-GTP は主として肝由来で，尿中γ-GTP は腎由来である．肝内ではγ-GTP は肝細胞の毛細胆管膜や胆管上皮に分布する．したがって，肝細胞の機能異常，とくに胆汁分泌異常と，ミクロソーム機能異常とを調べるために用いられる．胆汁分泌異常は，肝内・肝外の胆汁うっ滞の病態を示す．また，ミクロソーム機能異常は，アルコール性肝障害や薬剤性肝障害でみられる病態である．これは，アルコールや薬剤に酵素誘導作用があり，肝内のγ-GTP 蛋白量を増加させるためである[1]．

● **γ-GTP が上昇する疾患**

γ-GTP は LAP，ALP とともに胆道系酵素であり，胆汁うっ滞をきたす疾患では，血清値が中等度〜高度に上昇する．なかでも，悪性腫瘍による肝外胆管閉塞では，著明な高値を呈する．

また，アルコール性肝障害の際に，血清γ-GTP 値は中等度〜高度に上昇する．しかし，禁酒により急速に低下する．アルコール性肝障害では，血清γ-GTP 値の上昇が他の胆道系酵素やトランスアミナーゼの上昇の程度と乖離することが特徴である．なお，γ-GTP の上昇程度と肝障害の進行度は並行しない．一方，急性肝炎，慢性肝炎，肝硬変では，血清γ-GTP 値の上昇は軽度である．

● LAP

LAP（ロイシンアミノペプチダーゼ；leucine aminopeptidase）はペプチドの N 末端よりロイシンを遊離する酵素であり，人体組織中に広く分布し，腸粘膜，腎，筋，脳などで活性が高く，肝，膵，胃では中等度で，大動脈，食道，膀胱，子宮，乳腺では低い．

日常検査で測定されている血清 LAP は，妊娠時以外では膜結合性 LAP が主体であり，肝・胆道系の炎症や閉塞性疾患，肝腫瘍性病変などの胆汁うっ滞時の指標となる．したがって，ALP や γ-GTP の情報で代替可能である[1]．

測定法

● γ-GTP

JSCC 標準化対応法は，L-γ-glutamyl-3-carboxy-4-nitroaniride を供与体器質，glycyl-glycine を受容体基質として用いる測定法である．γ-GTP の触媒作用の結果生成する 5-amino-2 nitrobenzoate を 410 nm の波長で，単位時間当りの吸光度の変化として測定する．現在，自動分析器を用いた測定に汎用されている．

● LAP

LAP には 3 種類の酵素があり，包括して LAP と呼ばれているが，用いる基質により測定される酵素活性と単位が異なるので注意が必要である．すなわち，以下の 3 種類が存在する．

① 肝・リンパ球などの細胞質に豊富に存在する可溶性 LAP（c-LAP）
② 肝・腎などの細胞膜に存在する膜結合性 LAP（n-LAP）
③ 妊娠で上昇する胎盤由来の胎盤性 LAP（CAP）

透析患者における読み方・意義

● 透析患者では，C 型肝炎ウイルス感染症の頻度が健常人に比し有意に高いことが知られている[2]．また，近年，高齢透析患者，長期透析患者の増加に伴い，肝硬変や肝癌の合併も多くみられるようになっている．さらに，透析患者では多種の薬剤投与が行われることが多いため，薬剤性肝障害の可能性も常に念頭におく必要がある．しかしながら，透析患者においてはトランスアミナーゼの基準値が著しく低く[3]，トランスアミナーゼ上昇が認めにくいことから，トランスアミナーゼの採血のみでは前述の疾患の存在に気づきにくいことが多いと考えられる．一方，γ-GTP や LAP は，透析患者においても健常人と変わらず検査データの変化を確認できるため，各種肝胆道系疾患の診断，鑑別に有用と考えられる．

● また，肝胆道系酵素の ALP は骨疾患でも上昇を認めるが，γ-GTP と LAP は ALP と異なり骨疾患では上昇しないため，腎性骨異栄養症を有する透析患者の肝機能関連検査として必須である．

■ 文 献

1) γGTP（γ-グルタミルトランスペプチダーゼ）．虎の門病院肝機能検査研究グループ 著：肝機能検査―日本消化器病学会ガイドライン準拠．24-29，診断と治療社，東京，2007

2) 田中元子，藤山重俊，田中基彦，他：磁性抽出法を用いた HCV-RNA 定性・定量法による血液透析患者の HCV 感染状況についての検討．日腎会誌 2003；45：91-97

3) Espinosa M, Martin-Malo A, Alvarez de Lara MA, et al：High ALT levels predict viremia in anti-HCV-positive HD patients if a modified normal range of ALT is applied. Clin Nephrol 2000；54：151-156

（田中元子）

27 コリンエステラーゼ（ChE） ★★

基準値　（施設による測定法，基準値を確認のこと）
腎機能正常者・透析患者ともに
　　男性 240～486 U/L，女性 201～421 U/L（PHBC，JSCC 勧告法）[1),2)]
　　100～240 IU/L（DMBT）
　　　新生児：成人の 65%
　　　乳幼児：成人の 1.3 倍まで
　　　成人では女性のほうが低値であり，女性は妊娠・月経時に低下する．

検査目的　肝機能障害の評価，栄養障害の評価

異常値を示した場合の鑑別　腎機能正常者・透析患者ともに

● 血清 ChE 活性の上昇
・ネフローゼ症候群
・甲状腺機能亢進症
・脂肪肝，肥満，糖尿病，脂質異常症

● 血清 ChE 活性の低下
・急性肝炎，慢性肝炎，肝硬変，肝臓癌
・悪性腫瘍
・栄養失調
・慢性消耗性疾患（重症の肺結核，貧血，白血病，粘液水腫）
・ChE 阻害薬内服中（メスチノン®，マイテラーゼ®，ウブレチド® など）

● 血清 ChE 活性の消失
・農薬中毒（有機リン，カルバメート中毒）
・遺伝性 ChE 欠損症（silent ホモ結合）

測定法
・ρ-ヒドロキシベンゾイルコリン基質法（PHBC）（JSCC 勧告法）[1),2)]
・2,3-ジメトキシベンゾイルチオコリン基質法（DMBT）
・保存条件，採血方法：4℃保存で約 1 カ月，凍結保存で数カ月間活性が保持される．血漿を用いる場合，カルシウム除去により ChE 活性が低下するため，ヘパリン採血をする．ChE は溶血の影響を受けない．

保険適用　・あり 包

病態生理

　コリンエステラーゼ（cholinesterase；ChE）はコリンエステルをコリンと有機酸に加水分解する酵素であり，おもに肝実質細胞で産生され，血清，膵臓，脂肪細胞中でも活性が認められる[3),4)]．しかし，ChE の生理的意義は十分に解明されておらず，解毒に関係すると推察されている．

　血清 ChE 活性は年齢により変動し，新生児の血清 ChE 活性は成人の 65% 程度である．生後数週間以内に成人の約 1.3 倍に急増し，その後漸次低下し，成人の値になる．その後さらに，加齢により漸減する．健康女性では男性より低値である．性周期に一致して変動し，月経前期や月経後期に低下する．妊娠時も 10～20% 程度低下する．

● 臨床的意義（異常値を示す疾患）

1）血清 ChE 活性の上昇

　ネフローゼ症候群，甲状腺機能亢進症で蛋白合成が亢進し，血清 ChE 活性は上昇する．脂肪肝，肥満，糖尿病，脂質異常症などで，過栄養により蛋白合成が高まり，血清 ChE 活性が上昇する．その他，気管支喘息，悪性貧血，Friedreich 運動失調症，アルコール中毒，甲状腺ホルモンや唾液腺ホルモンの投与時に蛋白合成が高まり，血清 ChE 活性が上昇することがある．

2）血清 ChE 活性の低下

　ChE は肝臓内で合成されるため，肝機能障害の指標として利用される．とくに，非代償性の肝硬変や肝臓癌による肝不全や劇症肝炎例で顕著に低下する．急性肝炎，慢性肝炎，肝硬変，肝臓癌に

より肝機能が低下した場合，血清ChEが軽度～中等度低下する．

悪性腫瘍，重症の肺結核，貧血，白血病，粘液水腫でもアミノ酸供給や肝臓の蛋白合成が低下するため，血清ChE活性は低値を示す．

重症筋無力症患者に対する臭化ピリドスチグミン（メスチノン®）や塩化アンベノニウム（マイテラーゼ®）あるいは神経因性膀胱に対する臭化ジスチグミン（ウブレチド®）などのChE阻害薬は血清ChE活性を軽度に低下させる．

3）血清ChE活性の消失

マラチオンやパラチオンなどの農薬やサリンといった有機リン，駆虫薬カルバメート中毒時に血清ChE活性は消失する．遺伝性疾患として，遺伝性ChE欠損症（silentホモ結合）がある．

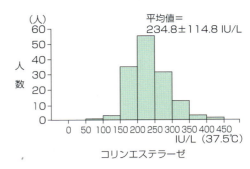

図　血液透析患者におけるChEの度数分布（n＝142）
〔中内みゆき，久保和雄：腎と透析　1997；43（増刊号）：170-171[5]より転載〕

透析患者における読み方・意義

●外来維持血液透析患者142名に対してρ-ヒドロキシベンゾイルコリン基質法）（PHBC）にてChE値を測定した報告によると[4),5)]，透析患者の平均値は234.8±114.8 IU/Lであり，健常者（278.5±148.0 IU/L）に比べ低値であった（図）．また，透析患者においては男女間の有意差は認められなかった．この理由として，透析患者における低栄養および水分貯留による血液希釈などが考えられている．

●透析患者におけるChE値の異常に関しては，健常者の場合と同様に前述した疾患を鑑別にあげて検索することになる．ChE値低値の場合，透析患者はB型肝炎，C型肝炎を合併する率がやや高いため，これらを原因とする可能性を検討する必要がある．また，透析患者は低栄養状態，慢性感染症を合併することも多く，これらがChE値低値を引き起こす可能性も考えられる．

■ 文　献

1) 金井正光：臨床検査法提要（改訂第32版）．602-604，金原出版，東京，2005
2) 康　東天：日本における主要な臨床検査項目の共用基準範囲案．日本臨床検査標準協議会　基準範囲共用化委員会 編．2014
3) 中村重信：コリンエステラーゼ（ChE），アセチルコリンエステラーゼ（AChE）．広範囲 血液・尿化学検査 免疫学的検査．日本臨牀　2009；67（増刊号8）：397-400
4) 中島　歩，正木崇生：コリンエステラーゼ（ChE）．秋澤忠男 監，深川雅史 編：透析患者の検査値の読み方（第3版）．147-148，日本メディカルセンター，東京，2013
5) 中内みゆき，久保和雄：コリンエステラーゼ（ChE）．腎と透析　1997；43（増刊）：170-171

（中野敏昭）

28 ビリルビン ★★

基準値	腎機能正常者・透析患者ともに　総ビリルビン 0.2～1.2 mg/dL 直接ビリルビン 0～0.4 mg/dL 間接ビリルビン 0～0.8 mg/dL
検査目的	肝機能の評価および溶血性貧血の指標
異常値を示した場合の鑑別	● 抱合（直接）ビリルビン優位の高ビリルビン血症 　・急性肝炎，慢性肝炎，肝硬変，薬物性肝障害，閉塞性黄疸，原発性胆汁性肝硬変，総胆管結石，胆管炎，Dubin-Johnson 症候群，Rotor 症候群など ● 非抱合（間接）ビリルビン優位の高ビリルビン血症 　・溶血性貧血，無効造血，薬剤性（プロベネシド，リファンピシンなど），Crigler-Najjar 症候群，Gilbert 症候群，劇症肝炎や肝硬変などにおける肝不全状態など
測定法	・酵素法，化学酸化法，HPLC 法，ドライケミストリー法
保険適用	・あり 包

病態生理

赤血球に含まれるヘモグロビン，骨髄の無効造血，肝臓などに由来するヘム蛋白は代謝を受け，多くは赤血球由来のヘムからビリベルジン，さらにビリルビンが産生される（図）．この状態の（非抱合）ビリルビンは疎水性でおもにアルブミンと結合して存在し，拡散によって細胞膜を透過し，また一部は organic anion-transporting polypeptide（OATP）1B1，OATP1B3 を介して肝細胞に取り込まれる（血中に排泄された抱合ビリルビンもこれらを介して肝細胞に取り込まれる）．肝細胞内において，ビリルビンは uridine diphospho-glucuronosyltransferase（UGT）1A1 によって，グルクロン酸抱合を受けて抱合ビリルビン（bilirubin monoglucuronide, bilirubin diglucuronide）となる．抱合ビリルビンは multidrug-resistance protein（MRP）2 を介して胆汁中に排泄されるが，毛細胆管側への排泄が滞る状況下においては類洞膜側に MRP3 の発現が誘導されて血中に抱合ビリルビンが逆流する[1),2)]．

高ビリルビン血症の鑑別においては，まずはじめに抱合ビリルビン，非抱合ビリルビンのいずれが優位に上昇しているのかを評価する．抱合ビリルビンは，かつて用いられていたジアゾ法においてジアゾ試薬と直接反応するために直接ビリルビンとして測定され，非抱合ビリルビンは促進剤の

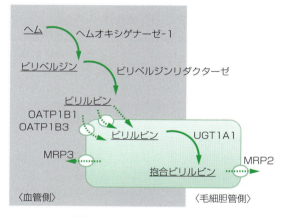

図　ビリルビン代謝の概要
MRP：multidrug-resistance protein,
OATP：organic anion-transporting polypeptide,
UGT：uridine diphospho-glucuronosyltransferase

存在下で反応するため間接ビリルビンとして測定される．

抱合ビリルビン優位の場合は，肝細胞障害や胆汁うっ滞による MRP2 発現低下の機序を考えて，肝胆道系酵素の上昇や胆管拡張がないか血液検査および画像検査において評価する．これらに異常を認めなければ，① MRP2 が欠損した Dubin-Johnson 症候群，② MRP3 によって血中に排泄された抱合ビリルビンが肝細胞に取り込まれるに必要な OATP1B1 および OATP1B3 が欠損した Rotor 症候群，これら二つの体質性黄疸が鑑別に

挙げられる（自覚症状はなく予後良好で治療を必要としない）．

一方，非抱合ビリルビン優位の場合は，溶血性貧血による赤血球由来のヘム増加によってビリルビン産生が亢進する病態が考えられ，血清LDH値上昇，ハプトグロビン値低下などがないか評価する．また，プロベネシドやリファンピシンなどの薬剤は，ビリルビンの肝細胞内への取り込みやグルクロン酸抱合を阻害することが知られている．これらの関与が否定的であると，UGT1A1活性の異常による体質性黄疸が鑑別に挙げられる．UGT1A1活性が完全に欠損したCrigler-Najjar症候群I型，および活性が約10％程度にまで著明に低下したCrigler-Najjar症候群II型は新生児期〜乳児期に高ビリルビン血症を呈し，ビリルビンの神経毒性によって核黄疸を発症するのを防ぐために光線療法などが行われる．成人においては，UGT1A1活性が約30％程度に低下するGilbert症候群が人口の5％程度に存在するとされているが，治療の必要はない．

透析患者における読み方・意義

●ビリルビンは酸化ストレスや炎症に対して保護的に作用することで，心血管疾患の発症を抑制し[3),4)]，腎障害の進展を抑制することが知られている[5)]．

●血液透析患者を対象とした台湾の多施設前向き観察研究でも，肝疾患や総ビリルビン＞2.0 mg/dLを除外した661例において，ビリルビン高値は，心血管疾患の発症や死亡が有意に少なく，古典的なリスク因子（性，年齢，喫煙，糖尿病，高血圧，心血管疾患の既往，脂質異常）や透析関連のリスク因子（透析期間，Kt/V，BMI，貧血，アルブミン，CRP，フェリチン，トランスフェリン飽和度）で補正しても同様の関連を認めたことが報告されている．

●この研究では，透析患者においても一般集団と同様に，UGT1A1の遺伝子多型がビリルビン値と関連しており，遺伝子型が7/7である群は，血清ビリルビン値が高く，心血管疾患の発症や死亡が有意に少ないことも報告している[6)]．

●腹膜透析患者についても，台湾のレジストリデータから，肝疾患や総ビリルビンが＜0.1 mg/dLもしくは＞1.2 mg/dLの患者を除外した3,704例において，総ビリルビン値は生命予後と独立した関連があることが報告されている[7)]．

●一方で，これら台湾のレジストリデータ[7),8)]では，総ビリルビン値がもっとも高い群では，むしろ予後が不良となることが報告されており，論文中に示されているがCRPなどの炎症マーカーを含めた解析が必要であり，抱合ビリルビン・非抱合ビリルビンを区別した検討が待たれる．さらに，これらの報告における総ビリルビン値は空腹時採血に基づくものであり，本邦で広く行われている透析前採血（必ずしも空腹時とは限らない）とは異なっている．

●このように，ビリルビンは透析患者においても一般集団と同様に生理的な範囲内では抗酸化作用および抗炎症作用を発揮し，心血管疾患の発症抑制や良好な生命予後と関連する可能性が示唆されているが，今後さらなる検討が待たれる．

■ 文　献

1) Fujiwara R, Haag M, Schaeffeler E, et al：Systemic regulation of bilirubin homeostasis：Potential benefits of hyperbilirubinemia. Hepatology 2018；67：1609-1619

2) 上硲俊法：病態から学ぶポルフィリン・ビリルビン代謝とその動態．臨床検査 2017；61：937-944

3) McArdle PF, Whitcomb BW, Tanner K, et al：Association between bilirubin and cardiovascular disease risk factors：using Mendelian randomization to assess causal inference. BMC Cardiovasc Disord 2012；12：16

4) Novotný L, Vítek L：Inverse relationship between serum bilirubin and atherosclerosis in men：a meta-analysis of published studies. Exp Biol Med（Maywood）2003；228：568-571

5) Sakoh T, Nakayama M, Tanaka S, et al：Association of serum total bilirubin with renal outcome in Japanese patients with stages 3-5 chronic kidney disease. Metabolism 2015；64：1096-1102

6) Chen YH, Hung SC, Tarng DC：Serum bilirubin links UGT1A1*28 polymorphism and predicts long-term cardiovascular events and mortality in chronic hemodialysis patients. Clin J Am Soc Nephrol 2011；6：567-574

7) Yang TL, Lin YC, Lin YC, et al：Total bilirubin in prognosis for mortality in end-stage renal disease patients on peritoneal dialysis therapy. J Am Heart Assoc 2017；6 pii：e007507

8) Su HH, Kao CM, Lin YC, et al：Relationship between serum total bilirubin levels and mortality in uremia patients undergoing long-term hemodialysis：A nationwide cohort study. Atherosclerosis 2017；265：155-161

（中井健太郎，満生浩司）

29 血中アンモニア ★★

基準値	腎機能正常者・透析患者ともに
	血漿アンモニア（比色法；藤井・奥田変法）　30〜86 $\mu g/dL$
	（酵素法）　　　　　　　　12〜66 $\mu g/dL$
	全血アンモニア（ドライケム法）　　　　　12〜66 $\mu g/dL$

検査目的	肝機能の評価，鑑別診断：感染による発熱，絶食などの異化亢進の有無，門脈-大循環シャントの有無

異常値を示した場合の鑑別	腎機能正常者・透析患者ともに

● 基準値以上

- ・肝不全
- ・非代償性肝硬変
- ・劇症肝炎
- ・肝性脳症
- ・門脈圧亢進
- ・門脈-大循環シャント
- ・Reye 症候群

- ・尿毒症
- ・出血性ショック
- ・先天代謝異常（先天性尿素サイクル異常症，CPSI 欠損症，OTC 欠損症，シトルリン血症Ⅰ型，アルギニノコハク酸尿症，アルギニン血症，N-アセチルグルタミン酸合成酵素欠損症，オルニチンアミノ基転移酵素欠損症）
- ・薬剤性：バルプロ酸剤

● 基準値以下

- ・低蛋白食摂取時

測定法	・直接比色法（除蛋白後の藤井・奥田変法） ・酵素法（EDTA-2K，4Na での血漿分離後の GLDH 法） ・ドライケム法（全血）（富士フイルム），ポケットケム（全血）（アークレイ）…緊急測定法

保険適用	・あり〔適用疾患：肝硬変，劇症肝炎，肝性脳症，尿素サイクル酵素欠損症（先天性尿素サイクル異常症），Reye 症候群，尿毒症，ショック〕

病態生理

●肝でのアンモニア産生

生体内でアンモニア（ammonia）は，肝，腸管，腎でおもに産生される．肝と腸管では，蛋白代謝の過程でアミノ酸の脱アミノによってアンモニア（NH_3）が生成されるが，大部分は，肝で尿素サイクルによって尿素に変えられて，排泄される．肝で合成された尿素の約 75％は腎から排泄されるが，約 25％は腸管内のウレアーゼで分解され，再吸収後に，肝で再び尿素に合成される．肝細胞障害は，この尿素合成の低下から高アンモニア血症をきたすことになる．先天性尿素サイクル異常症では高アンモニア血症は共通しているが，疾患によって上昇する血中アミノ酸が異なってくる[1]．

●腎でのアンモニア産生

一方，腎では，リン依存性グルタミナーゼ（PDG）の作用によってグルタミンから近位尿細管で産生され，腎間質に貯蔵され，集合尿細管で水素イオンと結合し，NH_4^+の形で排泄され，尿中酸排泄の主役を務めている[2]．これには，ヘンレの太い上行脚が NH_3 に対する透過性が低く，尿細管腔内のアンモニアは NH_4^+ の形で Na-K-2Cl cotransporter（NKCC2）を介して再吸収され，間質に貯留されることも関与している．滴定酸が 1 日 20 mEq 程度の排泄であるのに対して，アンモニアは 1 日 40 mEq 程度の排泄とされている．これまで，集合尿細管からの排泄は NH_3 の形でのnon-ionic diffusion とされてきたのが，最近は，血液型関連蛋白である Rhcg による分泌とされている．低レニン低アルドステロン症ともいわれる 4型腎尿細管性アシドーシスは，集合尿細管間在細胞のバゾプレシン V1a 受容体の機能異常によるRhcg，H-K-ATPase の機能低下によることが明らかになっている[3]．

●測定法

アンモニアの測定法は，基本的には，直接比色法と酵素法に分けられる．比色法では，藤井・奥

田の変法が一般的で，血液を除蛋白後に直接インドフェノール反応（Berthelot 反応）を用いて，比色定量する方法である[4]．酵素法は，アンモニア親和性の高い glutamate dehydrogenase（GLDH）と補酵素である nicotinamide adenine denucleotide phosphate（NADPH）の反応にもっていき，NADPH の吸光度減少で定量する方法である．この NAD-NADH の酸化型・還元型に結びつけた酵素的 recycling 法による微量アンモニアの測定法が報告されている[5]．NIH のグループも数 nL のサンプル中の微量アンモニア測定法の報告をしているが，こちらは，free-flow ultra-micro fluorometer を用いたものである[6]．全血を用いた迅速測定法も報告されており，ドライケム法（富士フイルム）では，アンモニアガスによるブロモフェノールブルーの青色への変化で定量している．尿中のアンモニアも測定されるが，血中よりも濃度が高いので，尿を 100 倍程度希釈することが必要である．

● 臨床的意義

アンモニアの血中濃度上昇による障害の多くは，肝機能低下に起因するものである．肝硬変による門脈圧亢進症によりアンモニアを多く含む門脈血が大循環に流れ込むことで，血中アンモニア値の上昇をきたす[7]．腎でのアンモニア産生は尿中への酸排泄のためであり，腎不全患者では，尿細管機能，直に近位尿細管機能の低下によりアンモニア産生は起こらないため，病的な問題となることはない．

透析患者における読み方・意義

● 血中アンモニア上昇に関係する尿素回路は，腎不全・透析患者においても正常である．透析患者では，AST，ALT は低いので，肝障害を見落としやすい．ESA（赤血球造血刺激因子）製剤により輸血を要する貧血患者は減少しているとはいえ，透析患者では C 型肝炎患者が多いのは事実であ

り，慢性肝炎や肝癌の発症に注意する必要がある．血中アンモニア値が上昇するのは，肝硬変でも進行した非代償期であるので，食道静脈瘤や黄疸の有無など総合的に判断する必要がある．

● 透析患者に低栄養がみられるときに，アミノ酸輸液が行われることがあるが，透析終了直前に投与すると，尿素産生亢進から高アンモニア血症を引き起こす危険性がある．アミノ酸が有効に蛋白源として利用されるためには，カロリー補給が必要であり，透析時に投与する場合には，透析開始時よりアミノ酸輸液にブドウ糖液も併用するべきである．

■ 文 献

1) 日本先天代謝異常学会 診断基準策定委員会：尿素サイクル異常症の診療ガイドライン．2014 年 12 月 25 日改訂版

2) Buerkert J, Martin D, Trigg D：Ammonium handling by superficial and juxtamedullary nephrons in the rat. Evidence for an ammonia shunt between the loop of Henle and the collecting duct. J Clin Invest 1982；70：1-12

3) Izumi Y, Hori K, Nakayama Y, et al：Aldosterone requires vasopressin V1a receptors on intercalated cells to mediate acid-base homeostasis. J Am Soc Nephrol 2011；22：673-680

4) 奥田拓道：血中アンモニア直接比色定量法．最新医学 1966；21：622-627

5) Nonoguchi H, Uchida S, Shiigai T, et al：Effect of chronic metabolic acidosis on ammonia production from L-glutamine in microdissected rat nephron segments. Pflugers Arch 1985；403：229-235

6) Good DW, Vurek GG：Picomole quantitation of ammonia by flow-through fluorometry. Anal Biochem 1983；130：199-202

7) Pillai AK, Andring B, Patel A, et al：Portal hypertension：a review of portosystemic collateral pathways and endovascular interventions. Clin Radiol 2015；70：1047-1059

（野々口博史，島田芳隆，長場 泰）

174 第4章 血液生化学（電解質，肝機能等）

30 アミラーゼ ★★

基準値	腎機能正常者	37～125 U/L（SRL：Gal-G2-CNP 法）
		39～134 U/L（BML：Et-G7-PNP 法）
	透析患者	腎機能正常者の 2.5～3 倍以内

| 検査目的 | 膵臓と唾液腺の異常を推定する指標の一つとして用いられる |

| 異常値を示した場合の鑑別 | **透析患者・腎機能正常者ともに** |

● **基準値以上**
- 膵から血中への逸脱：急性膵炎（アルコール，胆石），慢性膵炎急性増悪，ERCP 後，膵管閉塞（膵石・膵癌），薬剤性膵炎，膵疾患を合併しやすい肝・胆道系疾患
- 唾液腺から血中への逸脱：耳下腺炎，耳下腺腫瘍，顎下腺炎，唾石症
- 腎からの排泄低下：腎不全，マクロアミラーゼ血症
- 消化管や卵管内アミラーゼの腹腔内漏出：十二指腸潰瘍穿孔，腸管壊死，腹膜炎，腸閉塞，腸間膜動脈閉塞症，子宮外妊娠破裂
- アミラーゼ産生腫瘍：アミラーゼ産生肺癌，卵巣癌，卵管癌，大腸癌，悪性中皮腫，骨髄腫
- 原因不明（循環障害？）：術後（脳外科，開心術，開腹術，経尿道，整形外科手術），外傷性ショック，火傷，心筋梗塞などで S 型増加

● **基準値以下**
- 急性重症膵炎後，慢性膵炎非代償期，膵嚢胞性線維症，膵癌末期，膵広範切除後，高血糖
- 唾液腺摘出後，放射線照射後（下顎部・頸部）
- シェーグレン症候群

| 測定法 | ・酵素法 |

| 保険適用 | ・あり（適用疾患：膵，唾液腺疾患） |

病態生理

アミラーゼ（amylase）はデンプン，グリコーゲンなどの多糖類の α-1,4-グリコシド結合を加水分解し，グルコース，マルトース，デキストリンなどを生成する消化酵素の総称である．

アミラーゼは膵・唾液腺・肝・腎・心・肺・卵巣上皮・大腸・小腸・横紋筋・乳腺・甲状腺など体内に広く分布するが，おもな産生臓器は膵臓と唾液腺であり，これら二つの臓器のいずれかに由来するかはアミラーゼアイソザイムや膵（P）型アミラーゼの測定により判定される．

アミラーゼアイソザイムには分子量 54,000 で糖鎖を含まない膵型（P型）と，分子量約 62,000 で糖鎖を含む A タイプおよび分子量 56,000 で糖鎖を含まない B タイプをもつ唾液腺型（S型）とがある．健常人血清においては大部分が S＞P のパターンをとり，腎でのクリアランスは P 型のほうが高いとされ，血清 P 型アミラーゼは総アミラーゼの半分弱である．また，P 型には P1，P2，P3

があり，急性膵炎の場合，その炎症の強さに伴い，P1，P2，P3 の順に出現し，P3，P2，P1 の順で消失する．同様に，S 型にも S1，S2，S3 があり，急性耳下腺炎の場合その炎症の強さに伴い S1，S2，S3 の順に出現し，S3，S2，S1 の順で消失する．

血清アミラーゼは，新生児ではほとんど認められず，10 歳頃までにほぼ成人の値に達し，60 歳頃までは有意な変動はない．60 歳を超えると膵からのアミラーゼ分泌が低下するが，同時に腎機能も低下することから，血清アミラーゼは上昇傾向を，尿中アミラーゼは低下傾向を示す．しかし，年齢で基準値を変えるほどの差ではない．男女差，運動による影響はなく，日内変動も少ない．また，健常人では食事の影響も少ない．

● **測定法について**

基質にオリゴ糖である G5 や G7 を用いた共役酵素法で測定される．最近では，その非還元性末端をガラクトース（Gal），4,6-エチリデン（Et）などで修飾した基質が用いられている．P 型アミラーゼの測定には，小麦由来インヒビターの阻害

率がS型とP型で異なることを応用したインヒビター法，S型アミラーゼモノクローナル抗体を用いてS型をほぼ100％阻害してP型の活性を求める免疫阻害法などがあるが，現在は後者が主である．

血清アミラーゼは室温でも1週間，−20℃以下の保存であれば数カ月間は失活せずに安定であるが，P型アミラーゼのほうがS型アミラーゼより失活しやすく，検体により失活速度に差があるので，できるだけ早く測定したほうがよい．ヘパリン以外の抗凝固薬では，カルシウムイオンがキレートされてアミラーゼ活性が低値に測定される危険性がある．溶血や黄疸はアミラーゼ測定にほとんど影響しないが，高脂血症に伴う急性膵炎の場合には，中性脂肪が測定系に阻害的に作用するため，実際より低値となることがある．

透析患者における読み方・意義

● 血中アミラーゼの24％は腎より排泄され，残りは網内系で処理される．糸球体で濾過されたもののうち，45〜70％は尿細管で再吸収される[1]．このため透析患者においては，腎からの排泄低下により，膵疾患やほかの基礎疾患が存在していなくても血清アミラーゼ値は高値となる[2]．
● 残存腎機能の影響が大きく，経時的な評価を行うことが望ましい．
● アミラーゼアイソザイムについては，P型アミラーゼが上昇するという報告もあるが，健常人と差を認めないとする報告が多い（S：P＝6：4）．
● 腎全摘術後も血清アミラーゼは健常人基準値上限の2.5倍以下であるとの報告がある．
● 臨床的には，急性膵炎，慢性膵炎の急性増悪，消化管穿孔（P型），子宮外妊娠破裂（S型）が重要である．
● 透析患者の合併症としての急性膵炎の合併はあまり多くないが，発症した場合には重症化することも多く，血中リパーゼ，アミラーゼ，エラスターゼⅠの測定など，非侵襲的な検査をまず行うことで診断を絞り込み，さらなる精査を行ったうえで，遅滞なく治療を開始することが望ましい．
● 健常人基準値の3倍を超えるか，P型アイソザイムの割合が80％以上であるか，P3型アミラーゼが10％以上であれば膵炎を疑うべきであるとの報告[3]があるが，急性膵炎の診断におけるP型アミラーゼの有用性に関する評価は定かではない[2]．
● 血清アミラーゼ上昇の程度と膵炎の重症度は相関しない．膵炎発症5日以内に，70％の症例で基準値に復する．
● 血清アミラーゼの半減期は約2〜4時間と短く，膵炎発症から検体採取までの時間で値が大きく異なる．
● アルコール性急性膵炎，とくに慢性膵炎の急性増悪例では血清アミラーゼが上昇しないことが多い．
● 外傷，手術後はほとんど唾液腺由来といわれており，アイソザイムで判別可能である．
● 血清アミラーゼ値は血液透析の前後で有意な変化を示さない．
● 腹膜透析（PD）患者において，イコデキストリン含有PD液を使用している際には，イコデキストリンによるアミラーゼ活性の低下が起こり，見かけ上の低値を示すことがある（偽性低アミラーゼ血症）[4]．使用1週間以内に70〜90％低下する．
● PD腹膜炎の原因疾患の鑑別に，PD排液中アミラーゼも利用されている．
● 持続的高アミラーゼ血症の場合には，膵嚢胞や膵癌，マクロアミラーゼ血症などを疑って，各種画像検査（US，CT，MRI）を行うとともに，アミラーゼアイソザイムの測定，CA19-9，Span-1やSLXなどの膵腫瘍マーカーを検査する．
● マクロアミラーゼ血症では，ほかの膵酵素に異常はなく，特異なアイソザイムパターンから診断でき，これを正しく診断することはそれ以上の無駄な検査を省略することができるため，臨床上重要である．

■ 文　献
1) Bardella MT, Bianchi ML, Molteni N, et al：Serum amylase and isoamylase in chronic renal failure. Int J Artif Organs　1987；10：259-262
2) 急性膵炎診療ガイドライン2015改訂出版委員会，日本腹部救急医学会，難治性膵疾患に関する調査研究班，日本肝胆膵外科学会，日本膵臓学会，日本医学放射線学会 編：急性膵炎診療ガイドライン2015（第4版）．金原出版，東京，2015
3) Vaziri ND, Chang D, Malekpour A, et al：Pancreatic enzymes in patients with end-stage renal disease maintained on hemodialysis. Am J Gastroenterol 1988；83：410-412
4) Davies SJ, Lopez EG, Woodrow G, et al：Longitudinal relationships between fluid status, inflammation, urine volume and plasma metabolites of icodextrin in patients randomized to glucose or icodextrin for the long exchange. Nephrol Dial Transplant　2008；23：2982-2988

（丹野有道）

第4章　血液生化学（電解質，肝機能等）

31 リパーゼ ★★

基準値	腎機能正常者	11〜53 U/L（SRL）
		17〜57 U/L（BML）
		5〜35 U/L（LSI メディエンス）
	透析患者	腎機能正常者の3倍以内

検査目的　膵疾患特異性が高く，急性膵炎の診断などに用いられる．

異常値を示した場合の鑑別

透析患者・腎機能正常者ともに
- **基準値以上**
  - ・膵疾患：急性膵炎，慢性膵炎，膵癌，膵仮性嚢胞，ERCP 後
  - ・肝・胆道系疾患：随伴する膵障害（肝硬変，胆石症，胆管癌，急性胆管炎，乳頭炎，乳頭部癌）
  - ・十二指腸液の漏出：消化管穿孔，壊死
  - ・高侵襲時：腹膜炎，腹部手術，頭部手術
  - ・腎不全
  - ・マクロリパーゼ血症
- **基準値以下**
  - ・慢性膵炎非代償期，膵癌末期，膵広範切除後，糖尿病，低栄養，消耗性疾患

測定法　・酵素法（DGGMR 基質法）

保険適用　・あり（適用疾患：膵疾患）

病態生理

　リパーゼ（lipase，膵リパーゼ）は膵腺房細胞で産生され，膵液中に分泌される分子量 48,000 の糖蛋白で，トリグリセライド（中性脂肪）の α 位脂肪酸エステルを加水分解し，脂肪酸とグリセロールに分解する消化酵素である．同様の働きをもつリパーゼは胃や胆嚢の粘膜，舌根部 Ebner 腺にも存在するが，血中リパーゼはほぼ膵由来である．膵管の狭窄・閉塞による膵液のうっ滞または膵の組織破壊が存在すると，血中へのリパーゼ逸脱が増加する．

　血中リパーゼ活性は，男女差は認めないが年齢差があると報告されており，16〜60 歳でほぼ同一活性レベルを示すが，16 歳未満と 61 歳以上で活性低下を示す．また，食事による影響が大きいため早朝空腹時採血が推奨されている．

●測定法について

　従来用いられていた酵素共役反応法では，1,2 ジグリセリドである 1,2-dilinoleoyl-2-palmitoyl-glycerol（DLPG）を基質とした測定系（UV レート法，カラーレート法）では，LPL（lipoprotein lipase），HTL（hepatic triglyceride lipase），エラ

スターゼの干渉による影響を受ける可能性があり，ヘパリン静注後では正誤差を生じる．

　現在使用されている膵リパーゼに特異的な合成基質 1,2-o-dilauryl-rac-glycero-3-glutaric acid-(6-methyl-resorufin)-ester（DGGMR）の分解反応に基づくものでは，これらの影響はまったくなく，膵リパーゼに特異性の高い測定系である．

透析患者における読み方・意義

- ●リパーゼは腎糸球体で濾過されるが，その後尿細管で再吸収・代謝されるため，尿中には検出されない．腎不全では，腎における代謝・不活性化機構が障害されるため，血中リパーゼは高値となる．
- ●アミラーゼ，トリプシン，エラスターゼ I などに比し，膵疾患特異性がもっとも高い[1]．
- ●膵疾患における感度，特異度，陽性結果の予測値は，それぞれ 71%，84%，87%である．
- ●リパーゼの陽性率は，急性膵炎で 95〜100%，慢性膵炎で 70%，膵癌で 58%と，アミラーゼのそれよりも高い．
- ●急性膵炎診断に対する感度 86.5〜100%，特異

度 84.7〜99.0%とアミラーゼより優れている[1]. また，異常高値が持続する期間が血中アミラーゼに比べて長く，血中アミラーゼが正常である場合の急性膵炎の診断に有用である.

● 急性膵炎では，24 時間後にピークに達し，その後アミラーゼに遅れて 1〜2 週間ほどで基準値に復し，膵炎の経過観察の良い指標となる.

● 血清リパーゼ上昇の程度と膵炎の重症度は相関しない.

● アルコール性急性膵炎の診断に対して感度が高く有用とも報告されている[1].

● 慢性膵炎の診断，病期の推定には向かない.

● 2 週間を超える異常値の持続や再上昇時には，予後不良や膵仮性嚢胞を考慮する.

● マクロアミラーゼ血症の除外に有用である.

● マクロリパーゼ血症は，マクロアミラーゼ血症と共存することがある．免疫グロブリン，α_2-macroglobulin と結合したマクロリパーゼが存在することで，持続的高リパーゼ血症を呈する.

● DLPG 法ではヘパリンの影響で血液透析後に高値となりうるが，現在使用されている DGGMR 法はヘパリンの影響を受けない.

● イコデキストリンはリパーゼの測定に影響しないため，イコデキストリン含有腹膜透析（PD）液を使用している PD 例における膵炎診断に有用である[2,3]（アミラーゼはイコデキストリンによって偽性低アミラーゼ血症を呈することがある）.

■ 文 献

1) 急性膵炎診療ガイドライン 2015 改訂出版委員会，日本腹部救急医学会，難治性膵疾患に関する調査研究班，日本肝胆膵外科学会，日本膵臓学会，日本医学放射線学会 編：急性膵炎診療ガイドライン 2015（第 4 版）. 金原出版，東京，2015

2) Villacorta J, Rivera M, Alvaro SJ, et al：Acute pancreatitis in peritoneal dialysis patients：diagnosis in the icodextrin era. Perit Dial Int 2010；30：374-378

3) Manga F, Lim CS, Mangena L, et al：Acute pancreatitis in peritoneal dialysis：a case report with literature review. Eur J Gastroenterol Hepatol 2012；24：95-101

（丹野有道）

178 第4章 血液生化学（電解質，肝機能等）

32 クレアチンキナーゼ（CK），CK アイソザイム ★★

基準値 腎機能正常者・透析患者ともに

総CK活性 男性 59〜248 U/L，女性 41〜153 U/L

CK アイソザイム

電気泳動法　CK-MM＞94％，CK-MB＜5％，CK-BB＜1％
免疫阻害法　CK-MB 25 U/L 以下（免疫阻止 UV 法）
標識抗体免疫測定法　基準値はキット間で異なる

検査目的 骨格筋疾患の除外，心筋障害の評価など

異常値を示した場合の鑑別 透析患者・腎機能正常者ともに

● **基準値以上**
- ・神経筋疾患：重症筋無力症，てんかんなど
- ・骨格筋疾患：筋ジストロフィー，多発性筋炎，皮膚筋炎，横紋筋融解症など
- ・中枢神経系疾患：脳外傷，脳血管障害など
- ・心疾患：急性心筋梗塞，心筋炎など
- ・内分泌疾患：甲状腺機能低下症，先端肥大症など
- ・悪性腫瘍：前立腺癌，乳癌など
- ・その他：悪性高熱症，高脂血症治療薬，マクロ CK，ミトコンドリア CK など

● **基準値以下**
- ・甲状腺機能亢進症，骨格筋量低下，妊娠，長期臥床など

● **CK アイソザイム異常高値**
- ・CK-MM：おもに骨格筋障害
- ・CK-MB：おもに心筋障害
- ・CK-BB：おもに中枢神経系障害

測定法 **総CK活性** JSCC 標準化対応法

CK アイソザイム 電気泳動法，免疫阻害法，標識抗体免疫測定法（RIA 法・EIA 法・CLIA 法など）

保険適用
- ・あり（CK包）
- ・適用疾患：急性心筋梗塞，心筋炎，進行性筋ジストロフィー，多発性筋炎，皮膚筋炎，クラッシュ症候群，悪性高熱症，甲状腺機能低下症，糖尿病，急性アルコール中毒，アルコール依存症，ポンペ病，薬剤性横紋筋融解症，横紋筋融解症，高クレアチンキナーゼ血症

病態生理

● **クレアチンキナーゼ（creatine kinase；CK）[1]**

CK は，クレアチンリン酸と ADP から，クレアチンと ATP を生成する酵素である（クレアチン＋ATP⇔クレアチンリン酸＋ADP）．筋肉内のエネルギー供給に関与し，ATP からクレアチンリン酸としてエネルギーを蓄える正反応と，必要に応じてクレアチンリン酸から ATP としてエネルギーを渡す逆反応がある．総 CK 活性測定法は，正反応を用いる方法として Nuttall & Wedin 法

（ADP 測定）や江橋法（クレアチンリン酸測定）などがあるが，測定系が不安定であり現在ではほとんど使用されていない．一方，逆反応を用いる方法として，Hughes 法（クレアチン測定）や Rosalki 法（ATP 測定）などがある．感度や計測性が優れている点から，Rosalki 法が用いられることが多く，本邦ではこの変法を JSCC 標準化対応法として勧告し，広く普及している．

● **CK アイソザイム[1]**

CK は，酵素構成上，M（muscle）と B（brain）の2個のサブユニットからなる分子量 86,000 の2

量体酵素である．細胞質上清に存在し，CK-BB，CK-MB，CK-MM の 3 種類のアイソザイムが知られている．CK-BB はおもに脳，CK-MM は骨格筋，CK-MB は心筋に存在する．その他，ミトコンドリア CK（m-CK）とマクロ CK が存在する．m-CK は，細胞内小器官であるミトコンドリア内に存在し，ミトコンドリア内のエネルギーをミトコンドリア外に転送している．また，マクロ CK は，免疫グロブリンと結合したものを指す．

CK アイソザイムの測定方法には，免疫阻害法，電気泳動法，標識抗体免疫測定法などがある．免疫阻害法は，試薬に M サブユニット活性を阻害する抗体が含まれ，残存する B サブユニット活性を測定する方法である．したがって，CK-BB と CK-MB を測定するが，血中の CK-BB は非常に少ないという仮定から，残存活性を 2 倍して CK-MB 活性としている．しかし，m-CK やマクロ CK などの異常 CK は抗体で阻害されないため，これらが CK-MB 活性値を偽高値とする要因となることがあり，注意が必要である．電気泳動法では，アガロースまたはセルロースゲルを用いて，これらの異常 CK を含めた分画を分析できる利点があるが，CK-MM と重なり分離が明瞭でない場合があるため，抗 CK-MM 抗体を添加して鑑別を行うこともある．標識抗体免疫測定法は，アイソザイムに対する特異抗体を用いて，目的のアイソザイムを蛋白量として測定する方法で，RIA 法，EIA 法，CLIA 法などがある．キット間で基準値が異なるため，確認が必要である．

● CK 高値の臨床的意義

1）筋疾患

冒頭表に示すさまざまな神経筋疾患，骨格筋疾患で障害された骨格筋細胞から放出され，血清 CK 活性が上昇する．また，悪性高熱症や，スタチン・フィブラート系などの高脂血症治療薬の副作用でも筋障害をきたして血清 CK 活性が上昇する．おもに CK-MM が増加するが，筋ジストロフィーや皮膚筋炎では CK-MB も増加することが知られている．

2）心疾患

障害された心筋細胞からおもに CK-MB が逸脱し，CK-MB/CK 比が上昇する（正常は 5％未満）．急性冠症候群（acute coronary syndrome；ACS）では，虚血により心筋壊死に至る過程で，CK，CK-MB，ミオグロビンなどが循環血中に遊出す

る．さらに虚血が高度で長時間に及ぶと心筋筋原線維が分解され，その構造蛋白であるトロポニンやミオシン軽鎖が流出する．したがって，ACS を疑う全患者で CK および CK-MB，心筋トロポニンを測定することを推奨している[2]．一般的には，ST 上昇型心筋梗塞（STEMI）では，発症後 3～8 時間で上昇し，10～24 時間で最大となり，3～6 日後に正常化する．しかし，CK-MB は，トロポニンと比較し感度が不良であり，ACS の診断には向かない[2),3)]．実際，CK-MB が上昇しない程度の微小心筋障害であっても，心筋トロポニンでは検出することが可能であり，CK-MB 正常のみで ACS を否定してはならない．梗塞範囲の予測として CK-MB を参考にすることはあるものの，予後との関連についてはトロポニンのほうが優れる[2),3)]．また，心筋に存在する CK-MB の比率は約 20％であり，広範な心筋梗塞をきたした場合でも CK-MB/血清 CK 活性比は 25％を超えることはないと考えられており，注意が必要である．

3）中枢神経系疾患

脳実質障害の際に大脳に含まれる CK-BB が放出され血中で上昇することが予想されるものの，実際には上昇している症例はまれである．その理由としては，他のアイソザイムと比較して半減期が短い点，脳血管関門（blood brain barrier；BBB）を通過しない点が指摘されている．

4）悪性腫瘍

悪性腫瘍（とくに腺癌）において CK-BB が腫瘍細胞から放出され，血中に出現することがある．m-CK やマクロ CK などの異常 CK も悪性腫瘍との関連が示唆されている．

透析患者における読み方・意義

● 透析患者の 5～50％で CK 上昇を認めることが報告されている．その理由として，筋線維の変性やアンドロゲン投与の影響が考察されているが，詳細は不明である[4)～6)]．

● 透析患者の 30～50％で心筋障害がなくとも血清 CK-MB は上昇し，27％で CK-MB/CK 比も 5％を超えることが報告され，疑陽性を呈する可能性が示唆されている（透析患者における CK-MB 分画の急性心筋障害診断の感度，特異度はそれぞれ 44％，56％）[5),7)～9)]．

● 血清 CK-MB が正常上限の 2.5 倍以上になれば，

心筋障害の特異度が高くなることが報告されているが[10]，透析患者における心筋障害の指標としてCK，CK-MB，それらの比の基準値に定まったものはなく，これらよりもトロポニンのほうが感度，特異度ともに高い．

●透析患者での急性心筋梗塞発症時には，非透析患者と比較して，CK や CK-MB の上昇（正常上限の2倍以上）を認める割合は有意に低く，診断が難しい[11]．

●透析患者における CK-MB 上昇に関して，心イベントや予後予測因子としての有用性を示した報告がいくつかあるものの，その精度はトロポニンに劣っている[12),13)]．

●透析患者では心疾患以外に，Ca 異常，甲状腺機能異常，薬剤性による筋障害や，悪性腫瘍などに伴う CK 上昇にも注意が必要である．

■文献

1) 高木　康，安原　努，五味邦英：クレアチンキナーゼ．臨床病理レビュー　2001；116：52-61
2) 日本循環器学会：ST 上昇型急性心筋梗塞の診療に関するガイドライン．2013
3) Amsterdam EA, Wenger NK, Brindis RG, et al：2014 AHA/ACC guideline for the management of patients with non-ST-elevation acute coronary syndrome. Circulation　2014；130：e344-e426
4) Singhal PC, Barth RH, Ginsberg NS, et al：Determinants of serum creatine kinase activity in dialysis patients. Am J Nephrol　1988；8：220-224
5) Lal SM, Nolph KD, Hain H, et al：Total creatine kinase and isoenzyme fractions in chronic dialysis patients. Int J Artif Organs　1987；10：72-76
6) Jaffe AS, Ritter C, Meltzer V, et al：Unmasking artifactual in creatine kinase isoenzymes in patients with renal failure. J Lab Clin Med　1984；104：193-202
7) McLaurin MD, Apple FS, Voss EM, et al：Cardiac troponin I, cardiac troponin T, and creatine kinase MB in dialysis patients without ischemic heart disease：evidence of cardiac troponin T expression in skeletal muscle. Clin Chem　1997；43：976-982
8) Green TR, Golper TA, Swenson RD, et al：Diagnostic value of creatine kinase and creatine kinase MB isozyme in chronic hemodialysis patients：a longitudinal study. Clin Nephrol　1986；25：22-27
9) Apple FS, Sharkey SW, Hoeft P, et al：Prognostic value of serum cardiac troponin I and T in chronic dialysis patients：a 1-year outcomes analysis. Am J Kidney Dis　1997；29：399-403
10) Tun A, Khan IA, Win MT, et al：Specificity of cardiac troponin I and creatine kinase-MB isoenzyme in asymptomatic long-term hemodialysis patients and effect of hemodialysis on these cardiac markers. Cardiology　1998；90：280-285
11) Herzog CA, Littrell K, Arko C, et al：Clinical characteristics of dialysis patients with acute myocardial infarction in the United States：a collaborative project of the United States Renal Data System and the National Registry of Myocardial Infarction. Circulation　2007；116：1465-1472
12) Iliou MC, Fumeron C, Benoit MO, et al：Prognostic value of cardiac markers in ESRD：Chronic Hemodialysis and New Cardiac Markers Evaluation (CHANCE) Study. Am J Kidney Dis　2003；42：513-523
13) Selby NM, McIntyre CW：The acute cardiac effects of dialysis. Semin Dial　2007；20：220-228

（河野圭志，藤井秀毅）

33 トロポニン ★★

基準値　腎機能正常者
　　心筋トロポニン T：0.014 ng/mL 以下，急性心筋梗塞のカットオフ値 0.100 ng/mL
　　心筋トロポニン I：0.010〜0.056 ng/mL 以下（測定キットにより異なる），急性心筋梗塞
　　のカットオフ値 0.10〜0.30（測定キットにより異なる）
　　透析患者　不明（ただし，「透析患者における読み方・意義」を参照）

検査目的　急性冠症候群の早期診断およびリスク評価

異常値を示した場合の鑑別
● 基準値以上
・急性心筋梗塞，不安定狭心症，心筋炎，頻脈性不整脈，房室ブロック，大動脈解離，大動脈弁疾患，心不全，肥大型心筋症，心膜炎，心挫傷，心臓手術後，除細動後，心筋生検後，PCI 後，たこつぼ型心筋症，心毒性のある薬剤，横紋筋融解症，Duchenne 型筋ジストロフィー，肺塞栓，肺高血圧症，腎不全，脳卒中，アミロイドーシス，敗血症，重症熱傷，激しい運動後

測定法
・心筋トロポニン T（定性法）：免疫クロマトグラフィー法
・心筋トロポニン T（定量法）：ECLIA 法
・心筋トロポニン I：CLEIA 法，CLIA 法，LOCI 法

保険適用
・あり（適用疾患：急性心筋梗塞，不安定狭心症）

病態生理

　トロポニン（troponin）は筋収縮を調節する蛋白であり，トロポニン T（分子量 37 kDa），I（分子量 22 kDa），C（分子量 18 kDa）の三つが複合体を形成して存在している．トロポニン C は心筋と骨格筋でアイソフォームが同じである．一方，トロポニン T とトロポニン I はやや異なっており，おもに心筋に存在し，心筋傷害を生じると血中に放出される．

　心筋障害のマーカーとして特異性が高く，冠動脈疾患の重要な診断根拠となる．また，高感度の測定系が用いられるようになってきており，急性冠症候群を除外するにも有効であるとされている．

● 心筋トロポニン T

　心筋トロポニンは腎疾患患者では急性冠症候群がなくともしばしば上昇することが知られており，とくに心筋トロポニン T は心筋トロポニン I に比べて，無症候の末期腎不全患者においてしばしば上昇していることが知られている[1]．基準値は，健常人の 99 パーセンタイルとされており，発症から 24 時間以内にこの値を一度でも超えたとき，心筋梗塞の存在を示唆する[2]．腎不全，心不全，心筋症，心筋炎，頻脈性不整脈，肺塞栓，さ

らには激しい運動後にも心筋トロポニン T の上昇を認めるとされ，ある報告では安定した心不全患者の心筋トロポニン T の中央値は 0.012 ng/mL であり，この研究で用いられた測定系の健常人の 99 パーセンタイルである 0.014 ng/mL に非常に近接していた[3),4)]．さらに，胎生期には骨格筋にも発現している心筋トロポニン T は，障害され，もしくは再生する筋組織にも発現するため，Duchenne 型筋ジストロフィーで高値となることが知られている[5]．

　心筋トロポニン T は，軽度から中等度の腎機能障害をもつ患者のみならず末期腎不全患者においても有用な予後予測のマーカーとなることが報告されている[6]．アメリカでは Food and Drug Administration（FDA）によって，心筋トロポニン T が末期腎不全患者のリスク層別化のバイオマーカーとして認可されており，the Kidney Disease Outcomes Quality Initiative（KDOQI）も予後予測のために心筋トロポニン T を使用することを推奨している．しかしながら，虚血性の心疾患やその他の心疾患以外の原因で高値を認めることが知られており，高齢者や糖尿病では基礎値が上昇している．したがって，心筋梗塞の診断には，胸痛などの臨床所見が重要であり，また，複数回

の心筋トロポニンT値を測定し，その変化を確かめることが参考となる．複数回の測定を行う場合，発症時に加えて（発症1時間以内では心筋梗塞を発症していても血中濃度は上昇していない可能性もある），その3～6時間後に再検し20%以上の上昇を認めれば，心筋梗塞の発症と診断される[4]．

● 心筋トロポニンI

心筋トロポニンIは，心筋トロポニンTとは異なり，心臓以外に発現することは報告されておらず，心臓に非常に特異的な蛋白質である．また，前述のように，末期腎不全患者では急性冠症候群がなくとも心筋トロポニンの上昇がしばしば認められるが，心筋トロポニンTに比して心筋トロポニンIの上昇頻度は低い．また，心筋壊死をきたした状態において，血中半減期は正常腎機能患者と末期腎不全患者で差がないことが報告されている[7]．したがって，トロポニンIは，より特異的に末期腎不全患者における心筋障害を反映すると考えられる．

胸痛を新規発症した集団において，入院時の心筋トロポニンIと急性心筋梗塞の関係を検討した報告では，0.04 ng/mLをカットオフ値として，感度90.7%，特異度90.2%であり，心筋トロポニンTやミオグロビンと比較しても優れた検査であった[8]．さらに，30日間の短期予後に関する検討でも，心筋トロポニンIは有意な予測因子であった．一方，心筋トロポニンIには，測定系が多数存在し，カットオフ値も統一されていない点は有用性に劣る．また，溶血は，測定系によって，心筋トロポニンIの測定値を高くすることが知られている[5]．

透析患者における読み方・意義

● 末期腎不全においては，冠動脈疾患が存在しなくとも心筋トロポニンが上昇することが知られているので，透析患者では偽陽性である可能性に注意する必要がある．

● 末期腎不全においては，ベースラインからの変化が重要であり，ベースラインから20%以上上昇している場合は，急性冠症候群を疑う必要がある．

● 心筋トロポニンTは透析後に上昇し，心筋トロポニンIは透析によって除去され低下するので，心筋トロポニンは透析前に測定することが推奨されている[1]．

● 心筋トロポニンIは，末期腎不全患者においても急性冠症候群の診断に有効と考えられているが，透析患者を対象とした研究の多くで，全死亡やイベント発症に関して心筋トロポニンTほど有意な相関を認めていない[5),9),10]．

■ 文献

1) Wang AY, Lai KN : Use of Cardiac Biomarkers in End-Stage Renal Disease. J Am Soc Nephrol 2008；19：1643-1652
2) Thygesen K, Alpert JS, White HD, et al : Universal definition of myocardial infarction. Circulation 2007；116：2634-2653
3) Mahajan VS, Jarolim P : How to interpret elevated cardiac troponin levels. Circulation 2011；124：2350-2354
4) Thygesen K, Mair J, Giannitsis E, et al : How to use high-sensitivity cardiac troponins in acute cardiac care. Eur Heart J 2012；33：2252-2257
5) Thygesen K, Mair J, Katus H, et al : Recommendations for the use of cardiac troponin measurement in acute cardiac care. Eur Heart J 2010；31：2197-2204
6) Aviles RJ, Askari AT, Lindahl B, et al : Troponin T levels in patients with acute coronary syndromes, with or without renal dysfunction. N Engl J Med 2002；346：2047-2052
7) Ellis K, Dreisbach AW, Lertora JL : Plasma elimination of cardiac troponin I in endstage renal disease. South Med J 2001；94：993-996
8) Keller T, Zeller T, Peetz D, et al : Sensitive troponin I assay in early diagnosis of acute myocardial infarction. N Engl J Med 2009；361：868-877
9) Khan NA, Hemmelgarn BR, Tonelli M, et al : Prognostic value of troponin T and I among asymptomatic patients with end-stage renal disease : a meta-analysis. Circulation 2005；112：3088-3096
10) Wu AH, Jaffe AS, Apple FS, et al : National Academy of Clinical Biochemistry Laboratory Medicine Practice Guidelines : Use of cardiac troponin and B-type natriuretic peptide or N-terminal proB-type natriuretic peptide for etiologies other than acute coronary syndromes and heart failure. Clin Chem 2007；53：2086-2096

（藤井秀毅）

34 シュウ酸

基準値

尿中シュウ酸

腎機能正常者　男性　10.3〜41.5 mg/day，女性　9.0〜37.7 mg/day

血中シュウ酸

腎機能正常者　1.0〜3.0 μmol/L[1]

透析患者　＜30 μmol/L

　　　　　＞50 μmol/L（シュウ酸代謝異常/過シュウ酸尿症の可能性）

　　　　　47.2±22.9 μmol/L（透析前），16.9±10.5 μmol/L（透析後）[2]

　　　　　血液透析：35.1±3.3 μmol/L，腹膜透析：31.3±9.1 μmol/L[3]

検査目的　シュウ酸代謝異常および過シュウ酸尿症の診断

異常値を示した場合の鑑別

透析患者

● **基準値以下**
・腎機能残存
・透析効率良好
・シュウ酸関連物質摂取少

● **基準値以上**
・過シュウ酸尿症
・シュウ酸関連物質（シュウ酸，エチレングリコール，キシリトール，ビタミンCなど）過剰摂取・投与

・ビタミン B6 欠乏
・消化管疾患（炎症性大腸疾患，短腸症候群，バイパス術後）などによるシュウ酸過剰吸収

腎機能正常者
・原則的に異常値を呈さないが，シュウ酸関連物質過剰摂取・投与，ビタミン B6 欠乏や消化管疾患などが関連する可能性がある．

測定法
・酵素法（oxalate oxidase）
・IC
・HPLC±LC-MS/MS
・CE±質量分析法（CE/MASS）
・測定限界や変動係数などの特性がある．たとえば，LC-MSMS は変動係数が低く再現性は良いが測定限界は不明，HPLC は 0.1 μmol/L が測定可能であり健常人の血中測定に向く．また，HPCE の測定限界は数 μmol/L であり高値の測定に適する．
・尿検査：測定物質の安定化およびアスコルビン酸からシュウ酸への代謝阻害のため酸性蓄尿とする．
・血液検査：採血後速やかに氷冷し分離しても，血清は血漿よりも高値を示す．室温放置では時間経過とともに値は著増するため，ヘパリン添加もしくは EDTA 採血で 2 時間以内に測定する前提で凍結保存するのが望ましい．

保険適用
・一部あり
シュウ酸（尿）：平成 30 年度診療報酬改定により，尿中特殊物質定性定量検査として，再発性尿路結石症の患者に対して，キャピラリー電気泳動により行った場合に，原則として 1 年に 1 回に限り算定する（200 点）[4]．

病態生理

　シュウ酸（oxalic acid）は分子量 90 の 2 価カルボン酸である[5]．吸収されるシュウ酸の 90% 程度は内因性であり，アスコルビン酸とグリオキシル酸より代謝される．外因性シュウ酸は一部の野菜などから経口摂取される．おもに腎臓から尿中排泄されるが，生体内に分解酵素を有さないため 1

日増加量が排泄できない場合，血中シュウ酸濃度が増加する．

　シュウ酸を多く含む食物を過剰摂取した場合に尿中シュウ酸排泄が増加する可能性があるが，消化管内で食物中のカルシウムやマグネシウムなどの影響を受けやすく，たとえばカルシウム含有の多い食物摂取ではカルシウムとシュウ酸が消化管内で結合，消化管吸収が減り尿中シュウ酸排泄は

低下する[6].

●測定について

シュウ酸は水溶性だが，カルシウムと結合したシュウ酸カルシウムは不溶性であり，尿路結石を形成する．通常，尿中シュウ酸排泄量は1日当り9.9〜39.6 mg（110〜440 μmol）とされ[5]，超える場合にシュウ酸カルシウム結石形成の危険性が高くなり，相対危険度は尿中排泄量20 mg/day以下と比較して25〜29 mg/dayで1.6，30〜39 mg/dayで2.5とされている[7]．結石形成は尿中シュウ酸濃度およびカルシウム濃度の上昇により促進され，反対にクエン酸およびマグネシウムにより抑制される．また，シュウ酸が尿中に過剰に排泄される病態を過シュウ酸尿症といい，原発性と続発性に分けられる．

透析患者における読み方・意義

●血中シュウ酸カルシウム飽和度は血中シュウ酸と相関し，血漿（血清）シュウ酸30〜50 μmol/L以上が持続すると組織沈着をきたす[8]．血液および腹膜透析で除去可能であるが，除去量に関しては報告によりさまざまであり[3),9),10)]．血中シュウ酸値は，血液透析患者35.1±3.3 μmol/L（透析前47.2±22.9 μmol/L・透析後16.9±10.5 μmol/L），腹膜透析患者31.3±9.1 μmol/L程度であると考えられる．また，過シュウ酸尿症では透析による除去量はシュウ酸産生量と同等もしくは少ないと考えられる．

■ 文 献

1) Ladwig PM, Liedtke RR, Larson TS, et al：Sensitive spectrophotometric assay for plasma oxalate. Clin Chem 2005；51：2377-2380

2) Ogawa Y, Machida N, Jahana M, et al：Major factors modulating the serum oxalic acid level in hemodialysis patients. Front Biosci 2004；9：2901-2908

3) Costello JF, Sadovnic MJ, Cottington EM：Plasma oxalate levels rise in hemodialysis patients despite increased oxalate removal. J Am Soc Nephrol 1991；1：1289-1298

4) 斎藤忠則：尿路結石症における健康保険診療上の注意点．泌尿器外科 2018；31：505-511

5) 小川由英：尿路結石の基礎と臨床：シュウ酸と付き合って20年．琉球医学会誌 2001；20：107-115

6) 石塚喜世伸，服部元史：生化学検査（一般）低・中分子化学物質—シュウ酸，シスチン．腎と透析 2018；84：64-65

7) Curhan GC, Taylor EN：24-h uric acid excretion and the risk of kidney stones. Kidney Int 2008；73：489-496

8) Ogawa Y, Machida N, Ogawa T, et al：Calcium oxalate saturation in dialysis patients with and without primary hyperoxaluria. Urol Res 2006；34：12-16

9) Hoppe B, Graf D, Offner G, et al：Oxalate elimination via hemodialysis or peritoneal dialysis in children with chronic renal failure. Pediatr Nephrol 1996；10：488-492

10) Marangella M, Petrarulo M, Cosseddu D, et al：Oxalate balance studies in patients on hemodialysis for type I primary hyperoxaluria. Am J Kidney Dis 1992；19：546-553

（海上耕平，奥見雅由）

第5章

血液生化学
（代謝，内分泌）

代　謝／186
内分泌／234

186　第5章　血液生化学（代謝，内分泌）［代　謝］

［代　謝］

1　総コレステロール，HDL コレステロール，LDL コレステロール，Non-HDL コレステロール，トリグリセライド ★★★

基準値　一次予防高リスク群の管理目標値　（日本動脈硬化学会診療ガイドライン 2017）[3]
- LDL-C＜120 mg/dL，TG＜150 mg/dL，HDL-C≧40 mg/dL
- Non-HDL-C＜150 mg/dL（非空腹時，あるいは高 TG 血症の場合）

　　　　　成人血液透析患者における管理目標値　（日本透析医学会診療ガイドライン 2011）[4]
- LDL-C＜120 mg/dL
- Non-HDL-C＜150 mg/dL
- TC≧100 mg/dL

検査目的　脂質異常症と栄養の評価

異常値を示した場合の鑑別
- 二次性脂質異常症として糖尿病，甲状腺機能低下症，薬剤性など
- 原発性高脂血症として家族性高コレステロール血症，家族性複合型高脂血症など
- 低コレステロール血症の原因として，炎症，protein-energy wasting（PEW）

測定法
- 総コレステロール：酵素法
- HDL コレステロール：沈殿法，または直接法
- LDL コレステロール：フリードワルド式での計算，または直接法
- Non-HDL-C：計算（TC − HDL-C）

保険適用
- あり 包

病態生理

　血液中の脂質（コレステロール，トリグリセライド，リン脂質）は，それぞれリポ蛋白の構成成分として存在する．リポ蛋白は，肝臓から分泌され内因性脂質を運搬する超低比重リポ蛋白（VLDL），中間比重リポ蛋白（IDL），低比重リポ蛋白（LDL），高比重リポ蛋白（HDL）と，小腸から分泌され外因性脂質を運搬するカイロミクロン（CM），CM レムナントが通常区別される．総コレステロール（TC）はこれらのリポ蛋白分画中のコレステロールを合計したものになる．LDL に含まれるコレステロールを LDL-C，HDL に含まれるコレステロールを HDL-C，と記載する．

　同様に，血清トリグリセライド（TG）も各リポ蛋白分画に含まれる TG の合計になり，研究では LDL-TG や HDL-TG という指標も用いられるが，診療では血清中の TG のみが用いられている．

　疫学研究から動脈硬化促進的なリポ蛋白として，VLDL，IDL，LDL，CM レムナントなどが示されており[1]，これら HDL 以外のリポ蛋白がもつコレステロールの総和は Non-HDL-C となる（**図**）．TG＜400 mg/dL の場合，血清 TG÷5＝

図　血清総コレステロールの内訳

TC：総コレステロール，VLDL：超低比重リポ蛋白，IDL：中間比重リポ蛋白，LDL：低比重リポ蛋白，HDL：高比重リポ蛋白，Non−HDL：非 HDL 分画，LB−LDL：large buoyant LDL，SB−LDL：small dense LDL．HDL 以外のリポ蛋白は動脈硬化促進性であり，Non−HDL としてまとめて取り扱うことができる．

（著者作図）

VLDL-C（単位 mg/dL）で近似できるため，LDL-C＝TC−［HDL-C］−［TG/5］というフリードワルドの式で LDL-C が推算できる．

　透析患者を含む慢性腎不全患者では，リポ蛋白リパーゼ（LPL）作用が低下し，VLDL から IDL への異化が障害される．また肝性リパーゼの酵素レベルの低下が顕著であり，IDL から LDL への異化も強く障害される．その結果，VLDL-C や IDL-

Cが増加し，LDL-C や HDL-C は低下しているのが特徴である[1]．

透析患者における読み方・意義

●血清脂質の評価の目的は，動脈硬化性心血管疾患（ASCVD）のリスク評価と，栄養状態の現状評価であろう．

●ASCVD リスク評価としては，日本透析医学会の統計調査[2]によると，Non-HDL-C が高いほど，逆に HDL-C は低いほど，心筋梗塞の新規発生リスクが高かった．Non-HDL-C の代わりにLDL-C，あるいは TG を用いてもほぼ同様の結果が示されている．Non-HDL-C は1回の食事の影響を受けないため，透析日常診療で用いやすい．日本動脈硬化学会[3]や日本透析医学会の診療ガイドライン[4]では，透析患者の管理目標値として Non-HDL-C<150 mg/dL と記載されている．

●欧米の血液透析患者では，スタチンなどの薬剤で脂質低下を行っても広義の CVD リスクは低下しなかったと報告されている[5]が，わが国の透析患者での介入研究はない．

●栄養状態評価としては，protein-energy wasting（PEW）の診断基準の一つに TC（TC<100 mg/dL）が取り上げられている[6]．PEW はサルコペニアやフレイルとも関連する病態であり，低脂血症を呈する場合は栄養の改善や炎症の除去に努めることが望ましいと考えられる．

■ 文　献

1) Shoji T, Abe T, Matsuo H, et al：Chronic kidney disease, dyslipidemia, and atherosclerosis. J Atheroscler Thromb　2012；19：299-315

2) Shoji T, Masakane I, Watanabe Y, et al：Elevated non-high-density lipoprotein cholesterol（non-HDL-C）predicts atherosclerotic cardiovascular events in hemodialysis patients. Clin J Am Soc Nephrol 2011；6：1112-1120

3) 日本動脈硬化学会：動脈硬化性疾患予防ガイドライン2017年版．日本動脈硬化学会，東京，2017

4) 日本透析医学会：血液透析患者における心血管合併症の評価と治療に関するガイドライン．透析会誌 2011；44：337-425

5) Wanner C, Krane V, Marz W, et al：Atorvastatin in patients with type 2 diabetes mellitus undergoing hemodialysis. N Engl J Med　2005；353：238-248

6) Fouque D, Kalantar-Zadeh K, Kopple J, et al：A proposed nomenclature and diagnostic criteria for protein-energy wasting in acute and chronic kidney disease. Kidney Int　2008；73：391-398

（庄司哲雄）

[代　謝]

2 リポ蛋白分画，リポ蛋白分画精密，アポ蛋白 ★★

基準値　リポ蛋白分画（アガロースゲル電気泳動）

男性：α 25〜50%，preβ 8〜32%，β 33〜55%
女性：α 35〜51%，preβ 7〜21%，β 38〜51%

リポ蛋白分画精密（ポリアクリルアミドゲルディスク電気泳動）

男性：HDL 22〜50%，LDL 44〜69%，VLDL 5〜20%
女性：HDL 26〜53%，LDL 42〜65%，VLDL 4〜17%

アポ蛋白（単位 mg/dL）

男性：A-Ⅰ 119〜155，A-Ⅱ 25.9〜35.7，B 73〜109，
　　　C-Ⅱ 1.8〜4.6，C-Ⅲ 5.8〜10.0，E 2.7〜4.3
女性：A-Ⅰ 126〜165，A-Ⅱ 24.6〜33.3，B 66〜101，
　　　C-Ⅱ 1.5〜3.8，C-Ⅲ 5.4〜9.0，E 2.8〜4.6

検査目的　脂質異常症の表現型分類，原因検索など

異常値を示した場合の鑑別
・二次性高脂血症として糖尿病，甲状腺機能低下症，薬剤性など
・原発性高脂血症として家族性高コレステロール血症，家族性複合型高脂血症，アポ C-Ⅱ欠損症など
・炎症，protein-energy wasting（PEW）

測定法
・アガロースゲル電気泳動（リポ蛋白分画）
・ポリアクリルアミドゲルディスク電気泳動（リポ蛋白分画精密）
・免疫比濁法（アポ蛋白）

保険適用　・あり

病態生理

　血液中の脂質（コレステロール，トリグリセライド，リン脂質）は単独で溶解しているのではなく，蛋白質（アポ蛋白，アポリポ蛋白）と結合し，リポ蛋白と呼ばれるナノサイズの粒子として存在している．リポ蛋白では複数の種類（分画）が区別され，分画法により名前の付け方が異なる．

　超遠心法は比重（密度）の違いでリポ蛋白を分画するもので，高比重リポ蛋白（HDL），低比重リポ蛋白（LDL），中間比重リポ蛋白（IDL），超低比重リポ蛋白（VLDL）およびカイロミクロンが区別される．HDL はさらに HDL_2 と HDL_3 に細分でき，また LDL は small dense LDL と large buoyant LDL に区別することができる．分画後，その中の脂質や蛋白質の量を測定してそのリポ蛋白の量を表現する．もっとも広く行われるのはコレステロールの測定で，たとえば LDL 分画のコレステロールは LDL-C，HDL 分画のコレステ

ロールは HDL-C と表現される．LDL の量を LDL のトリグリセライド（TG）を用いて LDL-TG と表現することも可能である．

　電気泳動法は電気泳動度の違いでリポ蛋白を分画するもので，用いる支持体（ゲル）の違いにより，アガロースゲル電気泳動法，ポリアクリルアミドゲルディスク電気泳動法が区別される．これら 2 種類の電気泳動は健康保険にも収載されている検査法で，それぞれ「リポ蛋白分画」，「リポ蛋白分画（精密）」と呼ばれている．アガロースゲル電気泳動では，サイズと荷電の影響で電気泳動度が決まる．電気泳動度の速い順にアルファリポ蛋白（＝HDL），プレベータリポ蛋白（＝VLDL），ベータリポ蛋白（＝LDL）となり，サイズの大きいカイロミクロンが原点に残渣と残る．表現型分類Ⅲ型で認められる mid-band はプレベータとベータの中間に小さなピークとして認められるもので，プレベータ，mid-band，ベータが一塊になり区別できなくなるとブロードベータと呼ばれ

る．ポリアクリルアミドゲルディスク電気泳動はゲルが緻密であり，サイズで分画され，HDL，LDL，mid-band，VLDLとなる．カイロミクロンはサイズが大きすぎてポリアクリルアミドゲルの中には入らず，評価できない．

電気泳動後，染色したゲルをデンシトメトリーにかけて数値化（分画ごとに％表示）した値が臨床検査結果で報告されるが，あくまで相対的な割合であり，解釈には注意を要する．

アポ蛋白測定は脂質ではなく蛋白質の量からリポ蛋白プロフィールを評価しようとするもので，アポ蛋白のA，B，Cはアルファ（HDL），ベータ（LDL），プレベータ（VLDL）のリポ蛋白に対応している．1粒子のHDLには3〜4分子のアポA-Iが強固に結合し，1粒子のLDL，IDL，VLDLには1分子のアポB（アポB_{100}）が強固に結合している．一方，アポCやアポEはリポ蛋白表面に緩く結合しており，リポ蛋白粒子間を行き来している．

透析患者における読み方・意義

●透析患者ではリポ蛋白リパーゼ（LPL）作用が低下し，また肝性リパーゼ（HTGL）レベルが顕著に低下するため，VLDLの増加や，VLDLからLDLに代謝される中間代謝産物であるIDL（VLDLレムナントとも呼ばれる）が蓄積し，LDLはむしろ低下する[1]．また透析患者ではコレステロールを末梢から肝臓に回収するシステム（コレステロール逆転送系）に重要なレシチン・コレステロールアシル転位酵素（LCAT）活性が低下しているため，HDLが低下する[2]．これらの変化は，超遠心法ではVLDL-C高値，IDL-C高値，LDL-C低値，HDL-C低値として観察される[3]．電気泳動法では，対応するピークの高さに反映される．VLDLのレムナントであるIDLやカイロミクロンレムナントの増加した状態では，電気泳動ではmid-bandの出現（通常は認められない）やブロードベータとして認識される．筆者が以前に調べたデータ[4]によると，アガロースゲル電気泳動でmid-bandあるいはブロードベータを示した割合は，血液透析患者で23％，腹膜透析患者で11％であった．アガロースゲル電気泳動ではもっと高率にIDLピーク

が認められる．

●これらのリポ蛋白分画の異常は動脈硬化促進的に作用していると考えられ，超遠心法によるリポ蛋白分画異常（とくにIDL高値）と大動脈脈波伝播速度（PWV）との独立した関連が示されている[5]．また，VLDL+IDL+LDL分画のコレステロール含量（＝non-HDL-C）の高値は，PWV[6),7)]や頸動脈内膜中膜厚（IMT）[8]と独立した正の関連を示し，また心筋梗塞の新規発症の独立した予測因子である[9]．

■ 文　献

1) Shoji T, Abe T, Matsuo H, et al : Chronic kidney disease, dyslipidemia, and atherosclerosis. J Atheroscler Thromb 2012 ; 19 : 299-315

2) Shoji T, Nishizawa Y, Nishitani H, et al : Impaired metabolism of high density lipoprotein in uremic patients. Kidney Int 1992 ; 41 : 1653-1661

3) Shoji T, Nishizawa Y, Kawagishi T, et al : Atherogenic lipoprotein changes in the absence of hyperlipidemia in patients with chronic renal failure treated by hemodialysis. Atherosclerosis 1997 ; 131 : 229-236

4) Shoji T, Nishizawa Y, Nishitani H, et al : Roles of hypo-albuminemia and lipoprotein lipase on hyperlipoproteinemia in continuous ambulatory peritoneal dialysis. Metabolism 1991 ; 40 : 1002-1008

5) Shoji T, Nishizawa Y, Kawagishi T, et al : Intermediate-density lipoprotein as an independent risk factor for aortic atherosclerosis in hemodialysis patients. J Am Soc Nephrol 1998 ; 9 : 1277-1284

6) Shinohara K, Shoji T, Tsujimoto Y, et al : Arterial stiffness in predialysis patients with uremia. Kidney Int 2004 ; 65 : 936-943

7) Kimoto E, Shoji T, Shinohara K, et al : Regional arterial stiffness in patients with type 2 diabetes and chronic kidney disease. J Am Soc Nephrol 2006 ; 17 : 2245-2252

8) Shoji T, Emoto M, Tabata T, et al : Advanced atherosclerosis in predialysis patients with chronic renal failure. Kidney Int 2002 ; 61 : 2187-2192

9) Shoji T, Masakane I, Watanabe Y, et al and for the Committee of Renal Data Registry, Japanese Society of Dialysis Therapy : Elevated non-high-density lipoprotein cholesterol (non-HDL-C) predicts atherosclerotic cardiovascular events in hemodialysis patients. Clin J Am Soc Nephrol 2011 ; 6 : 1112-1120

（庄司哲雄）

[代　謝]

3　血糖, ヘモグロビンA1c(HbA1c), グリコアルブミン(GA) ★★★

◆ 血　糖

基準値
腎機能正常者　空腹時血漿血糖　70～109 mg/dL
透析患者　　　　腎機能正常者と同じ
透析患者の暫定目標値[2)]　透析開始前血糖値 180～200 mg/dL 未満

検査目的　血糖コントロールの指標

異常値を示した場合の鑑別

● 高血糖
・糖尿病：1型糖尿病（絶対的インスリン欠乏），2型糖尿病（相対的インスリン欠乏），遺伝子が同定されている糖尿病（maturity onset diabetes of the young；MODY，ミトコンドリアDNA異常症，インスリン受容体遺伝子異常など）
・膵疾患：膵炎，膵腫瘍，外傷，膵摘出術，ヘモクロマトーシス
・内分泌疾患：Cushing 症候群，先端巨大症，褐色細胞腫，グルカゴノーマ，原発性アルドステロン症，甲状腺機能亢進症，ソマトスタチノーマ，原発性・偽性副甲状腺機能低下症など
・肝疾患：慢性肝炎，肝硬変
・薬物（表）
・感染症：細菌感染，ウイルス感染など
・免疫学的機序：インスリン自己免疫症候群，インスリン受容体抗体，Stiff man 症候群など
・遺伝性疾患：Turner 症候群，Klinefelter 症候群，Parder-Willi 症候群，Down 症候群
・その他：透析操作，生体ストレスなど

● 低血糖[1),2)]
・外因性，薬剤：インスリン及びインスリン分泌アナログ，アルコール，経口血糖降下薬，その他の薬剤（表）
・重症状態：肝不全・腎不全・心不全，敗血症，栄養失調・飢餓
・インスリン拮抗ホルモンの欠乏：下垂体機能低下症（ACTH 分泌不全を呈する疾患など），副腎皮質機能低下症（アジソン病），グルカゴン分泌不全
・非β細胞腫瘍（間葉系，上皮系，IGF-2 産生腫瘍など）
・内因性高インスリン血症：インスリノーマ，膵島細胞症（膵β細胞過形成），自己免疫性〔インスリン使用者におけるインスリン抗体，インスリン自己免疫症候群，インスリン受容体異常症（インスリン受容体抗体）〕，食後低血糖〔消化管（胃切除後など），2型糖尿病初期，耐糖能異常，特発性（機能性）〕
・詐病，虚偽性

測定法
・ヘキソキナーゼ（HK）法　　・グルコース酸化酵素（GOD）法
・グルコース脱水素酵素（GDH）法

保険適用　・あり 包

3. 血糖，ヘモグロビン A1c（HbA1c），グリコアルブミン（GA） ● 191

◆ ヘモグロビン A1c（HbA1c）

基準値	腎機能正常者　4.6〜6.2%（NGSP 値） 透析患者　　　透析患者においては，赤血球寿命の短縮，エリスロポエチン製剤の使用により低値となっている． **透析患者の管理目標値**（学会等により規定された基準はない）
検査目的	透析患者では血糖管理状態を正確に反映しない可能性があり参考程度に用いる

異常値を示した場合の鑑別	● **真性高値** 　・糖尿病 ● **真性低値** 　・長期間の低血糖	● **偽性高値** 　・異常 Hb（陰性荷電） 　・乳び血漿 　・尿毒症 　・高ビリルビン血漿 　・家族性高ヘモグロビン血症 ● **偽性低値** 　・異常 Hb（陽性荷電） 　・出血 　・溶血 　・エリスロポエチン製剤の使用 　・肝硬変など

測定法	・高速液体クロマトグラフィ法（HPLC 法） ・免疫法 ・酵素法
保険適用	・あり（月 1 回のみ算定可） ・「HbA1c」「グリコアルブミン」または「1,5AG」のうちいずれかを同一月中に併せて 2 回以上実施した場合は，月 1 回に限り主たるもののみ算定する．ただし，妊娠中の患者，1 型糖尿病患者，経口血糖降下薬の投与を開始して 6 カ月以内の患者，インスリン治療を開始して 6 カ月以内の患者等については，いずれか 1 項目を月 1 回に限り別に算定できる．

◆ グリコアルブミン（GA）

基準値	腎機能正常者　11〜16% 透析患者　　　最終糖化産物（advanced glycation endproducts：AGE）が血中で蓄積するため偽上昇をきたすことがある．正常値は不明 **透析患者の暫定目標値**[2]　20% 未満（心血管イベントの既往歴あり低血糖傾向のある場合は 24% 未満）
検査目的	血糖コントロールの指標

異常値を示した場合の鑑別	● **高値** 　・糖尿病 　・甲状腺機能低下症 ● **低値** 　・持続低血糖 　・甲状腺機能亢進症	● **偽性低値** 　・アルブミンの半減期が短縮する病態（ネフローゼ症候群） ● **偽性高値** 　・アルブミンの産生が低下する病態（肝硬変）

測定法	・HPLC 法 ・酵素法
保険適用	・あり 包

第5章　血液生化学（代謝、内分泌）〔代　謝〕

病態生理

● 血 糖

生体内にはブドウ糖（グルコース）のほか，果糖，ガラクトース，マンノース，ペントースなどが存在している．一般的には血糖値はグルコース濃度とされている．全血，血漿，血清いずれも測定可能だが，全血では赤血球による解糖系の影響が含まれるため血漿での評価が多い．通常，採決後の解糖系の進行を阻止するためにフッ化ナトリウムやクエン酸などが含まれているが，採決後に室温で保存する時間を可能なかぎり速やかに分離し測定することが望ましい[1]．

測定方法には還元法，縮合法，酵素法などがあるが，ヘキソキナーゼ法（HK法），グルコース酸化酵素法（GOD法），グルコース脱水素酵素法（GDH法）などの酵素法が一般的である．簡易血糖測定器では毛細血管血の全血を検体に利用し，GOD，GDH法などの測定結果を光学的（酵素比色方法）あるいは電極（酵素電極法）で検出し，静脈血漿値に換算して表示されるが精度は劣る．

● ヘモグロビンA1c（HbA1c）

HbA1cはヘモグロビンAのβ鎖N末端のバリンに血漿グルコースのアルデヒド基が非酵素的にシッフ結合し不安定型グリコヘモグロビンとなり，さらにアマドリ転移を受けてケトアミン化合物となったものである．

ヘモグロビンが糖化される部位にはβ鎖N末端以外も存在し，過去のアガロースゲル電気泳動法によるHPLC（high performance liquid chromatography，高速液体クロマトグラフィ）法では末期腎不全で上昇するカルバミル化ヘモグロビンの分離が不十分であったが，現在の陽イオン交換樹脂を用いたHPLC法では，不安定型HbA1cを含め完全に分離識別できる．この方法の精度はきわめて高いが，多検体処理には不利で，ラテックス凝集免疫比濁法による免疫法や酵素法が存在するが精度が低い．HbA1c値は赤血球の寿命が120日あった場合の過去4〜8週程度の血糖値を反映し長期間の血糖管理の指標として用いられる．

● グリコアルブミン（GA）

グルコースとアルブミンが非酵素的に結合したもので，アルブミンの血中半減期が17日であることからA1cよりも直近の血糖管理を反映する．しかし，アルブミン代謝に影響を受けることから，甲状腺異能亢進症，ネフローゼ，腹膜透析，ステロイド糖尿病，BMI高値では低値に，甲状腺機能低下症，肝硬変，低栄養状態では高値となる．また，アルブミンがヘモグロビンよりグルコースと結合しやすいことから食後高血糖など，一過性の血糖上昇を捉えやすいとされている．一般的にはGAはA1cの約3倍程度とされている[2]．

透析患者における読み方・意義

● 透析患者における血糖管理は日本透析医学会の血液透析患者の糖尿病治療ガイド2012[2]では，透析開始前血糖値180〜200 mg/dL未満，グリコアルブミン（GA）値で20.0%未満，心血管イベントの既往歴があり低血糖傾向のある場合にはGA値24%未満を暫定的な目標値としての血糖管理を提案している．また，KDOQI 2012のガイドライン[3]では，HbA1c 6.5%未満，8.0%以上が死亡率高値とした観察研究結果が多かったことから7.9%までの管理が薦められているが，一定の見解は得られていない．

● Baxterは，イコデキストリンを含む透析液で腹膜透析施行中の患者では血中マルトース濃度が上昇すると報告している．補酵素としてピロロキノリンキノンを使用したグルコース脱水素酵素法，もしくはglucose-dye oxidoreductase法を使用した血糖測定器および試験紙ならびにフラビンアデニンジヌクレオチドを使用したグルコース脱水素酵素法による一部の血糖測定器および試験紙では，グルコースへの特異性が低く，マルトースにより見かけ上の血糖測定値が上昇する可能性があり，インスリンが過量投与された報告がある[4]．この影響はイコデキストリンを含む透析液を中止後も2週間は残存し，注意が必要である．

● HbA1c値は貧血の回復期や溶血性貧血，肝硬変などで赤血球寿命が短縮している状態，大量失血，大量輸血，エリスロポエチン，鉄補充などで赤血球産生が亢進している場合にはA1cが低値となる．一方，鉄欠乏，葉酸・ビタミンB12欠乏による貧血で赤血球産生が遅い場合や脾摘後で赤血球寿命が長い場合にはA1c値は上昇する．透析患者では赤血球寿命が60日ほどまで低下し，失血，出血，赤血球造血刺激因子製剤（erythropoiesis stimulating agent）投与のため幼弱赤血球の割合が増えA1cは低値を示し過小評価する傾向にあるため，注意が必要である[5]．

表

a．高血糖の原因となる薬剤[1]

＜インスリン分泌低下＞
- ・利尿薬：サイアザイド系利尿薬，ループ利尿剤
- ・抗癌剤：L-アスパラギナーゼ
- ・分子標的薬：エベロリムス，テムシロリムス，ニロチニブ，スニチニブ
- ・抗菌薬：ガチフロキサシン，ニューキノロン
- ・抗原虫薬：ペンタミジン
- ・免疫抑制薬：シクロスポリン，タクロリムス
- ・β遮断薬：ジアゾキサイド
- ・抗インスリン血症性低血糖症治療薬

＜インスリン抵抗性増大＞
- ・ステロイドホルモン
- ・インターフェロン（1型糖尿病を発症することあり）
- ・抗ウイルス薬：リバビリン
- ・ホルモン薬：エストロゲン，プロゲステロン，アドレナリン作動薬，成長ホルモン，グルカゴン
- ・LH-RH アゴニスト：酢酸リュープロレリン，ゴセレリン酢酸塩
- ・抗アンドロゲン薬：酢酸クロルマジノン，ビカルタミド
- ・HIV プロテアーゼ薬：インジナビル，ネルフィナビル，リトナビル
- ・抗精神病薬：オランザピン，クエチアピン（糖尿病患者に投与禁忌）
  リスペリドン，ペロスピロン，アンドロゲン，アリピプラゾール（慎重投与）

＜その他＞
- ・抗結核薬：リファンピシン
- ・その他：ボルテゾミブ，ゲムツズマブオゾガマイシン，スニチニブ，シスプラチン，ドキソルビシン，パクリタキセル，シクロホスファミド

b．低血糖の原因となる薬剤[1]

- ・降圧薬：ACE 阻害薬，β遮断薬
- ・利尿薬：アセタゾラミド，フロセミド
- ・非ステロイド系抗炎症薬
- ・睡眠薬：ベンゾジアゼピン系
- ・向精神病薬：クロルプロマジン，ハロペリドール，イミプラミン，リチウム，マプロチリン
- ・抗不整脈薬：シベンゾリン，ジソピラミド，リドカイン，キニジン
- ・消化性潰瘍治療薬：シメチジン，ラニチジン
- ・抗菌薬：シプロフロキサシン，エチオナミド，イソニアジド，オキシテトラサイクリン，ドキシサイクリン，ペンタミジン，スルファメトキサゾール・トリメトプリム
- ・抗ヒスタミン薬：ジフェンヒドラミン
- ・気管支拡張薬：フェノテロール，テルブタリン
- ・抗癌剤：インターフェロンα，オクトレオチド
- ・血管拡張薬：イソクスプリン
- ・抗てんかん薬：フェニトイン
- ・子宮用薬：リトドリン
- ・パーキンソン病薬：セレギリン
- ・抗凝固薬：ワーファリン

■ 参考文献

1) 日本糖尿病学会 編：糖尿病専門医研修ガイドブック（改訂第 7 版）．2017，診断と治療社，東京
2) 日本透析医学会：血液透析患者の糖尿病治療ガイド 2012．透析会誌　2012；46：311-357
3) National Kidney Foundation KDOQI Clinical Practice Guideline for Diabetes and CKD：2012 Update. Am J Kidney Dis　2012；60：850-886
4) Sloand JA：Dialysis patient safety：safeguards to prevent iatrogenic hypoglycemia in patients receiving icodextrin. Am J Kidney Dis　2012；60：514-516
5) International Expert Committee：International Expert Committee report on the role of the A1C assay in the diagnosis of diabetes. Diabetes Care 2009；32：1327-1334
6) 吉岡成人，森　保道 編著：糖尿病コンサルテーションブック（別冊 プラクティス）．2014，医歯薬出版，東京

（水野裕基，星野純一）

[代　謝]

4 インスリン，Cペプチド ★★

◆ インスリン（immunoreactive insulin；IRI）

基準値	腎機能正常者　5〜15 μU/mL（空腹時） 透析患者　　　腎機能正常者の数倍〜5倍前後

検査目的	インスリン分泌能の評価，インスリン感受性およびインスリン抵抗性の評価

異常値を示した場合の鑑別	● 基準値以下 ・インスリン分泌能の低下した2型糖尿病 ・高度低下の場合，1型糖尿病	● 基準値以上 ・肥満などインスリン抵抗性を伴った状態の2型糖尿病 ・まれにインスリノーマやインスリン受容体異常症

測定法	・RIA法，EIA法

保険適用	・あり ・適用疾患：糖尿病，末端肥大症，インスリノーマ，下垂体機能低下症，副腎不全など

◆ Cペプチド（C-peptide immunoreactivity；CPR）

基準値	腎機能正常者　血中CPR　1.2〜2.0 ng/mL（空腹時） 　　　　　　　尿中CPR　22.8〜150 μg/day 透析患者　　　血中CPR　腎機能正常者の数倍〜10倍程度 　　　　　　　尿中CPR　著減

検査目的	インスリン投与時あるいはインスリン抗体存在下でのインスリン分泌能の評価

異常値を示した場合の鑑別	● 基準値以下 ・インスリン分泌能の低下 ・高度低下の場合，1型糖尿病	● 基準値以上 ・慢性腎不全，肥満などインスリン抵抗性を伴った状態の2型糖尿病 ・まれにインスリノーマ，インスリン抗体の存在 ・高プロインスリン血症（免疫測定法の交差反応でプロインスリン中のCペプチド鎖も測定してしまう）

測定法	・RIA法，EIA法

保険適用	・あり 包 ・適用疾患：糖尿病，インスリノーマ，下垂体機能低下症，副腎不全，褐色細胞腫など

病態生理

● インスリン（IRI）

　膵臓のランゲルハンス島β細胞においてインスリンの前駆体であるプロインスリンが酵素によって切断され，インスリンとCペプチドがそれぞれ1分子ずつ等量産生される．インスリンは骨格筋や脂肪細胞におけるグルコーストランスポーター（GLUT4）に作用し，血中のグルコースを取り込むことで血糖を下げる．また，3大栄養素（糖質，脂質，蛋白質）を標的臓器に貯蔵する働きをもつホルモンでもある．すなわち，膵β細胞から分泌

された内因性のインスリンは門脈循環に入り，肝臓で約50％が代謝分解されるが残りは体循環に入り骨格筋や脂肪細胞といった標的臓器で同化ホルモンとして作用する．その後インスリンは腎臓において代謝・排泄される．糸球体において濾過されたインスリンは近位尿細管上皮細胞に取り込まれ，種々の酵素によって分解・再吸収される．このほかにも尿細管周囲の血管から取り込まれ，尿細管上皮細胞に送られ分解される経路も存在する．

　そのため，腎機能が低下すると糸球体で濾過あるいは分解されるインスリンは減少する．その代

償として尿細管周囲の血管からのインスリン取り込みが亢進するが，高度腎機能障害においては腎血漿流量も減少しているため，尿細管での代謝・分解も低下しインスリンの半減期が延長する．このインスリンクリアランス低下の結果，インスリンの必要量が減少した糖尿病患者では，腎不全の進行とともに見かけ上の血糖コントロール改善を認めたり，低血糖予防目的にインスリン投与量の減量が必要とされる場合がある．

　糖尿病の有無にかかわらず，中等度の保存期腎不全以降の患者ではインスリン抵抗性が存在することが報告されている[1]．腎不全患者のインスリン抵抗性に関しては，肝臓での糖代謝は正常腎機能患者と差がなく，末梢での糖の取り込みが正常腎機能患者に比べ半分以下に低下していたことから[2]，主として骨格筋におけるインスリン抵抗性が病態の主体と考えられている．また骨格筋におけるインスリン受容体の結合や，受容体のβ-subunit のリン酸化，チロシンのリン酸化といった受容体レベルの異常は腎不全患者においても認めなかったことから，インスリン受容体以降のシグナル伝達経路の異常か，グルコーストランスポーター（GLUT4）の細胞質から細胞膜へのトランスロケーションの異常などの可能性が示唆されている．

　透析患者におけるインスリン抵抗性は血液透析によって回復することから，腎不全，透析患者のインスリン抵抗性には尿素窒素をはじめとする uremic toxin や代謝性アシドーシス[3]，またビタミンD欠乏の存在が関与している可能性が示唆されているものの，明らかな結論は得られていない．

●Cペプチド

　Cペプチドはインスリンの前駆物質であるプロインスリンの構成成分で，31個のアミノ酸で構成され，分子量は約3,617である．前述したように，膵β細胞においてプロインスリンからインスリンが産出される際にインスリンと等モル量分泌される．インスリンとの大きな違いは，一般的には生物学的活性がないとされていることである．すなわち，基本的には肝臓・筋肉・脂肪組織などに作用せず，代謝されずに腎臓から尿中に排泄される．このため末梢血中のCペプチド濃度の多寡は膵β細胞のインスリン分泌動態を間接的に表していると考えられ，血中インスリン同様にインスリ

ン分泌量の指標として広く用いられている．またそのほとんどが尿中に排泄されることから1日尿中Cペプチド量も残存膵β細胞のインスリン分泌能を推定するための間接的な指標として用いられている．そのためCペプチドはインスリン投与時やインスリン抗体が存在する場合でも，内因性インスリンの分泌量を評価できる．

　Cペプチドの血中半減期は約11分で，インスリンの半減期より2倍以上長い．このため糖負荷時の採血結果では，血中Cペプチド濃度のピークはインスリンよりもやや遅れる．高度の腎機能障害を伴う場合は腎での代謝・排泄の障害により半減期が上昇し，時には健常者の約10倍も高値を示すとされる．尿中Cペプチドの評価には，尿路感染がある場合は尿中Cペプチドが分解されるため低値を示すことがあり，そのほかにも生体物質によるpH変化や蛋白分解酵素などの影響を受けるため，安定化剤を用いて測定する．尿細管障害が高度に存在するような腎不全の場合，尿中でのCペプチド排泄の低下と尿細管での再吸収の阻害が存在するため，正確な評価が行えない可能性が高く，測定値の解釈には注意を要する．

透析患者における読み方・意義

1）インスリン

●透析患者の血中インスリン濃度は，腎臓におけるインスリンの分解や尿中排泄の低下に加え，主要標的臓器である骨格筋での糖取り込みの低下などから起きるインスリン抵抗性により，高値（高インスリン血症）を示すことが多い．

●血中のインスリンは透析によって除去されるため，透析の前後では測定値の差が大きい可能性があり，測定時間や測定値の解釈には注意を要する．

●インスリン抵抗性の指標として homeostatis model assessment insulin resistance（HOMA-IR＝空腹時血糖値（mg/dL）×IRI（μU/mL/405）が用いられており，簡易指標として使用することが可能である．

2）Cペプチド

●末期腎不全患者での血中Cペプチド濃度が0.6 ng/mL以下の場合1型糖尿病である可能性がほぼ100%であり，0.6 ng/mL以上の場合，2型糖尿病である可能性が96%であるという報告がされている[4]．

●腎不全患者の血中Cペプチド濃度は，糖尿病・

非糖尿病性ともに高値で腎機能正常者の2～3倍高値であり，また両群間でのCペプチド濃度に統計学的有意差はなかったという報告がある[5]．

●長年の間，Cペプチドは生物学的活性をもたないとされてきたが，基礎的研究ではMAPkinaseやeNOSの活性化の報告，さらに動物実験では1型糖尿病モデルラットにCペプチドを投与することにより糸球体過剰濾過の抑制や，尿中アルブミン尿の改善，腎組織変化の抑制が報告されており[6]，Cペプチドの生物学的活性を有する可能性に注目が集まっており，今後の研究成果が待たれる．

■文　献

1) Schmits O：Insulin-mediated glucose uptake in non-dialyzed and dialyzed uremic insulin-dependent diabetic subjects. Diabetes　1985；34：1152-1159
2) DeFronzo RA Alvestrand A, Smith D, et al：Insulin resistance in uremia. J Clin Invest　1981；67：563-568
3) Xie Y, Bowe B, Li T, et al：Higher blood urea nitrogen is associated with increased risk of incident diabetes mellitus. Kidney Int　2018；93：741-752
4) Benhamou PY, Marwah T, Balducci F, et al：Classification of diabetes in patients with end-stage renal disease. Validation of clinical criteria according to fasting plasma C-peptide. Clin Nephrol　1992；38：239-244
5) Covic AM, Schelling JR, Constantiner M, et al：Serum C-peptide concentrations poorly phenotype type 2 diabetic end-stage renal disease patients. Kidney Int 2000；58：1742-1750
6) Samnegard B, Jacobson SH, Jaremko G, et al：C-peptide prevents glomerular hypertrophy and mesangial matrix expansion in diabetic rats. Nephrol Dial Transplant　2005；20：532-538

（豊田雅夫）

5. 抗GAD抗体，インスリン抗体 ● **197**

[代　謝]

5 抗GAD抗体，インスリン抗体 ★★

基準値	腎機能正常者・透析患者ともに

抗GAD抗体 5.0 U/mL 未満（NIBSC 単位）

インスリン抗体 0.4 U/mL 未満（国内単位：125 nU/mL 未満，インスリン抗体結合率：約2.5％未満．基準値は施設ごとに設定）

検査目的	血糖変動が著しい糖尿病症例などにおける精査目的

異常値を示した場合の鑑別	● **抗GAD抗体陽性** ・1型糖尿病（緩徐進行型1型糖尿病を含む） ・Stiff person 症候群 ・Batten 病 ・その他自己免疫性疾患 ● **インスリン抗体陽性** ・内因性インスリン抗体陽性例（1型糖尿病，インスリン自己免疫症候群） ・外因性インスリン抗体陽性例（インスリン使用歴のある者）

測定方法	・抗GAD抗体：完全鎖長のGAD65蛋白を用いたELISA法 ・インスリン抗体：^{125}I-インスリン結合試験（RIA法）
保険適用	・抗GAD抗体：あり（適用疾患：すでに糖尿病の診断が確定した患者に対し，1型糖尿病の診断に用いた場合に適用される） ・インスリン抗体：あり（適用疾患：インスリン自己免疫症候群，インスリン治療中の患者）

第5章 血液生化学（代謝、内分泌）［代　謝］

病態生理

● 抗GAD抗体

抗GAD（glutamic acid decarboxylase）抗体は，抑制性神経伝達物質であるγ-アミノ酪酸をグルタミン酸から合成する際に働く酵素で，おもに脳に局在しているが，膵ランゲルハンス氏島β細胞をはじめ，甲状腺，副腎皮質，胃壁，卵巣，卵管などにも存在する．GADには，分子量が異なる二つのアイソフォームであるGAD65（分子量65,000）とGAD67（分子量67,000）が存在し，ヒトの膵β細胞ではおもにGAD65が発現している[1]．

1）測定方法と陽性例

2015年より放射性免疫測定（RIA）法から放射性物質を使用しない酵素免疫測定（ELISA）法に変更され，単位もNIBSCの国際標準単位に準拠し，海外データとの比較が容易になった．劇症1型以外の1型糖尿病の診断や緩徐進行型1型糖尿病の予知，診断目的にも使用されているが[2]，糖尿病以外の疾患でも陽性となることに注意する．

2）長期予後の predictor としての意義

1型糖尿病の診断に使われる抗体は複数あり，組み合わせて測定することで診断，発症予知率が改善することが知られている[3]．1型糖尿病での抗GAD抗体陽性率は，発症早期で60〜80％，5年以上経過している症例においても高頻度に検出される[1]．1型糖尿病の早期発見といち早いインスリン導入は，その予後改善に重要である[4]．

● インスリン抗体

インスリン抗体は，体内でつくられたインスリンに結合する抗体で，外部から投与されたインスリンに対して産生される抗体（外因性）と，自身が分泌するインスリンに対して産生される自己抗体（内因性）がある．

1）外因性インスリン抗体陽性例

インスリン製剤に対して抗体が産生され，大量のインスリンが必要となる例や激しい血糖値の変動や皮膚症状を認めることがある．問題となる抗体はIgGとIgEで，IgGが多い．IgGはインスリン抵抗性の原因から高血糖に関与し，IgEはインスリン注射部位の皮膚症状（インスリンリポジス

トロフィー）の原因となる[5]．

2）内因性インスリン抗体陽性例

1型糖尿病とインスリン自己免疫症候群が知られている．インスリン自己免疫症候群は，自己免疫疾患との合併例が多く，①インスリン自己抗体が存在する，②血液中には十分量のインスリンが存在する，③インスリン注射歴がない，④HLA-DR4と強い相関をもち日本を中心とした極東アジアでの報告例が多い，などの特徴がある．原因として薬剤の報告例などがある[6]．

3）長期予後のpredictorとしての意義

治療は，被疑薬の中止と変更のほか，血漿交換療法，免疫抑制療法などの報告もある[7]．外因性の場合，インスリン抗体を確認し，外因性インスリン抗体による高血糖や皮膚所見が確認されれば，インスリン製剤の変更や打つ部位の変更により，その後，良好な血糖管理が維持できる可能性がある．

4）測定方法

血清中のインスリン抗体に^{125}I標識リコンビナントヒトインスリンを結合させインスリン抗体濃度を定量する．外因性，内因性を分別測定することはできない．内因性インスリンの影響を最小限にするため，早朝空腹時採血を検討する．

透析患者における読み方・意義

1）抗GAD抗体

●非透析患者同様，血糖推移が不安定で，1型糖尿病が疑われる症例などが測定適応となる．

●透析による影響として，不安定な血糖推移を認めているにもかかわらず，抗体が測定されないまま不適切な治療が行われている1型糖尿病透析患者が存在している可能性があることなどに注意したい．

2）インスリン抗体

●非透析患者同様，インスリン高用量使用，著しい血糖変動，原因不明の低血糖例などが適応となる．

●透析患者は，糖新生が不十分となることや，薬効増強や使用薬剤の副作用により血糖値が低下しやすい状況にあること，通常はインスリン必要量が減少することなどに配慮する．

■文　献

1) 日本糖尿病学会 編：糖尿病専門医研修ガイドブック（改訂第5版）．167-168，診断と治療社，東京，2012

2) Zimmet PZ, Tuomi T, Mackay IR, et al：Latent auto-immune diabetes mellitus in adults（LADA）：the role of antibodies to glutamic acid decarboxylase in diagnosis and prediction of insulin dependency. Diabet Med　1994；11：299-303

3) Verge CF, Gianani R, Kawasaki E, et al：Prediction of type Ⅰ diabetes in first-degree relatives using a combination of insulin, GAD, and ICA512bdc/IA-2 autoantibodies. Diabetes　1996；45：926-933

4) Maruyama T, Tanaka S, Shimada A, et al：Insulin intervention in slowly progressive insulin-dependent（type 1）diabetes mellitus. J Clin Endocrinol Metab 2008；93：2115-2121

5) 河盛隆造：インスリン抗体．Medical Practice 編集委員会 編：臨床検査ガイド2011-2012．465-467，文光堂，東京，2011

6) 内潟安子：インスリン抗体．日本臨牀　2005；63（増刊）：532-535

7) 西川真那，寺西哲也，森澤俊英，他：二重濾過血漿交換を用いたインスリン抗体の除去により長期にわたり良好なコントロールを得た2型糖尿病症例．透析会誌2014；47：159-165

（木村守次）

6. ケトン体 ● 199

[代　謝]

6 ケトン体

基準値　腎機能正常者・透析患者ともに
- 総ケトン体：25～130 μmol/L
- アセト酢酸：10～70 μmol/L
- 3-ヒドロキシ酪酸：＜70 μmol/L

検査目的　透析患者における糖代謝異常の評価およびアシドーシスの原因検索

異常値を示した場合の鑑別

（総ケトン体　μmol/L）
- ●＜3,000
  - 1型糖尿病，コントロール不良の2型糖尿病
  - 絶食，栄養不良，糖質制限食（高脂肪食）
  - 激しい運動後，甲状腺機能亢進症
  - 高度ストレス（高熱，妊娠，下痢/嘔吐，感染，糖質摂取不足）

- ●＜10,000
  - 1型糖尿病（未治療・シックデイ）
- ●＞10,000
  - ケトアシドーシス

測定法　・ニトロプルシド法，酵素法，ジアゾニウム法

保険適用　・あり（適用疾患：ケトアシドーシス）

第5章　血液生化学（代謝、内分泌）［代　謝］

病態生理

　脂質由来の小分子で脂肪細胞から脂肪酸が動員され肝臓でケトン体（ketone bodies）に変換される．炭水化物貯蔵が著しく減少するかまたは脂肪酸濃度が増加すると，ケトン生成経路のケトン体の産生が増加する．ケトン体産生の調節は，グルカゴン，コルチゾール，甲状腺ホルモンおよびカテコールアミンなどのホルモンによって，遊離脂肪酸の分解を引き起こし，ケトン生成経路に使用可能な量を増加させアップレギュレーションすることができる．インスリンはこの過程の主要なホルモン調節因子である．インスリンは，ケトン生成経路における多くの重要な酵素を調節し，低インスリンはケトン産生に傾かせる．一般的に透析患者においてもこれらケトン体代謝は変わらず，その基準値も腎機能正常患者と同じとされているが，透析患者ではケトン体上昇時における腎での酸排泄能が低下しているためケトアシドーシスをきたしやすい．また最近の報告からは，糖尿病透析患者において透析中に糖・エネルギー代謝を核磁気共鳴法にて定量的に測定すると，低血糖でない場合にもしばしば透析後半に透析によるインスリン除去のために，低乳酸・高ケトン体という飢餓様の代謝を示すということが知られている[1]．

透析患者における読み方・意義

●透析患者においてもケトン体が異常値となる疾患の一つとして糖尿病性ケトアシドーシス（diabetic Icetoacidosis；DKA）が挙げられるが，透析患者では透析により頻回にアシドーシスが補正され，ケトン体のクリアランスが上昇することや，脱水状態になりにくいため，その頻度は少ない．しかし，透析時に血糖値が600 mg/dL以上の高血糖をみた場合にはDKAを念頭におき，ケトン体も含め精査を行う必要がある[2]．透析患者におけるDKAの場合，高K血症や体液量が正常～やや増加していることもあるので，非透析患者のDKAに対する定型的な治療をそのまま適用しないよう注意すべきである[3]．

●また，原因解明には至っていないが，血清ケトン体レベル上昇は，血液透析患者における心臓血管イベントおよび全原因死亡の独立したリスク因子だという報告もされており[4]，今後はこうした観点からもケトン体測定の意義が高まるかもしれない．

■文　献

1) Fujiwara M, Ando I, Sato H, et al：Recent haemodialysis induces fasting state during haemodialysis in patients with diabetelmelllitus. Nephrol Dial Transplantat　2016；31：i559

2) Lazarus JM, Denker BM, Owen WFJ : Organ system abnormalities in hemodialysis. In "The Kidney, 5th ed" Brenner BM, Rector FCJ, 1995, 2453, W. B. Saunders Company, Philadelphia

3) 市川大介, 安田　隆：腎機能障害者, 透析患者における糖尿病性ケトアシドーシスの病態, 診断, 治療. 腎と透析　2015；78：283-285

4) Obokata M, Negishi K, Sunaga H, et al : Association between circulating ketone bodies and worse outcomes in hemodialysis patients : J Am Heart Assoc 2017；6：e006885

（牧野内龍一郎, 小島茂樹, 柴垣有吾）

[代 謝]

7 乳 酸

基準値	腎機能正常者・透析患者ともに 動脈血 0.3〜0.8 mmol/L（2.7〜7.2 mg/dL） 静脈血 0.6〜1.8 mmol/L（5.4〜16.2 mg/dL）

検査目的	末梢循環不全の診断と治療効果判定，その他乳酸が上昇する病態が鑑別になるとき

異常値を示した場合の鑑別

・>2 mmol/L→高乳酸血症　　・>4 mmol/L→乳酸アシドーシス
- **乳酸合成増加**
  ・ピルビン酸合成増加：グリコーゲン分解または糖新生の酵素欠損
  　　　　　　　　　　呼吸性アルカローシス，褐色細胞腫，β 刺激薬，敗血症
  ・ピルビン酸利用障害：ピルビン酸脱水素酵素またはピルビン酸カルボキシラーゼの活動低下
  　　　　　　　　　　→先天性，糖尿病・ライ症候群に関与
  ・ピルビン酸から乳酸へ変換されやすい状態
  　代謝亢進：痙攣大発作，激しい運動，低体温による振戦
  　酸素運搬の低下：ショック，心停止，急性肺水腫，一酸化炭素中毒
  　　　　　　　　　重症低酸素血症（pO_2<25〜30 mmHg），褐色細胞腫
  　酸素利用障害：シアン化物中毒，薬剤性ミトコンドリア機能障害（ジドブジン，スタブジン），敗血症
- **乳酸利用の低下**：低環流と著明なアシデミア，アルコール依存症，ビタミン B_1 欠乏，肝疾患
- **機序不明**：癌，糖尿病（組織酸素のないときのメトホルミン使用），後天性免疫不全症候群，低血糖，特発性

測定法	・酵素法	保険適用	・あり（適用疾患：乳酸アシドーシス，2型糖尿病）

病態生理

　乳酸（lactic acid）はグルコースから解糖系を経て 20 mmol/kg/day 生成され，肝臓や腎臓での糖新生の材料となる．また，乳酸の酸化でピルビン酸が生じ酸化的脱炭酸によりアセチル CoA を経て TCA サイクルに入りエネルギー酸性に寄与する．

透析患者における読み方・意義

●乳酸はおもに肝臓で代謝されるため腎不全による影響は受けず，腎機能正常者と同様に評価でき，クリアランスは 800〜1800 mL/min とされている[1]．乳酸>2 mmol/L のときに高乳酸血症，>4 mmol/L のときに乳酸アシドーシスと定義される．高乳酸血症，乳酸アシドーシスを認めた場合には，原因について冒頭の表に記載のとおりに鑑別を考える[2),3)]．ただし，乳酸は分子量 90 の小分子であるため，血液透析後の乳酸値は透析前と比較し低下すると考えられ，とくに透析患者では透析による乳酸値の変動がありうることに留意すべきである．乳酸値上昇をきたす原因（ショック，感染症，出血，薬剤，肝機能障害など）が存在していれば，透析中でも乳酸値は高値を示し，透析終了後も経時的に上昇しうる．

●腹膜透析においては透析液の緩衝剤として乳酸塩が使用されているものがあり，腹膜透析患者では組織低環流や腸管虚血がなくても，ICU 加療が必要な症例やショックに至らずとも頻脈のある症例で乳酸>2 mmol/L と高乳酸血症を呈していたとの報告がある[4)]．腹膜透析単独での乳酸アシドーシス発症の報告はないが，乳酸代謝障害の合併が疑われる症例では注意が必要である[4)]．

文献

1) Levraut J, Ciebiera JP, Jambou P : Effect of continuous venovenous hemofiltration with dialysis on lactate clearance in critically ill patients. Crit Care Med 1997；25：58-62
2) Adeva-Andany M, Lopez-Ojen M, Fucasta-Calferion R, et al : Comprehensive review on lactate metabolism in human health. Mitochondrion 2014；17：76
3) Jeffrey K, Nicolaos M : Lactic acidosis. N Engl J Med 2014；371：2309-2319
4) Trinh E, Saiprasertkit N, Bargman JM : Increased serum lactate in peritoneal dialysis patients presenting with intercurrent illness. Perit Dial Int 2018；38：363-365

（池田麻理，小島茂樹，柴垣有吾）

[代　謝]

8　骨形成マーカー　★★

◆ **骨型アルカリホスファターゼ（BAP）**

基準値	**腎機能正常者**　EIA 法（U/L）

腎機能正常者　EIA 法（U/L）
　　　　　　　閉経前女性（30〜44 歳）：7.9〜29.0
　　　　　　　男性：13.0〜33.9，女性：9.6〜35.4（参考値）
　　　　　CLEIA 法（μg/L）
　　　　　　　閉経前女性：2.9〜14.5
　　　　　　　男性：3.7〜20.9，閉経後女性：3.8〜22.6（参考値）
透析患者　腎機能低下の影響を受けず，腎機能正常者での基準値をそのまま使用可能

検査目的　骨代謝回転状態の評価

異常値を示した場合の鑑別
● 最少有意変化（MSC）
　・EIA 法：23.1%，CLEIA 法：9.0%
透析患者
● 基準値上限以上
　・二次性副甲状腺機能亢進症に伴う高代謝回転骨，骨軟化症，甲状腺機能亢進症，副甲状腺摘出術直後，Ca 受容体作動薬開始直後，測定時前の骨折，がんの骨転移
● 基準値下限以下
　・無形成骨，糖尿病，副甲状腺機能低下症，甲状腺機能低下症，ステロイド投与，ビスホスホネート薬投与

測定法　・EIA 法，CLEIA 法
保険適用
　・あり〔適用疾患：慢性腎不全（続発性副甲状腺機能亢進症，腎性骨異栄養症），副甲状腺機能亢進症，骨粗鬆症，転移性骨腫瘍，骨肉腫，骨転移癌，原発性副甲状腺機能亢進症，骨軟化症〕
　・BAP，intact P1NP，total P1NP，ALP アイソザイム（PAG 電気泳動）のうち 2 項目以上を併せて実施した場合は，主たるもののみ算定する.

参考値：キットメーカーの添付文書に記載されている値

◆ **Ⅰ型プロコラーゲン-N-プロペプチド（P1NP）**

腎機能正常者　intact P1NP（μg/L）
　　　　　　　閉経前女性（30〜44 歳）：17.1〜64.7
　　　　　　　男性（40〜60 歳）：19.5〜71.2，閉経後女性（44〜83）：21.9〜79.1（参考値）
　　　　　total P1NP（μg/L）
　　　　　　　閉経前女性（30〜44 歳）：16.8〜70.1（参考値）
　　　　　　　男性（30〜83 歳）：18.1〜74.1，閉経後女性（45〜79 歳）：26.4〜98.2（参考値）
透析患者　intact P1NP：腎機能低下の影響を受けず，腎機能正常者での基準値をそのまま使用可能
　　　　　total P1NP：透析患者の total P1NP 濃度は intact P1NP の約 5 倍に上昇

検査目的　骨代謝回転状態の評価

異常値を示した場合の鑑別	● 最少有意変化（MSC） ・intact P1NP：12.1％ **透析患者** ● 基準値上限以上（intact P1NP），比較的高値（total P1NP） ・二次性副甲状腺機能亢進症に伴う高代謝回転骨，甲状腺機能亢進症，がんの骨転移 ● 基準値下限以下（intact P1NP），比較的低値（total P1NP） ・無形成骨，糖尿病，副甲状腺機能低下症，甲状腺機能低下症，ビスホスホネート薬投与
測定法	・intact P1NP：RIA 法 ・total P1NP：ECLIA 法
保険適用	・あり：インタクト I 型プロコラーゲン–N–プロペプチド（intact P1NP）（適用疾患：骨粗鬆症，骨軟化症） ・あり：（トータル）I 型プロコラーゲン–N–プロペプチド（total P1NP）（適用疾患：骨粗鬆症） ・BAP，intact P1NP，total P1NP，ALP アイソザイム（PAG 電気泳動）のうち 2 項目以上を併せて実施した場合は，主たるもののみ算定する．

参考値：キットメーカーの添付文書に記載されている値

◆ オステオカルシン（OC）

基準値	**腎機能正常者**（ng/mL）　閉経前女性：7.8〜30.8（参考値） 閉経後女性：14.2〜54.8，男性：8.4〜33.1（参考値） **透析患者**　男性透析患者における平均値は正常上限の約 4 倍に上昇
検査目的	骨代謝回転状態の評価
異常値を示した場合の鑑別	**透析患者** ● 比較的高値 ・二次性副甲状腺機能亢進症に伴う高代謝回転骨，甲状腺機能亢進症，副甲状腺摘出術直後，測定時前の骨折，がんの骨転移 ● 比較的低値 ・無形成骨，糖尿病，副甲状腺機能低下症，ビタミン D 欠乏症，甲状腺機能低下症，クッシング症候群，ステロイド投与，ビスホスホネート薬投与
測定法	・ECLIA 法
保険適用	・あり（適用疾患：原発性副甲状腺機能亢進症，続発性副甲状腺機能亢進症，副甲状腺腺腫） ・続発性副甲状腺機能亢進症の手術適応の決定および原発性または続発性の副甲状腺機能亢進症による副甲状腺（上皮小体）腺腫過形成手術後の治療効果判定に際して実施した場合のみ算定できる． ・OC，酒石酸抵抗性酸ホスファターゼ（TRACP-5b），I 型コラーゲン架橋 N–テロペプチド（NTX），デオキシピリジノリン（DPD）（尿）を併せて実施した場合は，いずれか 1 つのみ算定する．

参考値：キットメーカーの添付文書に記載されている値

病態生理

　骨代謝マーカーは，骨形成マーカー，骨吸収マーカーおよび骨マトリックス関連マーカーに分類されている．その基準値は，健常閉経前女性の平均値±1.96 標準偏差（SD）の範囲として示され

ている[1),2)]．また，骨代謝マーカーの変化の判定には，そのマーカーの日差変動の 2 倍を示す，最少有意変化（minimum significant change；MSC）が用いられている[1),2)]．

● BAP

　骨，肝臓，腎臓のアルカリホスファターゼ

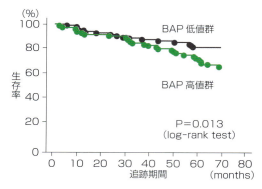

図 透析患者での血清BAP高値と生存率低下との関係

196名の男性透析患者を対象として，血清BAPを測定した．その中央値（20.9 U/L）により対象をBAP低値群とBAP高値群の2群に分け，Kaplan-Meier法にて生命予後を比較した．その結果，BAP低値群に比較して，BAP高値群の生命予後は有意に不良であった．

〔文献5）より引用〕

（ALP；alkaline phosphatase）は同一のアミノ酸配列を共有している．血中ALPの95％が骨と肝臓由来であり，健常人ではその比率は1：1である．骨型アルカリホスファターゼ（BAP；bone specific alkaline phosphatase）は，骨芽細胞で合成・分泌され，骨の石灰化過程に関与するとされている．BAPは，血中半減期が3.5日と長く，明らかな日内変動は認められない．

● P1NP

Ⅰ型コラーゲンは，骨芽細胞でⅠ型プロコラーゲンとして産生され，両末端のプロペプチドが切断されることで，コラーゲン線維が形成される．切断されたN末端部はⅠ型プロコラーゲン-N-プロペプチド（P1NP；procollagen Type-IC-terminal propeptide），C末端部はⅠ型プロコラーゲン-C-プロペプチド（P1CP）として血中に流出する．血中のP1NPは，三量体や単量体などの形で存在し，その測定には三量体に特異性が高いintact P1NP，三量体と単量体の両方を測定するtotal P1NPがある．

● OC

オステオカルシン（OC；osteocalcin）は，分子量約6,000の蛋白で，骨基質中の非コラーゲン性蛋白の約10〜20％を占める．OCは成熟分化した骨芽細胞で産生され細胞外に放出されるが，その血中半減期は約5分と非常に短く，大部分は速やかに腎臓から排泄される．

1分子のOCには，3つのグルタミン酸（Glu）残基が存在し，このGlu残基はビタミンK依存性に，γ-カルボキシグルタミン酸（Gla）残基となる．ビタミンK不足の状態では，Gla残基が1つ以下の低カルボキシル化オステオカルシン（ucOC）が増加する．このucOCは，大腿骨の骨密度や大腿骨骨折の発症と関連する．

透析患者における読み方・意義

1）BAP

BAPは，腎機能低下の影響を受けにくいため，透析患者においても，腎機能正常者での基準値をそのまま使用可能である．透析患者において，BAPは骨組織における骨代謝回転と相関し，低回転骨の検出においては，副甲状腺ホルモン（PTH）よりも優れているとの報告もある．また，BAP高値は，透析患者の骨量喪失率の上昇[3]や，骨折発症のリスクと関連している．

ALPは，ピロリン酸を分解することにより，血管石灰化を促進する可能性があり，血管石灰化を認める透析患者では，血清BAPが高値である[4]．さらに透析患者で，血清BAP上昇と生命予後悪化との関連も認められる（図）[5]．

2）P1NP

三量体のP1NPは，肝臓で代謝されるため，腎機能低下の影響を受けにくく，透析患者の血清intact P1NPは，腎機能正常者の基準値とほぼ同等である[6]．また，intact P1NPが透析患者の骨密度の変化と関連することや，慢性腎臓病（CKD）患者における骨折の既往と関連する．

一方，単量体のP1NPは，腎臓から排泄されるため，腎機能が低下すると蓄積し，透析患者では，血清total P1NPはintact P1NPの約5倍である．また，CKD患者において，低回転骨の検出には，total P1NPよりもintact P1NPのほうが優れているとの報告もある[7]．

3）OC

OCは，腎機能低下により血中に蓄積し，男性透析患者での検討では，その平均値は正常上限の約4倍に上昇している[8]．しかし，透析患者においても，OCはBAPなどと有意な正相関を認め，また骨密度の変化や骨組織における骨代謝回転とも相関する．

ucOCも腎機能の影響を受けるが，透析患者においてもucOCと骨密度の間に負の相関が示され

ている．また，透析患者において，ucOC と intact OC の比率が，骨代謝と関連する可能性も示唆されている[9]．

なお，OC や ucOC は糖代謝と関連しており，糖尿病患者などにおいて，血糖や HbA1c と負の相関を示す．透析患者を対象とした検討においても，ucOC は血糖コントロール状態と負の相関を認めている[10]．

■ 文　献

1) 日本骨粗鬆症学会骨代謝マーカー検討委員会：骨粗鬆症診療における骨代謝マーカーの適正使用ガイドライン（2012 年版）．Osteoporosis Japan　2012；20：31-55

2) Nishizawa Y, Ohto H, Miura M, et al：Guidelines for the use of bone metabolic markers in the diagnosis and treatment of osteoporosis（2012 edition）．J Bone Miner Metab　2013；31：1-5

3) Ueda M, Inaba M, Okuno S, et al：Serum BAP as the clinically useful marker for predicting BMD reduction in diabetic hemodialysis patients with low PTH. Life Sci　2005；77：1130-1139

4) Ishimura E, Okuno S, Okazaki H, et al：Significant association between bone-specific alkaline phosphatase and vascular calcification of the hand arteries in male hemodialysis patients. Kidney Blood Press Res 2014；39：299-307

5) Kobayashi I, Shidara K, Okuno S, et al：Higher serum bone alkaline phosphatase as a predictor of mortality in male hemodialysis patients. Life Sci　2012；90：212-218

6) Ueda M, Inaba M, Okuno S, et al：Clinical usefulness of the serum N-terminal propeptide of type I collagen as a marker of bone formation in hemodialysis patients. Am J Kidney Dis　2002；40：802-809

7) Salam S, Gallagher O, Gossiel F, et al：Diagnostic accuracy of biomarkers and imaging for bone turnover in renal osteodystrophy. J Am Soc Nephrol 2018；29：1557-1565

8) Nagasue K, Inaba M, Okuno S, et al：Serum N-terminal midfragment vs. intact osteocalcin immunoradiometric assay as markers for bone turnover and bone loss in hemodialysis patients. Biomed Pharmacother 2003；57：98-104

9) Nagata Y, Inaba M, Imanishi Y, et al：Increased undercarboxylated osteocalcin/intact osteocalcin ratio in patients undergoing hemodialysis. Osteoporos Int 2015；26：1053-1061

10) Okuno S, Ishimura E, Tsuboniw N, et al：Significant inverse relationship between serum ubdercarboxylated osteocalcin and glycemic control in maintenance hemodialysis patients. Osteoporos Int　2013；24：605-612

（奥野仙二，稲葉雅章）

[代　謝]

9　骨吸収マーカー　★★

基準値　腎機能正常者

血清 NTX　　男性　　　　　　9.5〜16.5 nmol BCE/L
　　　　　　　閉経前女性 7.5〜16.5 nmol BCE/L
　　　　　　　閉経後女性 10.7〜24.0 nmol BCE/L

血清 CTX　0.100〜0.653 ng/mL

血清酒石酸抵抗性酸フォスファターゼ（TRACP-5b）

　　　　男性 170〜590 mU/dL
　　　　女性 120〜420 mU/dL

透析患者

NTX　　腎排泄なので健常人に比べ高くなり，基準値は 6.2 倍となる[1].

CTX　　腎排泄なので高くなる.

TRACP-5b　　腎機能に影響されないので健常者の基準と同じ.

検査目的　骨代謝回転の評価，骨粗鬆症の評価，治療効果判定，悪性疾患の骨転移の診断

測定法　・NTX，CTX：ELISA 法
　　　　　・TRACP-5b：ELISA 法と酵素活性測定法

保険適用　・あり
　　　　　・適用疾患：骨粗鬆症，原発性副甲状腺機能亢進症，悪性腫瘍の骨転移
　　　　　・複数の骨吸収マーカーの測定は悪性腫瘍による骨転移以外，骨粗鬆症や原発性副甲状腺機能亢進症では認められていない．骨粗鬆症について測定間隔にも制限が設けられており，薬剤選択時とその 6 カ月以内と 6 カ月後に薬剤を再選択するときに認められている.

病態生理

　骨組織（鉄筋コンクリートに相当）は，コラーゲンなどの膠原線維（鉄骨に相当）と骨基質（コンクリートに相当）であるリン酸カルシウム塩の沈着により強度が保たれている．その強度は，古くなった骨組織を吸収し新たな骨組織を形成するといった活発な新陳代謝により保持されている．

したがって，骨強度は骨吸収と骨形成のバランスの上で行われている．骨吸収が低いからといって骨強度は保たれているとはかぎらず，骨形成も低いと骨強度は低下する（低回転骨）．一方，骨吸収が増加していても骨形成が活発であった場合は骨強度は増すが，骨形成が活発でない場合は強度は低下する（骨粗鬆症）．骨組織の強度についてのゴールデンスタンダードな検査は骨生検である．しかしながら，骨生検は侵襲を伴い定期的にできる検査でない．骨強度そのものの測定は容易でないので，一つの代替え指標として骨塩量の評価に

は DEXA（dual-energy X-ray absorptiometry）法による骨密度測定が用いられる．しかしながら骨強度そのものではもちろんなく横断的な評価であり，今後どのように変化するかという時間予測ができない．治療薬剤選択には，今後の変化予測が重要であり，骨形成マーカーである骨由来アルカリホスファターゼ（BAP）（p.202 参照）などと骨吸収マーカーが有用である.

　骨吸収マーカーとしては，骨組織特異的な膠原線維である type I collagen の分解産物である C-terminal telopeptide of I collagen（CTX），type I cross-linked N-telopeptide（NTX），ピリジノリン，デオキシピリジノリンと活性化した破骨細胞が産生する酒石酸抵抗性ホスファターゼ（TRACP）-5b などがある．このうちもっとも腎機能低下の影響を受けないのは TRACP-5b であり，慢性腎臓病（CKD）患者においてはもっとも有用性が高い.

　さらに腎機能が低下すると血清リン値が上昇す

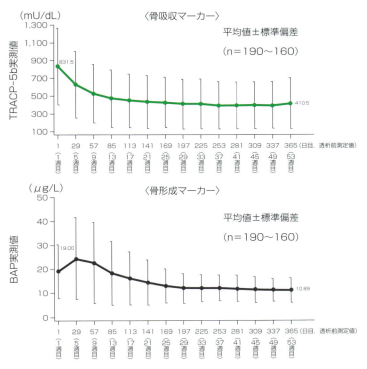

図 calcimimetics 治療時の骨代謝マーカーの推移
BAP は，投与後一過性の上昇が認められた後，徐々に低下して，ベースラインよりも低値で推移した．
【補足：ベースラインからの変化率（中央値）】
85 日目 −9.01%, 169 日目 −28.23%, 365 日目 −35.90%
〔文献 8〕より引用〕

るため，骨細胞より FGF23（線維芽細胞増殖因子 23）が産生され腎尿細管細胞にリン排泄を促すと同時に活性型ビタミン D 産生を抑制し，腸管からのリン吸収を抑制する．活性型ビタミン D が低下するので血清カルシウム値が低下し，それを感知した副甲状腺より副甲状腺ホルモン（PTH）が産生され二次性副甲状腺機能亢進症を発症し，骨組織から骨吸収によりカルシウムが血清に移動する．したがって，腎機能が低下した場合，骨吸収を考えるうえで FGF23 と PTH も考慮する必要がある．

● 骨吸収マーカーを測定するうえでの注意点

骨折するとその部位での骨代謝回転が活発となり，骨吸収マーカーと骨形成マーカーも上昇するので全身の骨代謝を反映しない．そのため，骨折後 3 カ月は正しく評価できないので骨吸収マーカーを測定することは推奨されない．できれば 6 カ月あけて測定することが望ましい[2]．

破骨細胞による骨吸収を強力に抑制する薬剤が，骨粗鬆症治療薬であるビスホスホネート製剤とデノスマブ，他には副甲状腺機能亢進症治療薬であるカルシウム受容体作動薬（calcimimetics）である．これらの薬物の作用は強力であり，使用後ただちに骨吸収マーカーの低下が観察される（図）[3)〜6)]．したがって，骨吸収マーカーの低下は治療効果を反映すると考えても良い．同様に外科的な副甲状腺摘出術も，PTH の一気の低下とともに強力な骨吸収抑制作用を有する．ただしこれら薬剤による治療や手術の際には，骨吸収マーカーと骨形成マーカーは同期しては変動せず，一過性のアンカップリングの動きとなる[6]．

透析患者における読み方・意義

1) NTX と CTX

● 骨吸収時に骨組織の膠原線維である type I collagen は切断され，その分解産物である CTX や NTX は血清中に放出され尿中に排泄される．その

ため，腎機能正常者では血清よりも尿中への排泄量を測定するほうを骨吸収の評価に用いている．しかしながら，腎機能低下時には，尿中への排泄が低下するため正確な評価はできなくなること，さらに，クレアチニンで補正された値となるので正しく骨吸収を反映しなくなる（尿中へのクレアチニン排泄が減少すると骨吸収を過大評価することとなる）．したがって，尿中CTX，尿中NTX，尿中ピリジノリンや尿中デオキシピリジノリンよりも，腎機能低下時においては血清NTXやCTXで評価することとなるが，尿中への排泄が減少するため透析患者の血清中CTXは健常人に比べ高くなり，NTXは健常人に比べ約6.2倍高くなると報告されている[1]．

● CTXは日内変動や食事の影響を受けるので，早朝絶食での検査が推奨される[7]．さらに，保存期腎不全患者，残腎機能がある腹膜透析患者や自尿のある血液透析導入直後の症例では，尿中などへの排泄があり，その程度によって血清値が影響を受けるので骨吸収や骨代謝回転の評価は困難となる．このような場合は，腎機能低下の影響を受けにくいTRACP-5bのほうが有用性が高いと考えられる[8]．

2）TRACP-5b
● 血中のTRACPには，破骨細胞に由来するTRACP-5b以外にマクロファージに由来するTRACP-5aがある．このうち骨吸収を反映するのは活性化した破骨細胞が産生するTRACP-5bである．活性化した破骨細胞はTRACP-5bを産生し骨吸収を行い，その後，TRACP-5bは細胞外に分泌される．
● NTXが骨吸収によるコラーゲンの分解産物であるのに対しTRACP-5bは破骨細胞の活性化を反映している．
● また，腎機能が低下しても血中に蓄積しないため，保存期腎不全患者，残腎機能のある腹膜透析

患者，自尿が残っている血液透析導入期の患者であっても骨吸収の評価が可能である[8]．

■ 文 献

1) Maeno Y, Inaba M, Okuno S et al：Serum concentration of cross-linked N-telopeptides of type I collagen：new marker for bone resorption in hemodialysis patients. Clin Chem 2005；51：2312-2317
2) Akesson K, Käkönen SM, Josefsson PO, et al：Fracture-induced changes in bone turnover：a potential confounder in the use of biochemical markers in osteoporosis. J Bone Miner Metab 2005；23：30-35
3) Shigematsu T, Muraoka R, Sugimoto T, et al：Risedronate therapy in patients with mild-to-moderate chronic kidney disease with osteoporosis：post-hoc analysis of data from the risedronate phase III clinical trials. BMC Nephrol 2017；18：66
4) Mitsuboshi S, Yamada H, Nagai K, et al：Clinical advantage and tolerability of ibandronate in hemodialysis patients：a retrospective study. Renal Replacement Therapy 2018；4：2（https://doi.org/10.1186/s41100-018-0144-0）
5) Dave V, Chiang CY, Booth J, Mount PF：Hypocalcemia post denosumab in patients with chronic kidney disease stage 4-5. Am J Nephrol 2015；41：129-137
6) Shigematsu T, Fukagawa M, Yokoyama K, et al：Long-term effects of etelcalcetide as intravenous calcimimetic therapy in hemodialysis patients with secondary hyperparathyroidism. Clin Exp Nephrol 2018；22：426-436
7) Nishizawa Y, Nakamura T, Ohta H, et al：Committee on the Guidelines for the Use of Biochemical Markers of Bone Turnover in Osteoporosis Japan Osteoporosis Society：Guidelines for the use of biochemical markers of bone turnover in osteoporosis（2004）. J Bone Miner Metab 2005；23：97-104
8) Shidara K, Inaba M, Okuno S et al：Serum levels of TRAP5b, a new bone resorption marker of cortical bone loss in hemodialysis patients. Osteoporos Int 2005；16：501-509

（美馬　亨，重松　隆）

［代　謝］

10 ビタミン B$_6$，ビタミン B$_{12}$，葉酸

◆ ビタミン B$_6$

基準値	腎機能正常者・透析患者ともに	ピリドキサミン	男女とも 0.6 ng/mL 以下
		ピリドキサール	男性 6.0〜40.0 ng/mL
			女性 4.0〜19.0 ng/mL
		ピリドキシン	男女とも 3.0 ng/mL 以下

検査目的	欠乏が疑われる場合

異常値を示した場合の鑑別	● 基準値以上 ・ビタミン B$_6$ 投与	● 基準値以下 ・摂取不足 ・薬剤性（イソニアジド，ペニシラミン，レボドパ/カルビドパ，経口避妊薬，アルコール依存症など）

測定法	・HPLC 法
保険適用	・なし

◆ ビタミン B$_{12}$

基準値	腎機能正常者・透析患者ともに　200〜1,000 pg/mL
検査目的	欠乏や過剰が疑われる場合．貧血の評価，とくにエリスロポエチン製剤の効果が不十分な場合に葉酸と併せて測定されることが多い．

異常値を示した場合の鑑別	● 基準値以上 ・骨髄増殖性疾患 ・肝疾患 ・悪性腫瘍 ・ビタミン B$_{12}$ 経口投与	● 基準値以下 ・菜食主義 ・悪性貧血 ・胃切除後 ・慢性萎縮性胃炎 ・盲係蹄症候群	・慢性膵炎 ・アルコール依存症 ・吸収不良症候群 ・薬剤性（パラアミノサリチル酸，フェニトイン，コルヒチン，メトホルミン，ネオマイシンなど）

測定法	・CLEIA 法
保険適用	・あり

◆ 葉　酸

基準値	腎機能正常者・透析患者ともに　6.0〜20 ng/mL
検査目的	欠乏が疑われる場合．貧血の評価，とくにエリスロポエチン製剤の効果が不十分な場合にビタミン B$_{12}$ と併せて測定されることが多い．

異常値を示した場合の鑑別	● 基準値以上 ・葉酸投与	● 基準値以下 ・摂取不足（とくに葉野菜） ・胃切除後 ・吸収不良症候群 ・盲係蹄症候群	・アルコール依存症 ・経口避妊薬 ・抗痙攣薬（フェニトインなど） ・葉酸拮抗薬（メトトレキサート）

測定法	・CLEIA 法
保険適用	・あり

透析患者における読み方・意義

●欠乏の原因：食事摂取量・摂取内容，透析による除去，薬剤の影響，吸収・代謝の変化がある．
●エリスロポエチン抵抗性のときは，ビタミンB_{12}・葉酸欠乏の可能性も考慮する[1]．
●2014年の「慢性透析患者の食事療法基準」では，ビタミン，葉酸に関する記載はみられない[2]．海外のテキストでは複合ビタミン剤の補充を推奨する記載がみられる[3],[4]．

1）ビタミンB_6
●豆，ナッツ，小麦，ぬか，肉に多く含まれる[5]．透析患者では，蛋白制限，透析による除去の影響もあり，ビタミンB_6欠乏は高頻度に認められる[3]．

2）ビタミンB_{12}
●われわれの摂取源は肉，魚，乳製品である．体内貯蔵量が大きく〔3〜4年分に相当する量が貯蔵されている[5]〕，分子量が大きく（シアノコバラミン：1,355），蛋白結合率も高いことから，透析患者でも欠乏は生じにくい[3]．ダイアライザの中分子量物質に対する性能評価にも用いられる．

3）葉酸
●肝臓，酵母，ホウレンソウや葉野菜，ナッツ類に多く含まれる．熱で容易に分解される（とくに茹でたとき）こと，透析で除去されることから，透析患者では低下しやすい[3]．
　葉酸補充は血管内皮機能改善に効果があるという報告がある[6]．認知機能に関しては，葉酸投与による改善効果はみられなかった[7]．

4）ホモシステインとの関連
●葉酸，ビタミンB_6，ビタミンB_{12}を同時に補充しても，死亡率，心血管イベントリスクの軽減はみられなかった[8]．

■文献

1）日本透析医学会 慢性腎臓病患者における腎性貧血治療のガイドライン改訂ワーキンググループ：2015年版 慢性腎臓病患者における腎性貧血治療のガイドライン．透析会誌　2016；49：89-158

2）日本透析医学会学術委員会ガイドライン作成小委員会 栄養問題検討ワーキンググループ：慢性透析患者の食事療法基準．透析会誌　2014；47：287-291

3）Mitch W, Ikizler TA（eds）：Handbook of Nutrition and the Kidney. 6th ed. Lippincott Williams and Wilkins, 2010

4）Clase CM, Ki V, Holden RM：Water-soluble vitamins in people with low glomerular filtration rate or on dialysis：a review. Semin Dial　2013；26：546-567

5）Kasper DL, Fauci AS, Hauser SL, et al（eds）：Harrison's Principles of Internal Medicine. 19 ed. McGraw-Hill Global Education, 2015

6）Buccianti G, Raselli S, Baragetti I, et al：5-methyltetrahydrofolate restores endothelial function in uraemic patients on convective haemodialysis. Nephrol Dial Transplant　2002；17：857-864

7）Brady CB, Gaziano JM, Cxypoliski RA, et al：Homocysteine lowering and cognition in CKD：the Veterans Affairs Homocysteine study. Am J Kidney Dis 2009；54：440-449

8）Heinz J, Kropf S, Domrose U, et al：B vitamins and the risk of total mortality and cardiovascular disease in end-stage renal disease：results of a randomized controlled trial. Circulation　2010；121：1432-1438

（冨田弘道）

[代　謝]

11 ビタミン C

基準値	腎機能正常者・透析患者ともに　7〜14 μg/mL

検査目的	壊血病や，過剰症の鑑別

異常値を示した場合の鑑別	● 基準値以下 ・壊血病 ・メルレル・バロー病	● 基準値以上 ・ビタミン C 投与

測定法	・HPLC 法	保険適用	・あり

透析患者における読み方・意義

● 摂取源と透析による喪失：オレンジジュースやイチゴ，ブロッコリなどに多く含まれる．これらはカリウムの含有量も多い[1]．透析患者では，食事制限，透析での喪失などの理由により，血中や白血球中のビタミン C 濃度が低下する[2]．

● ビタミン C 欠乏：一般には壊血病との関連が知られているが，透析患者においては，貧血，心血管合併症に関する報告が多い．

● 壊血病：血中濃度が 10 μg/mL になると壊血病の症状が出現しうる．壊血病の初期症状は歯肉出血である．

● 貧血：
・ビタミン C は腸管内のアルカリ環境で鉄の状態を Fe^{2+} に保つため，腸管からの鉄吸収を改善する．また，過剰の鉄はヘモジデリンとして透析患者の骨髄や他の臓器に沈着し，造血には利用されない．動物実験では，ビタミン C は機能的な鉄欠乏を改善する可能性が示されている[3]．
・Tarng らの報告[4]以来，透析患者の貧血改善に有効性が複数報告されている．メタ解析でも，ビタミン C の投与により，ESA（赤血球造血刺激因子製剤）の使用量低下と Hb が上昇することが報告されている．しかし，解析に用いられた研究は 6 報，患者数 326 名，ビタミン C の投与量は週 1 回 500 mg〜週 3 回 500 mg で，シュウ酸濃度あるいはシュウ酸蓄積に関しては記載されていなかった[5]．

● 心血管合併症に関して：抗酸化作用による動脈硬化軽減効果が期待されている．透析患者において，ビタミン C 低値は心臓血管系合併症との関連が報告されている[6]．

● 過剰投与による合併症：
・過剰投与により，シュウ酸症（全身臓器へのシュウ酸蓄積）をきたすことが知られており，腎臓ではシュウ酸カルシウムの沈着による腎障害が知られている[7],[8]．

・透析患者では 500 mg/week の投与でも長期使用でシュウ酸の過飽和がみられるという報告もあり[9]，通常の 1 日摂取量としておくのが無難とも考えられる[2]．
・腹膜透析患者では残腎機能が重要であり，血液透析患者以上にビタミン C の摂取量・投与量に注意が必要である．

■ 文　献

1) Kasper DL, et al（eds）：Harrison's Principles of Internal Medicine. 19 ed. McGraw-Hill Global Education, 2015

2) Mitch W, et al（eds）：Handbook of Nutrition and the Kidney. 6th ed. Lippincott Williams and Wilkins, 2010

3) Handelman GJ：Vitamin C deficiency in dialysis patients—are we perceiving the tip of an iceberg? Nephrol Dial Transplant　2007；22：328-331

4) Tarng DC, Huang TP：A parallel, comparative study of intravenous iron versus intravenous ascorbic acid for erythropoietin-hyporesponsive anaemia in haemodialysis patients with iron overload. Nephrol Dial Transplant　1998；13：2867-2872

5) Deved V, et al：Ascorbic acid for anemia management in hemodialysis patients：a systematic review and meta-analysis. Am J Kidney Dis　2009；54：1089-1097

6) Deicher R, et al：Low total vitamin C plasma level is a risk factor for cardiovascular morbidity and mortality in hemodialysis patients. J Am Soc Nephrol 2005；16：1811-1818

7) Cossey LN, et al：Oxalate nephropathy and intravenous vitamin C. Am J Kidney Dis　2013；61：1032-1035

8) Makkapati S, et al："Green smoothie cleanse" causing acute oxalate nephropathy. Am J Kidney Dis　2018；71：281-286

9) Canavese C, et al：Long-term, low-dose, intravenous vitamin C leads to plasma calcium oxalate supersaturation in hemodialysis patients. Am J Kidney Dis 2005；45：540-549

（冨田弘道）

[代　謝]

12 ホモシステイン ★★

基準値

腎機能正常者（各測定会社により異なる）

3.7〜13.5 nmol/mL（HPLC 法）

・男性：7.9〜19.89 μmol/L，女性：4.5〜15.3 μmol/L（HPLC 法）

・男性：6.3〜18.9 nmol/mL，女性：5.1〜11.7 nmol/mL（HPLC 法）

・5〜15 nmol/mL（LC-MS/MS 法）など

透析患者

・はっきりとした管理目標値はない．

・29.5±1.4 μmol/L（メチレンテトラヒドロ還元酵素（MTHFR：methylene-tetrahydrofolate reductase）遺伝子の 677 の塩基が CC 型の，日本での血液透析患者 199 名の平均値±SD[1]）

検査目的

動脈硬化性疾患の原因検索，含硫アミノ酸代謝異常症の診断など

異常値を示した場合の鑑別

● 標準値以上

・含硫アミノ酸代謝異常症の一部〔シスタチオニン合成酵素欠損症（ホモシスチン尿症 1 型），メチルコバラミン合成障害（ホモシスチン尿症 2 型），MTHFR 欠損症（ホモシスチン尿症 3 型），メチオニンアデノシルトランスフェラーゼ I／III 欠損症の一部〕

・ビタミン B 群欠乏（先天性，後天性）：葉酸欠乏，ビタミン B_6 欠乏，ビタミン B_{12} 欠乏

・慢性腎不全

・MTHFR 遺伝子多型（677C→T）

・甲状腺機能低下症

・塩酸セベラマー使用

● 標準値以下

・含硫アミノ酸代謝異常症の一部〔亜硫酸酸化酵素欠損症（亜硫酸塩尿症）〕

測定法

・HPLC 法など

保険適用

・あり（適用疾患：アミノ酸代謝異常症）

病態生理

ホモシステイン（homocysteine；Hcy）は分子量約 135 の含硫アミノ酸で，必須アミノ酸のメチオニンから始まる含硫アミノ酸代謝経路の中間代謝産物である（図）．含硫アミノ酸代謝経路で示すように，Hcy が再びメチオニンに戻る再メチル化経路や Hcy がシステインに代謝される経路で葉酸やビタミン B_6，ビタミン B_{12} が必要となるため，これらのビタミンの欠乏では血中 Hcy が上昇する．

また腎機能低下により Hcy は上昇し，糸球体濾過量（GFR）が 60 mL/min あたりから高 Hcy 血症が認められる．この機序としては，メチオニンに戻る再メチル化経路の障害がおもな原因とされている[2]．

その他，MTHFR 遺伝子多型や甲状腺機能，薬剤，妊娠，糖尿病，食事などさまざまな因子が血中の Hcy 値に影響するとされている．また日内変動も存在し，夜間がもっとも高いとされている．季節変動はない．また，赤血球から Hcy が分離するのを防ぐために室温で 1 時間以内に血漿へ分離する必要がある[3]．

血中に存在する Hcy は約 80％が蛋白と結合している．また残りのうち大部分が Hcy 同士，またはシステインなどと結合しており，Hcy として存在するのは 1％程度である[3]．

Hcy の測定は，一般的には還元剤を用いてすべてを還元した後，蛍光誘導化剤で蛍光物質にし HPLC にて分離測定をしている．あるいは蛍光誘導化剤を使用せず LC-MS/MS 法にて測定する場合もある．基準値は検査会社によってさまざまである．その他 EIA による測定法などもある．

Hcy の異常と疾患との関連については，先天的

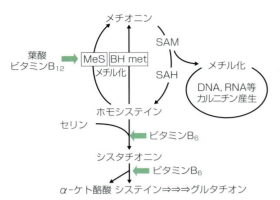

MeS	: methionine synthase
BH met	: betaine-homocysteine S-methyltransferase
SAM	: S-adenosyl-methionine
SAH	: S-adenosyl-homocysteine

図　ホモシステイン等，含硫アミノ酸代謝
〔金　鐘一：ホモシステイン．透析患者の検査値の読み方（改訂第3版）．p.202より転載〕

透析患者における読み方・意義

● Hcyは前述したとおり腎機能低下に伴い上昇し，末期腎不全では85〜100％が基準値上限を超えているとされている[2]．ただ管理目標値は示されておらず，基準値を決めることはできないと思われる．参考値として日本で行われた研究で，MTHFR遺伝子の677の塩基がCC型のものの値（29.5±1.4 μmol/L）を提示した．この研究ではCT型の場合32.1±1.6 μmol/L，TT型の場合58.0±2.1 μmol/Lとなっていた[1]．

● 透析患者における，Hcyと予後との関連は評価が難しく，低Hcy血症のほうがかえって死亡率が高いという報告もある．この原因の一つとして透析患者では慢性炎症栄養障害状態（CIMS：chronic inflammation-malnutrition state）の関与がいわれている[8]．CIMSがある患者では，血中のHcyが低くHcyと心血管死亡との関連は認められないが，CIMSのない患者ではHcyが高いほど心血管死亡のリスクが上昇することが報告されている．

● 透析患者においてもHcyを低下させる介入研究が行われているが，メタアナリシスの結果では総死亡や心血管死亡，心筋梗塞，脳卒中などにおいて有効性は示されなかった[9]．そのため透析患者全体に介入する意義は乏しいと思われる．100 μmol/L以上の高Hcy血症となる先天性疾患では，Hcy低下により予後が改善する可能性が示されている[4]．そのため症例により予後を改善させる可能性は未だ否定できないと思われる．

● その他，透析患者における特徴として，リン吸着薬として使用される塩酸セベラマーがHcyを上昇させる可能性がある．その機序としては塩酸セベラマーが葉酸を吸着させる可能性が考えられている[10]．

に高Hcy血症をきたすシスタチオニン合成酵素欠損症（ホモシスチン尿症1型）では，全身のさまざまな動静脈への血栓塞栓症を認める．精神発達遅滞などの中枢神経症状，水晶体脱臼なども認める．また骨格異常として高身長・やせ形のMarfan症候群体型を呈することが多い．このような疾患では血中のHcy値は100 μmol/Lと非常に高値となる[4]．

また先天性代謝異常がない一般集団でも，高Hcy血症と，心血管疾患，胎児の先天異常，妊娠合併症，認知機能異常，骨折などとの関連が報告されている[3,5]．

このなかでもHcyと心血管疾患との関連は以前から報告され，その機序としては血管内皮障害や血管機能障害，血栓症などが考えられている[3]．ただ葉酸やビタミンB_6，ビタミンB_{12}の投与で血中のHcyを低下させることで心血管疾患が減少するのかははっきりしていない．2017年に発表されたメタアナリシスでも，心筋梗塞や総死亡には効果を認めなかった．ただしこの研究では脳卒中において軽度のリスク低下〔リスク比0.90（0.82〜0.99），143名を5.4年治療して脳卒中発症を1症例減らす〕を認めており[6]，今後さらなる検討が必要と思われる．

また，観察研究では高Hcy血症が骨折のリスクであることが示されているが[5]，RCTのサブ解析では介入の効果は否定的とされている[7]．

文献

1) Kimura H, Gejyo F, Suzuki S, et al：The C677T methylenetetrahydrofolate reductase gene mutation in hemodialysis patients. J Am Soc Nephrol 2000；11：885-893
2) van Guldener C：Why is homocysteine elevated in renal failure and what can be expected from homocysteine-lowering？ Nephrol Dial Transplant 2006；21：1161-1166
3) Refsum H, Smith AD, Ueland PM, et al：Facts and recommendations about total homocysteine determinations：an expert opinion. Clin Chem 2004；50：3-32
4) 伊藤道徳：ホモシスチン尿症．日本臨牀　2014；別冊

神経症候群Ⅲ：605-609

5) van Meurs JB, Dhonukshe-Rutten RA, Pluijm SM, et al：Homocysteine levels and the risk of osteoporotic fracture. N Engl J Med　2004；350：2033-2041

6) Martí-Carvajal AJ, Solà I, Lathyris D, et al：Homocysteine-lowering interventions for preventing cardiovascular events. Cochrane Database Syst Rev 2017；8：CD006612

7) Garcia Lopez M, Bønaa KH, Ebbing M, et al：B Vitamins and Hip Fracture：Secondary Analyses and Extended Follow-Up of Two Large Randomized Controlled Trials. J Bone Miner Res　2017；32：1981-1989

8) Ducloux D, Klein A, Kazory A, et al：Impact of malnutrition-inflammation on the association between homocysteine and mortality. Kidney Int　2006；69：331-335

9) Nigwekar SU, Kang A, Zoungas S, et al：Interventions for lowering plasma homocysteine levels in dialysis patients. Cochrane Database Syst Rev　2016；5：CD004683

10) Goto S, Fujii H, Kim JI, et al：Homocysteine and folic acid levels in hemodialysis patients treated with sevelamer hydrochloride. Clin Nephrol　2010；73：420-425

（後藤俊介）

13. β_2-ミクログロブリン ● **215**

[代　謝]

13 β_2-ミクログロブリン ★★★

基準値　腎機能正常者　血清 0.8〜1.8 mg/L
透析患者における管理目標値　血清 30 mg/L 未満[1]

検査目的　CKD 患者の腎障害とくに近位尿細管障害の指標，透析患者の透析効率（中分子物質）の評価，生命予後への影響

異常値を示した場合の鑑別

腎機能正常者
● **基準値以上**
- ・排泄低下によるもの：急性糸球体腎炎，尿細管間質性腎炎，ネフローゼ症候群，慢性腎炎，慢性腎不全
- ・産生亢進によるもの：
  - 血液疾患；悪性リンパ腫，多発性骨髄腫，M 蛋白血症，慢性リンパ性白血病，慢性骨髄性白血病，単球性白血病
  - 悪性腫瘍；肺癌，原発性肝細胞癌，大腸癌，胃癌，乳癌など
  - 感染症；HIV ウイルス，EB ウイルス，肝炎ウイルス
  - 膠原病；全身性エリテマトーデス，自己免疫性溶血性貧血，Sjögren 症候群，関節リウマチ，Felty 症候群，炎症性腸疾患，サルコイドーシス
  - 薬剤；インターフェロンの使用

測定法　・ラテックス凝集法，EIA 法，RIA 法

保険適用　・あり 包

第5章　血液生化学（代謝、内分泌）［代謝］

病態生理

　β_2-ミクログロブリン（β_2-microglobulin；β_2-m）は 99 個のアミノ酸からなる分子量 11.8 kDa の中分子ウレミックトキシンである．β_2-m は HLA クラス I 抗原の L 鎖を構成し，7 つの β ストランドを有し β サンドイッチ構造を呈する．またアミノ酸 25 番目と 80 番目の cystine がジスルフィド結合し，生理的 pH でコンパクトな立体構造を示す．β_2-m はリンパ球，単球などリンパ球系細胞に強く発現している．細胞から分泌された β_2-m は腎機能が正常であると，糸球体基底膜を通過し，そのほとんどが近位尿細管に局在するメガリンを介して再吸収され代謝される．そのため腎機能障害が進行すると，β_2-m の排泄が低下するために血中濃度が上昇する．また炎症性疾患，悪性腫瘍などは β_2-m の産生が増加するため血中濃度が増加する．

透析患者における読み方・意義

1）透析前血清 β_2-m 値

● β_2-m は透析患者に発症する透析アミロイドーシスの前駆蛋白質である．血中 β_2-m 値は透析アミロイドーシス発症と横断的には関連を認めないが，長期透析患者に高頻度に発症することから，長期間の透析治療による β_2-m の蓄積が関与しているのではないかと考えられている[2]．また，血中 β_2-m は透析患者において予後予測因子になることが示唆されている．

● HEMO study では透析患者の予後と血清 β_2-m 値の関連を約 3 年間調査したところ，透析前の血清 β_2-m 値は総死亡[3]と感染症による死亡[4]に関連することが報告された．日本透析医学会は透析前血清 β_2-m 値 25〜30 mg/L を基準とすると 40 mg/L 以上では 1.56，15 mg/L 未満では 0.44 の死亡リスクを示した[5]．

● 以上の報告から日本透析医学会「維持血液透析ガイドライン：血液透析処方」[1]では，最大間隔透析前血清 β_2-m 濃度が 30 mg/L 未満を達成できるように透析条件を設定することを推奨する［2C：

推奨度　弱い（望ましい），エビデンスレベル　低い〕，または最大間隔透析前血清 β_2-m 濃度 25 mg/L を達成できるように透析条件を設定することが望ましい（オピニオン）と提言している．

2）対　策

●血中 β_2-m 高値であると生命予後が悪いことはコンセンサスが得られたと思われる．しかし，血中 β_2-m 値を低下させると生命予後が改善するという報告がないことから治療により，どこまで β_2-m 除去を増やすべきという点については一定の見解がない．現状では除去量を増やすべく透析療法が進歩した結果，β_2-m クリアランスは 1998 年 46.0±20.7％〔手根管症候群（CTS）手術歴あり〕，43.4±19.4％（CTS 手術歴なし）が 2010 年 63.7±11.1％（CTS 手術歴あり），60.3±12.4％（CTS 手術歴なし）に増加した[6]．

●血液透析では透析液の清浄化とダイアライザに high-flux 膜を使用することはもちろんであるが，β_2-m 高値の透析患者にはⅡ-a またはⅡ-b 型など β_2-m クリアランスの優れたダイアライザを選択することが勧められる．また血液透析と比較して血液透析濾過は透析前血中 β_2-m 値が低値であり[7]，血液透析濾過の β_2-m 除去の増加あるいは産生の低下が示唆される．また透析アミロイドーシス症例には β_2-m 吸着カラムを使用すると β_2-m の除去[8]だけでなく症状の緩和に有効であることが多い[9]．

■文　献

1) 一般社団法人日本透析医学会：維持血液透析ガイドライン：血液透析処方．透析会誌　2013；46：587-632
2) Dember LM, Jaber BL：Dialysis-related amyloidosis：late finding or hidden epidemic？ Semin Dial 2006；19：105-109
3) Cheung AK, Rocco MV, Yan G, et al：Serum beta-2 microglobulin levels predict mortality in dialysis patients：results of the HEMO study. J Am Soc Nephrol　2006；17：546-555
4) Cheung AK, Greene T, Leypoldt JK, et al：Association between serum 2-microglobulin level and infectious mortality in hemodialysis patients. Clin J Am Soc Nephrol　2008；3：69-77
5) 日本透析医学会統計調査委員会：図説　わが国の慢性透析療法の現況（2009 年 12 月 31 日現在）．2010
6) 川西秀樹，峰島三千男，友　雅司，他：血液浄化器（中空糸型）の機能分類 2013．透析会誌　2013；46：501-506
7) Nistor I, Palmer SC, Craig JC, et al：Haemodiafiltration, haemofiltration and haemodialysis for end-stage kidney disease. Cochrane Database Syst Rev　2015；（5）：CD006258
8) Gejyo F, Kawaguchi Y, Hara S, et al：Arresting dialysis-related amyloidosis：a prospective multicenter controlled trial of direct hemoperfusion with a beta2-microglobulin adsorption column. Artif Organs 2004；28：371-380
9) Gejyo F, Amano I, Ando T, et al：Survey of the effects of a column for adsorption of β_2-microglobulin in patients with dialysis-related amyloidosis in Japan. Ther Apher Dial　2013；17：40-47

（山本　卓）

[代　謝]

14 AGEs

◆ ペントシジン

| 基準値 | 腎機能正常者　血漿 0.00915～0.0431 μg/mL
透析患者　　　腎機能正常者の10倍以上の高値を呈する．確立された基準値はない． |

| 検査目的 | 非糖尿病性早期CKDの診断．進行したCKD患者における診療上の有用性は明らかでない． |

| 異常値を示した場合の鑑別 | ● 基準値以上
・腎機能障害
・糖尿病，慢性肝炎，関節リウマチでの上昇が報告されている．
・酸化ストレス，糖化ストレスの亢進に伴って高値を示す．
・高値のとき骨質低下を反映し骨折リスクが増大する． |

| 測定法 | ・ELISA法，HPLC法 |

| 保険適用 | ・あり（ELISA法での測定に限る）〔適用疾患：尿素窒素またはクレアチニンにより腎機能障害を疑われた場合に，3月に1回算定可能．糖尿病性腎症による場合は除く〕
・シスタチンCを併せて実施した場合は，主たるもののみ算定可能． |

◆ カルボキシメチルリジン

| 基準値 | 腎機能正常者　血漿 2.65～6.23 μg/mL
透析患者　　　腎機能正常者よりも高値を呈する．確立された基準値はない． |

| 検査目的 | 保険診療では使用できない．酸化ストレスマーカーとして研究目的での使用に限る． |

| 異常値を示した場合の鑑別 | ● 基準値以上
・腎機能障害
・酸化ストレス，糖化ストレスの亢進に伴って高値を示す． |

| 測定法 | ・ELISA法 |

| 保険適用 | ・なし |

病態生理

　終末糖化産物（advanced glycation end products；AGEs）は還元糖と蛋白質，脂質，核酸との非酵素的糖化反応（Maillerd反応）の後期反応で生成される構造体の総称である．外因性のものとしては食品に含有されるAGEsがあり，摂取量依存的に血中AGEsが上昇する[1]．加熱により食品中のAGEsは10～100倍に増加する[2]．

　生体内のAGEsは加齢により蓄積するが，透析患者のAGEsは腎機能正常者と比べ著明に高値である．慢性腎臓病（CKD）患者では慢性的な酸化ストレスの亢進によりAGEs生成が増加する．一方，AGEsは腎臓を介して排泄されるためCKDで

は排泄が減少する．蓄積したAGEsは尿毒素として生体に影響を与え，心血管疾患や脳血管障害，CKD，アルツハイマー型認知症など種々の疾患の発症，進行に関与しうる．そのメカニズムとしては，アミノ酸のAGEs化に伴う骨格蛋白質の構造変化や酵素活性の低下，AGEs特異的受容体（receptor for AGEs；RAGE）を介して惹起される炎症や酸化ストレスの影響が挙げられる[3]．Miyataらは血液透析患者において酸化ストレスが血糖値とは独立してAGEsを増加させるとし，透析関連アミロイドーシスとの関連を報告した[4]．

透析患者における読み方・意義

● AGEs は透析患者の心血管イベントの予測因子である。AGEs と RAGE の作用から NADPH（nicotinamide adenine dinucleotide phosphate）oxidase を介して ROS（reactive oxygen species）の生成が誘発されると，MAPK（mitogen-activated protein kinase）や NF-κB（nuclear factor kappa-B）のシグナル伝達を活性化し，サイトカインや増殖因子の分泌，接着因子の発現亢進を誘導し，動脈硬化や心不全の進行に寄与する。一方，酸化ストレスの亢進は一酸化窒素（NO）を不活性化させ，炎症反応や血栓傾向を増悪させて動脈硬化症の進展に関わる。さらに，AGEs は内皮細胞の血管内皮増殖因子（VEGF）のオートクライン産生を促進させ，VEGF が動脈硬化巣における粥腫増大に関与するともいわれる[5]。透析患者では血管中膜のメンケベルグ型石灰化が特徴的だが，AGEs による酸化ストレスは血管平滑筋に作用し石灰化を促進する[6]。Kakuta らは透析患者において塩酸セベラマーにより AGEs の蓄積と CACS（coronary artery calcification score）の上昇が抑制されると報告している[7]。

● 骨への影響として，骨コラーゲン中の AGEs 増加による架橋形成異常や，AGEs-RAGE 系を介した骨芽細胞機能低下，アポトーシス誘導により，骨強度が低下することが知られる[8]。透析患者でも AGEs 蓄積による骨質劣化への影響が報告されている[9]。

● AGEs は血液透析や血液濾過により除去される。オンライン血液透析濾過では持続的に血清 AGEs が低下するとの報告がある[10]。腹膜透析患者は血液透析患者と比べて AGEs が低いが，腹膜透析液中のグルコースは AGEs を形成し腹膜組織障害の一因となる[11]。長期腹膜透析の合併症である被囊性硬化性腹膜炎（EPS）は AGEs との関連が示唆され，ピリドキサミンなどの消去物質により改善されることが報告されている[12]。

■ 文 献

1) Somoza V, Wenzel E, Weiß C, et al：Dose-dependent utilisation of casein-linked lysinoalanine, N(epsilon)-fructoselysine and N(epsilon)-carboxymethyllysine in rats. Mol Nutr Food Res　2006；50：833-841
2) Uribarri J, Woodruff S, Goodman S, et al：Advanced glycation end products in foods and a practical guide to their reduction in the diet. J Am Diet Assoc 2010；110：911-916. e12
3) 白河潤一，永井竜児：生体におけるメイラード反応の影響．化学と生物　2015；53：299-304
4) Miyata T, Wada Y, Cai Z, et al：Implication of an increased oxidative stress in the formation of advanced glycation end products in patients with end-stage renal failure. Kidney Int　1997；51：1170-1181
5) Fukami K, Yamagishi S, Okuda S：Role of AGEs-RAGE system in cardiovascular disease. Curr Pharm Des　2014；20：2395-2402
6) Tada Y, Yano S, Yamaguchi T, et al：Advanced glycation end products-induced vascular calcification is mediated by oxidative stress：functional roles of NAD(P)H-oxidase. Horm Metab Res　2013；45：267-272
7) Kakuta T, Tanaka R, Hyodo T, et al：Effect of sevelamer and calcium-based phosphate binders on coronary artery calcification and accumulation of circulating advanced glycation end products in hemodialysis patients. Am J Kidney Dis　2011；57：422-431
8) Saito M, Kida Y, Kato S, et al：Diabetes, collagen, and bone quality. Curr Osteoporos Rep　2014；12：181-188
9) Mitome J, Yamamoto H, Saito M, et al：Nonenzymatic cross-linking pentosidine increase in bone collagen and are associated with disorders of bone mineralization in dialysis patients. Calcif Tissue Int　2011；88：521-529
10) Lin CL, Huang CC, Yu CC, et al：Reduction of advanced glycation end product levels by on-line hemodiafiltration in long-term hemodialysis patients. Am J Kidney Dis　2003；42：524-531
11) Dawney AB, Millar DJ：Glycation and advanced glycation end-product formation with icodextrin and dextrose. Perit Dial Int　1997；17：52-58
12) Kakuta T, Tanaka R, Sato Y, et al：Pyridoxamine improves functional, structural, and biochemical alterations of peritoneal membranes in nephrectomized uremic rats on peritoneal dialysis. Kidney Int 2005；68：1326-1336

（巽　亮子，角田隆俊）

[代　謝]

15 酸化ストレスマーカー

基準値 透析患者で測定可能な酸化ストレスマーカー

（A）酸化修飾マーカー

核酸由来

・8-ヒドロキシデオキシグアノシン（8-OHdG）：血清（血漿），尿	**腎機能正常者** ・血清：20.00 ng/mL ・尿：男性 13.6 ng/mL（15.7 ng/mg クレアチニン），女性 10.3 ng/mL（15.7 ng/mg クレアチニン） ※体重当りの 1 日排出量（ng/24 h/kg）として評価する

脂質由来

・8-イソプロスタン：血清（血漿），尿	**腎機能正常者** ・血清：19〜20 ng/mL ・尿：200 pg/mg クレアチニン
・マロンジアルデヒド（MDA）：血清（血漿），尿	**腎機能正常者** ・血清：男性；45 歳未満 46〜82 U/L，45 歳以上 61〜105 U/L 　　　　女性；55 歳未満 46〜82 U/L，55 歳以上 61〜105 U/L

蛋白質由来

・カルボニル化蛋白質：血清（血漿）	**腎機能正常者** ・ヒト EDTA 血漿：75〜200 pmol/mg
・蛋白質過酸化物（AOPP）：血漿，尿	**腎機能正常者**　血清：89.2 μmol/L[8] **透析患者**　血清：149±41 μmol/L[9]，144.3 μmol/L[8]
・ニトロチロシン：血清（血漿）	**腎機能正常者**　血清測定値（n＝78）は，平均 207 nM（48〜1,533 nM に分布）
・酸化・還元アルブミンレドックス（還元型および酸化型アルブミン）：血清（血漿）	**腎機能正常者**　0.3〜0.5 **糖尿病患者**　0.8〜1.2 **透析患者**　1.2〜3

ラジカル代謝産物（過酸化物総量，ROOH）

・d-ROMs（Diacron 社 Reactive Oxygen Metabolite，活性酸素代謝物）：血清（血漿）	**腎機能正常者**　24.08〜25.60（mg H_2O_2/dL）

（B）抗酸化能マーカー

・PAO（Potential Anti Oxidant，試料中の銅イオン還元力）：血清（血漿）	**腎機能正常者**　平均値：1,069±145 μmol/L reducing power
・総チオール量：血清（血漿）	**腎機能正常者**　平均値：128±39 nM cysteine/200 μL serum[10]
・BAP（Biological Antioxidant Potential，試料中の鉄イオン還元力）：血清（血漿），唾液	**腎機能正常者**　血清：正常状態 BAP＞3,500 μmol/L

検査目的 透析効率，栄養状態の評価，臓器障害リスクの評価

保険適用 ・なし

病態生理

酸化ストレスとは，ヒドロキシラジカル，スーパーオキサイドなどの反応性や傷害性に富んだ活性酸素種（reactive oxygen species；ROS）やラジカル分子種の過剰産生やそれらの消去系の減弱に伴い，生体内の酸化系と抗酸化系の均衡が崩れて酸化優位に傾いた状態を示している．生体内の酸化ストレスを評価するためには，ROS やラジカルを直接定量することが望ましいが，現時点では，それらを簡便に測定する方法は確立されていない．その代わりとして，脂質，核酸，蛋白質といった生体成分に対する酸化修飾の度合いから酸化ストレスを推定している．また，活性酸素やラジカルが産生すると，それを除去するグルタチンなどの抗酸化防御系が機能するため，抗酸化防御系の変動からも酸化ストレスマーカーを評価することができる．本項では，透析患者の血漿（または血清）や尿サンプルで評価可能な酸化ストレスマーカーの種類（**表**）と，それらの解釈時の注意点について概説する．

心血管疾患，骨ミネラル代謝異常，貧血など，透析患者における多様な合併症の発症や進展に酸化ストレスの関与が指摘されるようになってきた．また，血液浄化方法や薬剤による治療効果，あるいは鉄剤使用による酸化ストレスの亢進など有害性の評価にも応用できる[1]~[5]．透析患者ではないが，農村在住の日本人を対象とした Yakumo Study では，酸化ストレスマーカーであるアルブミンの酸化・還元状態が動脈硬化の指標となる頸動脈内膜中膜肥厚やプラーク形成と関連することが示されている[6]．そのため，透析患者の酸化ストレスを正確に把握することは，病態の診断や治療効果の判定において有用である．

透析患者における読み方・意義

● 現時点で，保険請求可能な酸化ストレスマーカーは存在しない．低分子の酸化ストレスマーカーを活用する場合，マーカー分子が透析により血中から効率良く消失することがある．一方，高分子の酸化ストレスマーカーは，その生体寿命における活性酸素やラジカルの曝露量を評価することができる．たとえば，韓国のグループは，血清蛋白濃度が正常な血液透析患者を対象としたコホート研究で，酸化型アルブミン濃度の違いにより，その後の心血管イベント関連死亡の発症頻度に有意な違いがあることを見出している[7]．

● 血液透析の場合，透析後には，血中のレドックス状態がいったん改善し，酸化ストレスマーカーが減少するが，その後，再び酸化ストレスマーカーが蓄積する．そのため，これら酸化ストレスの経時的あるいは経日的な変動を加味して測定値を解釈する必要がある．また，酸化ストレスマーカーの場合，他のバイオマーカーに比べて個々の病態群における基準値やカットオフ値は確立されていない場合が多く，健常者との比較や相対的な評価により判断する機会が多い．今後，これらの値を確立することが臨床診断で酸化ストレスマーカーを活用するための課題である．

■ 文 献

1) Nagumo K, Tanaka M, Chuang VT, et al：Cys34-cysteinylated human serum albumin is a sensitive plasma marker in oxidative stress-related chronic diseases. PLoS One 2014；9：e85216. doi：10.1371/journal.pone.0085216. eCollection 2014

2) Nakayama M, Itami N, Suzuki H, et al：Novel haemodialysis（HD）treatment employing molecular hydrogen（H$_2$）-enriched dialysis solution improves prognosis of chronic dialysis patients：A prospective observational study. Sci Rep 2018；8：254. doi：10.1038/s41598-017-18537-x

3) Anraku M, Chuang VT, Maruyama T, et al：Redox properties of serum albumin. Biochim Biophys Acta 2013；1830：5465-5472

4) Anraku M, Kitamura K, Shintomo R, et al：Effect of intravenous iron administration frequency on AOPP and inflammatory biomarkers in chronic hemodialysis patients：a pilot study. Clin Biochem 2008；41：1168-1174

5) Tanaka M, Miyamura S, Imafuku T, et al：Effect of a ferric citrate formulation, a phosphate binder, on oxidative stress in chronic kidney diseases-mineral and bone disorder patients receiving hemodialysis：A pilot study. Biol Pharm Bull 2016；39：1000-1006

6) Fujii R, Ueyama J, Aoi A, et al：Oxidized human serum albumin as a possible correlation factor for atherosclerosis in a rural Japanese population：the results of the Yakumo Study. Environ Health Prev Med 2018；23：1. doi：10.1186/s12199-017-0690-z

7) Lim PS, Jeng Y, Wu MY, et al：Serum oxidized albumin and cardiovascular mortality in normoalbuminemic hemodialysis patients：a cohort study. PLoS One 2013；8：e70822. doi：10.1371/journal.pone.0070822

8) Kalousová M, Sulková S, Fialová L, et al：Glycoxidation and inflammation in chronic haemodialysis patients. Nephrol Dial Transplant 2003；18：2577-2581

9) Drüeke T, Witko-Sarsat V, Massy Z, et al：Iron therapy, advanced oxidation protein products, and carotid artery intima-media thickness in end-stage renal disease. Circulation 2002；106：2212-2217

10) Banne AF, Amiri A, Pero RW：Reduced level of serum thiols in patients with a diagnosis of active disease. J Anti Aging Med 2003；6：327-334

（安楽 誠，丸山 徹）

［代　謝］

16 尿毒症物質　★★

基準値[2]
（血清中濃度）

腎機能正常者	総 IS（インドキシル硫酸）濃度	0.05 mg/dL 前後
	遊離型 IS 濃度	not available
	総 PCS（p-クレジル硫酸）濃度	0.2 mg/dL 前後
	遊離型 PCS 濃度	0.01 mg/dL 前後
透析患者	総 IS 濃度	～4.45 mg/dL
	遊離型 IS 濃度	～0.45 mg/dL
	総 PCS 濃度	～4.0 mg/dL
	遊離型 PCS 濃度	～0.25 mg/dL

検査目的　腎機能の評価・近位尿細管障害の指標

測定法　・HPLC 法，LC-MS 法，インドキシル硫酸測定試薬「ニプロ」（酵素法）

保険適用　・なし

病態生理

　尿毒症物質（uremic toxin）は，これまでに約 150 種類が同定されており，それらは ① 水溶性低分子（ADMA，トリメチルアミン-N-オキシド，尿酸など），② 血清蛋白結合型低分子〔AGEs，インドキシル硫酸（indoxyl sulfate；IS），p-クレジル硫酸（p-cresylsulfate；PCS），インドール酢酸（indole-3-acetate；IAA），キヌレニン酸，フェニル酢酸など〕並びに ③ 中分子（β_2-ミクログロブリン，グレリン，PTH など）の 3 つのグループに大別される[1),2)]．このうち，透析患者の血清中濃度が腎機能正常者に比べて 10 倍以上上昇する尿毒症物質を**表**に示す[2)]．

　なかでも，血清蛋白結合型低分子は，アルブミンと強固に結合することから，血液透析による体外除去効率が低く，透析後においても依然として高い血清中濃度を示す．過去の臨床試験により，

表　透析患者の血清中濃度が腎機能正常者に比べて 10 倍以上上昇する尿毒症物質

尿毒症物質	分　類	血清中濃度比 （透析患者/腎機能正常者）
フェニル酢酸	血清蛋白結合型低分子	334.0
ネオプテリン	低分子	60.3
グアニジノコハク酸	低分子	47.7
インドキシル硫酸（IS）	血清蛋白結合型低分子	43.2
キヌレニン酸	血清蛋白結合型低分子	27.6
馬尿酸	血清蛋白結合型低分子	23.8
メチルグアニジン	低分子	19.1
β_2-ミクログロブリン	中分子	15.9
カルボキシメチルリジン	血清蛋白結合型低分子	15.4
IL-8	中分子	12.3
PTH	中分子	11.2
p-クレジル硫酸（PCS）	血清蛋白結合型低分子	11.0
オステオカルシン	中分子	10.5

〔Duranton F, et al[2)] より一部改変〕

透析患者を含む慢性腎臓病（CKD）患者の血清中IS，PCSおよびIAA濃度が高値を呈する群では，腎予後の悪化，心血管疾患死亡率および総死亡率の上昇が報告されている[3]〜[6]．そのため，これら尿毒症物質が透析患者の心血管疾患発症リスクや長期予後の予測因子としても注目されるようになってきた．

●インドキシル硫酸（IS）

ISは食事中のアミノ酸のなかでもトリプトファンを原料とし，腸内細菌によってインドールへ変換された後，肝臓で水酸化酵素（cytochrome P450 2E1）と硫酸転移酵素（SULT）により代謝を受けて生合成される硫酸抱合体である．血清中では，95%以上がアルブミンと結合した状態で存在しており，代謝を受けることなく腎臓の近位尿細管の基底膜側に局在する有機アニオントランスポーターを介した能動輸送により尿細管上皮細胞に取り込まれた後に尿中へと排泄される[7]．腎機能正常者の血清中総濃度は0.05 mg/dL程度であるのに対して，透析患者では4.5 mg/dL程度まで上昇する[2]．透析により血清中濃度が一時的に20〜30%低下するものの，次の透析直前にはもとの血清中濃度まで回復する[8]．生体内に蓄積したISは，尿細管細胞において活性酸素種（reactive oxygen species；ROS）の産生を促し，腎線維化に関与するTGF-β1をはじめとする各種サイトカイン発現を上昇させるとともに[9]，尿細管細胞の上皮間葉形質転換を誘発して腎線維化を促進する[10]．また，ISは尿細管における酸素代謝調節異常を惹起し，エリスロポエチン産生を低下させる[11]．

ISは心血管系やミネラル/骨代謝系にも悪影響を及ぼす．ISは血管内皮細胞におけるNADPH oxidaseの活性化を介してROS産生を誘導し細胞障害を惹起する[9]．また，血管平滑筋細胞に対しても，ROS産生を介して細胞増殖を促すとともに，骨芽細胞への分化を促進することで血管の石灰化を誘導する[9]．一方，骨代謝に関しては，骨芽細胞においてPTH受容体の発現を抑制することでPTHの骨に対する反応性を低下させ，骨代謝回転の低下に寄与する[12]．さらに，ISはDNAメチル化を介してミネラル代謝調節分子であるKlotho発現を低下させる[13]．最近では，ISが骨格筋細胞に取り込まれ，筋萎縮因子であるmyostatinやatrogin-1の発現を誘導することで筋萎縮に関わることが報告されている[14],[15]．

●p-クレジル硫酸（PCS）

食事中のチロシンやフェニルアラニンが腸管内で代謝され，生成したp-クレゾールの大部分は消化管吸収される際に腸管粘膜に存在する硫酸転移酵素により硫酸抱合を受けることで，循環血中においては，硫酸抱合体のPCSとして存在している．このPCSもISと同様にアルブミンに対して高い結合親和性を示すことから血液透析による除去が困難である．また，有機アニオントランスポーターを介して尿細管上皮細胞へ取り込まれ，ROS産生を介して尿細管障害を誘発し，間質の線維化を促進することが見出されている[16]．さらには，Klotho発現量の低下に関与する可能性が示されている[12]．

透析患者における読み方・意義

●海外の臨床試験によると，血液透析患者の血清中ISまたはPCS濃度が高いほど，死亡リスクが高い．透析患者を含むCKD患者を対照とした試験では，血清中総IS濃度が0.42 mg/dL以上になると総死亡率が上昇する[4]．また透析患者の場合，血清中遊離型PCS濃度が0.22 mg/dL以上になると，総死亡率並びに心血管疾患死亡率が増加する[5]．IAAの場合，血清中濃度が3.75 μM以上になると，それ以下の群に比べて死亡率や心血管疾患イベントの発症頻度が有意に増加する[6]．

■ 文 献

1) Vanholder R, Pletinck A, Schepers E, et al：Biochemical and Clinical Impact of Organic Uremic Retention Solutes：A Comprehensive Update. Toxins（Basel）2018；10：E33

2) Duranton F, Cohen G, De Smet R, et al：Normal and pathologic concentrations of uremic toxins. J Am Soc Nephrol 2012；23：1258-1270

3) Vanholder R, Schepers E, Pletinck A, et al：The uremic toxicity of indoxyl sulfate and p-cresyl sulfate：a systematic review. J Am Soc Nephrol 2014；25：1897-1907

4) Barreto FC, Barreto DV, Liabeuf S, et al：Serum indoxyl sulfate is associated with vascular disease and mortality in chronic kidney disease patients. Clin J Am Soc Nephrol 2009；4：1551-1558

5) Wu IW, Hsu KH, Hsu HJ, et al：Serum free p-cresyl sulfate levels predict cardiovascular and all-cause mortality in elderly hemodialysis patients-a prospective cohort study. Nephrol Dial Transplant 2012；27：1169-1175

6) Dou L, Sallée M, Cerini C, et al：The cardiovascular effect of the uremic solute indole-3 acetic acid. J Am Soc Nephrol　2015；26：876-887

7) Watanabe H, Miyamoto Y, Otagiri M, et al：Update on the pharmacokinetics and redox properties of protein-bound uremic toxins. J Pharm Sci　2011；100：3682-3695

8) Yamamoto S, Kazama JJ, Omori K, et al：Continuous Reduction of Protein-Bound Uraemic Toxins with Improved Oxidative Stress by Using the Oral Charcoal Adsorbent AST-120 in Haemodialysis Patients. Sci Rep　2015；5：1438

9) Niwa T：Role of indoxyl sulfate in the progression of chronic kidney disease and cardiovascular disease：experimental and clinical effects of oral sorbent AST-120. Ther Apher Dial　2011；15：120-124

10) Bolati D, Shimizu H, Higashiyama Y, et al：Indoxyl sulfate induces epithelial-to-mesenchymal transition in rat kidneys and human proximal tubular cells. Am J Nephrol　2011；34：318-323

11) Chiang CK, Tanaka T, Nangaku M：Dysregulated oxygen metabolism of the kidney by uremic toxins：review. J Ren Nutr　2012；22：77-80

12) Tanaka H, Komaba H, Koizumi M, et al：Role of ure-mic toxins and oxidative stress in the development of chronic kidney disease-mineral and bone disorder. J Ren Nutr　2012；22：98-101

13) Sun CY, Chang SC, Wu MS：Suppression of Klotho expression by protein-bound uremic toxins is associated with increased DNA methyltransferase expression and DNA hypermethylation. Kidney Int　2012；81：640-650

14) Enoki Y, Watanabe H, Arake R, et al：Indoxyl sulfate potentiates skeletal muscle atrophy by inducing the oxidative stress-mediated expression of myostatin and atrogin-1. Sci Rep　2016；6：32084

15) Enoki Y, Watanabe H, Arake R, et al：Potential therapeutic interventions for chronic kidney disease-associated sarcopenia via indoxyl sulfate-induced mitochondrial dysfunction. J Cachexia Sarcopenia Muscl　2017；8：735-747

16) Watanabe H, Miyamoto Y, Honda D, et al：*p*-Cresyl sulfate causes renal tubular cell damage by inducing oxidative stress through the activation of NADPH oxidase. Kidney Int　2013；13：582-592

（渡邊博志，丸山　徹）

[代 謝]

17 アミノ酸

基準値	腎機能正常者　表（次頁） 透析患者で生じる異常　表（次頁）
検査目的	栄養状態の評価，とくに蛋白（筋肉）の異化亢進の有無の評価

異常値を示した場合の鑑別	**透析患者** ・個々のアミノ酸によって異なる．概して，一般に腎不全が高度なほど，また栄養障害が高度なほど，異常が強く現れる． **腎機能正常者** ● 先天性アミノ酸代謝異常 　・フェニルケトン尿症，メープルシロップ尿症，ホモシスチン尿症，高チロシン血症，尿素サイクル異常症，シスチン尿症など ● 後天性アミノ酸代謝異常 　・肝疾患，糖尿病，悪性腫瘍，栄養不良，敗血症など

測定法	・HPLC 法
保険適用	・あり（適用疾患：保険測定上の適用は正式には記載されていない．一般には，先天性アミノ酸代謝異常，劇症肝炎，肝性昏睡，肝硬変，進行性腎障害に限られる．）

病態生理

成人における血漿アミノ酸（amino acid）は，約40種類のアミノ酸で構成されている．アミノ酸濃度の測定は，生体内のアミノ酸動態・代謝異常を推定するうえで重要である．

透析患者のアミノグラム（**表**）ではさまざまなアミノ酸における異常が認められているが，アミノ酸自体が年齢，性別，食事内容，生理的状態，身体活動度などにより影響される．

血液透析（HD）に関連したアミノ酸代謝異常のおもな原因は透析による喪失，腎でのアミノ酸合成障害と考えられる．HD では 5〜8 g のアミノ酸が失われる[1]．しかし，血漿遊離アミノ酸はアミノ酸プールの 2％程度にすぎないため，細胞内からの動員により HD による血漿アミノ酸濃度の低下は 20〜50％程度とされている[2]．これらの結果は，HD による除去が，蛋白異化の亢進により膨大な細胞内プールから補充されることを意味する．

● 測定法について

血漿アミノ酸濃度は食事の影響を受けるため，空腹時に行い，除蛋白後できるだけ速やかに測定することが望ましい．保存する場合は −80℃で行う．測定は HPLC 法によるアミノ酸自動分析計が標準的である．流出液は比色法または蛍光法によって定量する．しかし本法では，トリプトファン（Trp）が低値を示すため，正確には別に定量する必要がある．

透析患者における読み方・意義

● **必須/非必須アミノ酸比（E/N 比）**：食事のたんぱく制限により必須アミノ酸が減少し，非必須アミノ酸が増加するため，腎不全ではこの比が低下する．

● **ヒスチジン（His）**：腎不全では血漿 His 濃度が低下しており，補充することで窒素出納が正になることから[3]，腎不全時における必須アミノ酸と考えられている．また，His は抗炎症作用や抗酸化作用を有し，慢性腎臓病（CKD）患者の死亡率と関連があることが報告されている[4]．そのため，腎不全用のアミノ酸製剤には His が添加されている．

● **アルギニン（Arg）**：Arg は腎不全では低下傾向を示し，一酸化窒素（NO）産生の基質として働くため，高血圧や内皮細胞機能異常に関与している可能性がある[5]．

● **ロイシン（Leu）**：腎不全では Leu が低値を示す．これは食事のたんぱく摂取量低下や筋肉の酸化によるものと考えられており，Leu は筋肉の再生に関与することが知られているため[6]，これらは透析患者の栄養状態の指標となる可能性がある．

17. アミノ酸 ● 225

表　腎機能正常者と透析患者の空腹時アミノグラムの比較

		腎機能正常者の基準値[#1]	血液透析患者[#2]	腎機能正常者との比較[#3]
タウリン	(Tau)	39.5〜93.2	45±21	
アスパラギン酸	(Asp)	2.4 以下	4.7±3.9	
ヒドロキシプロリン	(Hypro)	21.6 以下	31±20	
スレオニン*	(Thr)	66.5〜188.9	109±54	
セリン	(Ser)	72.4〜164.5	78±27	
アスパラギン	(Asn)	44.7〜96.8	61±20	
グルタミン酸	(Glu)	12.6〜62.5	134±46	
グルタミン	(Gln)	422.1〜703.8	525±93	
サルコシン	(Sarco)	TR	—	
αアミノアジピン酸	(α-AAA)	ND	—	
プロリン	(Pro)	77.8〜272.7	284±116	
グリシン	(Gly)	151.0〜351.0	261±127	
アラニン	(Ala)	208.8〜522.7	230±97	
シトルリン	(Cit)	17.1〜42.6	111±46	
αアミノ酪酸	(α-ABA)	7.9〜26.6	—	
バリン*	(Val)	147.8〜307.0	201±56	↓
シスチン	(Cys)	13.7〜28.3	—	
シスタチオン	(Cysthio)	TR	—	
メチオニン*	(Met)	18.9〜40.5	27±11	
イソロイシン*	(Ileu)	43.0〜112.8	75±21	↓
ロイシン*	(Leu)	76.6〜171.3	125±32	↓
チロシン	(Tyr)	40.4〜90.3	42±15	↓
フェニルアラニン*	(Phe)	42.6〜75.7	68±16	
γアミノβヒドロキシ酪酸	(γ-A β-HBA)	ND	—	
βアラニン	(β-Ala)	TR	—	
βアミノイソ酪酸	(β-AIBA)	TR	—	
γアミノ酪酸	(γ-ABA)	ND	—	
ホモシスチン	(Homocys)	ND	—	↑
ヒスチジン	(His)	59.0〜92.0	60±18	↓
3メチルヒスチジン	(3-Me His)	5.0 以下	29±14	↑
1メチルヒスチジン	(1-Me His)	18.5 以下	20±30	↑
トリプトファン*	(Trp)	37.0〜74.9	22±10	
ヒドロキシリジン	(Hylys)	ND	—	
オルニチン	(Orni)	31.3〜104.7	66±19	
リジン*	(Lys)	108.7〜242.2	155±48	
アルギニン	(Arg)	53.6〜133.6	103±32	↓
総アミノ酸	(Total AA)	2068.2〜3510.3	2864±684	
必須アミノ酸	(EAA)	660.0〜1222.3	944±239	↓
非必須アミノ酸	(NEAA)	1381.6〜2379.4	1921±468	↑
分枝鎖アミノ酸	(BCAA)	265.8〜579.1	400±102	
EAA/NEAA		0.40〜0.63		
BCAA/Total AA		0.11〜0.18		
フィッシャー比		2.43〜4.40		

アミノ酸濃度（nmol/mL）. 血液透析患者は平均±標準偏差で表記.
[#1] 総合検査案内 2018, 株式会社エスアールエル, 東京, 2018[URL 1]より改変して引用.
[#2] 日本において使用頻度の高いポリスルホン膜[2]使用時のデータを記載.
[#3] 不明な点も多いが, 一般的に報告されているもののみ記載.
*必須アミノ酸
TR：痕跡, ND：測定感度以下

■ 文　献

1) 椿原美治, 飯田喜俊, 湯浅繁一, 他：慢性透析患者における蛋白・アミノ酸代謝異常と必須アミノ酸療法の検討. 日腎誌　1982；24：1127-1136
2) Ikizler TA, Flakoll PJ, Parker RA, et al：Amino acid and albumin losses during hemodialysis. Kidney Int　1994；46：830-837
3) Bergström J, Fürst P, Josephson B, et al：Improvement of nitrogen balance in a uremic patient by the addition of histidine to essential amino acid solutions given intravenously. Life Sci II　1970；9：787-794
4) Watanabe M, Suliman ME, Qureshi AR, et al：Consequences of low plasma histidine in chronic kidney disease patients：associations with inflammation, oxidative stress, and mortality. Am J Clin Nutr　2008；87：1860-1866
5) Baylis C：Arginine, arginine analogs and nitric oxide production in chronic kidney disease. Nat Clin Pract Nephrol　2006；2：209-220
6) Garibotto G, Bonanni A, Verzola D：Effect of kidney failure and hemodialysis on protein and amino acid metabolism. Curr Opin Clin Nutr Metab Care　2012；15：78-84

■ 参考URL（2018年11月現在）

1) 株式会社エスアールエル：総合検査案内 2018.
http://test-guide.srl.info/hachioji/

（秋山健一, 花房規男）

[代 謝]

18 カルニチン

基準値　**腎機能正常者：（酵素サイクリング法）**
総カルニチン（TC）　45〜91 μmol/L
遊離カルニチン（FC）　36〜74 μmol/L
アシルカルニチン（AC）　6〜23 μmol/L
透析患者　腎機能正常者と同じ

検査目的　カルニチン欠乏症の診断

異常値を示した場合の鑑別　**腎機能正常者・透析患者ともに**
・FC<20 μmol/L の場合,「カルニチン欠乏症」と診断.
・20≦FC<36 μmol/L,または,AC/FC>0.4 の場合,「カルニチン欠乏症が発症する可能性がきわめて高い」と診断.

● **基準値以下**
・先天性代謝異常症
・後天的条件によるもの：生合成の減少,摂取の減少,吸収の低下,体内貯蔵/必要量の増大,損失の増大
・医原性〔血液透析,腹膜透析,薬剤性（てんかん薬,抗菌薬,抗がん剤）など〕

● **基準値以上**（FC>74 μmol/L）
・肝不全,肝硬変,横紋筋融解症など

測定法
保険適用
・酵素サイクリング法による血中カルニチン2分画測定（平成30年2月より,遊離カルニチンおよび総カルニチンは慢性透析患者におけるカルニチン欠乏の診断補助もしくは経過観察のため6カ月に1回を限度として算定可）包
・タンデムマス法によるカルニチンプロファイル分析（先天性代謝異常が強く疑われる場合のみ保険適用）

病態生理

カルニチン（carnitine）は分子量 161.2 の水溶性のアミノ酸誘導体であり,必須アミノ酸であるリジンとメチオニンから生合成される. カルニチンは食事から必要量の約75%が摂取され,体内での生合成により約25%供給される条件的必須栄養素である. 大部分が骨格筋と心筋に分布しており,血中プールは約0.6%といわれている.

カルニチンの生理的役割として以下のようなものが挙げられる. ① 長鎖脂肪酸をミトコンドリアマトリックス内に運び込む必須のキャリアとして働き,長鎖脂肪酸の β 酸化による ATP 産生を促進する. ② 細胞内のアシル CoA/CoA 比率を調節し,種々の代謝に重要な遊離 CoA プールを維持する. ③ 有機酸代謝異常症や種々の病態で蓄積する有害なアシル CoA のアシル基と結合し,アシルカルニチンとなって細胞外へ排泄する内因性解毒剤

として作用する. ④ スーパーオキサイドディスムターゼ,グルタチオンパーオキシダーゼ,カタラーゼなどの抗酸化酵素の発現増強作用,アポトーシス抑制作用などにより,抗酸化作用,抗炎症作用,生体膜安定化作用,線維化抑制作用などを発揮する. カルニチン欠乏症となると,上記の働きが障害され重篤な症状や QOL の低下を招く.

● **測定法について**

血中カルニチン検査には,タンデムマス法によるカルニチンプロファイル分析と血中カルニチン2分画検査の2種類が存在する. 前者はアシルカルニチンの種類と濃度を分析でき,脂肪酸代謝異常の病態理解に役に立つ. 後者は総カルニチン濃度と遊離カルニチン濃度のみを測定する. カルニチン欠乏症の診断には後者で代替可能であろう.

透析患者における読み方・意義

●カルニチン欠乏症の診断には，日本小児科学会から発表されている「カルニチン欠乏症の診断・治療指針2018」の基準を用いる[1]．多くの透析患者では食事制限や透析による除去，体内合成能の低下などで慢性欠乏状態となっている．

●血液透析患者に対するL-カルニチン投与の有効性について，腎性貧血[2]や低心機能の改善効果[3]，透析時低血圧の抑制効果[4]，下肢の攣りへの効果，抗動脈硬化作用，抗酸化作用，抑うつ・認知症・加齢男性性腺機能低下の改善などが報告されている．

●L-カルニチンの補充については，経口投与と経静脈投与がある．経口投与での生物学的利用率は10〜20%とされている[5]．また，腸内細菌叢がL-カルニチンを代謝する際に，心血管系疾患のリスクを増加させる可能性のあるトリメチルアミンを生成するとの報告もある[6]．透析患者の投与法としては経静脈投与が標準的な用法である．

■ 文献

1) 日本小児科学会：カルニチン欠乏症の診断・治療指針2018
https://www.jpeds.or.jp/uploads/files/20181128_shishin.pdf

2) Maruyama T, Higuchi T, Yamazaki T, et al：Levocarnitine injections decrease the need for erythropoiesis-stimulating agents in hemodialysis patients with renal anemia. Cardiorenal Med 2017；7：188-197

3) Higuchi T, Abe M, Yamazaki T, et al：Levocarnitine improves cardiac function in hemodialysis patients with left ventricular hypertrophy：a randomized controlled trial. Am J Kidney Dis 2016；67：260-270

4) Kudoh Y, Aoyama S, Torii T, et al：Hemodynamic stabilizing effects of L-carnitine in chronic hemodialysis patients. Cardiorenal Med 2013；3：200-207

5) Brass EP：Pharmacokinetic considerations for the therapeutic use of carnitine in hemodialysis patients. Clin Ther 1995；17：176-185

6) Koeth RA, Wang Z, Levison BS, et al：Intestinal microbiota metabolism of L-carnitine, a nutrient in red meat, promotes atherosclerosis. Nat Med 2013；19：576-585

（亀井大悟）

[代　謝]

19 ヘプシジン（hep）

基準値　腎機能正常者　健常人の朝食前値は 7.8 ± 7.0 ng/mL（63 例，21〜87 歳）[1]
透析患者における管理目標値　10〜50 ng/mL

検査目的　鉄の回転再利用効率，および経口鉄の腸管吸収効率（フェロポルチン分布密度）の指標

異常値を示した場合の鑑別

● 基準値以下
① hep 産生刺激の低下：血清鉄の低下（鉄欠乏性貧血）
② hep 制御系分子の障害：遺伝性ヘモクロマトーシス
　　（HEF，HJV，HAMP，TFR2 などの遺伝子変異）
③ hep 産生能の低下：肝機能障害（ウイルス性肝炎，肝硬変，脂肪肝）

● 基準値以上
① hep 産生刺激の亢進
　　a．IL-6/STAT を介する：感染症，慢性炎症，悪性腫瘍，キャッスルマン病
　　b．TFR2/STAT を介する：二次性ヘモクロマトーシス，骨髄造血機能障害
　　　経静脈的鉄投与（製剤中のフリー鉄），鉄過剰投与
② hep 制御系分子の障害：鉄剤不応性鉄欠乏性貧血（TMPRSS6 遺伝子異常）

測定法
・質量分析 LC-MS/MS 法が，唯一の絶対定量法である．定量限界下限は 2 ng/mL.
・ELISA キットが市販されているが，抗体特異性に問題があり，hep-25 の絶対評価には使用できない．現在，国際標準試験法の策定のため Roung Robin Study を行っている[2].

保険適用　・なし

病態生理

　ヘプシジン（hepcidin；hep）-25 の作用は，鉄輸送膜蛋白であるフェロポルチン（ferroportin；Fpn）の膜分布密度を調節し鉄輸送機能を制御することである[3]．Fpn は hep-25 と結合し，ともに細胞内に取り込まれ分解される．Fpn の新たな合成には 2〜3 日を要するため，その間 Fpn の膜分布密度が低下し，細胞内から血中への鉄の供給が制限される．これは，hep-25 の産生がいったん亢進すると，細胞内の鉄を利用できない状態が続くことを意味している．

　HAMP（hepcidin antimicrobial peptide）遺伝子でコードされたペプチドが，84 個のアミノ酸からなるヘプシジン前駆体であり，肝細胞で産生される．これがフリン酵素で分解され，4 つの S–S 結合をもつ C 末 25 個のアミノ酸からなる成熟型，hep-25 として分泌される．血中では，さらに N 末から分解され，アミノ酸 22 個，20 個からなる hep-22，hep-20 が存在する．鉄代謝の制御機能は hep-25 によるものであり，hep-22，hep-20 は抗炎症作用をもつ．これを総じてヘプシジンとして捉えている．

透析患者における読み方・意義

1）貯蔵鉄の評価
●フェリチン値 100 ng/mL 以上の症例は，経口摂取鉄をほとんど吸収できないことがわかっている[4]．この場合，hep-25 値は 50 ng/mL 以上である．細胞内の鉄が利用されにくいという目安でもある．

●hep-25 低値は鉄の利用効率が良好であることを表しているが，鉄欠乏であることも多く，注意する必要がある．

2）ESA の評価
●ESA 投与後，その半減期の時点でみられる hep-25 値の低下は，骨髄造血時の血清鉄の低下を反映しており，有効性の指標になる．

●hep-25 値の低下がみられない場合は，erythropoietin（EPO）不足または不応症である．

3）炎症，感染時の評価
●感染症，慢性炎症時の hep-25 値の上昇は，鉄制御系とは異なる炎症系からのヘプシジン産生刺激である．そのため鉄制御系が乱され，鉄の利用効率が低下し，二次的にフェリチン値は上昇する．原因が除去されない限り，貧血管理は困難で

ある.

4）鉄剤の評価

●静注鉄剤に含まれるフリーの鉄は，トランスフェリンと結合し，TfR2/SMAD を介して hep-25 発現を促進させる. フリーの鉄には二価鉄も含まれており，活性酸素発生の可能性があり，注意が必要である.

●クエン酸第二鉄吸収試験：hep-25 値から，経口摂取鉄の吸収効率を推測できる.

■ 文 献

1）Sakamoto S, Kawabata H, Kanda J, et al：High pre-transplant hepcidin levels are associated with poor overall survival and delayed platelet engraftment after allogeneic hematopoietic stem cell transplantation. Cancer Med 2017；6：120-128

2）Kroot JJ, van Herwaarden AE, Tjalsma H, et al：Second round robin for plasma hepcidin methods：first steps toward harmonization. Am J Hematol 2012；87：977-983

3）Nemeth E, Tuttle MS, Powelson J, et al：Hepcidin regulates cellular iron efflux by binding to ferroportin and inducing its internalization. Science 2004；306：2090-2093

4）Eschbach JW, Cook JD, Scribner BH, et al：Iron balance in hemodialysis patients. Ann Intern Med 1977；87：710-713

（友杉直久）

[代　謝]

20 フェテュインA

基準値	腎機能正常者	0.5～1.0 g/L（測定方法により異なるため注意が必要→本文参照）
	透析患者	健常者より低いが，測定方法により値が異なるため注意が必要

検査目的	異所性石灰化ストレス評価

異常値を示した場合の鑑別	●基準値以下 ・炎症 ・低栄養 ・悪性腫瘍	●基準値以上 ・非アルコール性脂肪性肝疾患 ・メタボリック症候群

測定法	・ELISA 法，nephelometry 法
保険適用	・なし

病態生理

　フェテュイン（fetuin）-A は新生仔牛の血清に多く含まれるグロブリン分画蛋白質として 1994 年に Pedersen らによって同定され，胎仔期にもっともその血清濃度が高いことから fetus に因んで fetuin と名付けられた[1]．ヒトのホモログは Heremans と Schmidt らによって報告され，$a2$ グロブリン分画に含まれるため $a2$ Heremans Schmid glycoprotein（AHSG）とも呼ばれる．

　Fetuin-A は肝臓で産生され血中に分泌される糖蛋白質であり，炎症・低栄養などにより肝臓での産生および血清濃度が低下する．また，骨構成成分であるハイドロキシアパタイトとの親和性が高いという生化学的特徴をもち，骨の非コラーゲン性蛋白の 25 ％を占める[2]．生体における fetuin-A のもっとも重要な役割は異所性石灰化抑制作用であり，fetuin-A ノックアウトマウスは全身に著明な異所性石灰化を生じる[3]．2003 年に Ketteler らが，透析患者において血清 fetuin-A 濃度低下と心血管死・全死亡が関連することを報告して以来，同分子が腎疾患・透析領域において注目を集めることとなった[4]．また，二次性副甲状腺機能亢進症などの異所性石灰化ストレス存在下では，血中に fetuin-A とカルシウム・リンなどのミネラルの複合体〔fetuin-mineral complex（FMC）〕が出現し，血清 FMC 濃度と冠動脈石灰化に正相関があることが知られている[5,6]．FMC は calciprotein particle（CPP）とも呼ばれ，脂質がアポリポ蛋白と結合して血中を流れているのと似た概念で捉えることができるものである．なお，CPP が生体に対するリン毒性の本体であるとする概念が近年提唱されている[7]．

　また，海外では CPP maturation time（T50）を石灰化傾向指数として用いようとする動きがある[8]．異所性石灰化抑制の面からは，血清 fetuin-A 濃度が高いほうが生体にとって好ましいと考えられるが，血清 fetuin-A 濃度高値はインスリン抵抗性と正相関することも知られており，fetuin-A が Toll 様受容体 4 の内因性リガンドとして遊離脂肪酸によるインスリン抵抗性を促進することが動物実験で確認されている[9]．このため，血清 fetuin-A 値が高すぎることも低すぎることも，生体にとって好ましくないと考えられる．

●測定法について

　現在，血清 fetuin-A 濃度測定は保険適用となっておらず，研究目的でのみ測定される．fetuin-A 測定方法には，nephelometry と ELISA の 2 方法があるが，nephelometry はその測定原理上サンプル内の混濁を除かなければならないため，測定前に 15,000 g 程度でサンプルを遠心分離する必要がある．異所性石灰化ストレスのない腎機能正常者では 15,000 g の遠心前後でサンプルの fetuin-A 濃度に変化を生じないが，異所性石灰化ストレスに曝されている患者では上記遠心により FMC 分画が沈殿するため，上清に含まれる fetuin-A 濃度は血清に比べ低下する[6]．またヒト fetuin-A 測定用 ELISA は Epitope Diagnostic 社と BioVendor 社から市販されているが，同一サンプルを測定しても BioVendor 社の ELISA キットのほうが Epitope Diagnostic 社のキットより低値を示す．このため異なる測定方法を用いた結果を直接比較検討

することはできない[6]．なお，FMC を構成する fetuin-A やインスリン受容体と結合する fetuin-A はリン酸化 fetuin-A であるが，リン酸化 fetuin-A のみを定量的に評価できる市販キットは現在のところない[5]．

透析患者における読み方・意義

●心血管合併症は透析患者の死因の約 40％を占めており，透析患者でしばしば認められる血管および心臓弁石灰化がその一因であると考えられる．異所性石灰化病変形成にはさまざまな促進・抑制因子が作用すると考えられているが，全身性に作用する石灰化抑制分子として fetuin-A の果たす役割は大きいと考えられる．

●健常者に比べ，透析患者では血清 fetuin-A 濃度が有意に低く，32 カ月間の観察において fetuin-A 低値群で心血管死・全死亡が多くなることが報告されている[4]．しかし，上記のとおり，fetuin-A の測定結果は，その測定方法などを含めて解釈する必要がある．

●血清 fetuin-A 濃度は，Malnutrition Inflammation Atherosclerosis（MIA）症候群のマーカーとしての側面をもつ．

■ 文 献

1) Pedersen KO：Fetuin, a new globulin isolated from serum. Nature 1944；154：575
2) Termine JD, Belcourt AB, Conn KM, et al：Mineral and collagen-binding proteins of fetal calf bone. J Biol Chem 1981；256：10403-10408
3) Schafer C, Heiss A, Schwarz A, et al：The serum protein alpha 2-Heremans-Schmid glycoprotein/ fetuin-A is a systemically acting inhibitor of ectopic calcification. J Clin Invest 2003；112：357-366
4) Ketteler M, Bongartz P, Westenfeld R, et al：Association of low fetuin-A (AHSG) concentrations in serum with cardiovascular mortality in patients on dialysis：a cross-sectional study. Lancet 2003；361：827-833
5) Matsui I, Hamano T, Mikami S, et al：Fully phosphorylated fetuin-A forms a mineral complex in the serum of rats with adenine-induced renal failure. Kidney Int 2009；75：915-928
6) Hamano T, Matsui I, Mikami S, et al：Fetuin-mineral complex reflects extraosseous calcification stress in CKD. J Am Soc Nephrol 2010；21：1998-2007
7) Kuro-o M：Calciprotein particle (CPP)：a true culprit of phosphorus woes? Nefrologia 2014；34：1-4
8) Keyzer CA, de Borst MH, van den Berg E, et al：Calcification propensity and survival among renal transplant recipients. J Am Soc Nephrol 2016；27：239-248
9) Pal D, Dasgupta S, Kundu R, et al：Fetuin-A acts as an endogenous ligand of TLR4 to promote lipid-induced insulin resistance. Nat Med 2012；18：1279-1285

（松井　功，猪阪善隆）

21 カルシプロテイン粒子（CPP）

基準値	腎機能正常者　fetuin-A 法で検出感度以下 OsteoSense 法で 5,000 U 以下 T50 の基準値は確立していないが，概ね 300 分以上
検査目的	動脈の硬さ，血管石灰化，死亡のリスク評価
異常値を示した場合の鑑別	・最近の臨床研究で，血中 CPP 値が腎機能低下とともに上昇すること，血管石灰化や動脈硬化や慢性炎症の臨床指標（冠動脈石灰化スコア，大動脈脈波速度，hs-CRP）と相関すること，T50 低値が動脈の硬さや死亡率の上昇と相関することなどが報告されている．
測定法	・fetuin-A 法，OsteoSense 法，T50
保険適用	・なし

病態生理

血中のリンとカルシウムは過飽和の状態であり，わずかな一過性の濃度上昇でもリン酸カルシウムが析出するが，血清蛋白 fetuin-A がこれを速やかに吸着するため，血中でリン酸カルシウム結晶が大きく成長することはない．しかしその結果，リン酸カルシウムの微粒子を吸着した fetuin-A の凝集体が形成され，コロイド粒子となって血中に分散する．この粒子をカルシプロテイン粒子（calciprotein particle；CPP，別名 fetuin mineral complex；FMC）と呼んでいる[1]（図）．CPP には，血管平滑筋細胞に石灰化を[2]，マクロファージに自然免疫反応を[3]誘導する活性がある．

● 測定法について

血中 CPP 値の測定法には，fetuin-A 法[4]と OsteoSense 法[5]が報告されている．fetuin-A 法では，CPP が 16,000 g・2 時間の遠心で沈殿すると仮定し，遠心前後の血清 fetuin-A の濃度差をもって CPP 値に代用している．OsteoSense 法では，リン酸カルシウム結晶に結合する蛍光プローブ OsteoSense を血清に加えた後にゲル濾過スピンカラムにかけ，高分子量画分の蛍光強度を CPP 値としている．

これら血中 CPP 値の測定のほか，「CPP のできやすさ」の指標として測定されているのが T50 値である[6]．血清に一定量のリンとカルシウムを添加して 37℃ に放置すると，数時間後に突然，血清が濁るという現象が起こるが，この急激な濁度上昇が起こるまでの時間を T50 と定義する．T50 値が小さいほど，CPP が「できやすい」血清であると考えられる．

透析患者における読み方・意義

● 透析患者においては，一般に血中 CPP 値が高値を示す[4]．血中 CPP は，動脈硬化（血管石灰化）や非感染性慢性炎症の原因物質である可能性が指摘されている[7]．

● T50 値は低値を示し，大動脈脈波速度と逆相関する．T50 が 300 分以下の透析患者は，350 分以上の透析患者に比べ，全死亡率が 2.2 倍高いこと

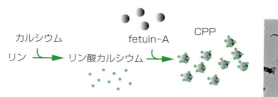

図　カルシプロテイン粒子（CPP）の形成過程
合成 CPP の透過電顕像を示す．

が報告されている[8]．

● CPP や T50 の測定は研究段階の臨床検査であり，透析患者における意義については，今後のさらなる検討が必要である．

■ 文 献

1) Kuro-o M：Klotho, phosphate and FGF-23 in ageing and disturbed mineral metabolism. Nat Rev Nephrol 2013；9：650-660

2) Aghagolzadeh P, Bachtler M, Bijarnia R, et al：Calcification of vascular smooth muscle cells is induced by secondary calciprotein particles and enhanced by tumor necrosis factor-alpha. Atherosclerosis 2016；251：404-414

3) Smith ER, Hanssen E, McMahon LP, et al：Fetuin-A-containing calciprotein particles reduce mineral stress in the macrophage. PLoS One 2013；8：e60904

4) Hamano T, Matsui I, Mikami S, et al：Fetuin-mineral complex reflects extraosseous calcification stress in CKD. J Am Soc Nephrol 2010；21：1998-2007

5) Miura Y, Iwazu Y, Shiizaki K, et al：Identification and quantification of plasma calciprotein particles with distinct physical properties in patients with chronic kidney disease. Sci Rep 2018；8：1256

6) Pasch A, Farese S, Graber S, et al：Nanoparticle-based test measures overall propensity for calcification in serum. J Am Soc Nephrol 2012；23：1744-1752

7) Smith ER, Ford ML, Tomlinson LA, et al：Phosphorylated fetuin-A-containing calciprotein particles are associated with aortic stiffness and a procalcific milieu in patients with pre-dialysis CKD. Nephrol Dial Transplant 2012；27：1957-1966

8) Smith ER, Ford ML, Tomlinson LA, et al：Serum calcification propensity predicts all-cause mortality in predialysis CKD. J Am Soc Nephrol 2014；25：339-348

（黒尾　誠）

[内分泌]

1 副甲状腺ホルモン（PTH） ★★★

基準値 腎機能正常者　intact PTH 10〜65 pg/mL［whole PTH 9〜39 pg/mL］
透析患者における管理目標値　intact PTH 60〜240 pg/mL［whole PTH 35〜150 pg/mL］

検査目的 二次性副甲状腺機能亢進症の評価

異常値を呈した場合の鑑別

透析患者
● 管理目標値下限以下
・副甲状腺摘出術後，高カルシウム血症，活性型ビタミン D 製剤過剰投与，カルシウム受容体作動薬過剰投与
● 管理目標値上限以上
・二次性副甲状腺機能亢進症，まれに原発性副甲状腺機能亢進症の合併

腎機能正常者
● 基準値以下
・特発性副甲状腺機能低下症，続発性副甲状腺機能低下症（副甲状腺・甲状腺術後，頸部放射線照射後，マグネシウム欠乏，高カルシウム血症，ビタミン D 中毒，サルコイドーシスなどの肉芽腫性疾患，甲状腺機能亢進症，褐色細胞腫，Addison 病，悪性腫瘍の転移・浸潤），偽性副甲状腺機能低下症
● 基準値以上
・原発性副甲状腺機能亢進症（副甲状腺腫，副甲状腺過形成，副甲状腺癌），続発性副甲状腺機能亢進症（ビタミン D 欠乏，ビタミン D 依存性くる病，低カルシウム血症），偽性副甲状腺機能亢進症

測定法
・intact PTH：ECLIA 法，CLIA 法，IRMA 法
・whole PTH：IRMA 法，ECLIA 法

保険適用
・あり 包（intact PTH か whole PTH の一方のみの測定に限られる）

病態生理

　副甲状腺ホルモン（parathyroid hormone；PTH）は，副甲状腺の主細胞でおもに合成され，生体のミネラル代謝調節において中心的な役割を担っている．PTH の標的臓器は腎臓と骨で，PTH1 型受容体（PTH/PTHrP type 1 receptor；PTH1R）を介しその生理作用を発揮する．腎臓では，近位尿細管の 2a 型ナトリウム依存性リン酸輸送担体（type 2a sodium-phosphate cotransporters；NaPi-2a）によるリン再吸収を抑制するとともに，1α 水酸化酵素（CYP27B1）を活性化することにより，活性型ビタミン D〔1,25-dihydroxyvitamin D；1,25（OH）$_2$D〕産生を促進する．またヘンレループ上行脚の細胞間タイトジャンクションを構成する claudin の発現を調節することにより，傍細胞経路によるカルシウム再吸収を促進するとともに，遠位尿細管の管腔側に発現する transient

receptor potential vanilloid 5（TRPV5）を介して経細胞経路による能動的カルシウム再吸収を促す．骨においては，PTH の慢性的な上昇は骨芽細胞における破骨細胞分化因子（receptor activator of NF-κB ligand；RANKL）の発現を増加させる一方，osteoprotegerin（OPG）の発現を減少させることにより，破骨細胞の成熟，活性化を促し，骨吸収を刺激する．

　慢性腎臓病（chronic kidney disease；CKD）患者では，腎機能低下とともにリン蓄積や 1,25（OH）$_2$D 低下，低カルシウム血症などを生じるため，これらを代償する作用のある PTH が分泌され，二次性副甲状腺機能亢進症に至る．透析導入後，PTH 分泌がより高度となると，高回転型骨病変（線維性骨炎）や骨折リスク上昇の原因となるだけでなく，ミネラル代謝異常を介して血管石灰化や生命予後に重大な影響を及ぼす[1]．このため透析患者の PTH 値を正確に評価することは，二

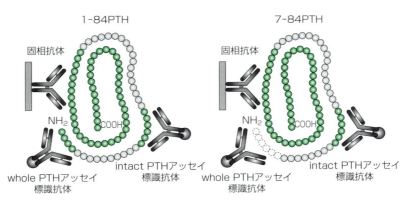

図　第2世代 intact PTH アッセイと第3世代 whole PTH アッセイ

次性副甲状腺機能亢進症の管理を適切に行い，予後の改善をはかるうえで非常に重要なテーマである[2]．

副甲状腺における PTH の合成は，第11染色体短腕（11p15）に位置する PTH 遺伝子の翻訳に始まる．翻訳された PTH mRNA は，スプライシングを受けて115個のアミノ酸からなる pre-pro-PTH となる．Pre-pro-PTH は，エンドヌクレアーゼにより25個のアミノ酸が切断され pre-PTH となり，さらに6個のアミノ酸が切断されることにより，84個のアミノ酸からなる 1-84PTH となる．このような PTH 合成は，副甲状腺主細胞のみならず，好酸性細胞でも行われていることが最近報告されているが，その生理的意義は明らかではない．

血中に分泌された PTH は，肝臓，腎臓などの末梢組織で代謝，断片化され失活する[3]．断片化され，血中を循環するフラグメントはさまざまな大きさのものが存在する．これらのフラグメントのうち，7-84PTH は細胞外カルシウム濃度の上昇に反応して副甲状腺細胞から直接分泌されることが知られており，副甲状腺における 1-84PTH 分泌量の微調節に関与していると考えられている[4]．また 7-84PTH は，1-84PTH の作用に拮抗し，透析患者における骨の PTH 抵抗性の一因となることが知られている[5]．

● 測定法について

PTH の測定法は，より正確な副甲状腺機能の測定のため，PTH 分子の研究発展とともに抗体の PTH 認識部位の工夫が行われてきた．第1世代 PTH アッセイは，血中に存在するさまざまなフラグメントを測定し，PTH 値を過大評価するという問題があった．そこで，1987年 Nichols 社により第2世代 intact PTH アッセイが開発された[6]（図）．本アッセイは，PTH 分子の C 端 39-84 アミノ酸を認識する1次抗体と N 端付近の 15-20 アミノ酸を認識する2次抗体を用いてサンドウィッチ法により検出する．このような原理で PTH 分子を認識することにより，従来のアッセイでは認識されていた PTH フラグメントを認識しないと考えられ，開発後しばらくの間，生理活性を有する 1-84PTH のみを測定すると考えられた．

このアッセイの登場後，透析患者における二次性副甲状腺機能亢進症の診療は大きく発展したが，最初に開発された Nichols 社の Allegro intact PTH アッセイは，放射性物質を用いた免疫放射定量法（immunoradiometric assay；IRMA）であったことから汎用性の点で問題があった．その後複数のメーカーにより，放射性物質を用いない化学発光免疫測定法（chemiluminescent immunoassay；CLIA）や電気化学発光免疫測定法（electrochemiluminescent immunoassay；ECLIA）による intact PTH アッセイが開発され，広く普及するようになった．一方で，これらのアッセイはメーカーにより PTH 分子を認識する部位が異なり，測定結果も異なるため，臨床の現場で大きな問題となった．わが国では，各アッセイを比較検討した研究結果より，Nichols 社の Allegro intact PTH アッセイと比較的良好な一致を示す Roche 社のエクルーシス PTH アッセイによる intact PTH 測定が主流となっている．

しかしその後の研究により，生物学的活性を有する 1-84PTH のみを測定すると考えられてきた

intact PTH アッセイも，フラグメントの一つである 7-84PTH を同時に測定し，副甲状腺機能を過大評価していることが明らかとなった[7]．この事実を受け，PTH 測定法のさらなる研究開発が行われ，標識抗体が N 末端のアミノ酸を含む領域を認識することにより，7-84PTH との交差反応を示さず，1-84PTH をより特異的に測定することができる第 3 世代 whole PTH アッセイが開発された[8]（図）．このアッセイは発売当初，IRMA 法による検出であったため汎用性に問題があったが，最近では ECLIA 法による測定も可能となり[9]，今後の臨床応用やエビデンスの蓄積が期待されている．

　また近年では，N-PTH と呼ばれる新たな PTH 分子の存在が明らかとなっている．この分子は 84 アミノ酸からなる完全体で，N 端を有するため第 3 世代 PTH アッセイでは認識されるが，おそらく 17 番目のセリンがリン酸化されているために，多くの第 2 世代 intact PTH アッセイでは認識されないと考えられている．N-PTH の生理的意義は明らかではないが，副甲状腺癌患者でしばしば N-PTH 分泌が亢進しているという報告や，N-PTH 分泌亢進を示す透析患者において骨代謝回転が著しく亢進していたとの報告[10]から，生理活性を有する可能性が高いと考えられる．

透析患者における読み方・意義

● 透析患者において，PTH 値の上昇は骨病変の原因となるだけでなく，総死亡や心血管合併症のリスク上昇に関連することが複数の観察研究により示されている[1]．

● 2012 年の日本透析医学会の改訂ガイドライン[11]では，統計調査データの再解析の結果[1]，intact PTH 60〜240 pg/mL という管理目標が設定されている．一方，KDIGO ガイドラインでは，透析患者の PTH 値は正常上限の 2 倍から 9 倍（intact PTH 値 130〜585 pg/mL に相当）に維持することが望ましいとされている[12]．

● 第 1 世代 PTH アッセイは，血中のさまざまな PTH フラグメントを測定するという問題があり，現在はほとんど用いられていない．第 2 世代 intact PTH アッセイは現在もっとも広く用いられているアッセイであるが，生理活性を有する 1-84PTH のみならず，フラグメントの一つである 7-84PTH も同時に測定するという問題がある[8]．第 3 世代

whole PTH アッセイは，1-84PTH をより特異的に測定することができる[9]．

● 理論的には，第 3 世代 whole PTH アッセイの測定値は信頼性が高く，このアッセイへの移行が望まれるが，whole PTH 値を測定することのメリットは十分に示されておらず，現在も第 2 世代 intact PTH アッセイが中心的に使用される状況が続いている．

● 7-84PTH は 1-84PTH の作用に拮抗するという基礎的データに基づき，whole PTH 値/intact PTH 値の比率が，それぞれの単独の値よりも骨代謝回転と高い相関を示すという報告もなされたが[13]，他のグループの検討ではこのような結果は再現されず，実臨床で普及することはなかった．

● intact PTH 値と whole PTH 値には高い相関関係があり，臨床研究などで両者の測定値が混在する場合は，whole PTH 値に 1.7 を掛けることにより intact PTH 値に変換することが可能である[11]．しかし，intact PTH 値と whole PTH 値の比率は症例によりばらつきがあり，また治療によっても変化することに注意が必要である．

● 内科的治療に抵抗性を示す重度の二次性副甲状腺機能亢進症（intact PTH 値＞500 pg/mL 以上，あるいは whole PTH 値＞300 pg/mL）では，副甲状腺摘出術の適応を検討する[11]．

■ 文　献

1) Taniguchi M, Fukagawa M, Fujii N, et al：Serum phosphate and calcium should be primarily and consistently controlled in prevalent hemodialysis patients. Ther Apher Dial　2013；17：221-228

2) Komaba H, Goto S, Fukagawa M：Critical issues of PTH assays in CKD. Bone　2009；44：666-670

3) Segre GV, D'Amour P, Hultman A, et al：Effects of hepatectomy, nephrectomy, and nephrectomy/uremia on the metabolism of parathyroid hormone in the rat. J Clin Invest　1981；67：439-448

4) Kawata T, Imanishi Y, Kobayashi K, et al：Direct in vitro evidence of extracellular Ca^{2+}-induced amino-terminal truncation of human parathyroid hormone (1-84) by human parathyroid cells. J Clin Endocrinol Metab　2005；90：5774-5778

5) Slatopolsky E, Finch J, Clay P, et al：A novel mechanism for skeletal resistance in uremia. Kidney Int 2000；58：735-761

6) Nussbaum SR, Zahradnik RJ, Lavigne JR, et al：Highly sensitive two-site immunoradiometric assay of parathyrin, and its clinical utility in evaluating patients with hypercalcemia. Clin Chem　1987；33：1364-1367

7) Brossard JH, Cloutier M, Roy L, et al：Accumulation of a non-(1-84) molecular form of parathyroid hor-

mone（PTH）detected by intact PTH assay in renal failure：Importance in the interpretation of PTH values. J Clin Endocrinol Metab 1996；81：3923-3929

8）John MR, Goodman WG, Gao P, et al：A novel immunoradiomertric assay detects full-length human PTH but not amino-terminally truncated fragments：Implications for PTH measurements in renal failure. J Clin Endcrinol Metab 1999；84：4287-4290

9）Tanaka H, Komaba H, Koizumi M, et al：Novel electrochemiluminescence immunoassay exclusively for full-length parathyroid hormone during treatment with cinacalcet for secondary hyperparathyroidism. Ther Apher Dial 2011；15（Suppl 1）：56-61

10）Arakawa T, D'Amour P, Rousseau L, et al：Overproduction and secretion of a novel amino-terminal form of parathyroid hormone from a severe type of parathyroid hyperplasia in uremia. Clin J Am Soc Nephrol 2006；1：525-531

11）日本透析医学会：慢性腎臓病に伴う骨・ミネラル代謝異常の診療ガイドライン．透析会誌 2012；45：301-356

12）Kidney Disease：Improving Global Outcomes（KDIGO）CKD-MBD Update Work Group：KDIGO 2017 clinical practice guideline update for the diagnosis, evaluation, prevention, and treatment of chronic kidney disease-mineral and bone disorder（CKD-MBD）. Kidney Int Suppl 2017；7：1-59

13）Monier-Faugere MC, Geng ZP, Mawad H, et al：Improved assessment of bone turnover by the PTH-（1-84）large C-PTH fragments ratio in ESRD patients. Kidney Int 2001；60：1460-1468

（駒場大峰）

[内分泌]

2 副甲状腺ホルモン関連蛋白（PTHrP）

基準値 腎機能正常者・透析患者ともに　1.1 pmol/L 未満

検査目的 高カルシウム血症の鑑別診断

異常値を示した場合の鑑別
● 基準値以上
- ・悪性腫瘍に伴う高カルシウム（Ca）血症（肺癌，食道癌，口腔癌，頭頸癌，子宮癌，腎癌，卵巣癌，膀胱癌など）
- ・褐色細胞腫
- ・授乳中

測定法 ・PTHrP IRMA「ミツビシ」

保険適用 ・あり（適用疾患：高 Ca 血症の鑑別，悪性腫瘍に伴う高 Ca 血症に対する治療効果判定で測定した場合のみ）

病態生理

● 副甲状腺ホルモン関連蛋白（parathyroid hormone-related protein；PTHrP）の発見

　悪性腫瘍に伴う高カルシウム（Ca）血症はもっとも頻度の高い腫瘍随伴症候群として知られ，進行癌の約10％に認められる．悪性腫瘍の広汎な骨転移または骨病変で産生される破骨細胞刺激因子による local osteolytic hypercalcemia（LOH）と，腫瘍細胞の産生する全身性の液性因子による humoral hypercalcemia of malignancy（HHM）に大別される[1]．HHM は腫瘍随伴症候群による高 Ca 血症の80％を占め，PTHrP はその惹起因子として1987年に同定された．

● PTHrP の多彩な生理作用

　PTHrP は健常者においても皮膚，膵臓，乳腺，胎盤，血管および平滑筋組織などで発現している．PTHrP の生理作用としては，皮膚におけるケラチノサイト分化調節や膵ラ氏島 β 細胞に対する作用[2]が知られるほか，大動脈，消化管，肝臓，泌尿生殖器などでは平滑筋層を弛緩させる作用をもつ．授乳中の乳腺上皮細胞には PTHrP が高度に発現し，母乳中への Ca 供給に関与すると考えられている．また，授乳中には血中 PTHrP 濃度の上昇を認める．

● 高 Ca 血症惹起因子としての PTHrP 作用

　腫瘍細胞から分泌された PTHrP は N 端フラグメント，中間部，C 端フラグメントに分解されて血中に存在する．N 端を含むフラグメントが PTH と同じ受容体（PTHR1）に結合することで PTH と同様の作用を発揮し，骨吸収の亢進による Ca 動員を介して高 Ca 血症をきたす．肺，皮膚，頭頸部などの扁平上皮癌をはじめに多くの癌腫や成人 T 細胞白血病など血液悪性腫瘍では，PTHrP が過剰産生され高 Ca 血症の原因となることがある[3]．

　PTHrP の測定法には通常 IRMA 法が用いられており，生物活性を示す N 端領域を含む各種の PTHrP フラグメントの測定が可能である．なお，血中では全長に近い PTHrP フラグメントが多数存在するため，その測定値は pmol/L という単位で表記される．

透析患者における読み方・意義

● PTHrP の血中濃度測定は，臨床的には高 Ca 血症の原因診断のために行われる．IRMA 法で測定される PTHrP は，腎機能による蓄積性や透析治療の影響は受けない．

● 透析患者は，透析液の Ca 濃度，併用する薬剤（Ca 製剤や活性型ビタミン D 製剤）あるいは腎不全に伴う骨代謝異常などの要因で高 Ca 血症をきたすため，その原因の鑑別が重要である．血中 PTHrP が高値であれば積極的に悪性腫瘍を検索する．

■ 文　献
1) Stewart AF：Clinical practice. Hypercalcemia associated with cancer. N Engl J Med　2005；352：373-379
2) 竹内靖博：PTHrP の新しい役割．腎と骨代謝　2017；30：315-320
3) 田中良哉，岡田洋右：高カルシウム血症―副甲状腺ホルモン関連蛋白産生腫瘍．日内会誌　2007；96：669-674

（平松里佳子，竹内靖博）

[内分泌]

3 25(OH)D，1,25(OH)₂D，ビタミン D 結合蛋白 ★★

◆ 25(OH)D

基準値	腎機能正常者　20〜60 ng/mL 透析患者　　　＞30 ng/mL が望ましい[2]

検査目的	栄養状態の評価

異常値を示した場合の鑑別	● 基準値以上 ・ビタミン D 過剰摂取（サプリメントなど） ● 基準値以下 ・摂取不足，日照不足，吸収不良症候群，肝硬変，ネフローゼ症候群

測定法	・CLIA 法，CLEIA 法，HPLC 法など

保険適用	・あり（適用疾患：ビタミン D 欠乏性くる病，ビタミン D 欠乏性骨軟化症）

◆ 1,25(OH)₂D

基準値	腎機能正常者　20〜60 pg/mL 透析患者　　　＞30 pg/mL が望ましい[2]

検査目的	骨代謝，腎機能，副甲状腺機能の指標

異常値を示した場合の鑑別	● 基準値以上 ・ビタミン D 依存症 II 型，肉芽腫性疾患（サルコイドーシス，結核など），ビタミン D 製剤過剰投与 ● 基準値以下 ・ビタミン D 依存症 I 型，慢性腎臓病・慢性腎不全，副甲状腺機能低下症，くる病，骨軟化症

測定法	・RIA 法，RRA 法，ELISA 法など

保険適用	・あり 包（適用疾患：慢性腎不全，特発性副甲状腺機能低下症，偽性副甲状腺機能低下症，ビタミン D 依存症 I 型，低リン血症性ビタミン D 抵抗性くる病）

◆ ビタミン D 結合蛋白

基準値	腎機能正常者・透析患者ともに　明確な基準なし

検査目的	ビタミン D 代謝の指標

異常値を示した場合の鑑別	● 基準値以上 ・高脂血症，高エストロゲン血症 ● 基準値以下 ・肝機能障害，ネフローゼ症候群

測定法	・RIA 法，ELISA 法など

保険適用	・なし

病態生理

ビタミン D（vitamin D；VD）には，VD_2〜VD_7 まで存在するが，生体内において高い生理活性を示すのは VD_2（エルゴカルシフェロール）と VD_3（コレカルシフェロール）であり，これらはほぼ同じ性質をもつ．VD_2 はシイタケなどの菌類・植物に，VD_3 は魚肉類に多く含まれ，食品として体内に供給される．また，VD_3 は体内でも生成され，皮膚に存在するプロ VD_3 が日光中の紫外線の照射を受けてプレ VD_3 となり，熱エネルギーによる熱異性化反応を経て VD_3 となる．これらの VD は血中でビタミン D 結合蛋白（DBP）と結合し肝臓へ運搬され，ビタミン D25 位水酸化酵素である CYP2R1・CYP27A1 によって 25(OH)D へと代謝される．DBP は肝臓で生成され血清中に豊富に存在する糖蛋白であり，この 25(OH)D/DBP 複合体は，腎臓の糸球体を通過したあと近位尿細管細胞の刷子縁膜に存在する megalin を介し細胞内に取り込まれる．取り込まれた 25(OH)D は，ビタミン D1α 位水酸化酵素の CYP27B1 によって $1,25(OH)_2D$ へと代謝される．$1,25(OH)_2D$ は VD の代謝物のなかでもっとも生理活性が強く，活性型 VD と呼ばれている．

$1,25(OH)_2D$ は小腸・腎臓・骨をおもな標的臓器とし，各臓器に存在する VD 受容体に結合することで生理作用を発揮する．小腸ではカルシウム・リン（Ca・P）の吸収を，腎臓では遠位尿細管において Ca の再吸収を促進させる．また，骨では骨代謝を是正し，骨形成を促進し骨量を増加させる．これら骨・ミネラル代謝に関わる作用は古典的作用と呼ばれるが，近年，$1,25(OH)_2D$ の抗炎症作用，抗動脈硬化作用，心肥大抑制作用などが報告されており，これらは非古典的作用と呼ばれている．

慢性腎臓病（CKD）のステージが進行すると，比較的早い時期から CYP27B1 の活性低下を主因とした血中 $1,25(OH)_2D$ 濃度低下がみられる．また，CKD 患者においては血中 25(OH)D 濃度も高頻度で低値を示すことが報告されている[1]．一般的に，25(OH)D 低値は日光曝露不足や低栄養が主因とされるが，CKD 患者においてはほかにも特殊な要素が関与している．尿毒症物質がプロ VD_3 からプレ VD_3 への変換を阻害することや，蛋白尿を呈している患者では 25(OH)D/DBP 複合体が尿中から漏出することが原因として挙げられる．

透析患者における読み方・意義

● 血中 25(OH)D・$1,25(OH)_2D$ 濃度それぞれの基準値については，2016 年に「ビタミン D 不足・欠乏の判定指針」が厚生労働省より発表されており冒頭表に示したとおりであるが，透析患者における明確な基準値は定まっておらず，測定の意義は今後検証されるべきである．他方，これらの値が透析患者での予後予測因子となりうることも示されている．Wolf らは，透析患者において血中 25(OH)D・$1,25(OH)_2D$ 濃度の低値が総死亡・心血管死亡と関連すること，さらに血中 25(OH)D 濃度のほうがより関連性が高いことを報告している[2]．

● 保存期 CKD 患者では血中 25(OH)D 濃度は骨密度と正の相関があり，PTH を低下させる独立因子であることが報告されており[3]，透析患者でのデータの蓄積が待たれる．

● 透析患者で血中 DBP 値が死亡などの重要な臨床アウトカムと関連することを示した報告はなく，その臨床的意義は今後の課題である．

● 透析患者では血中 $1,25(OH)_2D$ 濃度は低値であるが，$1,25(OH)_2D$ 濃度を上昇させると高 Ca や高 P 血症を引き起こし，心血管病のリスクを高める．このため，血中濃度が上昇しやすい $1,25(OH)_2D$ 製剤（カルシトリオール）よりも，高 Ca 血症や高 P 血症を回避するために活性型 VD アナログによる治療が選択されやすい．

■ 文 献

1) Levin A, Bakris GL, Andress DL, et al：Prevalence of abnormal serum vitamin D, PTH, calcium, and phosphorus in patients with chronic kidney disease：results of the study to evaluate early kidney disease. Kidney Int 2007；71：31-38

2) Wolf M, Shah A, Thadhani R, et al：Vitamin D levels and early mortality among incident hemodialysis patients. Kidney Int 2007；72：1004-1013

3) Tomida K, Hamano T, Mikami S, et al：Serum 25-hydroxyvitamin D as an independent determinant of 1-84 PTH and bone mineral density in non-diabetic predialysis CKD patients. Bone 2009；44：678-683

（式田康人，溝渕正英）

[内分泌]

4 FGF23

基準値
腎機能正常者　10〜50 pg/mL（全長アッセイ，Kainos 社）
　　　　　　76.5（17.8〜197）RU/mL（Immunotopics 社，C 端アッセイ）[1]
透析患者　　4,847（5.5〜74,300）pg/mL（Kainos 社，全長アッセイ）[2]
　　　　　　4,715（150〜115,000）RU/mL（Immunotopics 社，C 端アッセイ）[1]
〔中央値（最低値〜最大値）〕

検査目的　リン負荷や心筋肥大の指標

異常値を示した場合の鑑別
● 基準値以上
腎機能正常者
・X 染色体優性低リン血症性くる病（XLHR）
・常染色体優性低リン血症性くる病（ADHR）
・腫瘍性骨軟化症（TIO）
・McCune-Albright 症候群/線維性骨異形成症
・含糖酸化鉄投与

透析患者
・高リン血症
・活性型ビタミン D 製剤投与
・含糖酸化鉄投与

測定法
・ELISA 法（Immunotopics 社；全長アッセイ・C 端アッセイ，Kainos 社；全長アッセイ）
・CLEIA 法（協和メデックス社；全長アッセイ）

保険適用　・なし

病態生理

　fibroblast growth factor 23（FGF23）は骨細胞・骨芽細胞から分泌されるリン利尿ホルモンである．C 端アッセイは全長 FGF23 に加え，活性のない C 端フラグメントを測定する．腎障害によるリンの正のバランスを反映して，副甲状腺ホルモン（PTH）や血清リンが上昇するよりも早期の腎障害の段階で過剰なリンを排泄すべく上昇し始め，そして腎障害の進行とともに単調に上昇を続ける[3]．

透析患者における読み方・意義

●透析患者では腎機能廃絶に伴う高リン血症，活性型ビタミン D 製剤の投与など分泌刺激が多く，FGF23 の代謝の場は腎と考えられており，FGF23 は全長アッセイで 10^2〜10^5 pg/mL に及ぶ著しい高値となる．透析患者では尿中へのリン排泄は乏しく，生理的な効果がないのみならず，FGF23 の高値は臨床的に血液透析患者の生命予後悪化と関連し[4]，基礎実験において FGF23 が直接心筋肥大や[5]，白血球の遊走能の低下[6]を引き起こすことが報告されている．一方で近年，心筋肥大が FGF23

上昇をもたらすことが報告され[7]，心筋肥大と FGF23 上昇が互いを増悪させる可能性が示唆された．
●さまざまな有害事象との関連が報告される一方で，因果関係を示す報告は乏しく，FGF23 を低下させる治療が生命予後やその他の有害事象を改善させるかどうかについては不明である．リン吸着薬はリンの低下を介して間接的に，もしくは直接 FGF23 を低下させる．またシナカルセトの投与は FGF23 を低下させて，FGF23 の低下が臨床的アウトカムの改善と関連していることが EVOLVE 試験[8]のサブ解析で報告されている[9]．中和抗体である burosumab の治験が XLHR，TIO で進んでいるが，維持透析患者における FGF23 高値に応用すべきかどうかは不明である．少なくとも維持透析患者では FGF23 が上昇しないように心筋肥大を予防し，高リン血症を是正することが重要であると考えられる．

■ 文　献

1) Imanishi Y, Inaba M, Nakatsuka K, et al：FGF-23 in patients with end-stage renal disease on hemodialysis. Kidney Int　2004；65：1943-1946
2) Honda H, Michihata T, Shishido K, et al：High fibroblast growth factor 23 levels are associated with

decreased ferritin levels and increased intravenous iron doses in hemodialysis patients. PLoS One 2017；12：e0176984

3) Isakova T, Wahl P, Vargas GS, et al：Fibroblast growth factor 23 is elevated before parathyroid hormone and phosphate in chronic kidney disease. Kidney Int 2011；79：1370-1378

4) Gutiérrez OM, Mannstadt M, Isakova T, et al：Fibroblast growth factor 23 and mortality among patients undergoing hemodialysis. N Engl J Med 2008；359：584-592

5) Faul C, Amaral AP, Oskouei B, et al：FGF23 induces left ventricular hypertrophy. J Clin Invest 2011；121：4393-4408

6) Rossaint J, Oehmichen J, Van Aken H, et al：FGF23 signaling impairs neutrophil recruitment and host defense during CKD. J Clin Invest 2016；126：962-974

7) Matsui I, Oka T, Kusunoki Y, et al：Cardiac hypertrophy elevates serum levels of fibroblast growth factor 23. Kidney Int 2018；94：60-71

8) EVOLVE Trial Investigators, Chertow GM, Block GA, et al：Effect of cinacalcet on cardiovascular disease in patients undergoing dialysis. N Engl J Med 2012；367：2482-2494

9) Moe SM, Chertow GM, Parfrey PS, et al：Cinacalcet, fibroblast growth factor-23, and cardiovascular disease in hemodialysis：The Evaluation of Cinacalcet HCl Therapy to Lower Cardiovascular Events (EVOLVE) trial. Circulation 2015；132：27-39

（濱野直人）

[内分泌]

5 soluble Klotho

基準値	腎機能正常者	17歳未満	952 ± 282pg/mL[1]
		20歳以上	562 ± 146pg/mL[1]
	透析患者	成人	中央値（IQR）：398（268-588）[2]
		小児	中央値（IQR）：1,148（779-1515）[3]

| 異常値を示した場合の鑑別 | ● 基準値以上 ・低リン血症性くる病 | ● 基準値以下 ・加齢により低下すると考えられている |

| 測定法 | ・ELISA法（IBL社） | 保険適用 | ・なし |

病態生理

Klothoは早老症のフェノタイプをとるマウスの原因遺伝子として発見された遺伝子である[4]．膜型Klothoは副甲状腺や腎尿細管，脳脈絡叢に存在する1回膜貫通型蛋白で，fibroblast growth factor（FGF）受容体と共役してFGF23の受容体として働き，生理作用を発揮する．膜型Klothoはaセクレターゼによって切断され，血中を循環したり，尿中に排泄されたりする．これらをsoluble Klothoと呼ぶ．Klothoが過剰発現すると低リン血症性くる病のフェノタイプとなることがわかっていたが[5]，soluble Klothoはそれ自体がFGF受容体に結合してFGF23のシグナルを促進することが報告された[6]．その他，腎のROMK1やTRPV5に働いてカリウム，カルシウム排泄の調節にも寄与しているとされる[7,8]．

透析患者における読み方・意義

●マウスでは腎特異的にKlothoをノックアウトすると血中soluble Klothoは80%低下する[9,10]ことから，soluble Klothoの最大の供給源は腎の遠位尿細管であると考えられている．ヒトでも最大の供給源は腎とされており，腎機能の低下に従って尿中soluble Klothoは低下する[11]．血中soluble Klothoは腎機能が廃絶したと考えられる維持透析患者においても非透析患者と同様に検出される[12]．しかし維持透析患者におけるsoluble Klothoの供給源や病的な意義，増減することによる臨床的デメリットは依然としてわかっておらず，今後の研究が待たれる．

文献

1) Yamazaki Y, Imura A, Urakawa I, et al：Establishment of sandwich ELISA for soluble alpha-Klotho measurement：Age-dependent change of soluble alpha-Klotho levels in healthy subjects. Biochem Biophys Res Commun 2010；398：513-518

2) Komaba H, Koizumi M, Tanaka H, et al：Effects of cinacalcet treatment on serum soluble Klotho levels in haemodialysis patients with secondary hyperparathyroidism. Nephrol Dial Transplant 2012；27：1967-1969

3) Wan M, Smith C, Shah V, et al：Fibroblast growth factor 23 and soluble klotho in children with chronic kidney disease. Nephrol Dial Transplant 2013；28：153-161

4) Kuro-o M, Matsumura Y, Aizawa H, et al：Mutation of the mouse klotho gene leads to a syndrome resembling ageing. Nature 1997；390（6655）：45-51

5) Brownstein CA, Adler F, Nelson-Williams C, et al：A translocation causing increased alpha-klotho level results in hypophosphatemic rickets and hyperparathyroidism. Proc Natl Acad Sci USA 2008；105：3455-3460

6) Chen G, Liu Y, Goetz R, et al：Alpha-klotho is a non-enzymatic molecular scaffold for FGF23 hormone signalling. Nature 2018；553（7689）：461-466

7) Cha SK, Hu MC, Kurosu H, et al：Regulation of renal outer medullary potassium channel and renal K（+）excretion by klotho. Mol Pharmacol 2009；76：38-46

8) Cha SK, Ortega B, Kurosu H, et al：Removal of sialic acid involving klotho causes cell-surface retention of TRPV5 channel via binding to galectin-1. Proc Natl Acad Sci USA 2008；105：9805-9810

9) Lindberg K, Amin R, Moe OW, et al：The kidney is the principal organ mediating klotho effects. J Am Soc Nephrol 2014；25：2169-2175

10) Hu MC, Shi M, Zhang J, et al：Renal production, uptake, and handling of circulating aKlotho. J Am Soc Nephrol 2016；27：79-90

11) Hu MC, Shi M, Zhang J, et al：Klotho deficiency causes vascular calcification in chronic kidney disease. J Am Soc Nephrol 2011；22：124-136

12) Otani-Takei N, Masuda T, Akimoto T, et al：Association between serum soluble klotho levels and mortality in chronic hemodialysis patients. Int J Endocrinol 2015；2015：406269

（濱野直人）

[内分泌]

6 カルシトニン

基準値	腎機能正常者　男性：5.15 pg/mL 以下，女性：3.91 pg/mL 以下 透析患者　　高値を示す

検査目的	甲状腺髄様癌の診断

異常値を示した場合の鑑別	腎機能正常者・透析患者ともに ● 基準値以上 ・甲状腺 C 細胞由来の甲状腺髄様癌の診断およびその再発と転移の検出 ・多腺性内分泌腫瘍症（MEN）2 型のスクリーニング ・悪性腫瘍（肺小細胞癌，骨髄腫など）

測定法	・ECLIA 法（ロシュ・ダイアグノスティックス社）

保険適用	・あり（適用疾患：甲状腺髄様癌など）

病態生理

　カルシトニン（calcitonin；CT）は甲状腺 C 細胞より分泌される 32 個のアミノ酸からなるカルシウム（Ca）調節ホルモンの一つであり，腎と骨において作用する．C 細胞には血清 Ca 濃度を感知する Ca 感知受容体（CaSR）が存在し，高 Ca 血症の刺激により CT の分泌が促進される．CT 受容体（calcitonin receptor；CTR）は膜 7 回貫通型の G 蛋白共役受容体スーパーファミリーに属し，骨組織中の破骨細胞にとりわけ多く発現するが，腎尿細管，中枢神経，肺，卵巣，前立腺および胎盤などにも発現する．CT は腎において尿中 Ca 排泄を促進させる．骨では，破骨細胞の細胞骨格の極性を失わせることで骨吸収を抑制する．

　甲状腺髄様癌では大量の CT を合成，分泌するため CT は甲状腺髄様癌の診断と術後の経過観察，あるいは再発や転移の早期発見に有用である．甲状腺髄様癌術後の経過観察においては，血中 CT が基準値内の場合でも，Ca 負荷試験により CT が上昇することで腫瘍の残存や再発が疑われ

ることもある．多腺性内分泌腫瘍症（MEN）2 型は甲状腺髄様癌を高率に合併するため，MEN 2 型のスクリーニングとしても CT が測定される．

透析患者における読み方・意義

● 透析患者では腎機能正常者と比して血中 CT 濃度が高値となる[1]．腎不全による排泄障害による体内蓄積が原因とされる．
● CT は破骨細胞に作用して骨吸収抑制作用を示すが，透析患者における骨代謝異常の診断における生化学的マーカーとしての意義は乏しい．

■ 文　献
1) Kotzmann H, Schmidt A, Scheuba C, et al：Basal calcitonin levels and the response to pentagastrin stimulation in patients after kidney transplantation or on chronic hemodialysis as indicators of medullary carcinoma. Thyroid　1999；9：943-947

（平松里佳子，竹内靖博）

[内分泌]

7 レニン，アルドステロン，アンジオテンシンⅡ，アンジオテンシン変換酵素 ★★

◆ レニン，アルドステロン

基準値

血漿レニン活性（plasma renin activity；PRA）

腎機能正常者　臥位 0.3〜2.9 ng/mL/hr，立位 0.3〜5.4 ng/mL/hr
透析患者　　　高値を呈するが基準値は確立されていない

血漿レニン濃度（plasma renin concentration；PRC）

腎機能正常者　臥位 2.5〜21 pg/mL，立位 3.6〜64 pg/mL
透析患者　　　高値を呈するが基準値は確立されていない

血漿アルドステロン濃度（plasma aldosterone concentration；PAC）

腎機能正常者　30〜160 pg/mL（安静臥位）
透析患者　　　高値を呈するが基準値は確立されていない
※早朝から午前中，空腹時，30 分間の安静臥床後に同時に採血する

検査目的　高血圧の原因の同定，体液量の評価

異常値を示した場合の鑑別

● **PRA 基準値以下，PAC 基準値以下**
・低レニン性本態性高血圧症
・低レニン性低アルドステロン症（糖尿病性腎臓病の頻度が高い）
・偽性アルドステロン症
・Liddle 症候群
・先天性酵素欠損症（11β-水酸化酵素欠損症，17α-水酸化酵素欠損症）
・11-デオキシコルチコステロン（DOC）産生腫瘍
・直接的レニン阻害薬服用時

● **PRA 基準値以下，PAC 基準値以上**
・原発性アルドステロン症

● **PRA 基準値以上，PAC 基準値以下**
・Addison 病
・先天性酵素欠損症（21-水酸化酵素欠損症）
・ACE 阻害薬/ARB 服用時

● **PRA 基準値以上，PAC 基準値以上**
・腎血管性高血圧
・心不全
・肝硬変
・ネフローゼ症候群
・悪性高血圧症
・褐色細胞腫
・高レニン性本態性高血圧症
・Bartter 症候群
・Gitelman 症候群
・レニン産生腫瘍
・緩下剤や利尿剤の濫用時
・エストロゲン過剰状態（妊娠時，経口避妊薬服用時）

測定法　・RIA 法

保険適用　・あり（適用疾患：原発性アルドステロン症，腎血管性高血圧など）

病態生理

　レニン-アンジオテンシン系（renin-angiotensin system；RAS）（図）は細胞外液量や血圧の制御において重要な役割を果たしており，その過度な活性化は高血圧や心不全，腎臓病の発症・進展に関わっている．レニンは腎糸球体輸入細動脈壁にある傍糸球体細胞で産生される蛋白分解酵素である．レニンは肝臓由来のアンジオテンシノーゲン（Agt）を切断しアンジオテンシン（Ang）Ⅰが産生され，さらに肺の血管内皮細胞等に存在するアンジオテンシン変換酵素（angiotensin converting

246 第 5 章 血液生化学（代謝，内分泌）［内分泌］

◆ アンジオテンシンⅡ

基準値
腎機能正常者　13〜25 pg/mL
透析患者　　　高値を呈するが基準値は確立されていない

検査目的　高血圧の原因の同定，体液量の評価

異常値を示した場合の鑑別

● 基準値以下
・原発性アルドステロン症
・低レニン性本態性高血圧症
・低レニン性低アルドステロン症
・偽性アルドステロン症
・Liddle 症候群
・先天性酵素欠損症（11β-水酸化酵素欠損症，17α-水酸化酵素欠損症）
・11-デオキシコルチコステロン（DOC）産生腫瘍

● 基準値以上
・Addison 病
・先天性酵素欠損症（21-水酸化酵素欠損症）
・腎血管性高血圧
・心不全
・肝硬変
・ネフローゼ症候群
・悪性高血圧症
・褐色細胞腫
・高レニン性本態性高血圧症
・Bartter 症候群
・Gitelman 症候群
・レニン産生腫瘍
・緩下剤や利尿薬の濫用時
・エストロゲン過剰状態（妊娠時，経口避妊薬服用時）

測定法　・RIA 法

保険適用　・なし

◆ アンジオテンシン変換酵素（ACE）

基準値
腎機能正常者　8.3〜21.4 IU/L
透析患者　　　高値を呈するが基準値は確立されていない

検査目的　サルコイドーシスの診断

異常値を示した場合の鑑別

● 基準値以下
・ACE 阻害薬服用時
・甲状腺機能低下症
・肺気腫・肺癌・肺炎

● 基準値以上
・サルコイドーシス
・甲状腺機能亢進症
・急性/慢性肝炎・肝硬変
・慢性腎不全
・糖尿病（とくに網膜症を有する症例）

測定法　・笠原法

保険適用　・あり（適用疾患：サルコイドーシス）

---

enzyme；ACE)により切断され AngⅡが生じる．AngⅡは強力な血管収縮作用を有し，また副腎の球状層に作用しアルドステロンの合成・分泌を促進する．アルドステロンは腎の遠位尿細管に作用し，カリウムと水素イオンとの交換でナトリウム再吸収を促進し，循環血漿量増加や血圧上昇に寄与する．以上の古典的な全身性 RAS に加え，近年の研究により各臓器における局所性 RAS が存在し，全身性 RAS と独立して機能していることが明らかになっている．腎臓は局所性 RAS の代表的な臓器であり，各要素の mRNA や蛋白が腎内において同定されている[1]．

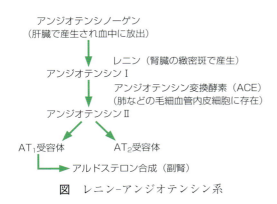

図 レニン-アンジオテンシン系

レニンは RAS における律速酵素であり，その分泌は低血圧や体液量減少による腎灌流量の低下や交感神経系の刺激により亢進する．レニンの測定法には，Agt と一定時間反応させて産生される AngⅠを測定する血漿レニン活性（PRA）と抗体を用いて直接的に測定する血漿レニン濃度（PRC）の二つが存在し，これらは概してよく相関するが実臨床では PRA がより広汎に使用されている．アルドステロンは強力な鉱質ステロイドであり，その分泌は AngⅡのほか高カリウム血症や副腎皮質刺激ホルモン（ACTH）により刺激される．レニン活性（PRA），アルドステロン（PAC）は，原発性アルドステロン症や腎血管性高血圧の診断や Bartter 症候群などの低カリウム血症を呈する疾患の病態を把握するうえで大きな意義を有する．レニンとアルドステロンは採血時間，体位，降圧薬，食塩摂取量などの影響を受けることから，早朝から午前中，空腹時，約 30 分間の安静臥床後における採血が望ましいとされている．ほとんどの降圧薬は PRA・PAC 測定値に影響し偽陽性，偽陰性の原因になることから，2 週間以上の休薬，もしくは比較的影響の少ないカルシウム拮抗薬や α 遮断薬などに変更し測定する．原発性アルドステロン症では PRA が低値で PAC が高値となるためアルドステロン／レニン比（aldosterone to renin ratio；ARR）が高値となり，スクリーニングに有用である．高血圧治療ガイドライン（JSH2014）では ARR>200 をスクリーニング陽性としている．ARR は低レニンの影響を受けることから，スクリーニングの特異度を上げるために PAC>120 pg/mL との条件が付記されている．

AngⅡはもっとも強力な昇圧物質の一つであるが，生体内における半減期は 1〜2 分で血漿中の濃度は非常に低い．PRA と並行して増減することから，実臨床において測定される機会は少ない．RIA 法により測定されるが，抗体の特異性が不完全である可能性があり，抗体に依存しない測定方法の一つとしてマス・スペクトロメトリーの有用性が報告されている[2]．

ACE は主として毛細血管内皮細胞の膜酵素として存在するほかに，マクロファージ系細胞でも産生される．血清 ACE 値と血圧との間に関連性はなく，レニンやアルドステロンと異なり血圧や体液量の検討において測定されることはほとんどない．サルコイドーシスでは，類上皮細胞肉芽腫に豊富に存在し血中に逸脱する．腎不全や糖尿病では血管障害を介して，肝障害では肝における分解能低下を介して高値を示すと考えられている．

透析患者における読み方・意義

- レニンは腎における産生能低下により透析患者では低値を示す可能性が想起されるものの，実際には高値を示すことが多い．33 名の透析患者を対象とした研究では，半数近くの症例において PRA が 12.9±2.9 ng/mL/hr と著明高値であった[3]．同様に，わが国の RAS 阻害薬を除く降圧薬を服用している 128 名を対象とした研究においても，半数の症例において高値を示した[4]．長期予後の予測因子として確立していないものの，PRA が左室肥大の程度と相関することが報告されており[3]，心血管病の発症・進展の予測因子の可能性が示唆される．
- アルドステロンについても，レニンの挙動を反映して透析患者では高値を示すことが多いと報告されている[4]．アルドステロンが高値の場合，心血管病の発症リスク上昇が懸念され，レニンと同様に左室肥大の程度と相関する[5]．しかし，長期的な経過をフォローした複数の研究において，アルドステロンが低値であるほど心血管イベントの発症や死亡のリスクが高いことが報告されている[4]〜[7]．その原因については，体液量超過によるアルドステロンの抑制などの機序が考えられている．
- 日常の透析業務では，原発性アルドステロン症や腎血管性高血圧を疑った場合に PRA や PAC を測定することが多い．若年症例，治療抵抗性高血圧の症例，透析前採血において低カリウム血症を認める症例などを認めた場合に，これらの疾患が疑われる．

- PRA や PAC はさまざまな因子の影響を受け，透析患者に特有の因子として循環血漿量や血清カリウム値が挙げられる．
- AngⅡ は実臨床において測定する機会はほとんどないが，レニンやアルドステロンの挙動から透析患者において高値を示すことが示唆される．
- ACE はサルコイドーシスが疑われる場合に測定することが多いが，前述のとおり，腎不全患者では血管障害を反映して高値を示すとされている．

■文献

1) Yang T, Xu C : Physiology and pathophysiology of the intrarenal renin-angiotensin system : An update. J Am Soc Nephrol 2017 ; 28 : 1040-1049

2) Jankowski V, Vanholder R, van der Giet M, et al : Mass-spectrometric identification of a novel angiotensin peptide in human plasma. Arterioscler Thromb Vasc Biol 2007 ; 27 : 297-302

3) Vlahakos DV, Hahalis G, Vassilakos P, et al : Relationship between left ventricular hypertrophy and plasma renin activity in chronic hemodialysis patients. J Am Soc Nephrol 1997 ; 8 : 1764-1770

4) Kohagura K, Higashiuesato Y, Ishiki T, et al : Plasma aldosterone in hypertensive patients on chronic hemodialysis : Distribution, determinants and impact on survival. Hypertens Res 2006 ; 29 : 597-604

5) Sato A, Funder JW, Saruta T : Involvement of aldosterone in left ventricular hypertrophy of patients with end-stage renal failure treated with hemodialysis. Am J Hypertens 1999 ; 12 : 867-873

6) Hung SC, Lin YP, Huang HL, et al : Aldosterone and mortality in hemodialysis patients : Role of volume overload. PLoS One 2013 ; 8 : e57511

7) Abd El, Hafeez S, Tripepi G, et al : Aldosterone, mortality, cardiovascular events and reverse epidemiology in end stage renal disease. Eur J Clin Invest 2015 ; 45 : 1077-1086

（小泉賢洋）

［内分泌］

8 ANP，BNP（NT-proBNP を含む） ★★★

基準値　腎機能正常者　**ANP**　43.0 pg/mL 以下

　　　　　　　　　　BNP　18.4 pg/mL 以下

　　　　　　　　　　NT-proBNP　55 pg/mL 以下

　　　透析患者　至適基準値はなし（「透析患者における読み方・意義」を参照）

検査目的　適正体重の評価，体液過剰の評価，心イベントの予見

異常値を示した場合の鑑別

　ANP

　● 基準値以上
　　・心不全，弁膜症，虚血性心疾患，不整脈（心房細動，上室性不整脈など），腎不全，本態性高血圧症

　BNP・NT-proBNP

　● 基準値以上
　　・心不全，弁膜症，虚血性心疾患，不整脈，腎不全，本態性高血圧症

測定法
・ANP：IRMA 法，RIA 法，EIA 法
・BNP：IRMA 法
・NT-proBNP：ECLIA 法

保険適用
・ANP，BNP，NT-proBNP：あり 包（適用疾患：心不全）

病態生理

　心房性ナトリウム利尿ペプチド（atrial natriuretic peptide；ANP），脳性ナトリウム利尿ペプチド（brain natriuretic peptide；BNP），C 型ナトリウム利尿ペプチド（C-type natriuretic peptide；CNP）は，分子内に類似の環状構造を有し，ナトリウム利尿ペプチド（natriuretic peptide；NP）ファミリーとして分類されている．これらのペプチドは名前のとおりのナトリウム利尿作用，血管拡張作用を有するだけでなく，レニン-アンジオテンシン系，交感神経系などに作用し，水・電解質バランス，血行動態の調整に寄与している．また，心筋細胞や血管内皮細胞，血管平滑筋細胞の増殖を抑制する作用をもっている．実臨床の現場では ANP，BNP は汎用されているが，CNP については，その作用が明らかになっていないことも多く，その計測は研究レベルにとどまっている．本稿では紙数の都合上，ANP，BNP について記載する．

透析患者における読み方・意義

1）ANP

● ANP はおもに心房から分泌されるナトリウム利尿ペプチドである．心房の伸展が分泌刺激となるため，心房負荷を反映していると考えられている．心不全や腎不全において体液過剰の状況となり心房が拡張し心房に負荷かかかると血中濃度が上昇する．ANP の血中半減期は 2〜3 分と短いため，体液量の変動を速やかに反映すると考えられ，心不全の指標というよりは，血液透析患者のドライウエイトの指標として用いられていることが多い．

● 透析後の血中濃度で評価するのが一般的と考えられている．その目標値は 40〜60 pg/mL が最適との報告[1]があるが，基準値の範囲まで低下している症例も散見される．不整脈や基礎心疾患の影響を受けやすく，これらを合併していることの多い透析患者では，この至適値に収まることなく高値を示す報告もある．ドライウエイトの評価に使用する際には，自覚症状や血圧，胸部 X 線や心エコー検査などその他のパラメーターと組み合わせて使用するべきである．また，透析診療では，絶

対値にとらわれることなく，複数回測定したその変動の上下から，ドライウエイトの設定を判断する一手段とすることも多い．

2）BNP・NT-proBNP

●心室への負荷により心筋細胞中の Pre-proBNP が前駆体である proBNP に変換され，循環血中に逸脱する際に furin 酵素が働き，生理活性のある BNP と生理的活性のない NT-proBNP が等モル産生される．臨床的には BNP も NT-proBNP も心室負荷により増加する proBNP を反映したマーカーであり，両項目には良好な相関性が確認されている．腎機能正常者では両マーカーを比較した論文も多数報告されており，ともに慢性・急性心不全の診断・重症度評価において有用であり[2]，大きな差は認められてない．一方，その検体計測には両者間で違いが認められる．BNP は生理活性を有する分，検体が不安定であり測定には血漿検体が必須である．NT-proBNP は検体安定性が得やすく，血清検体で測定が可能となる．

●透析患者において左心障害診断に両マーカーは有用と考えられる．BNP，NT-proBNP が透析患者に合併する左室肥大，収縮能低下の診断に有用であることが報告されている．Mallamaci らは，血液透析患者，腹膜透析患者合わせて 246 例を対象に BNP の左室肥大，左室収縮障害の診断能を検証している[3]．それぞれのカットオフ値は 23.4 pmol/L（＝81 pg/mL）（感度 62％，特異度 88％），38.9 pmol/L （＝135 pg/mL）（感度 74％，特異度 76％）と報告している．NT-proBNP でも腹膜透析患者 230 例を対象とした研究で，左室肥大，収縮能低下の診断能を評価した報告がある．それぞれのカットオフ値は 8,862 pg/mL（感度 77％，特異度 79％），7,468 pg/mL（感度 84％，特異度 65％）と報告している[4]．また，Kamano らは左室収縮能が保たれている（LVEF＞50％）血液透析患者 77 例に関して NT-proBNP と左室拡張能の逆相関について報告している[5]．

●総死亡，心血管イベントの予知に関して，両 BNP ともに有用であることが報告されている．Zoccali らは 246 例の血液透析および腹膜透析患者を対象に BNP の総死亡・心血管死の予知能を検証している．ベースラインの BNP 値により患者を低値群，中間群，高値群の 3 群に分け，低値群に比し高値群で総死亡・心血管死のリスクが著しく高くなることを報告している[6]．

●BNP にしても，NT-proBNP においても，また

いずれの病態に対しても至適カットオフ値は存在しない．実際に両 BNP ともに透析患者では非常に幅広い値をとることが多く，判断に苦しむのが現状である．多くの報告と自験例を合わせて私的見解を述べると，その中央値は 5,000〜6,000 pg/mL 前後に収まる傾向にある．これ以上であれば過剰な心負荷が存在し予後が悪く，この値未満であれば過剰な心負荷がなく予後も比較的良好と考えられる．実際に最近，わが国の透析患者の心不全予知の基準値として 8,000 pg/mL が妥当であるとの報告がなされた[7]．参考までに，多くの研究は透析前 BNP 値を用いて検討されている．

●近年，2 点の相対評価の有用性を示唆する論文が報告されている．研究開始時と 6 カ月後の 2 点で NT-proBNP を測定し，その値が 10％以上低下した群，変化が 10％前後群，10〜100％上昇群，100％以上上昇群の 4 群に分けて予後予知を検証している[8]．NT-proBNP 値 100％以上上昇群においては突然死，複合心疾患イベント，全死亡のいずれも発症リスクを増加させると報告されている．透析患者において BNP を利用するときには個々の患者の基準値を評価することが重要なのかもしれない．適正なドライウエイトにあり，無症候の時点で測定した値を基準とし，その相対的変化量を求めて心負荷の程度を推測するような工夫も必要かもしれない．心疾患イベントを発症していない安定した透析患者の NT-proBNP を複数回測定した検討では，その変動は，基準値から102％上昇，−51％下降の範囲であったことが報告[9]されており，これを逸脱した変動に関して病的と捉えることも，一つの手段かもしれない．

■ 文　献

1) 石井恵理子，安藤康宏，山本尚史，他：血液透析（HD）患者の血中心房性ナトリウム利尿ペプチド（ANP）値によるドライウェイト（DW）の判断基準に関する検討．透析会誌　2004；37：1417-1422

2) Clerico A, Fontana M, Zyw L, et al：Comparison of the diagnostic accuracy of brain natriuretic peptide （BNP） and the N-terminal part of the propeptide of BNP immunoassays in chronic and acute heart failure：a systematic review. Clin Chem　2007；53：813-822

3) Mallamaci F, Zoccali C, Tripepi G, et al：Diagnostic potential of cardiac natriuretic peptides in dialysis patients. Kidney Int　2001；59：1559-1566

4) Wang AY, Lam CW, Wang M, et al：Diagnostic potential of serum biomarkers for left ventricular abnormalities in chronic peritoneal dialysis patients.

Nephrol Dial Transplant 2009 ; 24 : 1962-1969

5) Kamano C, Osawa H, Hashimoto K, et al : N-Terminal pro-brain natriuretic peptide as a predictor of heart failure with preserved ejection fraction in hemodialysis patients without fluid overload. Blood Purif. 2012 ; 33 (1-3) : 37-43.

6) Zoccali C, Mallamaci F, Benedetto FA, et al : Cardiac natriuretic peptides are related to left ventricular mass and function and predict mortality in dialysis patients. J Am Soc Nephrol 2001 ; 12 : 1508-1515

7) 蔦對 惠, 寺山百合子, 山谷金光, 他：血液透析患者の NT-proBNP 濃度測定の有用性―心電図所見からの検討. 透析会誌 2010 ; 43 : 633-640

8) Winkler K, Wanner C, Drechsler C, et al : Change in N-terminal-pro-B-type-natriuretic-peptide and the risk of sudden death, stroke, myocardial infarction, and all-cause mortality in diabetic dialysis patients. Eur Heart J 2008 ; 29 : 2092-2099

9) Aakre KM, Roraas T, Petersen PH, et al : Week-to-week biological variation in the N-terminal prohormone of brain natriuretic peptide in hemodialysis patients and healthy individuals. Clin Chem 2013 ; 59 : 1813-1814

（常喜信彦，松金　愛）

第5章　血液生化学（代謝，内分泌）　[内分泌]

[内分泌]

9 エンドセリン

基準値	腎機能正常者	2.3 pg/mL 以下
	透析患者	透析患者は健常人に比して高値との報告がある[2]

検査目的　心血管障害に関連した指標

異常値を示した場合の鑑別

● 基準値以上
- ・腎不全
- ・心不全
- ・冠動脈疾患
- ・くも膜下出血
- ・本態性高血圧症
- ・肺高血圧症
- ・子癇前症
- ・敗血症

測定法　・RIA 法，EIA 法

保険適用　・なし

病態生理

　エンドセリン（endothelin；ET）は 21 のアミノ酸残基からなる生理活性ペプチドで，血管内皮細胞由来の血管作動ペプチドである．血管内皮細胞のほか，血管平滑筋細胞，心筋細胞，心線維芽細胞，神経系の細胞など多くの細胞で産生される．ET には異なる遺伝子でコードされる 3 種類のアイソフォーム，ET-1，ET-2，ET-3 が存在する．ET の前駆体は prepro ET と呼ばれ，これがフューリン様エンドペプチダーゼによって中間体である big ET となり，さらに ET 変換酵素により活性型 ET が生成される．冒頭表のような疾患で ET は上昇するが，たとえば心不全では肺血管床での産生亢進が考えられている．

　ET 受容体には ET_A と ET_B の 2 種類が存在し，ET_A は ET-1 と ET-2 に高い親和性を示し，ET_B は ET-1，ET-2，ET-3 いずれにも同等の親和性を示す．一般に ET_A は血管収縮，細胞増殖や線維化亢進，ET_B は血管拡張，細胞増殖や線維化抑制に関わっていると考えられている．

透析患者における読み方・意義

● 3 種類のアイソフォームのなかで ET-1 について，これまで腎機能や腎疾患との関連性が報告されている[1]．透析患者は健常人に比して血中 ET-1 が高値であることが知られるが[2]，透析患者における基準値は明らかではない．透析患者で高血圧を合併した患者と正常血圧の患者の血中 ET-1 を比べると高血圧群で有意に高値であり[3]，また透析前後の血中 ET-1 の変化と血圧変化の関連性も報告されている[4],[5]．さらにエリスロポエチン製剤による血圧上昇が血中 ET-1 上昇を介する可能性も報告されている[6]．そして，いくつかの報告では血中 ET-1 と左室肥大に有意な正の相関があることが示されている[7],[8]．ほかには糖尿病の影響も考えられており，透析患者において糖尿病の合併の有無で血中 ET-1 を比較すると，糖尿病合併患者のほうが有意に高値であると報告されている[9]．

● 一方，腹膜透析患者では，腹膜の ET-1 産生が腹膜線維化に関連する可能性が臨床研究や基礎実験の結果から示されている[10],[11]．

● これらから，ET-1 は透析患者において血圧の変化や心血管障害などの合併症進展に関与していると考えられる．

■ 文　献

1) Kohan DE, Barton M：Endothelin and endothelin antagonists in chronic kidney disease. Kidney Int 2014；86：896-904
2) Koyama H, Tabata T, Nishzawa Y, et al：Plasma endothelin levels in patients with uraemia. Lancet 1989；1（8645）：991-992
3) Erkan E, Devarajan P, Kaskel F：Role of nitric oxide, endothelin-1, and inflammatory cytokines in blood pressure regulation in hemodialysis patients. Am J Kidney Dis　2002；40：76-81
4) El-Shafey EM, El-Nagar GF, Selim MF, et al：Is there a role for endothelin-1 in the hemodynamic changes

during hemodialysis? Clin Exp Nephrol 2008 ; 12 : 370-375

5) Teng J, Tian J, Lv WL, et al : Inappropriately elevated endothelin-1 plays a role in the pathogenesis of intra-dialytic hypertension. Hemodial Int 2015 ; 19 : 279-286

6) Kang DH, Yoon KI, Han DS : Acute effects of recom-binant human erythropoietin on plasma levels of pro-endothelin-1 and endothelin-1 in haemodialysis patients. Nephrol Dial Transplant 1998 ; 13 : 2877-2883

7) Demuth K, Blacher J, Guerin AP, et al : Endothelin and cardiovascular remodelling in end-stage renal disease. Nephrol Dial Transplant 1998 ; 13 : 375-383

8) Rebic D, Rasic S, Rebic V : Influence of endothelin-1 and nitric oxide on left ventricular remodelling in patients on peritoneal dialysis. Ren Fail 2014 ; 36 : 232-236

9) Liakopoulos V, Wurth P, Mertens PR, et al : Endothe-lin-1 plasma levels in hemodialysis treatment—the influence of type 2 diabetes. Ren Fail 2005 ; 27 : 515-522

10) Morgera S, Kuchinke S, Budde K, et al : Volume stress-induced peritoneal endothelin-1 release in con-tinuous ambulatory peritoneal dialysis. J Am Soc Nephrol 1999 ; 10 : 2585-2590

11) Busnadiego O, Loureiro-Álvarez J, Sandoval P, et al : A pathogenetic role for endothelin-1 in peritoneal dialysis-associated fibrosis. J Am Soc Nephrol 2015 ; 26 : 173-182

（渡邉健太郎，藤井秀毅）

254　第5章　血液生化学（代謝，内分泌）　［内分泌］

[内分泌]

10 ADMA, SDMA

基準値	腎機能正常者	**ADMA**	0.4～0.6 μM/L（参考値）
		SDMA	0.5～0.7 μM/L（参考値）
	透析患者	（腎機能正常者に比べて，高値を示す）	
		ADMA	0.8～1.0 μM/L（参考値）
		SDMA	3.3～5.0 μM/L（参考値）

検査目的	動脈硬化，心肥大，左心機能，高血圧，CKD，酸化ストレス，糖尿病の評価

異常値を示した場合の鑑別	● 基準値以上	
	ADMA	心不全，CKD，弁膜症，虚血性心疾患，高血圧症，脂質異常症，糖尿病
	SDMA	CKD，感染症

測定法	・ADMA：HPLC法，ELISA法，LC-MS法
	・SDMA：HPLC法，ELISA法，LC-MS法

保険適用	・ADMA：なし
	・SDMA：なし

病態生理

　生体内に存在するアルギニン誘導体は asymmetric dimethylarginine（ADMA），symmetric dimethylarginine（SDMA），および monomethyl-L-arginine（L-NMMA）の3種である（**図1**）．ADMA と L-NMMA は一酸化窒素 NO の基質である L-arginine に競合することにより NO 合成酵素からの NO 産生を阻害することで内皮および，臓器障害を引き起こす．SDMA は ADMA の構造異性体であるが，ADMA や L-NMMA とは異なり直接の NOS 阻害作用は有しない．これらメチ

ル化アルギニンは体蛋白質合成の過程において，蛋白質上で翻訳後ペプチド体のアルギニン残基に特異的な protein-arginine methyltransferases により S-adenosylmethionine からメチル基が転移され生成される．生成されたメチル化アルギニンのうち，ADMA と L-NMMA は，その特異的代謝酵素 dimethylarginine dimethylaminohydrolase（DDAH）によりすぐさま分解されることで血管の恒常性が保たれている．一方，SDMA は ADMA の構造異性体であるが，DDAH による代謝は受けず，腎がそのおもな排泄経路である．また，SDMA は尿細管において分泌や再吸収を受けないため，

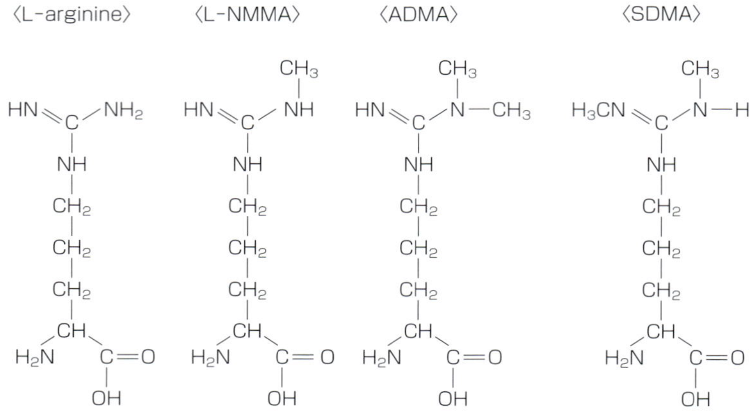

図1　L-アルギニンとメチル化アルギニン

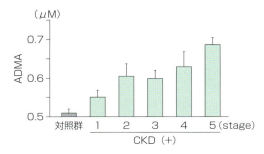

図2 CKD患者（平均年齢56歳，未透析例）と年齢をマッチさせた対照群の血中ADMA濃度

腎機能の評価マーカーとしても有用である[1]．ヒトにおける血中ADMA上昇が最初に報告されたのが腎不全患者においてであったため，当初はその排泄機序としてADMAの腎排泄低下が主因と考えられていたが，ADMA，SDMAを経静脈的に動物に投与すると，SDMAのほとんどが尿中に排泄されるのに対し，ADMAは投与総量の約5％しか尿中に排泄されないこと，腎不全患者血清のSDMA濃度がADMA濃度の数倍も高いことなどから，ADMAの血清濃度上昇機序は，尿中排泄低下だけでは説明できず，ADMAの産生・代謝に関与する酵素異常，なかでも，DDAHの発現・活性異常が大きく寄与していることが判明した[2]．

透析患者における読み方・意義

● 表にADMA，SDMAの基準値（参考値）を示すが，施設間，測定方法（HPLC，ELISA，LC-MS）にばらつきがあるものの，生理的な条件下では0.4〜0.6μM/L程度とされている[3]．図2に，自施設でのCKD患者のステージ別のADMA値を示す．CKD患者では早期よりADMAの有意な上昇が観察され，さらに腎機能の低下に伴い上昇することが観察される．血中ADMAは高血圧，高脂血症，糖尿病，喫煙，慢性炎症，慢性腎臓病（CKD）などで上昇する[2]．この上昇は末期腎不全患者でとくに顕著であり，血管内皮障害や動脈硬化の指標[4]，心肥大，左心機能[5]，心血管事故や生命予後[6]とも強く関連する．したがって，ADMAは，血液透析患者の心血管病のバイオマーカーとして有用であると考えられている．

● 一方，SDMAは直接のNO産生阻害作用がないことから，当初は臓器障害へ関与しないと考えられていた．しかし，L-アルギニンの細胞内へのトランスポートの阻害や活性酸素種の産生に関与する可能性があること[7]，事実，心血管事故の予期因子であることを示した疫学研究[8]も散見されるようになり，新しい尿毒素として着目されている．しかしながら，約1,300名の透析患者におけるADMAとSDMAの心血管事故との関連をみたShafiらの最近の報告[9]によると，ADMAは独立した危険因子であることが示されたが，SDMAはADMAで補正すると関連が認められないことが示され，SDMAの生理的役割の解釈に関しては今後のさらなる検討が待たれる．

■ 文　献

1) Bode-Böger SM, Scalera F, Kielstein JT, et al：Symmetrical dimethylarginine：a new combined parameter for renal function and extent of coronary artery disease. J Am Soc Nephrol　2006；17：1128-1134
2) Ueda S, Yamagishi S, Yokoro M, et al：Role of asymmetric dimethylarginine in cardiorenal syndrome. Curr Pharm Des　2014；20：2448-2455
3) Horowitz JD, Heresztyn T：An overview of plasma concentrations of asymmetric dimethylarginine（ADMA）in health and disease and in clinical studies：methodological considerations. J Chromatogr B Analyt Technol Biomed Life Sci　2007；851：42-50
4) Zoccali C, Benedetto FA, Maas R, et al：Asymmetric dimethylarginine, C-reactive protein, and carotid intima-media thickness in end-stage renal disease. J Am Soc Nephrol　2002；13：490-496
5) Zoccali C, Mallamaci F, Maas R, et al：Left ventricular hypertrophy, cardiac remodeling and asymmetric dimethylarginine（ADMA）in hemodialysis patients. Kidney Int　2002；62：339-345
6) Zoccali C, Bode-Böger S, Mallamaci F, et al：Plasma concentration of asymmetrical dimethylarginine and mortality in patients with end-stage renal disease：a prospective study. Lancet　2001；358：2113-2117
7) Schepers E, Glorieux G, Dhondt A, et al：Role of symmetric dimethylarginine in vascular damage by increasing ROS via store-operated calcium influx in monocytes. Nephrol Dial Transplant　2009；24：1429-1435
8) Zobel EH, von Scholten BJ, Reinhard H, et al：Symmetric and asymmetric dimethylarginine as risk markers of cardiovascular disease, all-cause mortality and deterioration in kidney function in persons with type 2 diabetes and microalbuminuria. Cardiovasc Diabetol　2017；16：88
9) Shafi T, Hostetter TH, Meyer TW, et al：Serum asymmetric and symmetric dimethylarginine and morbidity and mortality in hemodialysis patients. Am J Kidney Dis　2017；70：48-58

（長澤　肇，上田誠二，鈴木祐介）

256　第5章　血液生化学（代謝，内分泌）［内分泌］

［内分泌］

11 抗利尿ホルモン

基準値　腎機能正常者　0.3〜4.2 pg/mL（評価には血漿浸透圧との対比が必須）
　　　　　透析患者　　　6.8＋2.1 pg/mL（早朝安静時）[4]

検査目的　残腎機能が十分に保持されている患者で，水・Na代謝異常を疑う場合

異常値を示した場合の鑑別

● 基準値以上
① 抗利尿ホルモン不適切分泌症候群（SIADH）：
［異所性］
・肺癌（小細胞癌），膵癌，十二指腸癌，骨肉腫，胸腺腫，大腸癌，肝癌，前立腺癌，膀胱癌，腎癌，副腎皮質腫瘍，Hodgkin病
［内因性］
・中枢神経疾患：髄膜炎，頭部外傷，脳腫瘍，脳膿瘍，クモ膜下出血，脳内出血，硬膜下出血，海綿静脈洞血栓症，ループス脳炎，急性間欠性ポルフィリン症，Guillain-Barré症候群
・肺疾患（頸動脈化学受容体への刺激）：肺結核，肺炎，肺膿瘍，肺アスペルギローシス，慢性閉塞性肺疾患（COPD）等による低酸素血症・高炭酸ガス血症
［薬剤性］chlorpropamide, tolbutamide, vincristine, vinblastine, clofibrate, carbamazepine, cyclophosphamide, morphine, imipramine
［特発性］
② 腎性尿崩症
［特発性］
［続発性］
・低K血症，高Ca血症，Fanconi症候群，水腎症，多発性硬化症，アミロイドーシス，嚢胞腎，鎌状赤血球貧血症，Sjögren症候群
・薬剤性：lithium, demeclocycline, methoxyflurane
③ 高浸透圧
・高張性脱水：下痢，嘔吐
・薬剤性：glyceol, mannitol
④ 循環血液量減少（圧受容体への刺激）
・低血圧性ショック，うっ血性心不全，出血，非代償性肝硬変
・胸腔内血液量減少：陽圧呼吸，気胸
⑤ 内分泌異常：Addison病，下垂体前葉機能不全，甲状腺機能低下症，糖質コルチコイド不足
⑥ 催吐中枢刺激：悪心，嘔吐
⑦ その他：悪性高血圧，喫煙，疼痛，心因性
● 基準値以下
① 中枢性尿崩症
［特発性］
［続発性］
・脳腫瘍：原発性（頭蓋咽頭腫，下垂体腺腫，鞍上胚芽腫），転移性（肺癌，乳癌）
・下垂体切除後，外傷
・頭蓋内疾患：脳出血，脳動脈瘤，脳炎
・全身性疾患：白血病，Hand-Schüller-Christian病，Sheehan症候群
② 心因性多飲症
③ 循環血液量増加：等張および低張液輸液
④ 胸腔内血液量増加：陰圧呼吸
⑤ 薬剤性：ethanol, norepinephrine, diphenylhydantoin
⑥ その他：寒冷曝露，神経性食思不振症

測定法	・RIA 法（二抗体法）
保険適用	・あり〔適用疾患：尿崩症，腎性尿崩症，抗利尿ホルモン不適合分泌症候群（SIADH），下垂体機能低下症，異所性 ADH 産生腫瘍，肝硬変症，ネフローゼ症候群，Addison 病，心不全，脱水症，心因性多飲症〕

〔中山勝司，草野英二：抗利尿ホルモン．透析患者の検査値の読み方（改訂第 3 版）．p.248-249 より転載〕

透析患者における読み方・意義

●標的臓器である腎臓の機能がほぼ廃絶し，尿量も著明に低下している維持透析患者において，体液量や血漿浸透圧の調節に抗利尿ホルモン（antidiuretic hormon；ADH）の関与はほぼないものと考えられ，日常診療で測定する必要性は乏しい．血液透析時の ADH の点鼻および経静脈内投与に，透析関連低血圧の予防・治療効果があるとの報告はあるが[1]~[3]，ADH の維持透析患者における作用や，患者の長期予後に与える影響は不明であり，その管理目標値も定かでない．しかしその分泌動態は，透析前の体液貯留，尿毒素の蓄積による血漿浸透圧の上昇，血圧の上昇や，透析前後の急峻な循環血液量，有効血漿浸透圧，血圧の変動などにより，健常者とは異なるものとなると考えられる．

1）透析前

●慢性維持血液透析患者の透析前の ADH 値は，健常者に比して高値であるとの報告が多い[4]~[7]．体液貯留による分泌抑制も存在する一方で，有効血漿浸透圧の上昇による分泌刺激がおもに関与しているものと考えられ，透析前の有効血漿浸透圧と血漿 ADH には，有意な正の相関関係があるとの報告もある[5]．

2）透析後

●慢性維持血液透析患者での透析後の ADH は，除水による循環血液量の減少による分泌上昇よりも，透析により一部除去されること（分子量 1,000 程度），透析による有効血漿浸透圧の低下，透析時の一酸化窒素産生の上昇によって減少するとの報告が多い[4],[5],[7],[8]．

■ 文 献

1) Lindberg JS, Copley JB, Melton K, et al：Lysine vasopressin in the treatment of refractory hemodialysis-induced hypotension. Am J Nephrol 1990；10：269-275
2) van der Zee S, Thompson A, Zimmerman R, et al：Vasopressin administration facilitates fluid removal during hemodialysis. Kidney Int 2007；71：318-324
3) Beladi-Mousavi SS, Beladi-Mousavi M, Hayati F, et al：Effect of intranasal DDAVP in prevention of hypotension during hemodialysis. Nefrologia 2012；32：89-93
4) 大橋宏重，小田 寛，松野由紀彦，他：慢性血液透析患者の細胞外液量ならび血漿浸透圧の変化に対する抗利尿ホルモン，心房性 Na 利尿ホルモンの反応．透析会誌 1989；22：727-731
5) 長谷川弘一，松下義樹，井上 隆，他：慢性腎不全患者における血漿 ADH および neurophysin レベルについて．透析会誌 1986；19：931-937
6) Jawadi MH, Ho LS, Dipette D, et al：Regulation of plasma arginine vasopressin in patients with chronic renal failure maintained on hemodialysis. Am J Nephrol 1986；6：175-181
7) Fasanella d'Amore T, Wauters JP, Waeber B, et al：Response on plasma vasopressin to changes in extracellular volume and/or plasma osomolality in patients on maintenance hemodialysis. Clin Nephrol 1985；23：299-302
8) Horky K, Sramkova J, Lachmanova J, et al：Plasma concentration of antidiuretic hormone in patients with chronic renal insufficiency on maintenance dialysis. Horm Metab Res 1979；11：241-246

（佐藤陽隆，小島茂樹，柴垣有吾）

258　第 5 章　血液生化学（代謝，内分泌）［内分泌］

［内分泌］

12 成長ホルモン，IGF-1，IGF 結合蛋白

基準値[1),2)]	腎機能正常者		透析患者	
	GH	0.42 ng/mL 以下（男性）0.66〜3.68 ng/mL（女性）	GH	0.9〜2.9 ng/mL
	IGF-1	表 1	IGF-1	原則的に表 1 と変わらない
	IGFBP-3	表 2	IGFBP-3	成人では 5±1.2 μg/mL 程度

検査目的	栄養状態の評価

異常値を示した場合の鑑別

GH

● 基準値以下
・原則的には覚醒時には GH の基礎分泌は低値であり，疾患の鑑別のためには GH 分泌刺激試験を行い GH 分泌予備能を検索する必要がある

● 基準値以上
・慢性腎不全では高値であるため，GH 高値を示すほかの疾患の合併を鑑別する必要がある．すなわち小児期では巨人症，成人では先端肥大症

IGF-1

腎機能正常者・透析患者ともに

● 基準値以下
・成長ホルモン分泌不全
・甲状腺機能低下症
・肝硬変
・飢餓
・GH 受容体異常症

● 基準値以上
・末端肥大症

IGFBP-3

● 基準値以下
・成長ホルモン分泌不全
・GH 受容体異常症

● 基準値以上

腎機能正常者
・末端肥大症

透析患者
・GH 分泌過剰でなくとも高値をとるため単独では判断しない

測定法	・GH：CLEIA 法 ・IGF-1：IRMA 法 ・IGFBP-3：RIA2 抗体法
保険適用	・GH：あり（GH 定量精密測定） ・IGF-1：あり（ソマトメジン C 精密測定） 　　　　　適用疾患：成長ホルモン分泌不全，末端肥大症 ・IGFBP-3：あり〔インスリン様成長因子 3 型（IGFBP-3）精密測定〕 　　　　　適用疾患：成長ホルモン分泌不全（最近では測定されることは少なくなっている） ※「IGFBP-3」と「IGF-1」を併せて実施した場合は，おもな項目の実施料のみ算定

病態生理

　成長ホルモン（growth hormone；GH）は下垂体前葉の GH 分泌細胞から分泌される分子量 22 kDa の 191 個のアミノ酸からなるペプチドホルモンで，その分泌は胃で産生されるグレリンにより刺激される．GH の刺激により次に述べる IGF-Ⅰが産生され GH の生物活性の発現に介在する．お

もな作用は骨端に存在する成長軟骨の静止軟骨層において直接細胞の分裂を促進させることである．それに続く増殖軟骨層の軟骨細胞の増殖は GH の作用によって軟骨細胞が局所で産生する IGF-Ⅰの作用による．この結果，骨の伸長が生じる．このような軟骨に対する作用以外に GH には蛋白同化作用がある．この作用がもっとも顕著であるのは筋肉組織である．肝臓においては GH は

12. 成長ホルモン，IGF-1，IGF 結合蛋白 ● **259**

表1 IGF-I 基準値（ng/mL）

年齢（歳）	男性		女性	
	平均	−1.96 SD〜+1.96 SD	平均	−1.96 SD〜+1.96 SD
0	69	18〜150	69	12〜174
1〜2	68	11〜172	113	37〜229
3〜4	86	29〜173	114	35〜238
5〜6	124	64〜203	141	74〜230
7〜8	168	50〜356	235	95〜437
9〜10	217	87〜405	231	60〜514
11〜12	291	115〜545	428	206〜731
13〜14	391	178〜685	462	216〜798
15〜16	410	287〜555	376	262〜510
17〜19	347	219〜509	391	264〜542
20〜29	202	85〜369	234	119〜389
30〜39	169	67〜318	171	73〜311
40〜49	131	41〜272	132	46〜282
50〜59	125	59〜215	126	37〜266
60〜69	124	42〜250	84	37〜150
70 以上	137	75〜218	106	38〜207

注意：上記表は参考文献1），2）より作成された
ものであるが，文献3）をもとに1歳ごと
の基準値が作成されている．

表2 IGFBP-3 基準値（μg/mL）

年齢（歳）	男性		女性	
	平均	−1.96 SD〜+1.96 SD	平均	−1.96 SD〜+1.96 SD
0	1.53	0.98〜2.39	1.68	1.00〜2.84
1〜2	1.84	0.95〜3.58	2.18	1.45〜3.28
3〜4	2.1	1.40〜3.14	2.29	1.54〜3.39
5〜6	2.44	1.84〜3.24	2.61	1.84〜3.71
7〜8	2.66	1.75〜4.04	2.88	2.00〜4.16
9〜10	2.79	1.86〜4.20	2.96	2.05〜4.28
11〜12	2.88	2.10〜3.96	3.09	2.25〜4.25
13〜14	3.06	2.43〜3.84	3.65	2.54〜5.24
15〜16	3.23	2.51〜4.14	3.2	2.42〜4.24
17〜19	3.14	2.13〜4.63	3.17	2.58〜3.90
20〜29	3.18	2.28〜4.45	3.43	2.48〜4.74
30〜39	3.21	2.33〜4.42	3.01	2.17〜4.19
40〜49	3.23	2.44〜4.28	3.11	2.32〜4.17
50〜59	3.05	2.07〜4.47	3.3	2.20〜4.78
60〜69	2.89	1.97〜4.25	2.87	1.91〜4.32
70 以上	2.52	1.45〜4.38	2.23	1.22〜4.05

上記表は参考文献1），2）より作成されたもので，
この表に掲載したものは IRMA 法で測定された
ものである．現在は RIA2 抗体法で測定されてい
るが，IRMA 法との相関は良好で，ここに掲載し
た基準値をそのまま用いても良いと思われる．

グリコーゲンの分解を促し血糖を上昇させる．

インスリン様成長因子-I（insulin-like growth factor-I；IGF-I）はソマトメジン C とも呼ばれる 70 個のアミノ酸からなる分子量 7.6 kDa のポリペプチドで，GH の有する生物活性の発現に介在する成長因子である．体液中では 6 種類の結合蛋白（IGF 結合蛋白：IGFBP）に結合して存在しており，その生物活性は結合蛋白とは結合していない遊離型が担っている．IGFBP もまた GH によって産生調節されており，GH/IGF/IGFBP 系の生物活性調節は複雑である．血中の IGF-I 測定値はおもに肝臓における GH 反応性の IGF-I 産生量であり，GH の分泌状態と栄養状態を反映する指標であるといえる．

血中では，IGF-I のおよそ 97％は IGFBP と結合している．血中において大半の IGF-I は IGFBP-3 に結合し，IGF-I/IGFBP-3/ALS（acid labile subunit）として 150 kD の複合体を形成する．この複合体は血中で安定であり，その半減期は数時間に及び，血中におけるリザーバーとして機能している．

IGF-I 測定値にもっとも大きな影響を及ぼす

のは年齢による生理的変動である．小児では思春期に向けて高値となって男性では 15〜16 歳，女性では 13〜14 歳でピークとなる．その後ゆっくりと加齢とともに減少する[3]．低年齢では基準値が低いため，病的な意義の解釈には注意が必要である．

透析患者における読み方・意義

● 慢性腎不全では GH 値は高値となる．その原因は GH の腎でのクリアランスの低下，およびグレリンの腎でのクリアランスの低下により GH 分泌が刺激されることによる．

● グレリンは食欲増進作用を有するが，慢性腎不全においては中枢のグレリン応答性が低下している．このため，腎不全患者は高グレリンにもかかわらず食欲低下を示す．外因性のグレリン投与は，このような食欲低下を改善し，栄養状態の改善が期待される[4]．

● 慢性腎不全では GH 受容体の減少や GH 受容体の細胞内情報伝達異常などにより，肝臓における IGF-I 産生が低下し，基準値内高値を示すことが

第5章 血液生化学（代謝，内分泌）［内分泌］

多い．つまり，慢性腎不全では相対的な GH/IGF-I 抵抗性が存在する．この抵抗性を説明するのが IGFBP の存在で，とくに IGFBP-1 と-2 の濃度は残存腎機能や身長と逆相関を示すことから，この 2 種の IGFBP が GH/IGF-I 抵抗性の主たる原因であると考えられている[5]．

●IGF-I と IGFBP は透析前後でも大きく変動することは少ない．また，血液透析と腹膜透析の違いもこれらの値の違いの原因とはならない．

●IGF-I と IGFBP-3 は慢性腎不全では高値をとる．たとえ基準範囲内であっても低値となることはなく，これらの値が低値である場合には蛋白摂取不足などの栄養障害を考える．

●IGFBP-3 と IGF-I はともに GH によって産生が調節されており，両者は良好な正の相関を示す．しかし，IGFBP-3 は炎症の存在下でも増加するため両者の値が乖離する場合には炎症反応の存在を考慮する[5]．

●IGFBP-1 も腎不全では高値であるが，栄養障害ではさらに高値となる．

●小児の腎不全において，成長障害は重要な合併症であり，GH/IGF/IGFBP 系について検討がなされてきた．実際，ヨーロッパから GH の長期投与による身長増加改善，成人身長改善効果の報告がなされているし[6]，わが国においても慢性腎不全における GH 治療が承認されている．

■文 献

1) 島津 章，藤枝憲二，羽二生邦彦，他：IRMA キットを用いた IGF-I，IGF-II，IGFBP-3 測定の臨床的検討（第 1 報）―成人期における検討．ホルモンと臨床 1996；44：1129-1138

2) 藤枝憲二，島津 章，羽二生邦彦，他：IRMA キットを用いた IGF-I，IGF-II，IGFBP-3 測定の臨床的検討（第 2 報）―小児期における検討．ホルモンと臨床 1996；44：1229-1239

3) Isojima T, Shimatsu A, Yokoya S, et al：Standardized centile curves and reference intervals of serum insulin-like growth factor-I（IGF-I）levels in a normal Japanese population using the LMS method. Endocr J 2012；59：771-780

4) Akamizu T, Kangawa K：Ghrelin for cachexia. J Cachexia Sarcopenia Muscle 2010；1：169-176

5) Tonshoff B, Blum WF, Wingen AM, et al：Serum insulin-like growth factors（IGFs）and IGF binding proteins 1, 2, and 3 in children with chronic renal failure：relationship to height and glomerular filtration rate. The European Study Group for Nutritional Treatment of Chronic Renal Failure in Childhood. J Clin Endocrinol Metab 1995；80：2684-2691

6) Hokken-Koelega AC, Stijnen T, de Muinck Keizer-Schrama SM, et al：Placebo-controlled, double-blind, cross-over trial of growth hormone treatment in prepubertal children with chronic renal failure. Lancet 1991；338：585-590

（田中弘之）

[内分泌]

13 甲状腺刺激ホルモン（TSH），甲状腺ホルモン（T_3，T_4，FT_3，FT_4），甲状腺関連自己抗体，サイログロブリン ★★★

◆ 甲状腺刺激ホルモン（TSH），甲状腺ホルモン（T_3，T_4，FT_3，FT_4）

基準値		

腎機能正常者

TSH　0.4〜4.0 μU/mL（CLIA など）
FT_3　2.2〜4.1 pg/mL（CLIA など）
FT_4　0.8〜1.9 ng/dL（CLIA など）
T_3　70〜176 ng/dL（CLIA など）
T_4　4.8〜10.5 μg/dL（CLIA など）

透析患者（mean ± SD）[1]

TSH　0.64〜5.4 mU/L（IRMA）
FT_3　1.7 ± 0.58 ng/dL（RIA）
FT_4　0.6 ± 0.15 ng/dL（RIA）
T_3　67.8 ± 22.8 ng/dL（RIA）
T_4　4.7 ± 1.0 μg/dL（RIA）

検査目的　透析患者に少なからず潜んでいる甲状腺機能異常は，症状のみからは診断が難しく機能検査が必要である．

異常値を示した場合の鑑別

透析患者
- **TSH 20 μU/mL 以上，FT_4低値** → 原発性甲状腺機能低下症
- **TSH 5〜20 μU/mL，FT_4低値** → NTIS（non thyroidal illness syndrome），原発性甲状腺機能低下症
- **TSH 正常，FT_4低値** → NTIS，中枢性甲状腺機能低下症
- **TSH 低値，FT_4高値** → 原発性甲状腺機能亢進症

腎機能正常者
- **TSH 高値**
  FT_4低値→原発性甲状腺機能低下症
  FT_4正常→潜在性甲状腺機能低下症
  FT_4高値→TSH 産生腫瘍，甲状腺ホルモン不応症
- **TSH 正常**
  FT_4低値→NTIS
  FT_4高値→甲状腺ホルモン不応症

- **TSH 低値**
  FT_4低値→中枢性甲状腺機能低下症
  FT_4正常→潜在性甲状腺機能亢進症
  FT_4高値→原発性甲状腺機能亢進症

測定法　・従来は，放射線を用いた RIA 法が唯一の方法であったが，現在はアイソトープを用いない ECLIA 法，CLIA 法，CLEIA 法，EIA 法などが主流となっている．

保険適用　・あり 包（いずれも 各種甲状腺疾患に保険適用されている）

◆ 抗サイログロブリン抗体（TgAb）

基準値　**腎機能正常者・透析患者ともに**　原則として数値の解釈に差はない
抗サイログロブリン抗体（TgAb）　　0.3 U/mL 未満（RIA）
　　　　　　　　　　　　　　　　　28 IU/mL 未満（ECLIA）
サイロイドテスト（TGPA）　　　　100 倍未満

検査目的　甲状腺に特異的な Tg に対する抗体であり，とくに橋本病の診断に必要な検査である．

異常値を呈した場合の鑑別
- **基準値以上**
  ・自己免疫性甲状腺疾患（とくに橋本病）

測定法　・RIA 法，ECLIA 法，CLIA 法，CLEIA 法，EIA 法など
　　　　・サイロイドテストはゼラチン粒子の凝集を指標にしている（測定法により基準値が異なるので注意）

保険適用　・あり（適用疾患：自己免疫性甲状腺疾患，甲状腺腫，甲状腺癌など）

262　第 5 章　血液生化学（代謝，内分泌）［内分泌］

◆ 抗甲状腺ペルオキシダーゼ抗体（TPOAb）

基準値	**腎機能正常者・透析患者ともに　原則として数値の解釈に差はない**

　　　抗甲状腺ペルオキシダーゼ抗体（TPOAb）　　0.3 U/mL 未満（RIA）
　　　　　　　　　　　　　　　　　　　　　　　16 IU/mL 未満（ECLIA）
　　　マイクロゾームテスト（MCPA）　　　　　 100 倍未満

検査目的	甲状腺ホルモン合成酵素である TPO に対する抗体で，TgAb と同様に橋本病の診断に用いられる．

異常値を呈した場合の鑑別	● 基準値以上 　・自己免疫性甲状腺疾患（とくに橋本病）

測定法	・RIA 法，ECLIA 法，CLIA 法，CLEIA 法，EIA 法など ・マイクロゾームテストはゼラチン粒子の凝集を指標にしている（測定法により基準値が異なるので注意）
保険適用	・あり（適用疾患：自己免疫性甲状腺疾患，甲状腺腫，甲状腺癌など）

◆ TSH レセプター抗体（TRAb）

基準値	**腎機能正常者・透析患者ともに　原則として数値の解釈に差はない．**

　　　TSH レセプター抗体（TRAb）　　第一世代法　15％以下（RRA）
　　　　　　　　　　　　　　　　　　第三世代法　1.0 IU/L 未満（RRA）

検査目的	TRAb は，TSH 受容体に対する抗体であり，通常はバセドウ病の診断のために評価する．

異常値を呈した場合の鑑別	● 基準値以上 　・バセドウ病，甲状腺機能低下症

測定法	・RRA 法：患者血清と標識 TSH を TSH 受容体と反応させ，TSH 受容体に対する TSH の結合阻害率を表す． ・近年は，TSH 受容体を固相化（第二世代），トレーサーに TSH 受容体刺激型モノクローナル抗体を用いる（第三世代）などの改良により，高感度を実現した．
保険適用	・あり（適用疾患：バセドウ病の診断，治療経過，効果判定など．後述の TSAb と同時に行った場合は一方のみ算定となる）

◆ 甲状腺刺激抗体（TSAb）

基準値	**腎機能正常者・透析患者ともに　原則として数値の解釈に差はない**

　　　TSH 刺激性レセプター抗体（TSAb）　　180％未満（RIA）

検査目的	TSH 受容体と結合後の cAMP 産生刺激作用をみており，バセドウ病の診断に用いられる．

異常値を呈した場合の鑑別	● 基準値以上 　・バセドウ病

測定法	・bioassay RIA 法：ブタ甲状腺細胞に患者血清を反応させ，甲状腺細胞の cAMP 産生を指標とする検査
保険適用	・あり（適用疾患：バセドウ病，甲状腺機能亢進症） ・前述の TRAb と同時に行った場合は一方のみ算定となる．

13. 甲状腺刺激ホルモン（TSH），甲状腺ホルモン（T_3, T_4, FT_3, FT_4），甲状腺関連自己抗体，サイログロブリン ● **263**

◆ サイログロブリン（Tg）

基準値	腎機能正常者・透析患者ともに　原則として数値の解釈に差はない
	サイログロブリン（Tg）　32.7 ng/mL 以下（ECLIA）

検査目的	各種甲状腺疾患で上昇するが，とくに甲状腺濾胞癌の診断，甲状腺全摘後の治療効果判定，術後再発の診断に有用である．

異常値を呈した場合の鑑別	● 基準値以上
	・甲状腺癌，甲状腺腺腫，腺腫様結節など
	・バセドウ病
	・亜急性甲状腺炎　など

測定法	・ECLIA 法，CLEIA 法

保険適用	・あり（適用疾患：各種甲状腺癌，甲状腺腺腫，腺腫様結節）

第5章　血液生化学（代謝、内分泌）［内分泌］

病態生理

● 甲状腺ホルモン（T_3, T_4, FT_3, FT_4）

　食品や水から摂取されたヨードは，甲状腺で濃縮され，サイログロブリン（Tg）のチロシンに結合し，甲状腺ホルモンの T_3（トリヨードサイロニン）および T_4（サイロキシン）が作られる．甲状腺ホルモンは脂溶性で，そのままでは血液に溶解しにくく，血中では甲状腺ホルモン結合蛋白（TBG；thyroxine binding globulin，TTR；transthyretin，アルブミン）と結合する．血清 T_3 の約0.3%，T_4 の 0.03%が，いずれの蛋白とも結合していない遊離型（FT_3：遊離トリヨードサイロニン，FT_4：遊離サイロキシン）である．FT_4 は，末梢組織で脱ヨード化されて FT_3 になり，この FT_3 が核内レセプターと結合し作用を発揮する．TBG は，妊娠や女性ホルモンで上昇し，肝硬変時やネフローゼ症候群などの血清蛋白が減少する疾患では低下する．したがって，甲状腺ホルモンの正確な指標としては，結合蛋白の多寡に影響されない，遊離型ホルモンの測定が望ましい．

● 甲状腺刺激ホルモン（TSH）

　甲状腺ホルモンは，下垂体の TSH の調節を受けており，この TSH はさらに上位の視床下部の TRH（TSH 放出ホルモン）による支配を受けている．血中の甲状腺ホルモンは，これら TRH，TSH とフィードバックループを形成している．一般に血中 T_3，T_4 が高くなると TSH は抑制され，逆に T_3，T_4 が低値になると TSH は高値を呈する．下垂体での TSH 分泌調節はきわめて鋭敏であり，

甲状腺ホルモン自体より TSH のほうがいち早く変化する．つまり，甲状腺ホルモンが正常範囲でも，TSH が高値であれば潜在性甲状腺機能低下症，逆に TSH が低値であれば潜在性甲状腺機能亢進症と定義する．もし 2 項目測定するならば，TSH と FT_4 の組み合わせがよい．

● 非甲状腺疾患症候群（NTIS）

　末梢血液中の T_3 の 80%は，肝臓での T_4 の外環の脱ヨード酵素の一種である，type I 5'-脱ヨード酵素によって作られる．一方，T_4 の内環の脱ヨード酵素である 5-脱ヨード酵素によって rT_3（リバース T_3）が作られ，逆に T_3 は低下する．慢性腎不全，慢性肝疾患，各種低栄養をきたす病態など，さまざまな疾患に伴って，いわゆる非甲状腺疾患症候群（non thyroidal illness syndrome；NTIS）が発症する．この場合，T_3，T_4 が低値でありながら，一般には TSH は上昇しない．生体側のエネルギー節約の適応反応である．機序として，末梢での T_4 から T_3 への変換の阻害，T_4 の結合蛋白への結合阻害などが関与する．腎不全時の NTIS では，他の原因の NTIS と違い，トータルの rT_3 は上昇しない[2]．

● 測定法について

　現在の FT_4 の測定は，一般には標識したサイロキシンアナログを用いている．NTIS 症例の FT_4 を，TBG やアルブミンの影響を受けにくい平行透析法で測定すると，そのほとんどが正常範囲にシフトする[3]．ただしこの方法は操作が煩雑であり，一般のルーチン検査としては普及していない．一方透析患者では，TSH が正常範囲を超えて上昇す

264　第5章　血液生化学（代謝，内分泌）［内分泌］

る症例が多いことから，TSHの上昇がすべて甲状腺機能低下症とはいえないことに注意を要する．

●測定値の解釈について

甲状腺ホルモンに影響する薬剤も多く存在する．ヘパリンやL-ドーパは甲状腺ホルモンを上昇させ，フェニトイン，ステロイド，アスピリン，リチウムなどは低下させる．ヨードは腎排泄性であるため，透析患者では蓄積しやすい．事実，腹膜透析患者で消毒用に用いた接続チューブのポビドンヨードにより，甲状腺機能低下症をきたすことが報告されている[4]．過剰のヨードは，甲状腺腫大や甲状腺機能低下症に関与するため，ヨード含有剤の含嗽時や皮膚消毒時は，必要最小限の使用にとどめる[5]．

一般に甲状腺機能低下症を見た場合は，慢性甲状腺炎（橋本病）の存在を確認するために，抗甲状腺抗体価を測定する．従来は赤血球の凝集反応（hemagglutination）を指標に測定する，サイロイドテスト（TGHA），マイクロゾームテスト（MCHA）を用いたが，現在は感作ゼラチン粒子の凝集を指標にした方法に代わっている．この方法では透析患者で疑陽性が多いので注意が必要である[6]．マイクロゾームテストで認識される抗体は，甲状腺マイクロゾーム分画の甲状腺ペルオキシダーゼ（thyroid peroxidase；TPO）に対する抗体であることが判明した．TPOはヨードの有機化とホルモン合成に重要な役割をもつ酵素であるが，抗TPO抗体（TPOAb）は細胞障害作用を有する抗体として認識されている．最近は高感度のアッセイ法の抗サイログロブリン（TgAb），TPOAbで検査する機会が増えているが，女性では10%以上にこれらの抗体値が陽性値を示すともいわれており[7]，その解釈には慎重でなければならない．

一方，甲状腺中毒症を見た場合には，もっとも頻度の高いバセドウ病の鑑別を念頭において，甲状腺ホルモンと同時にTSHレセプター抗体（TRAb）を測定する．バセドウ病の病因がTSHの受容体に対する自己抗体であることが明らかにされており，TRAbの測定系が確立してからその診断は容易になった．バセドウ病の治療経過とともにTRAbが徐々に低下することから，経過観察時のマーカー，抗甲状腺薬中止の指標などにも用いられている[8]．

従来第一世代のTRAbで陰性の場合は，生物活性としての甲状腺刺激抗体（TSAb）を確認してバセドウ病を診断する必要があったが，第三世代のTRAbを用いると，未治療のバセドウ病のほぼ100%で陽性となり，感度は上昇した．しかしながら，バセドウ病以外で甲状腺中毒症を呈する疾患（無痛性甲状腺炎，亜急性甲状腺炎）で一部弱陽性を示すことがある．また慢性甲状腺炎の一部でもTRAbが陽性になることがあり，その場合は，TSAbと逆の生物活性をもつ甲状腺刺激阻害抗体（thyroid stimulation blocking antibody；TSBAb）が陽性となる（ちなみにTSBAbは一般検査項目から除外された）．

サイログロブリン（Tg）は前述のとおり甲状腺ホルモンの前駆体として甲状腺内で合成され，甲状腺内に貯蔵されている糖蛋白である．しばしば甲状腺癌の診断，治療のマーカーとして重要な項目である．ただし結果の解釈で留意すべきは，TgAbが陽性の場合には，免疫測定法によるTg測定値はTgAbによる干渉により偽低値を呈することである[9]．測定キットによっては，Tgが異常高値のときTgAb値が上昇し偽高値を示すもの，逆にTgが高値でTgAbが偽低値を示す現象が観察されている[10]．Tgが高濃度の場合，TgAbが血液中でTg/TgAb複合体を形成した結果，アッセイ系に影響するものと考えられている．

透析患者における読み方・意義

● 甲状腺機能低下症でみられる易疲労感，浮腫，便秘などの症状は，腎不全の症状と共通する．腎機能正常の成人女性の10%以上が，橋本病の体質を有しており，その一部が，甲状腺ホルモンの補充を必要とする顕性の機能低下症である．したがって，透析患者においても，甲状腺機能低下症が見逃されている可能性がある．TgAb，TPOAbなどの検査を組み合わせて判断する．

● 透析患者で，TSHが10〜20 μU/mLでは，一過性の上昇のこともあり，TSH上昇の各種要因を精査したうえで再検が必要である．すなわち，NTIS（非甲状腺疾患症候群）や薬剤性，時にヨード含有製剤によるものを除外する．透析患者ではヨードが蓄積しやすいので注意が必要である．TSHが20 μU/mLを超えて上昇した場合は，甲状腺機能低下症である確率が高く，補充を検討する[2]．

● 透析患者で多くみられるNTISでも，T_3，T_4が低下するが，TSHはほとんど正常範囲であり，この

場合ホルモンの補充はしてはならない. 医原性の甲状腺機能亢進症は, 循環器合併症や骨吸収の亢進などによる不利益を誘発する.

■ 文 献

1) Hardy MJ, Ragbeer SS, Nascimento L：Pituitary-thyroid function in chronic renal failure assessed by a highly sensitive thyrotropin assay. J Clin Endocrinol Metab 1988；66：233-236

2) Kaptein EM：Thyroid hormone metabolism and thyroid diseases in chronic renal failure. Endocr Rev 1996；17：45-63

3) 小野田教高：腎不全における下垂体機能. 内分泌・糖尿病科 1998；6：313-319

4) 竹田慎一, 道岸隆敏, 家城恭彦, 他：接続チューブ保護キャップのポビドンヨードにより甲状腺機能低下症を呈した夜間腹膜透析患者の1例. 透析会誌 1996；29：1555-1560

5) Sato K, Ohmori T, Shiratori K, et al：Povidone iodine-induced overt hypothyroidism in a patient with prolonged habitual gargling：Urinary excretion of Iodine after gargling in normal subjects. Int Med 2007；46：391-395

6) Lukinac L, Kusic Z, Kes P：False-positive titers of thyroid autoantibodies in patients undergoing hemodialysis? Clin Chem 1991；37：2153-2154

7) 池田 斉：臨床検査, 病態へのアプローチ. 臨床検査から見た甲状腺疾患の診断と治療. 医学検査 2004；53：919-926

8) Konish T, Okamoto Y, Ueda M, et al：Drug discontinuation after treatment with minimum maintenance dose of an antithyroid drug in Graves' disease：A retrospective study on effects of treatment duration with minimum maintenance dose on lasting remission. Endocr J 2011；58：95-100

9) Baloch Z, Carayon P, Conte-Devolx B, et al：Laboratory medicine practice guidelines. Laboratory support for the diagnosis and monitoring of thyroid disease. Thyroid 2003；13：3-126

10) 森田新二, 松本優香, 植田美幸, 他：サイログロブリン (Tg) 高濃度血清における抗サイログロブリン抗体 (TgAb) 値の評価. ホルモンと臨床 2010；58：629-638

（小野田教高）

[内分泌]

14 黄体形成ホルモン(LH)，卵胞刺激ホルモン(FSH)，エストロゲン，プロゲステロン ★★

◆ 黄体形成ホルモン（LH），卵胞刺激ホルモン（FSH）

基準値　腎機能正常者（mIU/mL）　　　　　透析患者　高値を示す[2),3)]

		LH	FSH
女性	卵胞期	1.76〜10.24	3.01〜14.72
	排卵期	2.19〜88.33	3.21〜16.60
	黄体期	1.13〜14.22	1.47〜8.49
	閉経後	5.72〜64.31	157.79 以下
男性		0.79〜5.72	2.00〜8.30

検査目的　月経異常の評価

異常値を示した場合の鑑別
● 基準値以上
・排卵期
・更年期
・閉経後
・原発性性腺機能低下症(Turner 症候群，Klinefelter 症候群，精巣性女性化症候群など)
・卵巣機能不全
・多嚢胞性卵巣症候群（FCOS）：LH のみ上昇

● 基準値以下
・下垂体障害（下垂体腫瘍，Sheehan 症候群，Kallmann 症候群，下垂体炎など)
・視床下部障害
・神経因性食欲不振症

測定法　・CLIA 法

保険適用　・あり（適用疾患：卵巣機能不全，機能性出血，月経異常，排卵障害，早・遅発思春期）

◆ エストロゲン（エストラジオール；E_2）

基準値　腎機能正常者（pg/mL）

女性	非妊婦	卵胞期	28.8〜196.8	妊婦	妊娠初期	208.5〜4,289
		排卵期	36.4〜525.9		妊娠中期	2,808〜28,700
		黄体期	44.1〜491.9		妊娠後期	9,875〜31,800
		閉経後	47.0 以下			
男性			14.6〜48.8			

透析患者　高値を示す[2),5)]

検査目的　月経異常の評価

異常値を示した場合の鑑別
● 基準値以上
・多胎妊娠
・エストロゲン産生腫瘍
・副腎過形成
・肝疾患
・経口避妊薬内服

● 基準値以下
・胎盤機能不全
・卵巣機能低下症
・神経性食思不振症
・乳汁漏出性無月経

測定法　・ECLIA 法

保険適用　・あり（エストラジオールとして適用あり）

14. 黄体形成ホルモン（LH），卵胞刺激ホルモン（FSH），エストロゲン，プロゲステロン ● 267

◆ プロゲステロン

基準値	腎機能正常者（ng/mL）						
	女性	非妊婦	卵胞期	0.28 以下	妊婦	妊娠初期（4～13 週）	13.0～51.8
			排卵期	5.69 以下		妊娠中期（14～27 週）	24.3～82.0
			黄体期	2.05～24.2		妊娠後期（28～38 週）	63.5～174
			閉経後	0.33 以下			
	男性			0.22 以下			

透析患者　健常人と同じ[2]

検査目的	月経異常の評価

異常値を示した場合の鑑別	● 基準値以上 ・妊娠　　　　　　　・Cushing 症候群 ・先天性副腎過形成　・副腎癌	● 基準値以下 ・卵巣機能低下症　　・無月経 ・下垂体機能低下症　・排卵異常

測定法	・ECLIA 法

保険適用	・あり

第5章　血液生化学（代謝、内分泌）［内分泌］

病態生理

　卵巣の性周期を制御しているのは視床下部-下垂体系である．卵胞刺激ホルモン（follicle stimulating hormone；FSH）と黄体形成ホルモン（luteinizing hormone；LH）によって卵巣が支配され，卵巣から女性ホルモン（エストロゲン，プロゲステロン）が分泌される．これらの女性ホルモンの分泌によって子宮内膜の周期的変化がみられ，月経周期が支配されている．

　女性腎不全患者では，女性ホルモン分泌異常や，視床下部・下垂体-卵巣のフィードバック機能不全などが存在[1]するため，月経不順や無月経に加えて，閉経時期が数年早まることが知られている．これまで，女性透析患者においては，血中エストロゲン，プロゲステロンの低下，LH，FSH の増加，プロラクチン濃度の増加などがみられると報告されている[2]が，閉経後女性を含めた多数例での報告は少ない．

　また，男性においても，LH，FSH はそれぞれテストステロン，inhibin によりフィードバックを受ける．一般に男性透析患者においては，血中LH は正常または高値で，FSH は正常または軽度高値である．これは腎での代謝や排泄が低下することや産生量の増加などが原因と考えられている．

● エストロゲン（estrogen）

　末期腎不全患者の血中 E_2 濃度については，報告により異なる．

　これまでの報告では，閉経後女性透析患者における血中 E_2 値は，健常人に比し低値[3),4]であるとするものが多く，Kramer ら[2]は，腎不全患者にみられる卵巣機能不全は低 E_2 血症によるものであり，健常女性の月経周期でみられるような排卵前の血中 E_2 濃度上昇が生じないためにLH サージが欠如することが原因であるとしている．一方，私たちは，閉経後女性透析患者において，血中 E_2 が健常人に比し有意に高いことを報告した[2]が，Matuszkiewicz-Rowinska ら[5]は，若年女性透析患者における血中 E_2 値も高値であることを報告している．さらに，Stehman-Breen ら[6]は，閉経後女性透析患者を対象とした検討で，ホルモン補充療法後のエストロゲン濃度は透析による影響は少ないものの，健常者に比べてピーク値が高いため，エストロゲン投与量を減量する必要があると報告している．女性透析患者において，血中 E_2 値が高値を示す原因については明らかにされていないが，エストロゲンは肝臓で代謝されて E_2 に変換され，その後，尿中に排泄[7),8]されるため，腎不全患者では，排泄低下により血中 E_2 値は高値を示すと考えられる．さらに，透析患者においては，透

析によるE_2のクリアランスが低い[6]ことも，一因となりうる．

● プロゲステロン

透析患者の血中プロゲステロン濃度については，エストロゲンと同様に女性透析患者において正常から低値であったとする報告が多いが，当院の維持透析施行中女性患者98例（平均年齢68.6±13.3歳，平均透析期間8.4±6.9年）を対象とした検討結果[9]において，プロゲステロン値は，閉経前後にかかわらず女性透析患者全例において正常基準値の範囲内であった．また，男性透析患者については，Jovenら[10]（13例，29～62歳）の検討では健常者との有意差はなかったと報告している．

● 黄体形成ホルモン （luteinizing hormone；LH）

透析患者では血中LH濃度の上昇と半減期の倍加が認められると報告されている．Talbotらは，血中LH濃度をimmunoreactive LH（RIA）やimmunoradiometric assay（IRMA）により定量されるLH（i-LH）とbiologically active LH（bio-LH）の2種類の測定系で評価した．その結果，男性患者では血中bio-LH濃度の平均値は健常者との間に有意差はないが，血中i-LH濃度は透析患者のほうが健常者より高値を示すために，bio-LH：i-LH比が低下することを報告[11]している．また，透析患者ではbio-LHの脈波数は健常者と有意差はないものの，1回分泌量の減少といった分泌パターンの障害が認められる．これらの報告より，透析患者ではLHの生物学的活性の低下と分泌障害が存在すると考えられる．

一方，私たちの検討結果[9]では，女性透析患者においてLHが正常基準値より高い症例は87例中31例（35.6％），正常範囲内87例中44例（50.6％），正常より低い症例は87例中12例（13.8％）であった．

● 卵胞刺激ホルモン （follicle stimulating hormone；FSH）

透析患者における血中FSH濃度は症例によってばらつきがあるが，健常人と有意差はないとする報告[10]が多い．一方，一部の透析患者では高FSH血症を示すことがあると報告されている．実際に，私たちの検討結果[9]では，女性透析患者においてFSHが正常基準値より高い症例は87例中8例（9.2％），正常範囲内87例中70例（80.5％），正常より低い症例は87例中9例（10.3％）であった．

透析患者における読み方・意義

● 性ホルモン値異常には，まれに下垂体疾患が隠れている場合がある．下垂体腫瘍が疑われた場合は，頭部MRIが有用であるが，各種負荷試験による評価が必要となるので，早めに内分泌内科医にコンサルトする．

● 男性透析症例では，下垂体ホルモンのLH（黄体形成ホルモン）が高く，FSH（卵胞刺激ホルモン）と精巣由来のテストステロンが正常のパターンが多い．

● 生殖可能年齢の女性では，透析導入後無月経や過少月経などの月経異常の頻度が高く，一般に閉経年齢は健常人より若い．

● 透析症例では，LHが高くFSHが正常，E_2（エストラジオール），プロゲステロン（黄体ホルモン）は正常のパターンが多い．

● 月経異常の原因には，PRL（プロラクチン）高値が関係する．

● エストロゲンの低下は，骨密度低下から骨粗鬆症を引き起こす．

● 透析症例では，脳内ドパミンの代謝回転の低下によって，PRL高値例が多く，乳汁漏出-無月経症候群を呈することが多い．

● 高PRL血症をきたす薬剤に，メトクロプラミド（プリンペラン®），クロルプロマジン（コントミン®），メチルドパ（アルドメット®），ベラパミル（ワソラン®）などがある．

■ 文 献

1) 田中元子，深川雅史：透析患者における閉経の骨代謝への影響．腎と骨代謝 2004；17：141-146

2) Tanaka M, Itoh K, Matsushita K, et al：High serum estradiol concentrations in postmenopausal women with end-stage renal disease. Clin Nephrol 2005；64：394-396

3) Palmer BF：Sexual dysfunction in men and women with chronic kidney disease and end-stage kidney disease. Adv Ren Replace Ther 2003；10：48-60

4) Kramer HM, Curhan G, Singh A；HELP Study Group：Hemodialysis and estrogen levels in post-menopausal（HELP）patients：The multicenter HELP study. Am J Kidney Dis 2003；41：1240-1246

5) Matuszkiewicz-Rowinska J, Skorzewska K, Rado-wicki S, et al：Endometrial morphology and pituitary-gonadal axis dysfunction in women of reproductive age undergoing chronic haemodialysis—a multi-centre study. Nephrol Dial Transplant 2004；19：2074-2077

6) Stehman-Breen C, Anderson G, Gibson D, et al：Phar-

macokinetics of oral micronized beta-estradiol in postmenopausal women receiving maintenance hemodialysis. Kidney Int 2003；64：290-294

7) Sandberg AA, Slaunwhite WR：Studies on phenolic steroids in human subjects. Ⅱ. The metabolic fate and hepato-biliary-enteric circulation of C14-estrone in women. J Clin Invest 1957；36：1266-1278

8) Van Kammen E, Thijssen JH, Donker GH, et al：The excretion of metabolites of testosterone and of estradiol in male patients with chronic renal failure. Steroids 1975；26：508-515

9) 田中元子，伊藤和子，松下和徳，他：女性透析患者における性ホルモン異常，月経異常についての検討. 臨

牀透析 2006；22：783-787

10) Joven J, Villabona C, Rubiés-Prat J, et al：Hormonal profile and serum zinc levels in uraemic men with gonadal dysfunction undergoing haemodialysis. Clin Chim Acta 1985；148：239-245

11) Talbot JA, Rodger RS, Robertson WR：Pulsatile bioactive luteinizing hormone secretion in men with chronic renal failure and following renal transplantation. Neohron 1990；56：66-72

（田中元子）

第5章　血液生化学（代謝，内分泌）［内分泌］

［内分泌］

15 テストステロン

基準値

総テストステロン

　腎機能正常者（RIA 固層法） 男性：171〜871 ng/dL，女性：11〜47 ng/dL
　男性血液透析患者 腎機能正常男性に比べ低値であるが（腎機能正常男性の 70％前後），
　　　　　　　　　　　　ばらつきが大きい．

遊離テストステロン

　腎機能正常者（RIA 固層法） 男性：20 歳代 8.5〜27.9 pg/mL，30 歳代 7.6〜23.1 pg/mL，
　　　　　　　　　　　　　　　　40 歳代 7.7〜21.6 pg/mL，50 歳代 6.9〜18.4 pg/mL，
　　　　　　　　　　　　　　　　60 歳代 5.4〜16.7 pg/mL，70 歳代 4.5〜13.8 pg/mL
　　　　　　　　　　　　　　　女性：20 歳代 2.7 pg/mL 以下，30 歳代 1.9 pg/mL 以下，
　　　　　　　　　　　　　　　　40 歳代 1.1 pg/mL 以下，50 歳代 1.0 pg/mL 以下

　男性血液透析患者 腎機能正常男性に比べ低値であるが，ばらつきが大きい．

検査目的 勃起障害や射精障害などの性機能障害や加齢男性性腺機能低下症症状（倦怠感や抑うつなども含む）の評価，挙児希望症例における性腺機能の評価など

異常値を示した場合の鑑別

● **基準値以下**
　・視床下部性：Kallmann 症候群，Prader-Willi 症候群，Laurence-Moon-Biedl 症候群など
　・下垂体性：下垂体腫瘍（術後や頭部への放射線含む），外傷，LH 単独欠損症，薬剤など
　・精巣性：Klinefelter 症候群，停留精巣，Noonan 症候群，精巣炎，外傷，精索捻転症，放射線，薬剤（シナカルセト塩酸塩，シメチジン，スピロノラクトン，抗男性ホルモン剤，カルシウムブロッカー，高脂血症治療薬など）
　・SHBG 上昇による生物学的活性テストステロンの低下：加齢，肝機能障害など

● **基準値以上**
　・甲状腺機能亢進症，男性ホルモン産生腫瘍（副腎腫瘍や精巣腫瘍），先天性副腎皮質過形成，テストステロン投与中（軟膏や貼付剤）など

測定法 ・総テストステロン：RIA 固層法，CLIA 法　　・遊離テストステロン：RIA 固層法

保険適用 ・あり：テストステロン精密測定（総テストステロンと遊離テストステロンの同時測定は認められていない場合が多い）（適用疾患：性腺機能低下症，エストロゲン産生腫瘍，男性化卵巣または副腎腫瘍，Sertoli-Leydig 細胞腫，先天性副腎皮質過形成，多嚢胞性卵巣症候群，特発性多毛症，Klinefelter 症候群）

病態生理

　テストステロン合成および分泌は視床下部-下垂体-精巣系において制御されている．テストステロンは男性生殖器（精巣上体，精管，前立腺），筋肉，皮膚，毛根などの標的細胞内で 5α-reductase により dihydrotestosterone（DHT）に変換され，DHT は細胞質内でアンドロゲンレセプターと結合し，転写調節を行う．血中における活性型テストステロンは遊離テストステロン（free testosterone；FT）であり，総テストステロン（total testosterone；TT）の 1〜2％である．TT は sex hormone-binding globulin（SHBG）とテストステロンの結合型，アルブミンとテストステロンの結合型，および FT の 3 分画よりなる（**図**）．アルブミンに結合するテストステロンは容易にアルブミンから解離するため，FT とアルブミン結合型テストステロンを合わせて生物活性をもつ bioavailable testosterone（BAT）と呼ばれている．BAT は，http://www.issam.ch/freetesto.htm の web サイトの calculator を用いると，アルブミン，SHBG，TT の値を入力することで算出される[1]．

　男性におけるテストステロンの血中濃度は第 2 次性徴を迎える 10 歳代より上昇し，20〜40 歳代でピークを迎え，加齢によるテストステロンの緩徐な低下に伴い男性更年期症状（性機能低下，ほてり感や筋肉痛などの身体症状，いらいら感やうつなどの精神症状），つまり late-onset hypogo-

図　総テストステロンの3分画

nadism（LOH）症候群に関与する．末期腎不全患者においては TT が正常範囲である患者は 20〜30％程度であり，平均的には正常人の 70％程度である[2),3)]．血中テストステロンは午前中に高く，夕方から夜間にかけ低値という日内変動を示すため，午前中の採血が望ましい．

　国際的には LOH の基準は TT により定められている．しかし，本邦の健常男性の検討から TT は加齢による減少が軽度であり，それに対し FT 値は有意に加齢とともに減少することから，LOH 症候群診療の手引き[4)]では FT を LOH の診断検査とすることを推奨している．透析患者についての基準値はないが，LOH 症候群の診断基準値として 20 歳代の mean-2 SD である 8.5 pg/mL を正常下限とし，20 歳代の平均値の 70％値である 11.8 pg/mL 未満までの症例は男性ホルモン低下傾向群（LOH のボーダーライン症例）とすることが LOH 症候群のアルゴリズムとして提案されている．現時点では血液透析患者においても同様の基準で低テストステロンと診断可能であるが，異常値を示した場合は投与薬剤による影響は除外しなければならない．

透析患者における読み方・意義

●透析患者においては原発性の精巣障害による機能低下のため，ネガティブフィードバックにより血清黄体ホルモン（LH）および卵黄刺激ホルモン（FSH）といったゴナドトロピンは正常または高値を示すが，尿毒症による視床下部-下垂体の障害のため[5)]，ゴナドトロピンは低値を示すことがある．腎不全に伴う LH のクリアランスが低下し，LH が高値となり LH の pulse amplitude が相対的に低下するため，テストステロン分泌が低下するという機序も想定される[6)]．Leydig 細胞における LH レセプターの発現低下や 17α-hydroxylase，C17-20-lyase の活性低下がみられ，LH 制御の下流にある電子伝達系の障害が推測される．
●テストステロンは肝代謝であり透析性はほとんどない[7)]．平均的には正常人の 70％程度の値であるが，TT，FT とも健康人に比べばらつきが大きく透析患者での基準値は設定されていない．
●サルコペニアの進行にはテストステロン低下も

関与しており，血液透析患者についても同様である．さらにテストステロン補充が慢性腎不全患者の筋肉量減少を抑制できたとの報告もある[7)]．

〈長期予後（生命予後）の predictor としての意義〉
●テストステロンが低下することによる直接的な影響として，性欲低下や勃起障害が挙げられ，男性の透析患者の QOL を考慮するうえで重要な評価項目となる．テストステロン低下は筋肉量の減少（サルコペニア）や骨密度の低下に関与し透析患者の日常生活上の ADL に大きく関わってくる．さらに気分障害，認知機能低下，心血管イベントやメタボリック症候群の増加に関与する．さらに本邦からもテストステロン低値が有意に生命予後の短縮に関与するという報告がなされている[8)]．

■ 文　献
1) Vermeulen A, Verdonck L, Kaufman JM：A critical evaluation of simple methods for the estimation of free testosterone in serum. J Clin Endocrinol Metab 1999；84：3666-3672
2) Albaaj F, Sivalingham M, Haynes P, et al：Prevalence of hypogonadism in male patients with renal failure. Postgrad Med J 2006；82：693-696
3) Carrero JJ, Stenvinkel P：The vulnerable man：impact of testosterone deficiency on the uraemic phenotype. Nephrol Dial Transplant 2012；27：4030-4041
4) 日本泌尿器科学会, 日本 Men's Health 医学会：加齢男性性腺機能低下症候群（LOH 症候群）診療の手引き. 2007
5) Valdhuis JD, Wilkowski MJ, Zwarrt AD, et al：Evidence for attenuation of hypothalamic gonadotropin-releasing hormone (GnRH) impulse strength with preservation of GnRH pulse frequency in men with chronic renal failure. J Clin Endocrinol Metab 1993；76：648-654
6) Liu PY, Hamdelsman DJ：Hypogonadism in men with chronic renal failure. Winters SJ (ed)：Male hypogonadism. 2004, 227-245, Humana Press, New Jersy
7) Stenvinkel P, Carrero JJ, von Walden F, et al：Muscle wasting in end-stage renal disease promulgates premature death：established, emerging and potential novel treatment strategies. Nephrol Dial Transplant 2016；31：1070-1077
8) Nakashima A, Ohkido I, Yokoyama K, et al：Associations between low serum testosterone and all-cause mortality and infection-related hospitalization in male hemodialysis patients：A prospective cohort study. Kidney Int Rep 2017；2：1160-1168

（白石晃司）

第 5 章　血液生化学（代謝，内分泌）［内分泌］

［内分泌］

16　副腎皮質刺激ホルモン（ACTH），コルチゾール

基準値　腎機能正常者
　　ACTH
　　　血漿（EDTA-2Na）　7.2〜63.3 pg/mL（SRL，三菱化学）
　　コルチゾール
　　　血清　6.24〜18.0 μg/dL（SRL）
　　　血漿（EDTA-2Na）　3.7〜19.4 μg/dL（三菱化学）
　　透析患者
　　　ACTH，コルチゾールともに確立された基準値はない（腎機能正常者と比較して
　　　ACTH・コルチゾールともに同等から高い傾向）

検査目的　副腎機能の評価，とくに副腎機能低下症とクッシング症候群の鑑別

異常値を示した場合の鑑別　中枢ホルモン（ACTH）と末梢ホルモン（コルチゾール）の組み合わせで鑑別する.

	コルチゾール基準値以上	コルチゾール基準値以下
ACTH 基準値以上	ACTH 依存性クッシング症候群 ・クッシング病：ACTH 産生下垂体腺腫，下垂体癌 ・異所性 ACTH 産生腫瘍：肺小細胞癌，気管支・胸腺カルチノイドなど ・異所性 CRH 産生腫瘍：胸腺カルチノイド，神経節神経芽細胞腫など 偽性クッシング症候群：慢性アルコール中毒，うつ病，肥満 原発性コルチゾール抵抗症 慢性腎不全	原発性副腎機能低下症 ・Addison 病：感染，自己免疫性など ・先天性副腎皮質過形成 ・先天性副腎皮質低形成 ・先天性副腎皮質 ACTH 不応症 ・副腎出血 ・薬剤性：ステロイド合成阻害薬（メトピロン，ミトタンなど） ・その他：血管障害，癌転移など Nelson 症候群
ACTH 基準値以下	ACTH 非依存性クッシング症候群 ・副腎腫瘍：副腎腺腫，副腎癌 ・副腎過形成：ACTH 非依存性大結節性副腎過形成（AIMAH），原発性副腎皮質小結節性異形成（PPNAD） ・副腎における異所性受容体発現：GIP，バゾプレッシン，セロトニン，LH 受容体など 医原性クッシング症候群：コルチゾールの高用量あるいは慢性的投与	続発性副腎機能低下症 ・下垂体機能低下症：下垂体腺腫，ラトケ嚢胞，Sheehan 症候群，下垂体炎，下垂体卒中など ・ACTH 単独欠損症 ・視床下部・下垂体茎病変：腫瘍，炎症・肉芽腫，血管障害，外傷など ・コルチコステロイド離脱症候群 ・クッシング病の腫瘍摘出後 医原性クッシング症候群：コルチゾール以外のグルココルチコイドの高用量あるいは慢性的投与

測定法　ACTH：ECLIA 法（SRL，三菱化学）
　　　　コルチゾール：ECLIA 法（SRL），CLIA 法（三菱化学）

保険適用　・あり〔適用疾患：ACTH（クッシング病，下垂体機能低下症，視床下部機能障害など），コルチゾール（クッシング症候群，副腎腫瘍，副腎皮質過形成症など）. 公的機関より指定されたものはなく，日本臨床検査医学会 編「最新検査・画像診断事典」（医学通信社）などを参照〕

16．副腎皮質刺激ホルモン（ACTH），コルチゾール ● **273**

透析患者における読み方・意義

●早朝・空腹時・安静臥床（30分程度）での採血が基本であり（慢性腎不全患者においても日内リズムは保たれている），採血日は透析日，非透析日で差はない〔ただし，透析中はストレスにより血中副腎皮質刺激ホルモン（adrenocorticotropic hormone；ACTH）・コルチゾール値はともに上昇する〕．

●ACTH・コルチゾールはともに最終的に腎で排泄されるため，腎不全の状態では基本的にその排泄は障害される．また，慢性的に尿毒素，透析自体のストレス下にあることも基本的な事実である．それ以外に，迅速ACTH試験（末梢・副腎側の分泌刺激試験）ではコルチゾールは正常反応を示すがインスリン低血糖試験やCRH試験（中枢・視床下部下垂体側の分泌刺激試験）でACTHは低反応を示す，デキサメタゾン試験でACTHの抑制が不十分であるなどから中枢側のACTHの分泌障害も示唆される．コルチゾールに関しては，確かに迅速ACTH試験では正常反応を示すが，ACTH値に比較すると相対的にコルチゾール値は低い．それゆえ，軽度ではあるが副腎でのコルチゾールの分泌障害も示唆される．また，測定法によってはコルチゾールの代謝産物も測定してしまう可能性がある．

●以上を含めて透析患者の血中ACTH・コルチゾールの血中動態に関しては多くの議論がある．現時点で総合的に判断すると，ACTH・コルチゾールの基礎値はともに腎機能正常者と比較して正常から高い傾向にあると考えられる．

■ 参考文献

1) Letizia C, Mazzaferro S, De Ciocchis A, et al：Effects of haemodialysis session on plasma beta-endorphin, ACTH and cortisol in patients with end-stage renal disease. Scand J Urol Nephrol　1996；30：399-402

2) Nolan GE, Smith JB, Chavre VJ, et al：Spurious over-estimation of plasma cortisol in patients with chronic renal failure. J Clin Endocrinol Metab　1981；52：1242-1245

3) Clodi M, Riedl M, Schmaldienst S, et al：Adrenal function in patients with chronic renal failure. Am J Kidney Dis　1998；32：52-55

（関　敏郎，安田　敦，深川雅史）

第5章　血液生化学（代謝、内分泌）　［内分泌］

274　第5章　血液生化学（代謝，内分泌）［内分泌］

［内分泌］

17 プロラクチン

基準値
腎機能正常者　男性：血清　4.29～13.69 ng/mL（SRL），3.58～12.78 ng/mL（三菱化学）
　　　　　　　女性：血清　閉経前 4.91～29.32 ng/mL，閉経後 3.12～15.39 ng/mL（SRL）
　　　　　　　　　　血清　6.12～30.54 ng/mL（三菱化学）
透析患者　　　確立された基準値はない（腎機能正常者より高い傾向）

検査目的　高プロラクチン血症および低プロラクチン血症の鑑別

異常値を示した場合の鑑別

● 高プロラクチン血症をきたす病態[1]
　① 薬剤服用
　　・抗潰瘍薬，制吐薬（メトクロプラミド，ドンペリドン，スルピリドなど）
　　・降圧薬（レセルピン，α メチルドパなど）
　　・向精神薬（フェノチアジン，ハロペリドール，イミプラミンなど）
　　・エストロゲン製剤（経口避妊薬など）
　② 原発性甲状腺機能低下症
　③ 視床下部・下垂体茎病変
　［機能性］
　［器質性］
　　・腫瘍（頭蓋咽頭腫，胚細胞腫，非機能性腺腫など）
　　・炎症・肉芽（下垂体炎，サルコイドーシス，Langerhans 細胞組織球症など）
　　・血管障害（出血，梗塞など）
　　・外傷
　④ 下垂体病変
　　・プロラクチン産生腺腫
　　・その他のホルモン産生腫瘍
　⑤ まれな病変
　　・異所性プロラクチン産生腫瘍
　　・慢性腎不全
　　・胸壁疾患（外傷，火傷，湿疹など）
● 低プロラクチン血症をきたす病態[1]
　① 薬剤服用
　　・ドパミン作動薬など
　② 下垂体機能低下症
　　・下垂体腺腫，ラトケ嚢胞，Sheehan 症候群，下垂体炎など
　③ プロラクチン単独欠損症
　④ 下垂体ホルモン複合欠損症
　　・Pit1 異常症，PROP1 異常症，LHX3 異常症，TRH 受容体異常症など

測定法　・ECLIA 法（SRL），CLIA 法（三菱化学）

保険適用　・あり〔適用疾患：乳中漏出無月経症候群，プロラクチン産生腫瘍，下垂体機能低下症など．公的機関より指定されたものはなく，日本臨床検査医学会 編「最新検査・画像診断事典」（医学通信社）などを参照〕

透析患者における読み方・意義[1]〜[3]

●早朝・空腹時・安静臥床（30分程度）での採血が基本であり，採血日は透析日，非透析日で差はない〔透析膜の構造上，透析前後で血清プロラクチン（prolactin；PRL）値に有意な変化はない〕．PRLを含む低・中等度の分子量のポリペプチドの排泄は，腎における糸球体濾過，尿細管での再吸収が主体であるため，透析患者を含む慢性腎不全の状態では血清PRL値は上昇傾向にあるという報告が多い．また，尿毒素ストレスなどにより中枢性に分泌が亢進することも示唆されている．また，腎移植により高PRL血症は改善する．

●以上を考慮しても慢性腎不全以外の高PRL血症が疑われた場合，冒頭表を参考に鑑別診断を行う．マクロPRL血症が疑われた場合はpolyethylene glycol（PEG）沈殿後，プロゾーン現象が疑われた場合は血清希釈後，再検する．低PRL血症は臨床的にはあまり重要ではないと考えられる．ただし，血清PRLの低値を契機に下垂体機能低下症（ACTH-コルチゾール系などの生命維持に重要な他のホルモン異常など）を含む他の疾患が発見されることもある．

■ 文 献

1) Yavuz D, Topçu G, Ozener C, et al：Macroprolactin does not contribute to elevated levels of prolactin in patients on renal replacement therapy. Clin Endocrinol（Oxf） 2005；63：520-524

2) Sievertsen GD, Lim VS, Nakawatase C, et al：Metabolic clearance and secretion rates of human prolactin in normal subjects and in patients with chronic renal failure. J Clin Endocrinol Metab 1980；50：846-852

3) Milkov V, Pironcheva G, Russev G：Chronic renal failure and anterior hypophysial hormones. Cytobios 2001；104：139-143

（関 敏郎，北島夏見，深川雅史）

第5章　血液生化学（代謝，内分泌）　［内分泌］

［内分泌］

18 カテコールアミン

基準値

		腎機能正常者	透析患者
血漿カテコールアミン	アドレナリン ノルアドレナリン ドパミン	100 pg/mL 以下 100〜450 pg/mL 20 pg/mL 以下	本文参照
尿中カテコールアミン （代謝産物）	アドレナリン ノルアドレナリン ドパミン メタネフリン ノルメタネフリン バニリルマンデル酸 ホモバニール酸	3.4〜26.9 μg/day 48.6〜168.4 μg/day 365.0〜961.5 μg/day 0.04〜0.19 mg/day 0.09〜0.33 mg/day 1.5〜4.3 mg/day 2.1〜6.3 mg/day	本文参照

（SRL 社資料）

検査目的
褐色細胞腫および傍神経節細胞腫の除外診断

異常値を示した場合の鑑別

● 基準値以上
- 褐色細胞腫
- 傍神経節細胞腫
- 神経芽細胞腫
- 本態性高血圧症
- うっ血性心不全
- 甲状腺機能低下症
- ストレス時
- 食物の影響（バナナ，ミカン，チョコレートなど）

● 基準値以下
- Addison 病
- Shy-Drager 症候群
- Parkinson 病
- フェニルケトン尿症
- 家族性自律神経失調症
- 起立性低血圧症
- 汎下垂体機能低下症
- 甲状腺機能亢進症

測定法
- HPLC 法

保険適用
- あり（適用疾患：褐色細胞腫，神経芽腫，副腎髄質過形成，Addison 病，起立性低血圧，Shy-Drager 症候群，心不全，うつ病，Parkinson 病，下垂体機能低下症，家族性自律神経失調症）

透析患者における読み方・意義

● カテコールアミン（catecholamine；CA）を測定する意義は，おもに褐色細胞腫および傍神経節細胞腫（PPGLs）の診断をつけることにあるといえる．PPGLs を疑うきっかけとなる難治性高血圧や血圧変動は透析患者では比較的よくみられるため，積極的にこれを疑って診断される例は少ない．しかしながら，クリーゼから致死的となる可能性もあり，透析患者において PPGLs を診断する意義は大きい．

● PPGLs の確定診断には尿中 CA の測定が必須である[1]．透析患者ではこれを血漿 CA で代用せざるをえないが，カットオフ値に関わる問題がある．Stumvoll ら[2]は透析患者に合併した褐色細胞腫の診断につき検討した 7 論文の結果をまとめて，全例で血漿アドレナリン（adrenaline；A），ノルアドレナリン（noradrenaline；NA）のいずれかが基準の 3.3 倍以上の値を示すと結論づけた．また，われわれの施設における PPGLs を合併した

慢性腎臓病（CKD）G4，G5 の患者 4 例と PPGLs を合併しない CKD G4，G5 の患者 30 例の血漿 CA 値を検討した結果，PPGLs 合併例では A，NA は非合併例に比し，有意に高値であった．それぞれのカットオフ値は 40 pg/mL（感度 83%，特異度 53%）と 679 pg/mL（感度 100%，特異度 70%）であった．また，海外での成績によると血漿遊離メタネフリンの感度・特異度が高く，透析患者での PPGLs の診断に有用である可能性があるが現状では本邦では保険未承認である．

■ 文　献
1) 厚生労働省難治性疾患克服研究事業「褐色細胞腫の実態調査と診療指針の作成」研究班 編：褐色細胞腫の診療指針．2012．p.8
2) Stumvoll M, Radjaipour M, Seif F : Diagnostic considerations in pheochromocytoma and chronic hemodialysis : case report and review of the literature. Am J Nephrol　1995；15：147-151

（木田可奈子，市原淳弘）

19 エリスロポエチン（EPO） ★★

[内分泌]

19. エリスロポエチン（EPO） ● 277

基準値	腎機能正常者・透析患者とともに 　4.2〜23.7 mIU/mL（ベックマン・コールター；アクセス EPO） 　9.1〜32.8 mIU/mL（LSI メディエンス；リコンビジェン EPO キット）

検査目的	① 多血症の鑑別，② HIF stabilizer のコンプライアンスの確認

異常値を示した場合の鑑別	透析患者・腎機能正常者ともに 血中エリスロポエチン（EPO）濃度は貧血や動脈血酸素分圧の影響を受けるため，血中 EPO 濃度の高・低値のみでの評価はできない．このため，ヘモグロビン（Hb）濃度や動脈血酸素分圧などを測定し，それらを勘案して評価する必要がある．

● 基準値以上を示す病態
  ・貧血を伴う場合：鉄欠乏性貧血，再生不良性貧血，骨髄異形成症候群など
  ・貧血を伴わない場合：心疾患や肺疾患などの動脈血酸素分圧低下を伴う疾患，低換気症候群，高地居住，常染色体優性多発性囊胞腎，EPO 産生腫瘍などの二次性多血症
● 基準値〜基準値以下を示す病態
  ・貧血を伴う場合：腎性貧血，anemia of chronic disease（感染症，悪性腫瘍，膠原病，高サイトカイン血症を呈する慢性疾患に伴う貧血）
  ・貧血を伴わない場合：真性多血症

測定法	・CLEIA 法「エリスロポエチンキット　アクセス EPO」 ・RIA2 抗体法

保険適用	・あり（エリスロポエチン精密測定） ・適用疾患：赤血球増加症，腎性貧血の鑑別，骨髄異形成症候群に伴う貧血の治療方針の決定

第5章　血液生化学（代謝，内分泌）[内分泌]

病態生理

　エリスロポエチン（erythropoietin；EPO）は骨髄での赤血球造血を促すホルモンでアミノ酸 165 個のポリペプタイドに糖鎖がついた分子量約 34,000〜40,000 の糖蛋白である．胎生期では肝臓がおもにこのホルモンを産生するが，生後は腎臓が循環血中 EPO の 90％以上を産生する．しかし両腎摘出透析患者において HIF stabilizer（後述）を投与しても EPO 濃度が上昇することから，透析患者においても肝臓が EPO を産生している可能性が指摘されている．2008 年に Obara らによって，EPO 産生細胞は尿細管細胞近傍の神経細胞様線維芽細胞であることが証明され，神経堤由来の細胞であることも判明している[1]．糖尿病患者において糖尿病性神経障害がある患者ほど腎性貧血を呈しやすいことの説明になるかもしれない．

　貧血の進行や動脈血酸素分圧の低下，あるいは腎における虚血などで組織酸素分圧が減少すると EPO 産生が亢進する．腎における低酸素による EPO 産生の誘導機序については近年詳細にわかってきている．hypoxia inducible factor（HIF）は α と β の二つのサブユニットのヘテロ二量体で形成される転写因子であり，EPO を含め数多くの低酸素関連遺伝子の転写をつかさどる．HIF1β は恒常的に発現しているのに対して，α-サブユニット（HIFα；HIF1α〜3α）は酸素濃度によって発現量が変動する．正常酸素濃度下では，HIFα N 末端側の特定のプロリン残基がプロリン水酸化酵素（PHD）によって水酸化され，それを指標に HIFα はユビキチン化され，プロテアソームでの蛋白質分解へと導かれる．そのため HIFα-HIF1β からなるヘテロ二量体を形成できず，HIF を介した低酸素応答は抑制される．一方低酸素環境においては，その酵素活性に酸素分子を必要とする PHD の活性が低下し，HIFα はユビキチン化を介した蛋白質分解を免れて急速に細胞内に蓄積し，HIF1β と結合してヘテロ二量体を形成して特定の配列をもつ低酸素関連遺伝子群の転写を亢進させる．この遺伝子群のなかにあるのが EPO や VEGF である．日本においても 5 種類の PHD 阻害薬（HIF stabilizer）の臨床治験が進行しており

上市が近いが，これらは赤血球造血刺激因子製剤（erythropoiesis stimulating agents；ESA）療法にとって変わる薬剤として期待されている．その理由は，従来のESA製剤がEPO濃度を非生理的なレベルまで急峻に立ち上げるのとは違い，PHD阻害薬では，より低濃度で生理的なEPO濃度で貧血を管理できるからである．

EPO産生細胞が間質線維化に関与する線維芽細胞に形質転換することもわかっているが，一方で，腎におけるEPO産生細胞には可塑性があることがわかっており，たとえば，神経保護因子を投与するとEPO産生が低下している線維芽細胞もEPOを産生する[2]．また透析患者のような腎が線維化し萎縮している患者にHIF stabilizerを投与しても，貧血が改善することは，このことを明瞭に物語る．

EPOは，骨髄の後期赤芽球系前駆細胞上のEPO受容体（EPO-R）に結合するとEPO-Rは二量体を形成し，そのシグナルは核内に伝達され，赤芽球の増殖，成熟赤血球への分化が促進する．末梢血中の赤血球数が増加すると血中のEPO濃度は低下し，これらの赤芽球系細胞がおもにアポトーシスによって減少し，赤血球造血が減少する．このように貧血と血中EPO濃度との間にはnegative feedback機構が存在する．慢性腎臓病（CKD）患者で，EPO産生細胞に異常が生じると，糸球体濾過量（GFR）の多少にかかわらず腎性貧血を発症しうる．このため，保存期CKD患者でほかに原因を特定しがたい貧血の鑑別には，血中EPO濃度の測定が有用である．この際に，貧血に応じてEPOが適切に上昇しておらず，正常範囲であれば，腎性貧血ということになる．一方で，GFRのきわめて低下した透析患者での測定はそれほど有用ではない．さらにEPO測定アッセイはESA製剤も認識するため，ESA製剤使用中の患者では内因性のEPO産生を正確には評価できない．また多血症の鑑別にも使われる．EPO値が高値を示すものを二次多血症，示さないものを真性多血症と診断する．骨髄異形成症候群においても最近保険適用が追加され，血清EPO濃度500 U/L未満では，ダルベポエチンの有効性が期待できる．

一般に多発性嚢胞腎では貧血が軽度であるが，嚢胞壁細胞からのEPO産生充進が関与していると考えられている．一方，糖尿病性腎臓病においてGFRの比較的高値な早期から貧血が高度な場合が多いのは，血中EPO濃度が低いからである．おそらく慢性糸球体腎炎と比べて腎におけるEPO産生が早期より障害されているからであろう．SGLT2阻害薬の投与でEPO産生が亢進し貧血が改善することから，近位尿細管へのグルコース負荷が基点となって，EPO産生が障害されている可能性も最近指摘されている．また，間質性腎炎や間質病変の強い慢性糸球体腎炎では貧血が高度な場合があり，この病態においても間質に存在するEPO産生細胞が早期に障害されていることが示唆されている．

● 測定法について

わが国では，1990年頃からradioimmunoassay（RIA）が主流となり，おもに三菱化学メディエンス社（現LSIメディエンス社）のリコンビジェンEPOキットが使われていたが，測定に約5時間を要するという問題があった．しかし，測定時間45分で測定可能な化学発光酵素免疫測定法（CLEIA）がベックマン・コールター社から開発され，現在ではこれがおもに使われている．この測定法は従来法（RIA）と良好な相関関係を示すが，RIA法の約70%の値を示す．

透析患者における読み方・意義

● 透析患者においてESA療法中にHb濃度が上昇し，その減量・中止によってもHb濃度がさらに上昇する場合，EPOの過剰産生状態，とくに後天性多発囊胞腎によるEPO産生亢進やEPO産生腫瘍の検索が必要である．

● HIF stabilizerは経口薬であり，ESA静注製剤と違ってコンプライアンスを担保できない．よって，コンプライアンスが怪しい場合にはEPO血中濃度の測定によって内服状況を確認できるであろう．

■ 文　献

1) Obara N, Suzuki N, Kim K, et al：Repression via the GATA box is essential for tissue-specific erythropoietin gene expression. Blood　2008；111：5223-5232

2) Asada N, Takase M, Nakamura J, et al：Dysfunction of fibroblasts of extrarenal origin underlies renal fibrosis and renal anemia in mice. J Clin Invest 2011；121：3981-3990

（濱野高行）

[内分泌]

20 レプチン，グレリン

基準値	**レプチン**	**グレリン**
	腎機能正常者 男性：0.9～13.0 ng/mL 　　　　　　　女性：2.5～21.8 ng/mL **透析患者** 男性：5.0±1.2 ng/mL 　　　　　女性：19.3±12.5 ng/mL	**腎機能正常者** 　アシルグレリン：6.66～56.4 fmol/mL 　デスアシルグレリン：31.0～192 fmol/mL **透析患者** 腎不全の進行とともに上昇する[4]

検査目的	透析患者の栄養状態把握，生命予後推定の一助とするため

異常値を示した場合の鑑別	**レプチン** ● **基準値以上** 　・肥満，妊娠，腎不全，インスリン抵抗性 ● **基準値以下** 　・痩せ，脂肪萎縮症	**グレリン** ● **基準値以上** 　・腎不全，拒食症 ● **基準値以下** 　・肥満，糖尿病，過食
測定法	・レプチン：RIA 法（二抗体法）	・グレリン：ELISA 法
保険適用	・レプチン：なし	・グレリン：なし

　レプチンは脂肪細胞から産出されるペプチドホルモンである．グレリンは胃から産出されるペプチドホルモンであり，N末端から3番目のセリンのアシル化の有無によりアシルグレリンとデスアシルグレリンの2形態が存在する．

透析患者における読み方・意義

● 血中レプチン（leptin）濃度は，同等の体脂肪量で比較した場合，透析患者で約2倍の上昇を認める．女性が男性より高値である[1]．
● 透析患者においても，血中レプチン濃度を決定する最大の因子は体脂肪量であり，体脂肪量の推定に有用である[1]．また血中レプチン濃度は透析患者の栄養状態と相関しており，低レプチン血症の透析患者は健常透析患者より死亡リスクが高いとの報告がある[2]．
● 腹膜透析患者は，腹膜透析液中の溶解物や糖分の影響で血中レプチン濃度は高値となることが多い[3]．
● 血中グレリン（ghrelin）濃度は，透析患者で健常者の約3倍の上昇を認める[4]．
● グレリンは摂食促進作用があるため，その血中濃度は患者の栄養状態と併せて解釈することが重要である．エネルギー低栄養状態にもかかわらず，グレリン濃度が低値であった透析患者の死亡リスクは健常透析患者の約3倍であったとも報告されている[5]．
● 血液透析ではデスアシルグレリンが選択的に除去され，アシルグレリンは除去されにくい[6]．

● 臨床現場でレプチンやグレリンの測定は保険適用もないことから広く実施されていない．また研究によって血中濃度のcut off値や測定タイミングが異なるため，現状ではその臨床的意義は確立していない．解釈に当たっては栄養状態や炎症反応高値といった因子の存在も考慮する必要もあるため，慎重な取り扱いが望ましい．今後のさらなる研究によりレプチン，グレリンの透析患者における臨床的意義への知見が深まることが期待される．

■ 文　献
1) Nishizawa T, et al：Plasma leptin level and its relationship with body composition in hemodialysis patients. Am J Kidney Dis　1988；31：655-661
2) Scholze A, et al：Low serum leptin predicts mortality in patients with chronic kidney disease stage 5. Obesity　2007；15：1617-1622
3) Park JT, et al：Leptin/adiponectin ratio is an independent predictor of mortality in nondiabetic peritoneal dialysis patients. Perit Dial Int　2012；33：67-74
4) Yoshimoto A, et al：Plasma ghrelin and desacyl ghrelin concentrations in renal failure. J Am Soc Nephrol 2002；13：2748-2752
5) Carrero JJ, et al：Protein-energy wasting modifies the association of ghrelin with inflammation, leptin, and mortality in hemodialysis patients. Kidney Int 2011；79：746-756
6) Gupta RK, et al：Association of plasma Des-acyl Ghrelin levels with CKD. Clin J Am Soc Nephrol 2013；8：1098-1105

（中村和史，吉本明弘）

[内分泌]

21 アディポネクチン

基準値	腎機能正常者　14.9±9.1 μg/mL 血液透析患者　29.0±12.5 μg/mL	（Otsuka Pharmaceutical 社の ELISA キット）

検査目的	内臓脂肪量の予測，生命予後の推定

異常値を示した場合の鑑別	● 基準値以下 ・肥満 ・インスリン抵抗性 ・動脈硬化	● 基準値以上 ・腎不全

測定法	・ELISA 法

保険適用	・なし

病態生理

アディポネクチン（adiponectin；ADPN）は，脂肪細胞に特異的に発現して分泌される分子量約30 kDa の蛋白質である[1]．脂肪細胞に特異的に発現して分泌される蛋白質であるが，ヒトの肥満でその血中レベルが低下するのが見出された[2]．ADPN が肥満に伴って低下することは，インスリン抵抗性や脂質代謝異常惹起の少なくとも一部の原因になっていること，ADPN を補充することはこれらを改善させる治療法になりえることが明らかとなった[3]．

また，ADPN 欠損マウスにおいては，インスリン抵抗性・耐糖能障害・脂質代謝異常・高血圧が認められ，メタボリックシンドロームの主徴候を呈することが明らかとなり，ADPN が低下することがその病態形成に重要な役割を果たしていることが示唆された[4]．これらのことにより，肥満に伴って，ADPN レベルが低下することが，メタボリックシンドロームの主要な徴候である耐糖能障害・脂質代謝異常・高血圧を惹起する原因の少なくとも一部になっていることが示唆された．

一般住民では，肥満によるメタボリックシンドロームが動脈硬化を促進し，心血管イベントによる死亡を増加させるが，透析患者の肥満は必ずしも生命予後不良の因子ではない[5]．むしろ，低栄養が慢性炎症および動脈硬化と密接に関与し，死亡率を増加させると考えられる．脂肪組織由来蛋白であるアディポサイトカインのうち，ADPN の血中濃度は，一般住民に比べ透析患者で上昇して

いる[6]．さらに，ADPN のなかでも生理学的活性が高い高分子量 ADPN とレプチンの比が内臓脂肪面積と有意な負の相関関係を示すこと，そしてメタボリックシンドローム診断基準での内臓脂肪面積 100 cm[2]が，透析患者では 75 cm[2]に相当することが報告されている[7]．

透析患者における読み方・意義

● われわれは，血液透析患者における血清高分子量の ADPN 濃度と生命予後との関連について検討した[8]．血清 ADPN 値の中央値（7.73 μg/mL）によって Low（L）群と High（H）群との 2 群に分け，両群の生命予後を比較した．最大観察期間は2.8 年で，観察期間中の生存率は H 群 76.8%，L群 93.3%で，H 群において生存率が低値であった（p＜0.001）．死亡に対するコックス比例ハザード分析，多変量解析では生命予後に対する危険因子としては高齢（p＜0.001），高血清 C 反応性蛋白値（p＝0.001），低ヘモグロビン値（p＝0.006）の順であげられ，H 群の有意差はほかの因子で補正すると消失した（p＝0.450）．この検討では H 群は，低値群より予後が不良であった．H 群高値群は死亡の危険因子として単変量解析であげられたが，年齢や血清 CRP 値，BMI，血清アルブミン値などの因子で補正するとその有意差は消失した．ADPN 高値が直接予後を悪化させているのではない可能性が考えられた．
● しかし，85 名の血液透析患者を対象とした 3 年間の検討では ADPN 高値は死亡の危険因子として報告されている[9]．血液透析患者では，栄養障害

や慢性炎症状態が予後に関与する malnutrition-inflammation-atherosclerosis（MIA）症候群や malnutrition-inflammation-complex 症候群（MICS）の概念が提唱されている．われわれの検討した H 群の患者は高齢で，平均 BMI 19.3±3.0 と低値で，貧血が強く，血清中性脂肪値が低かった．血清 CRP 値に有意差はなかったが，H 群は高齢で BMI が低く栄養障害があり，MIA 症候群に近い患者が多く含まれ，それらが予後不良に関連している可能性が考えられた．

■ 文 献

1) Maeda K, Okubo K, Shimomura I, et al：cDNA cloning and expression of a novel adipose specific collagen-like factor, apM1（AdiPose Most abundant Gene transcript 1）. Biochem Biophys Res Commun 1996；221：286-289

2) Arita Y, Kihara S, Ouchi N, et al：Paradoxical decrease of an adipose-specific protein, adiponectin, in obesity. Biochem Biophys Res Commun 1999；257：79-83

3) Yamauchi T, Kamon J, Waki H, et al：The fat-derived hormone adiponectin reverses insulin resistance associated with both lipoatrophy and obesity. Nat Med 2001；7：941-946

4) Maeda N, Shimomura I, Kishida K, et al：Diet-induced insulin resistance in mice lacking adiponectin/ACRP30. Nat Med 2002；8：731-737

5) Kalantar-Zadeh K, Block G, Humphreys MH, et al：Reverse epidemiology of cardiovascular risk factors in maintenance dialysis patients. Kidney Int 2003；63：793-808

6) Zoccali C, Mallamaci F, Tripepi G, et al：Adiponectin, metabolic risk factors, and cardiovascular events among patients with end-stage renal disease. J Am Soc Nephrol 2002；13：134-141

7) 對馬 恵，寺山百合子，福原陽子，他：血液透析患者における内臓脂肪面積とアディポサイトカインとの関連—高分子量アディポネクチン-レプチン比の有用性について．透析会誌 2007；40：595-602

8) 越田善久，大坪 茂，雨宮伸幸，他：血液透析患者における血清アディポネクチンと生命予後の関連．透析会誌 2013；46：475-480

9) Ohashi N, Kato A, Misaki T, et al：Association of serum adiponectin levels with all-cause mortality in hemodialysis patients. Intern Med 2008；47：485-491

（大坪　茂，新田孝作）

第6章

免疫血清

1 免疫グロブリン ★★

基準値
腎機能正常者　IgG　870〜1,700 mg/dL（免疫比濁法）
　　　　　　　IgA　110〜410 mg/dL（免疫比濁法）
　　　　　　　IgM　男性 35〜190 mg/dL，女性 45〜260 mg/dL（免疫比濁法）
　　　　　　　IgD　15 mg/dL 以下（免疫比濁法）
　　　　　　　IgE　300 IU/mL 以下（蛍光酵素免疫測定法）
透析患者　　　腎機能正常者の基準値に準ずる

検査目的
高γグロブリン血症または低γグロブリン血症の鑑別診断

異常値を示した場合の鑑別
透析患者・腎機能正常者ともに
● 基準値以下
　・先天性または後天性の免疫不全症候群を鑑別する
● 基準値以上
　・蛋白分画検査を追加し，単クローン性か多クローン性の増殖により鑑別する

測定法
・免疫学的定量方法
　① 免疫化学的手法（ゲル内沈降反応を用いた免疫電気泳動法）
　② 光学的手法（ネフロメトリー法，免疫比濁法，ラテックス法）
　（免疫グロブリンの測定方法は上記のように数種類あるが，最近は光学的に測定する方法が一般的になってきている．）

保険適用
・あり 包（高γグロブリン血症または低γグロブリン血症疑いの病名記載が必要）

病態生理

免疫グロブリン（immunoglobulin；Ig）は，血清γグロブリン分画のほとんどを占め，生体の液性免疫の重要な役割を担っている糖蛋白質である．おもに形質細胞，一部 B 細胞から産生され，限られた部位のアミノ酸配列の相違によって異なる構造の抗原に反応する．1 個体が 10^8 以上の特異性が異なる抗体を産生することができ，結果としてすべての外来抗原に対応できると考えられている．抗体の生理機能は，① 細胞上にある抗体に対する受容体への結合，② 細胞上の機能分子に結合してその活性を制御，③ 補体系の活性化の三つの機構による．

免疫グロブリンの基本構造は 1 対の重鎖（heavy chain；H 鎖）と 1 対の軽鎖（lihgt chan；L 鎖）の 2 種類のポリペプチドが S–S 結合して分子を構成しており（図），アミノ酸配列が抗体によって異なる特異性を決める部位と，クラスごとに共通の構造の部位からなる．免疫グロブリンは，IgG，IgA，IgM，IgD，IgE の五つのサブクラスをもっており，各々の特徴は**表 1** に示す．

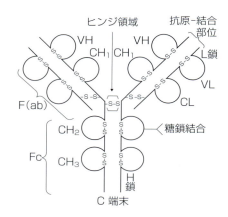

図　免疫グロブリンの基本構造
〔高木 康：免疫グロブリン．前川真人 編：標準臨床検査学—臨床化学．p.172，2012，医学書院[2]より転載〕

透析患者における読み方・意義

● 透析患者の免疫グロブリンの正常値は腎機能正常者と変わりなく，異常値を示した場合は，健常人と同じ疾患の鑑別が必要となってくる（**表 2**）．透析患者の場合は，導入時（もしくはそれ以前）よりγグロブリン値に異常が存在するのか，安定維持期にγグロブリン値の異常が新たに出現した

表1 免疫グロブリンの種類と性状

	IgG	IgA	IgM	IgD	IgE
分子量	14.6万	16万	97万	18.4万	18.8万
H鎖	γ	α	μ	δ	ε
L鎖	κλ	κλ	κλ	κλ	κλ
半減期	19～24日	6日	5日	2～3日	2～4日
補体結合能	＋	－	3＋	－	－
胎盤通過性	＋	－	－	－	－
特　徴	成人の免疫グロブリンの約80％を占める．H鎖の定常部位の構造の違いからIgG1～4の四つのサブクラスからなる．IgG1がもっとも多く65％である．	成人血清の10～13％を占める．粘膜免疫の主役で，唾液，乳汁，涙液中のおもな抗体である．IgA1，2のサブクラスがある．	成人血清の約6％を占める．初回免疫時に，または抗原刺激の早期に産生される抗体である．	B細胞表面に発現する免疫グロブリンである．	即時型アレルギー反応を起こさせる免疫グロブリン．血中濃度はもっとも低濃度である．

〔文献1），2）より改変〕

表2 免疫グロブリン値が異常を示す疾患

高　値

1．単クローン性増加
・多発性骨髄腫
・良性M蛋白血症
・原発性マクログロブリン血症
・H鎖病
2．多クローン性増加
・慢性感染症（結核，等）
・膠原病（SLE，シェーグレン症候群，関節リウマチ，橋本病）
・肝硬変
・アレルギー性疾患
・寄生虫
・悪性リンパ腫

低　値

・無γグロブリン血症
・重症免疫不全
・骨髄腫（上昇している免疫グロブリン以外）
・ネフローゼ症候群
・蛋白漏出性胃腸症
・低蛋白食の持続
・低栄養

〔高木　康：免疫グロブリン．前川真人 編：標準臨床検査学
　―臨床化学．p.173，2012，医学書院[2)]を改変〕

ものかは，その原因を考えるうえで重要である．
●定期検査で毎回γグロブリン分画を測定する必要はないが，TP（総蛋白）やアルブミン値の定期採血の経過から，γグロブリン分画の変動が疑われる場合には，免疫グロブリンを採血する．
●導入前後に低γグロブリン血症をきたしている場合には，慢性腎不全に至った原疾患に依存した低γグロブリン血症の場合が多い．ネフローゼ症候群で蛋白尿が持続し低蛋白血症をきたしている場合や，長期に免疫抑制薬を内服していた場合，低たんぱく食を長期にわたり行った場合を考える．
●γグロブリンが高値の場合には，慢性感染症が持続している場合，原疾患が膠原病の場合などが考えられる．腎不全に至った原疾患の症状がまだ持続している場合には，導入後も原疾患を診断・治療した施設との密接な連携が必要である．透析導入後しばらくした安定期に高γグロブリン血症が出現した場合には，健常人と同じ鑑別疾患を想定し（表2），必要な検査を追加する．

■文　献
1）成内秀雄：免疫グロブリン・補体系の検査．金井正光
　監：臨床検査法提要（第34版）．金原出版，東京，2015
2）高木　康：免疫グロブリン．矢富　裕，横田浩充 監，
　前川真人 編：標準臨床検査学―臨床化学．172-174，
　医学書院，東京，2012

（内田啓子）

286 第6章 免疫血清

2 補体価（CH50，C3，C4） ★★

基準値 腎機能正常者・透析患者ともに　CH50　25.0〜48.0 U/mL
　　　　　　　　　　　　　　　　　　C3　　86〜160 mg/dL
　　　　　　　　　　　　　　　　　　C4　　17〜45 mg/dL　　（検査法や施設により異なる）

検査目的 補体系の異常な活性化によって起こる疾患や先天的な補体蛋白欠損症などの診断

異常値を示した場合の鑑別
- ● **CH50，C3，C4 が基準値以上のとき**
  - ・感染症，炎症性疾患，悪性腫瘍，関節リウマチや血管炎などの一部の自己免疫性疾患，妊娠
- ● **CH50，C3，C4 が基準値未満のとき**
  - ・全身性エリテマトーデス，悪性関節リウマチ，クリオグロブリン血症，膜性増殖性糸球体腎炎（I型，III型），血清病，感染性心内膜炎（古典的経路活性化）
  - ・肝硬変，劇症肝炎（産生障害）
- ● **CH50 が基準値未満で C3，C4 が基準値内のとき**
  - ・cold activation，C3，C4 以外の補体成分欠損症
- ● **C3 が基準値未満で CH50，C4 が基準値内のとき**
  - ・非典型的溶血性尿毒症症候群，C3 腎症，Dense deposit 病（副経路の活性化）
  - ・C3 欠損症
- ● **CH50，C4 が基準値未満で C3 が基準値内のとき**
  - ・遺伝性血管浮腫（古典的経路の弱い活性化）
  - ・C4 欠損症

測定法
- ・CH50：Mayer 変法が一般的（感作ヒツジ赤血球の 50％溶血を基準として古典的経路の生理活性を測定）
- ・C3，C4：免疫比濁法（抗原量を測定）

保険適用
- ・あり：CH50，C3，C4　包
- ・適用疾患：全身性エリテマトーデス，急性糸球体腎炎，慢性糸球体腎炎，ネフローゼ症候群，先天性補体異常症を含む免疫不全，血清病など

病態生理

　補体系は，連鎖的なカスケード反応により，病原体を除去する生体防御システムである．図に示すとおり，病原体を認識することにより開始される初期経路には，免疫複合体を認識する C1q によって開始される古典的経路（classical pathway），病原体細胞膜などを認識する C3 により開始される副経路（alternative pathway），病原体表面の糖鎖を認識するマンノース結合レクチン（MBL）やフィコリンによって活性化されるレクチン経路（lectin pathway）の三つがあり，それぞれ異なる補体成分により活性化される．C3 の活性化以降は共通の後期経路を経て，標的となる細胞表面で C5b，C6，C7，C8，C9 からなる膜侵襲複合体（membrane attack complex；MAC）を形成し，細胞を溶解する[1),2)]．また，補体活性化の過程で生じる補体フラグメント C3a，C4a，C5a

は，好塩基球細胞や肥満細胞の脱顆粒を誘発して血管透過性亢進や平滑筋収縮を誘発し（アナフィラトキシン作用），好中球やマクロファージの走化性因子となる．さらに，C3b，C4b はオプソニン化作用を有する．そのほかにも補体系は免疫系に対してさまざまな生理活性を有し，病原体の除去や免疫複合体の処理に寄与している．これは，補体成分の欠損症の2大症状が易感染と免疫複合体病であることからも明らかである．また，補体系の制御不能な活性化は生体の攻撃因子となりうる．

　低補体血症を示す場合，原因として，（補体系の制御不能な活性化による）補体蛋白の消費亢進，先天的な補体蛋白の欠乏症，肝臓機能の高度な低下による補体蛋白の産生低下などが考えられるため，これらをきたす疾患を念頭において鑑別診断を進める．全身性エリテマトーデスや悪性関節リウマチなどでは古典的経路が活性化し，CH50，C3，C4 ともに消費され低下することが多い．C3

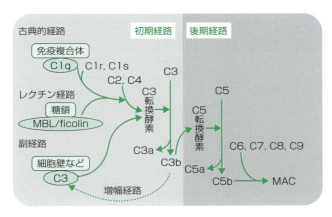

図　補体系
MBL：マンノース結合レクチン
MAC：膜侵襲複合体

腎症や非典型的溶血性尿毒症症候群などでは副経路が活性化し，C3は低下することが多いがCH50，C4は低下しない．また，先天性欠損症の場合には，それぞれの補体蛋白が選択的に減少する．これらの疾患に特徴的な身体所見や検査所見と併せて診断する[2]．また，全身性エリテマトーデスにおいて補体価は疾患活動性と逆相関することが多く，活動性の指標となる．一方で，臨床的には血清補体価が上昇する頻度のほうが高く，原因は，炎症性疾患や感染症，悪性腫瘍に伴って，補体系が活性化することによる．

　測定上，しばしば問題となるのは，cold activation現象である．これは，採血後に血清（あるいは全血）を低温または室温に置くことにより，試験管内で古典的経路が活性化し，CH50が著しく低値となる現象で，C3，C4はクリアランスが起きないため低下しない．C型肝炎患者やクリオグロブリン陽性者で起こることが多い．疑われた場合には，試験管内での補体活性化を回避できるEDTA血漿を用いて測定し，CH50が低下しないことを確認する[1]．

透析患者における読み方・意義

● 透析患者における血清CH50，C3，C4値の基準値は，健常者と同じである．
● OH基の豊富なセルロース膜にC3が結合することで，血液透析中に副経路が活性化することが以前より報告されており，透析中の一過性の好中球減少との関連が指摘されていた．近年，ポリスルホン膜でも補体が活性化することや，副経路に加えてレクチン経路が活性化すること，レクチン経路活性化が心血管イベントと関連することが報告されている[3),4)]．また，維持血液透析患者において，血中C3値上昇が心血管イベントと関連するとの報告や，血中C3値上昇と回路内凝血との関連を示す報告がある[5),6)]．透析膜へのC3やフィコリンの吸着により，副経路やレクチン経路が活性化し，好中球の活性化やアナフィラトキシンの産生を経て，慢性炎症や血栓傾向を引き起こしている可能性があるが，因果関係は証明されていない[7]．
● ループス腎炎による末期腎不全で透析中の患者において，CH50，C3，C4の測定は全身性エリテマトーデスの疾患活動性の指標として有用である．

文献

1) 北村　肇：免疫学的検査　補体および関連物質　血清補体価（CH50）．日本臨牀　2010；68（増刊6）：53-56
2) 関根英治：補体の検査法と意義．臨床検査　2011；55：1127-1135
3) Mares J, et al：Specific adsorption of some complement activation proteins to polysulfone dialysis membranes during hemodialysis. Kidney Int　2009；76：404-413
4) Poppelaars F, et al：Strong predictive value of mannose-binding lectin levels for cardiovascular risk of hemodialysis patients. J Transl Med　2016；14：236
5) Lines SW, et al：Complement and cardiovascular disease—the missing link in haemodialysis patients. Nephron　2015；132：5-14
6) Schuett K, et al：Clot structure：A potent mortality risk factor in patients on hemodialysis. J Am Soc Nephrol　2017；28：1622-1630
7) Poppelaars F, et al：The complement system in dialysis：A forgotten story? Front Immunol　2018；9：71

（坂入　徹，廣村桂樹）

288 第6章 免疫血清

3 赤沈，C反応性蛋白（CRP）　★★★

◆ 赤血球沈降速度（ESR）

基準値
赤血球沈降速度（ESR）の年齢別上限[1]
腎機能正常者　男性：50歳未満10 mm/hr，50歳以上20 mm/hr，80歳以上30 mm/hr
　　　　　　　女性：50歳未満15 mm/hr，50歳以上30 mm/hr，80歳以上42 mm/hr
透析患者　腎機能正常者より亢進していることが多い

検査目的
リウマチ，膠原病などの炎症性疾患の有無，評価

異常値を示した場合の鑑別

● 亢進
- 貧血
- 低アルブミン血症
- 感染症
- 炎症性疾患
- 組織の崩壊
- 膠原病
- 血液疾患
- 悪性腫瘍
- 妊娠など

● 遅延
- 多血症
- 播種性血管内凝固（DIC）
- 球状赤血球
- 鎌状赤血球
- 無γグロブリン血症など

測定法
- Westergren法（静脈から採血した所定量の血液4容に対し，3.8%のクエン酸ナトリウムを1容の割合で正確に混合し，十分に混和する．採血後室温では2時間以内に測定する）

保険適用[2]
- あり 包
- 適用疾患：炎症性疾患，膠原病，悪性腫瘍，心筋梗塞，ネフローゼ症候群，慢性肝炎，肝硬変，多発性骨髄腫，貧血，DIC

◆ C反応性蛋白（CRP）

基準値
腎機能正常者・透析患者ともに　0.3 mg/dL以下

検査目的
急性期の炎症の評価，感染症の有無，コントロール目的，慢性炎症の評価

異常値を示した場合の鑑別

● 基準値以上
- 感染症
- 炎症性疾患
- 組織の崩壊
- 膠原病
- 血液疾患
- 妊娠など

測定法
- LTIA法（ラテックスに抗CRP抗体を結合させた高濃度抗体試薬を用いてラテックス凝集反応CRPを定量し，検出感度は0.1〜0.3 mg/dLである）

保険適用[2]
- あり 包
- 適用疾患：悪性腫瘍，細菌感染症，心筋梗塞，膠原病，外傷

病態生理

● 赤血球沈降速度（blood sedimentation rate；ESR）

赤沈とも略され，多くの因子により規定される非特異的な反応であり，炎症や組織の破壊があったときに赤沈が変動するのは30時間以上経過してからである．そのため急性期炎症のスクリーニング検査としての利用は推奨されず，異常値を示す病態は多岐にわたり，赤沈亢進の原因を特定す

るには，他の検査を組み合わせて行う必要がある．
抗凝固薬を加えた全血を試験管に採取して放置すると，血球部分が時間とともに沈殿し，赤血球の凝集時間が沈降速度に反映される．赤血球の表面は陰性に荷電しているために反発しあい正常では凝集しにくいが，慢性炎症などで血漿中に陽性荷電のグロブリンなどが増加したり，ヘモグロビンなどが減少すると，沈降速度を促進させる．赤沈の亢進は，フィブリノーゲン濃度の増加（妊娠など），γグロブリン濃度の増加（肝硬変など），

ヘモグロビン濃度の低下（貧血など），アルブミン濃度の低下（肝硬変など）を反映することが多く，女性は男性より高値であり，高齢化に伴い高値となるのはヘモグロビン濃度とアルブミン濃度の低下を反映している．逆に，フィブリノーゲン濃度が低下（DIC）したり，ヘモグロビン濃度が増加（多血症）すると，赤沈は遅延する．食事や運動により軽度亢進するため，空腹時安静時の採血が望ましい．

● C 反応性蛋白（C-reactive protein；CRP）

病原体の侵入，炎症や癌などによる組織傷害などによって活性化された単球/マクロファージが炎症性サイトカインを分泌し，肝細胞におけるCRP をはじめとする急性相反応蛋白の産生を誘導する．CRP の上昇も非特異的な反応であるが，感染症では炎症マーカーとして鋭敏に反応し，半減期は短いので回復期には消失するため，病態の診断，予後の判定，治療効果などをみるのに役立つ．また，組織損傷にも鋭敏に反応するため，炎症性疾患の活動性を把握する炎症マーカーとしてもっとも広く利用されている．生理的変動は少ないが，男性のほうが女性より高く，ステロイド薬の影響を受けることに注意が必要である[3),4)]．

● ESR と CRP の乖離

炎症の初期では，CRP が増加しても赤沈は亢進せず，その後にフィブリノーゲンやγグロブリンが増加すると亢進する．炎症が軽快しCRP が低下しても，フィブリノーゲンの半減期が長くγグロブリンが正常化するにも時間がかかり，CRP が低下しても赤沈は亢進している．炎症に貧血や低アルブミン血症が合併すれば，赤沈が正常化するのにさらに時間がかかる．DIC では，激しい炎症があってもフィブリノーゲン濃度が著減しているために赤沈は遅延する．球状赤血球や鎌状赤血球では連銭形成が阻害されるので，赤沈が遅延する．

透析患者における読み方・意義

●炎症性疾患では，CRP，赤沈，白血球数などの炎症マーカーが用いられているが，それぞれ産生機序が異なり，CRP はもっとも信頼できるマーカーである．また，赤沈測定の必要性が高いとされる疾患は，側頭動脈炎，リウマチ性多発性筋痛症，関節リウマチ，骨髄炎，骨関節置換術後など比較的少数に限られており[1)]，CRP の臨床的有用

性がより高いと思われる．貧血，低アルブミン血症，慢性炎症などを合併し，赤沈が亢進しやすい透析患者での赤沈の意義は少ない．

1）長期予後（生命予後）の predictor としての意義

●慢性透析患者において CRP 高値は生命予後に影響する因子であると報告されており，全死亡だけでなく心血管死亡にも関係している[5)]．

●慢性炎症が，貧血，β_2-ミクログロブリン（MG）増加，低アルブミン（Alb）血症を惹起することで予後に影響を及ぼしている．透析患者は免疫能の低下がみられており，急性期にも炎症が増悪しやすく CRP 高値は予後不良因子となっている．

2）高感度 CRP

● CRP の基準値は 0.3 mg/dL 以下であるが，高感度の CRP 測定装置が開発され 0.01 mg/dL まで測れるようになった．高感度CRP が独立した心血管疾患の予後予測因子であることが報告され[6)]，注目されている．ただし，臨床的意義に関しては不明な点も少なくはない．

●透析患者においては，ダイアライザの PAN 膜やPMMA 膜は膜表面が陰性荷電を有しており，炎症性サイトカインを含む蛋白を吸着除去することで，高感度 CRP 改善が期待できる．また，透析モード（HD，HDF，オンラインHDF），透析液（カーボスター®，リンパック®，キンダリー®）においての高感度 CRP 改善効果の検討も必要である．

■ 文 献

1) 熊坂一成：赤血球沈降速度．日本臨牀 2010；68（増刊号 1「広範囲 血液・尿化学検査 免疫学的検査 第7版 2」）：619-622
2) 櫻林郁之介 監：検査と適応疾患 平成 24 年 4 月版．社会保険研究所，2012，東京
3) 岡田一義：CRP．腎と透析 1997；（増刊号「腎尿路系疾患の検査：ベッドサイドノート」）：594-595
4) 〆谷直人：C 反応性蛋白（CRP）．日本臨牀 2010；68（増刊号「広範囲 血液・尿化学検査 免疫学的検査 第7版 1」）：237-242
5) Zhang W, He J, Zhang F, et al：Prognosis role of C-reactive protein and interleukin-6 in dialysis patients：a systematic review and meta-analysis. J Nephrol 2013；26：243-253
6) Emerging Risk Factors Collaboration：C-reactive protein concentration and risk of coronary heart disease, stroke, and mortality：an individual participant meta-analysis. Lancet 2010；375：13

（田代 学，岡田一義）

4 抗ストレプトリジン O (ASO)，抗ストレプトキナーゼ (ASK)

基準値
腎機能正常者・透析患者ともに
・ASO　Rantz-Randall 法　小児 250 単位以下，成人 166 単位以下
　　　　マイクロタイター法　小児 320 単位以下，成人 240 単位以下
　　　　ラテックス凝集免疫測定法　小児 250 単位以下，成人 160 単位以下
・ASK　キナーゼテスト・PA 法　1,280 倍以下

検査目的
溶連菌感染に関連した疾患の診断補助の目的で使用する．

異常値を示した場合の鑑別

● 溶連菌感染関連疾患：ASO，ASK 基準値以上
・急性リウマチ熱
・急性糸球体腎炎
・猩紅熱
・滲出性喉頭炎
・その他各種の溶連菌感染症

● γ-gl の異常：ASO，ASK 基準値以上 or 基準値以下
・骨髄腫
・良性単クローン性高 γ-gl 血症
・無（低）γ-gl 血症

● 非特異的 ASO 基準値以上
・ウイルス性肝炎
・閉塞性黄疸
・ネフローゼ症候群
・結核性胸膜炎
・高コレステロール血症

● 非特異的 ASK 基準値以下
・ストレプトキナーゼ投与

測定法
基準値の項に示した．原理の面から ASO 測定法のうち Rantz-Randall 法とマイクロタイター法は溶血阻止法に，ラテックス凝集免疫測定法は凝集法に分類される．

保険適用
・あり（適用疾患：A 群溶連菌感染症，急性扁桃腺炎，膿痂疹，丹毒，猩紅熱，リウマチ熱，急性糸球体腎炎）（日本臨床検査医学会：最新 検査・画像診断事典 2018-19 年版．医学通信社，2018 より）

病態生理

抗ストレプトリジン O（anti-streptolysin O；ASO），抗ストレプトキナーゼ（anti-streptokinase；ASK）は溶連菌の菌体外成分に対する抗体であり，溶連菌感染の血清学的指標として用いられる．ASO は一般に溶連菌感染後 1 週頃から上昇，3〜5 週でピークとなり数カ月後に正常化するとされるが[1]，実際には感染後 1 年以上にわたり高力価が続く症例や，感染が遷延し抗体価が下がらない症例のあることが知られている[2]．

測定法により基準値は微妙に異なるが各法間での相関性は良好であり，一般に小児では成人に比較し高値である．ASO は溶連菌の血清学的指標としてもっとも普及した検査であるが，感染患者の 20％程度は上昇しないため，ASK など他のマーカーを測定する．ただし ASK は ASO よりも感染患者における陽性率が低く，補助検査としての意味合いが強い[1]．ASK も溶連菌感染後 1〜3 週で上昇するが，低下してくる時期に関しては報告が一定していない．

これらの異常において注意すべき非特異的反応を冒頭表に示す．これら抗体価は非特異的反応のほか，患者の年齢，生活環境，感染時期，抗生剤使用など多くの要因でばらつくことから，1 回の検査で溶連菌感染を確定診断することは困難である．2〜3 週間隔で 2 回以上検査し，2 管以上の抗体価の変動を確認することが推奨されている[1],[2]．

透析患者における読み方・意義

● 透析患者多数例におけるこれら抗体価の疫学的報告はないが，吉澤が明らかな感染症状のない透析患者 61 名〔年齢 18〜83 歳（58.9±11.3）〕に関し実施した検討では，ASO が 97.0±97.8，ASK が 342.0±362.5 で，85 パーセンタイルの範囲をとると ASO で 240 単位以下，ASK で 960 倍以下が基準値となる．ASO は同等で ASK は低めだが

症例数が少なく年齢分布も高齢に偏っており，抗体価の年齢による変動を勘案すると健常者と透析患者でほとんど差がないものと思われる．ただし，透析患者においてγ-glの血中濃度は変わらないものの各種抗原刺激に対する抗体産生能は低下しているとする報告がみられ[3]，ASO，ASKに関しても透析患者においては感染後の上昇が軽度である可能性を考慮すべきであろう．

■ 文　献
1) 加藤象次郎：レンサ球菌感染症の血清学的診断．日本臨牀　2005；63：127-136
2) Johnson DR, Kurlan R, Leckman J, et al：The human immune response to streptococcal extracellular antigens：clinical, diagnostic, and potential pathogenetic implications. Clin Infect Dis　2010；50：481-490
3) Girndt M, Sester M, Sester U, et al：Molecular aspects of T- and B-cell function in uremia. Kidney Int Suppl 2001；78：S206-S211

（尾田高志，吉澤信行）

292　第 6 章　免疫血清

5　リウマトイド因子（RF），抗 CCP 抗体，MMP-3　★★

◆ リウマトイド因子（RF）

基準値　腎機能正常者　陰性（15 IU/mL 以下）
　　　　　透析患者　　　陰性

検査目的　関節リウマチの診断，関節破壊の指標，疾患活動性の指標

異常値を示した場合の鑑別　● 鑑別診断（陽性頻度）
　・関節リウマチ　　　　・健常者でも約 5％が陽性　　・細菌性感染症
　・膠原　　　　　　　　（高齢者では 10％以上）　　・リンパ増殖性疾患
　・ウイルス性肝炎　　　・肝硬変
　　　　　　　　　　　　・結核

測定法　・ラテックス凝集比濁法

保険適用　・あり（適用疾患：関節リウマチおよび疑い）

◆ 抗 CCP 抗体（抗環状シトルリン化ペプチド抗体）

基準値　腎機能正常者・透析患者ともに　4.5 U/mL 未満

検査目的　関節リウマチの診断，関節破壊の指標

異常値を示した場合の鑑別　● 基準値以上
　・関節リウマチ　　　　　　　　　　　・乾癬性関節炎
　・関節リウマチを重複した膠原病疾患　・肺結核

測定法　・CLIA 法

保険適用　・あり（適用疾患：関節リウマチおよび疑い）

◆ MMP-3（マトリックスメタロプロテイナーゼ-3）

基準値　腎機能正常者　男性：36.9〜121.0 ng/mL，女性：17.3〜59.7 ng/mL
　　　　　　　腎機能低下により血中 MMP-3 濃度が増加
　　　　　透析患者　　高値[4]〜[6]

検査目的　関節リウマチの疾患活動性や関節破壊の指標

異常値を示した場合の鑑別　● 基準値以上
　・関節リウマチ　　　　　　・透析患者　　　　　　・乾癬性関節炎
　・全身性エリテマトーデス　・糸球体腎炎　　　　　・シェーグレン症候群
　・強皮症　　　　　　　　　・肝疾患　　　　　　　・ステロイド投与
　・腎機能障害　　　　　　　・リウマチ性多発筋痛症

測定法　・ラテックス凝集比濁法

保険適用　・あり（適用疾患：関節リウマチ）

病態生理

● リウマトイド因子（RF）

リウマトイド因子（rheumatoid factor；RF）は，変性した IgG の Fc 部分に対する IgM 型の自己抗体である[1]〜[3]．関節リウマチ（RA）における主要なリウマチ血清反応の一つであり診断におもに使用されるが，疾患活動性も一部反映しているとされている[1]〜[3]．RA 患者の血清の 70〜80％に検出されるが，RA 以外でも他の膠原病，ウイルス性肝炎，肝硬変，結核，細菌性感染症，リンパ増殖性疾患などでも陽性となり特異度が低いとされている[1]〜[3]．また，健常者においても約 5％が陽性（高齢者では 10％以上）となる[1],[2]．また，早期 RA での陽性率は 50％程度であり，早期診断のマーカーとしては不十分とされている[3]．

● 抗 CCP 抗体（抗環状シトルリン化ペプチド抗体）

抗環状シトルリン化ペプチド抗体（anti-cyclic citrullinated peptide antibodies；抗 CCP 抗体）は RA に特異性の高い自己抗体であり（感度約 80％，特異度約 90％），RF と比較すると他の疾患で陽性になることが少なく診断的意義が高い[1]〜[3]．高値であるほど関節破壊が進行しやすく関節予後に相関するが，疾患活動性は反映せず治療により抗体価は変化することは少ないとされている[1]〜[3]．RA 患者の約 10〜20％が血清反応陰性，10〜20％が RF もしくは抗 CCP 抗体のどちらかが陽性，60〜80％が両者陽性とされている[1]．

● MMP-3（マトリックスメタロプロテイナーゼ-3）

マトリックスメタロプロテイナーゼ-3（matrix metalloproteinase-3；MMP-3）は，関節滑膜表層細胞で産生される蛋白分解酵素で，軟骨マトリックス成分の分解に関与し，軟骨の代謝回転に重要な役割を果たしている[1]〜[3]．MMP-3 は滑膜増殖を早期から反映するため発症早期の RA でも高値を示すことが知られている[2]．また，RF や CRP などの血清マーカーと比較して実際の関節破壊の程度を鋭敏に反映するため，血中濃度は疾患活動性や関節破壊予後予測に有用とされる[1]〜[3]．MMP-3 は変形性関節症や，外傷性関節炎，痛風などでは高値にならないためこれらの疾患との鑑別には有効である[2]．しかしながら，他の膠原病疾患，乾癬性関節炎，腎機能障害，透析患者，糸球体腎炎，肝疾患，ステロイド投与中の患者などでも上昇することから特異性は高くない[1],[2]．

透析患者における読み方・意義

● RF，抗 CCP 抗体に関しては，基準値は腎機能正常者と同じである．血清 MMP-3 濃度は，透析患者も含めた腎機能障害を有する患者において上昇することが報告されているため[4]〜[6]，検査結果の解釈の際には必ず臨床症状や身体所見，その他の血液検査の結果を併せもって総合的に判断することが大切である．高値の原因としては腎臓でのクリアランス低下，透析アミロイドーシスによる滑膜増殖や関節破壊などが類推される[6]が詳細は不明である．

■ 文 献

1) 金子祐子：血液検査の読み方．診断と治療 2016；104：1510-1513
2) 小口洋子，菊地弘敏：関節リウマチ 抗 CCP 抗体，RF，MMP-3．検査と技術 2017；45：862-867
3) 木下浩二：関節リウマチの診断と治療．近畿大医誌 2015；40：113-121
4) Kotajima L, Aotsuka S, Fujimani M, et al：Increased levels of matrix metalloproteinase-3 in sera from patients with active lupus nephritis. Clin Exp Rheumatol 1998；16：409-415
5) Preston GA, Barrett CV, Alcorta DA, et al：Serum matrix metalloproteinases MMP-2 and MMP-3 levels in dialysis patients vary independently of CRP and IL-6 levels. Nephron 2002；92：817-823
6) Naganuma T, Sugimura K, Uchida J, et al：Increased levels of serum matrix metalloproteinase-3 in haemodialysis patients with dialysis-related amyloidosis. Nephrology（Carlton）2008；13：104-108

（長沼俊秀，武本佳昭）

6 抗核抗体（ANA） ★★

基準値 腎機能正常者・透析患者ともに

抗核抗体：40 倍未満（蛍光抗体法：FANA），20 index 以下（ELISA）
抗 ds-DNA 抗体：12 IU/mL 未満（ELISA）
抗 Sm 抗体：7 index 未満（ELISA）
抗 RNP 抗体：15 index 未満（ELISA）
抗 SS-A 抗体：10 index 未満（ELISA）
抗 SS-B 抗体：15 index 未満（ELISA）
抗 Scl-70 抗体：16 index 未満（ELISA）
抗セントロメア（CENP-B）抗体：10 index 未満（ELISA）
抗 RNA ポリメラーゼⅢ抗体：28 index 未満（ELISA）
抗 ARS 抗体：25 index 未満（ELISA）

検査目的 透析患者における膠原病の有無の解明

異常値を示した場合の鑑別 腎機能正常者・透析患者ともに

● **抗核抗体の中等～高値陽性（160 倍以上）**
・全身性エリテマトーデス（SLE），混合性結合組織病（MCTD），シェーグレン症候群（SjS），強皮症（SSc），筋炎，他の自己免疫疾患など

● **抗 ds-DNA 抗体**：SLE に特異性が高い
● **抗 Sm 抗体**：SLE，MCTD
● **抗 RNP 抗体**：MCTD の診断に必須，SLE でもみられる
● **抗 SS-A 抗体**：膠原病全般でみられる（とくにシェーグレン症候群）
● **抗 SS-B 抗体**：シェーグレン症候群に特異性が高い
● **抗 Scl-70 抗体**：強皮症，とくに皮膚硬化広範型
● **抗セントロメア（CENP-B）抗体**：強皮症，とくに皮膚硬化限局型
● **抗 RNA ポリメラーゼⅢ抗体**：強皮症に特異的で腎クリーゼを合併しやすい
● **抗 ARS 抗体**：多発性・皮膚筋炎に特異性が高い

測定法 ・抗核抗体：FANA 法，ELISA 法
・特異抗体：ELISA 法，DID 法

保険適用 ・あり

病態生理

　抗核抗体（anti-nuclear antibody；ANA）は，細胞核内に含まれる抗原物質に対する自己抗体の総称である．膠原病・自己免疫疾患で高率に認められるため，これらの疾患のスクリーニングに有用である．HEp-2 細胞（ヒト上咽頭がん由来細胞株）を核材とした間接蛍光抗体法（FANA）が一般的であり，希釈倍率により抗体価の程度を示すが，FANA での偽陽性例の増加すなわち特異度の低下に留意する必要がある．ちなみに，熊谷らによる本邦の住民健診における ANA の陽性率の検討では，40 倍以上が 20.9%，160 倍以上が 8.8% と

報告されている（熊谷俊一，他：日本リウマチ学会，2002 年）．

　FANA 陽性の場合，染色型の情報が重要であり，均質型は抗 DNA 抗体や抗ヒストン抗体の存在を示唆し，全身性エリテマトーデス（SLE）や薬剤性ループスが疑われ，辺縁型は抗 DNA 抗体を示唆し SLE の可能性が高い．散在斑紋型は抗セントロメア抗体を示唆し，限局型の強皮症や原発性胆汁性肝硬変の可能性が高い．斑紋型は多くの特異自己抗体が関連するため，特定の疾患の類推はできない．酵素免疫測定法（ELISA）は抗原として疾患特異性のある自己抗原をおもに用いて混合して固相化しており，FANA に比べて膠原病に

対する感度はやや低いが，特異度が高い利点がある．

● 疾患別陽性率

抗核抗体は SLE の 95～99％，混合性結合組織病では診断基準上 100％，強皮症の 80％ 程度，シェーグレン症候群の 75～90％ など高率で陽性になる．特異自己抗体では，抗 ds-DNA 抗体は SLE の 60％ 程度に認められて疾患特異性が高く，活動性の指標としても重要である．抗 RNP 抗体は混合性結合組織病の診断に必須であり，混合性結合組織病的な強皮症に認められることも多い．抗 Sm 抗体の SLE における陽性率は 30％ 程度であるが，特異性はきわめて高くほとんどの場合抗 RNP 抗体も共存する．抗 Scl-70 抗体は強皮症の 30％ 程度に認められ，皮膚硬化が広範な典型例であることが多く，疾患特異性が高い．抗 RNA ポリメラーゼⅢ抗体陽性例は強皮症腎クリーゼを合併する危険性が高く注意を要する．抗セントロメア抗体はおもな対応抗原である CENP-B のリコンビナント蛋白を抗原として ELISA 法でも測定される．抗 SS-A 抗体はシェーグレン症候群の 80％ 程度に認められるが，他の膠原病での陽性率も高く疾患特異性は高くない．一方，抗 SS-B 抗体はシェーグレン症候群では 40％ 程度の陽性率であるが，疾患特異性がきわめて高い．筋炎では種々の病型別に関連する自己抗体の解明が進み，抗 ARS 抗体，抗 MDA5 抗体，抗 Mi-2 抗体，抗 TIF1-γ 抗体が保険収載されている．前述の熊谷らによる住民健診における特異自己抗体の陽性率の検討では，抗 SS-A 抗体が 2.3％，抗セントロメア抗体が 1.7％ との結果であり，無症候性ながらシェーグレン症候群や限局性の強皮症に該当する症例が多数存在する可能性がある．

● 腎障害との関連

次に，腎障害の観点から特異自己抗体を考察するが，SLE では腎症の合併率が高く，抗 ds-DNA 抗体が密接に関連する．前述したが，強皮症における重篤な腎合併症である強皮症腎クリーゼは，抗 RNA ポリメラーゼⅢ抗体陽性例に高率に合併

する．シェーグレン症候群では尿細管間質性腎炎をきたす可能性があるが，重篤な障害はまれであり特異自己抗体との関連は否定的である．筋原性酵素の一つであるミオグロビンには強い腎障害性があり，筋炎でも尿細管障害が高頻度にみられるが，抗 ARS 抗体などの特異自己抗体との関連はない．

透析患者における読み方・意義

● SLE は本邦での新規透析導入患者の 1％弱を占める．したがって，透析患者の原疾患のなかでは，もっとも抗核抗体の測定意義があるといえる．ただし，SLE は透析導入後徐々に疾患活動性が低下して抗 DNA 抗体価も低下することが多い．

● 一方，血液透析に関連した抗核抗体陽性化が以前より報告されている．原らは膠原病を除外した維持透析患者 107 例で抗核抗体を測定し，160 倍以上の陽性を 27 例（25.2％）で認め，大部分が均質型であったと報告した[1]．均質型は抗 DNA 抗体の可能性があり，透析中の血液体外循環により，血液中に DNA が放出されることで抗 DNA 抗体が産生される可能性も指摘されている[2]．

● 透析患者に新たに膠原病が発症することはまれと考えられるが，発熱の持続，関節症状や皮膚症状の出現などにより膠原病が疑われる場合には抗核抗体の測定が必要であり，もし陽性であればさらに疑わしい疾患に特異性の高い抗体を測定すべきである．偶然の機会に抗核抗体陽性が判明した場合は，別の方法での抗核抗体の有無の確認や特異抗体の精査により，膠原病の有無をより的確に判断できると思われる．

■ 文　献

1) 原　茂子：抗核抗体．下条文武 編：透析患者の検査と管理．145-147, 中外医学社，東京，1999
2) Egido J, Sanchez-Crespo M, Picazo JJ, et al：DNA release and appearance of antinuclear antibodies in chronic hemodialysis patients. Nephron 1982；32：164-169

（中野正明）

7 クームス試験

基準値 腎機能正常者・透析患者ともに　直接法，間接法ともに陰性

検査目的 エリスロポエチン製剤，鉄剤投与で改善しない貧血の原因精査

異常値を示した場合の鑑別

腎機能正常者・透析患者ともに
- ●**直接法陽性**（間接法は陽性のこともあれば，陰性のこともある）
  - ・自己免疫性溶血性貧血（AIHA）（直接法陰性でも否定できない）
  - ・各種膠原病に伴う溶血性貧血（直接法陰性でも否定できない）
  - ・薬剤による溶血性貧血（ペニシリン，キニジン，メチルドーパ）
  - ・発作性寒冷血色素尿症
  - ・寒冷凝集素症
  - ・血液型不適合妊娠の新生児
  - ・免疫グロブリン製剤投与後
  - ・高γグロブリン血症
- ●**間接法のみ陽性**
  - ・頻回輸血による不規則抗体（抗 ABO 抗体以外の後天的な抗体）陽性者
  - ・血液型不適合輸血後
  - ・血液型不適合妊娠後

測定法
- ・直接法：患者赤血球に抗ヒトグロブリン血清（クームス血清）を加え，凝集の有無を判定.
- ・間接法：患者血清と O 型赤血球とを反応させ，その後，抗ヒトグロブリン血清（クームス血清）を加え，凝集の有無を判定.

保険適用
- ・あり（適用疾患：免疫学的機序による溶血性貧血）

　クームス試験とは，抗赤血球不完全抗体が血清に存在するか（間接法），体内で患者赤血球に結合しているか（直接法）を調べる検査である.

透析患者における読み方・意義

●エリスロポエチン製剤と鉄剤投与により貧血が改善しない場合には，透析患者でも溶血性貧血を疑い，クームス試験を行う必要がある. 膠原病やリンパ増殖性疾患が合併している場合，クームス陽性になる可能性がある. また，骨髄腫，マクログロブリン血症，多クローン性抗ガンマグロブリン血症，ガンマグロブリン大量療法後，などのように高γグロブリン血症を伴う場合，直接法で擬陽性になることがあるため留意する.

●クームス陰性でも，微量の赤血球表面に結合した IgG 分子が，AIHA（自己免疫性溶血性貧血）を起こすことがあり，赤血球一つ当りの結合 IgG 分子数を immunoradiometric assay などで検討することが必要である. 透析導入後に発見されたクームス陰性 AIHA の報告がある[1),2)].

●β_2-ミクログロブリン吸着カラム使用[3)]や，バスキュラーアクセスのための人工血管移植後[4)]など，物理的な赤血球破壊による溶血性貧血の報告がある.

●ABO 不適合輸血や，マイナー血液型不適合輸血では，溶血を免れたドナー赤血球が残存していれば，抗補体血清による直接法で陽性となる.

■文 献

1) 土山芳徳, 宮本　聡, 高田浩史, 他：維持透析中にクームス陰性溶血性貧血を合併した1例. 透析会誌 2005；38：297-302
2) 野村和史, 田中英明, 松下芳雄, 他：透析導入を契機に発見されたクームス陰性溶血性貧血の2例. 日腎会誌　2000；42：448
3) 山見　暁, 堀川哲彦, 高尾克彦, 他：β_2ミクログロブリン吸着カラム使用により溶血性貧血をきたした1例. 透析会誌　2002；35：191-195
4) 上田美緒, 春口洋昭, 田中好子, 他：人工血管移植術後に溶血性貧血を来した透析患者の1例. 透析会誌 2009；42：387-391

（梶山　浩，三村俊英）

8 抗好中球細胞質抗体（ANCA）

基準値 腎機能正常者・透析患者ともに

MPO（ミエロペルオキシダーゼ）-ANCA

① ステイシア MEBLux™テスト MPO-ANCA（CLEIA 法）
　陽性　3.5 U/mL 以上，陰性　3.5 U/mL 未満
② エリア MPOs-ANCA（FEIA 法）
　陽性 5 IU/mL を超える，擬陽性 3.5 IU/mL 以上 5 IU/mL 以下，陰性 3.5 IU/mL 未満

PR3（プロテイナーゼ 3）-ANCA

① ステイシア MEBLux™テスト PR3-ANCA（CLEIA 法）[1]
　陽性　3.5 U/mL 以上，陰性　3.5 U/mL 未満
② エリア PR3s-ANCA（FEIA 法）[2]
　陽性　3 IU/mL を超える，擬陽性　2 IU/mL 以上 3 IU/mL 以下，陰性　2 IU/mL 未満

検査目的 ANCA 関連急速進行性糸球体腎炎・血管炎の診断・治療効果や再燃の指標，不明熱の鑑別診断

異常値を示した場合の鑑別

● MPO-ANCA 陽性
- ANCA 関連急速進行性糸球体腎炎
- ANCA 関連血管炎〔顕微鏡的多発血管炎，好酸球性多発血管炎性肉芽腫症（旧称：アレルギー性肉芽腫性血管炎，Churg-Strauss 症候群），多発血管炎性肉芽腫症（旧称：Wegener 肉芽腫症）〕
- 正常血圧性強皮症腎クリーゼ
- 薬剤誘発性血管炎（プロピオチオウラシル，ヒドララジン，アロプリノールなど）

● PR3-ANCA 陽性
- ANCA 関連急速進行性糸球体腎炎
- ANCA 関連血管炎〔多発血管炎性肉芽腫症（旧称：Wegener 肉芽腫症），顕微鏡的多発血管炎〕
- 感染性心内膜炎（＋感染後腎炎）

測定法
- MPO-ANCA：CLEIA 法，FEIA 法
- PR3-ANCA：CLEIA 法，FEIA 法

保険適用
- あり（適用疾患：MPO-ANCA；急速進行性糸球体腎炎，PR3-ANCA；Wegener 肉芽腫症）

透析患者における読み方・意義

● 腎不全の原因疾患が確定しておらず血清抗好中球細胞質抗体（anti-neutrophil cytoplasmic antibody；ANCA）陽性の透析導入患者では ANCA 関連急速進行性糸球体腎炎が腎不全の原因疾患である可能性が高い．慢性透析時に血清 ANCA の陽転化あるいは測定値上昇が認められた場合，ANCA 関連血管炎の再燃の可能性があり，肺を中心とした全身臓器病変の探索が必要である[3]．また，慢性透析中の患者に不明熱，関節痛，紫斑，血痰などの血管炎を疑う症状が出現した場合には，血清 ANCA を測定することが望ましい．

■ 文　献
1) 松下雅和，松平　蘭，金田　誠，他：新しい ANCA 測定試薬ステイシア MEBLux テスト MPO-ANCA および PR3-ANCA の基礎性能および臨床的有用性の検討．医学と薬学　2011；66：823-838
2) 松下雅和，松平　蘭，高崎芳成：エリア MPOs-ANCA・PR3s-ANCA 測定試薬による抗好中球細胞質抗体の臨床的有用性．医学と薬学　2012；68：357-363
3) 厚生労働省 難治性腎疾患に関する調査研究班：エビデンスに基づく急速進行性腎炎症候群（RPGN）診療ガイドライン 2017．2017，28-32，東京医学社，東京

（臼井丈一）

9 抗糸球体基底膜（GBM）抗体

基準値　腎機能正常者・透析患者ともに
　① ステイシア MEBLux™テスト GBM（CLEIA 法)[1]
　　　陽性　　3.0 U/mL 以上
　　　陰性　　3.0 U/mL 未満
　② エリア GBM（FEIA 法)[2]
　　　陽性　　　10 U/mL を超える
　　　擬陽性　　7 U/mL 以上 10 U/mL 以下
　　　陰性　　　7 U/mL 未満

検査目的　抗 GBM 抗体腎炎・抗 GBM 抗体病の診断・治療効果や再燃の指標，不明熱の鑑別診断

異常値を示した場合の鑑別
●陽性
・抗 GBM 抗体腎炎
・抗 GBM 抗体病（旧称：Goodpasture 症候群）

測定法　・CLEIA 法，FEIA 法

保険適用　・あり（適用疾患：抗 GBM 抗体腎炎，Goodpasture 症候群）

透析患者における読み方・意義

●腎不全の原因疾患が不明で血清抗糸球体基底膜（glomerular basement membrane；GBM）抗体陽性の透析導入患者では抗 GBM 抗体腎炎が腎不全の原因疾患である可能性が高い．慢性透析時に血清抗 GBM 抗体が陽転化した場合，肺胞出血を起こす可能性がある[3]．また，慢性透析中の患者が肺胞出血を起こした場合には血清抗 GBM 抗体，ANCA を測定する必要がある．血清抗 GBM 抗体と ANCA が両者陽性となる場合がしばしばある．

■ 文 献
1) 臼井丈一，丹野瑞木，上原理恵，他：新しい抗 GBM 抗体測定試薬ステイシア MEBLux テスト GBM の基礎的検討．医学と薬学　2012；68：697-704
2) 平田寛之，大野雅範，宮島雅行：自己抗体測定試薬エリア「MPOs-ANCA」「PR3s-ANCA」および「GBM」と従来法との比較検討．医学と薬学　2011；66：1099-1108
3) 厚生労働省 難治性腎疾患に関する調査研究班：エビデンスに基づく急速進行性腎炎症候群（RPGN）診療ガイドライン 2017．2017，33-35，東京医学社，東京

（臼井丈一）

10 抗リン脂質抗体

基準値　腎機能正常者・透析患者ともに
- 抗カルジオリピン（CL）抗体 IgG　10.0 U/mL 未満
- 抗 CL-β_2 グリコプロテイン（GP）I 複合体抗体 IgG　3.5 U/mL 未満
- ループスアンチコアグラント（LA）（dRVVT）1.3 未満

検査目的　血栓性病態の一つとして，抗リン脂質抗体症候群の有無について評価

異常値を示した場合の鑑別

● **基準値未満（陰性）**
- 臨床的に抗リン脂質抗体症候群（APS）が疑われる場合には，ホスファチジルセリン依存性抗プロトロンビン抗体（aPS/PT）IgG，aPS/PT IgM，抗 CL 抗体 IgM，抗 β_2GPI 抗体 IgG，抗 β_2GPI 抗体 IgM などの測定法を行う（保険未収載）．
- LA も，dRVVT のみでなく，LA に感度の高い APTT 試薬を用いたクロスミキシング試験，リン脂質中和法（PNP）などの複数検査を行うことで診断精度を向上できる．

● **基準値以上（陽性）**
- 以下の臨床所見の 1 項目以上が存在し，かつ検査所見の 1 項目以上が 12 週間以上の間隔をあけて 2 回以上検出された場合を APS と分類する（サッポロ基準のシドニー改変-2006 年）[1]．

〈臨床所見〉
1．血栓症：画像検査や病理検査で確認できる一つ以上の動静脈血栓症（血管炎は除く）
2．妊娠合併症
（a）妊娠 10 週以降の胎児奇形のない 1 回以上の子宮内胎児死亡
（b）妊娠高血圧症，子癇もしくは胎盤機能不全などによる 1 回以上の妊娠 34 週未満の早産
（c）妊娠 10 週未満の 3 回以上連続する原因不明習慣性流産
〈検査所見〉
1．LA 陽性（LA の測定は国際血栓止血学会のガイドラインに従う）
2．IgG または IgM 型抗 CL 抗体陽性：中等度以上の力価または健常人の 99 パーセンタイル以上
3．IgG または IgM 型抗 β_2GPI 抗体陽性：健常人の 99 パーセンタイル以上

測定法
- 抗 CL 抗体 IgG：ELISA 法
- 抗 CL-β_2GPI 複合体抗体 IgG：ELISA 法
- LA：APTT クロスミキシング試験，dRVVT 法，リン脂質中和法など

保険適用
- あり：抗 CL 抗体 IgG，抗 CL-β_2GPI 複合体抗体 IgG，LA（適用疾患：APS）

透析患者における読み方・意義

● 抗 β_2GPI 抗体（IgA）が陽性の透析患者は，心血管関連疾患に罹患しやすく予後不良であると報告されている[2]．抗 β_2GPI 抗体（IgG，IgM），抗 CL 抗体（IgG，IgA，IgM）との関連性はみられなかった．透析患者における抗 β_2GPI 抗体（IgA）測定の有用性が論じられている．

■ 文献
1) Miyakis S, Lockshin MD, Atsumi T, et al：International consensus statement on an update of the classification criteria for definite（APS）. J Thromb Haemost　2006；4：295-306
2) Serrano A, Garcia F, Serrano M, et al：IgA antibodies against β_2 GPI in hemodialysis patients are an independent risk factor for mortality. Kidney Int　2012；81：1239-1244

（朝倉英策）

300　第6章　免疫血清

11　リンパ球サブセット

基準値　腎機能正常者・透析患者ともに
　　　　　末梢血リンパ球：白血球の8〜33%
　　　　　B細胞　　10〜20%
　　　　　T細胞　　60〜80%　CD4$^+$T細胞　CD3$^+$T細胞の60〜70%
　　　　　　　　　　　　　　　CD8$^+$T細胞　CD3$^+$T細胞の30〜40%
　　　　　NK細胞　　5〜10%

検査目的　リンパ球に異常をきたす疾患の鑑別および補助診断

異常値を示した場合の鑑別

● リンパ球増多症の原因
・感染症：伝染性単核球症，サイトメガロウイルス，HIVなどのウイルス感染症，百日咳
・薬剤アレルギー，リンパ性白血病，セザリー症候群など
● リンパ球減少症の原因
・感染症：結核などの細菌感染症，HIVなどのウイルス感染症，真菌，寄生虫感染症
・全身性エリテマトーデスなどの自己免疫疾患
・悪性腫瘍
・ステロイドを含めた免疫抑制薬による治療，化学療法，放射線治療など

測定法　・白血球のリンパ球分画：フローサイトメトリー，および鏡検法
　　　　　・T細胞，B細胞，およびT細胞サブセットなど他の細胞表面マーカー：フローサイトメトリー

保険適用　・あり（T細胞サブセット：免疫不全の診断目的，表面マーカー：白血病，悪性リンパ腫の病型分類）

病態生理

　リンパ球は末梢血において白血球の8〜33%を占め，B細胞とT細胞，およびnatural killer（NK）細胞により構成される．リンパ球はcluster of differentiation（CD）番号がつけられた細胞表面発現マーカーにより分類され，サブセットの測定にもこのマーカーが使用されている．NK細胞が自然免疫系に関与するのに対し，B細胞とT細胞は獲得免疫系の細胞であり，B細胞はおもに抗体産生に，T細胞はB細胞をはじめとした免疫系の細胞の調整と細胞性免疫に関与する．T細胞のおもなサブセットとしてはCD4$^+$TとCD8$^+$T細胞があり，前者は抗体産生など液性免疫の，後者は細胞性免疫の役割をそれぞれ担う．

　リンパ球数の異常に関しては検査機関により基準値に多少の違いはあるが，リンパ球増多症は末梢血リンパ球数が4,000/μLを超えた状態で，原因疾患としては感染症，薬剤アレルギー，白血病などがある．一方で1,000/μL未満の場合はリンパ球減少症とされ，human immunodeficiency virus

（HIV）などの感染症，低栄養，膠原病，悪性腫瘍をはじめとした全身性疾患などで認められる．また，ステロイド薬を含む免疫抑制薬，化学療法を使用している患者においてもリンパ球数は減少する．

　リンパ球数異常の原因が病歴，諸検査により明らかにならない場合はリンパ球サブセットが診断の助けとなることがある．HIV感染症はリンパ球サブセットの異常を認める代表的な疾患でCD4$^+$/CD8$^+$比の低下が認められる．

透析患者における読み方・意義

●透析患者の総リンパ球数，T細胞，B細胞，CD4$^+$T細胞およびCD8$^+$T細胞の数や比率の変化に関しては報告ごとに結果は異なり[1]〜[8]，一定の見解は得られていない．
●維持透析患者においてはリンパ球数そのものではなく，好中球-リンパ球比率が全死亡の予測因子になるという報告がある[9]．
●透析膜がリンパ球数，機能に与える影響を検討

した報告では，キュプロファン膜を使用中の患者において末梢血T細胞のphytohemagglutinin刺激に対する増殖能が低下していたが，同じ報告のなかでポリスルフォン膜ではこのような現象は認めていない[10]．

●リンパ球数には個体差があるため，異常値を認めた場合でも経時的に数値を追うことが重要であり，持続して異常値を示した場合は腎機能正常者に準じて検査を進める．

■ 文　献

1) Costa E, Lima M, Moura J, et al：Inflammation, t-cell phenotype, and inflammatory cytokines in chronic kidney disease patients under hemodialysis and its relationship to resistance to recombinant human erythropoietin therapy. J Clin Immunol 2008；28：268-275

2) Litjens NHR, van Druningen CJ, Betjes MGH：Progressive loss of renal function is associated with activation and depletion of naïve T lymphocytes. Clin Immunol 2006；118：83-91

3) Yoon JW, Gollapudi S, Pahl MV, et al：Naïve and central memory T-cell lymphopenia in end-stage renal disease. Kidney Int 2006；70：371-376

4) 松本行夫：慢性透析患者における細胞性免疫異常につ

いて．日腎誌 1993；35：733-742

5) Meier P, von Fliedner V, Markert M, et al：One-year immunological evaluation of chronic hemodialysis in end-stage renal disease patients. Bllod Purif 2000；18：128-137

6) Moser B, Roth G, Brunner M, et al：Abberant T cell activation and heightened apoptotic turnover in end-stage renal failure patients：a comparative evaluation between non-dialysis, haemodialysis, and peritoneal dialysis. Biochem Biophys Res Commun 2003；308：581-585

7) Betjes MGH, Huisman M, Weimer W, et al：Expansion of cytolytic CD4＋CD28-cells in end-stage renal disease. Kidney Int 2008；74：760-767

8) Lisowska KA, Debska-Slizien A, Jasiulewicz A, et al：Hemodialysis affects phenotype and proliferation of CD4-positive T lymphocytes. J Clin Immunol 2012；32：189-200

9) Ouellet G, Malhotra R, Penne EL, et al：Neutrophil-lymphocyte ratio as a novel predictor of survival in chronic hemodialysis patients. Clin Nephrol 2016；85：191-198

10) Degiannis D, Czarnecki M, Donati D, et al：Normal T lymphocyte function in patients with end-stage renal disease hemodialyzed with "high-flux" polysulfone membranes. Am J Nephrol 1990；10：276-282

（黒木亜紀）

302　第 6 章　免疫血清

12 単クローン性γグロブリン，ベンス・ジョーンズ蛋白 ★★

基準値　腎機能正常者・透析患者ともに　検出せず

検査目的　血漿蛋白異常のスクリーニング

異常値を示した場合の鑑別

● 単クローン性免疫グロブリン血症

① 形質細胞の異常
- 意義不明の単（二）クローン性γグロブリン血症〔MGUS（BMG）〕
- 特発性ベンス・ジョーンズ蛋白尿
- 単クローン性免疫グロブリン関連腎症（MGRS）
- POEMS 症候群（Crow-Fukase 症候群）
- Castleman 病
- AL アミロイドーシス，L 鎖および H 鎖沈着症
- 孤立性形質細胞腫
- 多発性骨髄腫

② B リンパ球増殖性疾患
- 非 Hodgkin リンパ腫
- 慢性リンパ性白血病
- lymphoplasmacytic lymphoma（原発性マクログロブリン血症）
- 移植後単クローン性γグロブリン血症
- H 鎖病

③ 膠原病
- 全身性エリテマトーデス
- 関節リウマチ
- シェーグレン症候群
- 全身性強皮症
- 乾癬性関節炎
- （・リウマチ性多発筋痛症）

④ 感染症に伴うもの
- C 型肝炎ウイルス感染症
- HIV/AIDS

⑤ 皮膚疾患
- 全身性強皮症
- lichen myxoedematosus
- びまん性黄色腫
- Schnitzler 症候群
- subcorneal pustular dermatosis
- necrobiotic xanthogranuloma
- pyoderma gangrenosum

⑥ その他
- 後天的 von Willebrand 病
- acquired C1 esterase inhibitor deficiency
- eosinophilic fasciitis
- クリオグロブリン血症，cryofibrinogenemia
- myelodysplastic syndrome
- chronic neutrophilic leukemia
- sensorimotor neuropathy with MGUS
- capillary leak syndrome
- T-cell large granular lymphocyte leukemia
- 寒冷凝集素症

● ベンス・ジョーンズ蛋白血（尿）症
上記に準ずる

測定法
- 単クローン性免疫グロブリン：セルロースアセテート膜電気泳動法，IEP 法，IFE 法
　免疫グロブリン L 鎖 κ/λ 比：nephelometry 法
　血清/尿中遊離 L 鎖（FLC），免疫グロブリン遊離 L 鎖 κ/λ 比
- ベンス・ジョーンズ蛋白：IEP 法，IFE 法，血清遊離 L 鎖（FLC）

保険適用
- 単クローン性免疫グロブリン：あり（適用疾患：上記の鑑別すべき疾患）
- ＊免疫グロブリン L 鎖 κ/λ 比と IEP 法（抗ヒト全血清）または IEP 法（特異抗血清）を同時に実施した場合は，主たるもののみ算定する．
- ベンス・ジョーンズ蛋白：あり（適用疾患：上記の鑑別すべき疾患）

病態生理

　単クローン性γグロブリン（monoclonal immu-noglobulin）は単クローン性に増殖した形質細胞（時に B 細胞）が産生した免疫グロブリンのことである．免疫グロブリンは液性免疫の主体をな

す．免疫グロブリンは分子量約5万のH鎖1対と分子量約2万のL鎖1対，合計4本のポリペプチド鎖がS-S結合により結ばれている．H鎖はγ，a，μ，δ，εの5種類あり，それぞれIgG，IgA，IgM，IgD，IgEの五つのクラスの免疫グロブリンを構成する．L鎖はκとλの2種類がある．単クローン性免疫グロブリン血症の多くは終末分化段階の形質細胞が単クローン性に増殖し，免疫グロブリンを過剰に産生するために生じる．血清蛋白の電気泳動で，通常γグロブリン領域にシャープなMピーク（M蛋白）として認められる．まれに2峰性単クローン性免疫グロブリンが認められることがある[1]．

ベンス・ジョーンズ蛋白（Bence Jones protein；BJP）は，56℃で白濁し，100℃で再溶解する性質の骨髄腫患者の尿中に出現する蛋白として発見された．その後，単クローン性免疫グロブリンL鎖からなることが判明した．

単クローン性免疫グロブリン血症は，形質細胞の異常，Bリンパ球増殖性疾患，膠原病，ある種の感染症，皮膚疾患などで認められる[URL 1]．

M蛋白を認めるが，骨髄腫とは診断できないのが，意義不明の単クローン性γグロブリン血症（monoclonal gammopathy with undetermined significance；MGUS）である．

2014年にInternational Myeloma working group（IMWG）の多発性骨髄腫診断基準が改訂された．無症候性骨髄腫〔くすぶり型多発性骨髄腫（sMM）〕のなかで2年以内に80％以上の頻度で臓器障害をもつ多発性骨髄腫に進行すると予測されるものは治療の適応となった[2]．そのため症候性骨髄腫，無症候性骨髄腫という病名は使用されなくなった．

①説明しがたい貧血，②背部痛，③無気力，④疲労感，⑤骨痛，⑥骨融解性病変あるいは特発性骨折，⑦あまり異常がない尿沈渣を伴う腎不全，⑧40歳以上の高度の蛋白尿，⑨高カルシウム血症，⑩高γグロブリン血症，⑪免疫グロブリン欠損，⑫BJP尿，⑬説明しがたい末梢神経障害，⑭反復する感染症，⑮血沈の促進あるいは血清粘稠度増加などが認められた場合には，血清蛋白電気泳動を行う[URL 1]．M蛋白が認められたら，免疫電気泳動法（IEP法）で種類を確認する．微量のM蛋白の同定には，より感度の良い免疫固定法が必要である．

形質細胞内でL鎖はH鎖よりも過剰に産生されるため，H鎖と結合しないL鎖が遊離L鎖（free light chain；FLC）として正常でも血清中に微量に存在する．骨髄腫などにおいては腫瘍性に形質細胞が増加するため，これらが産生するFLCも増加する．正常濃度はFLC-κ 3.3～19.4 mg/L，FLC-λ 5.7～26.5 mg/Lで，κ/λ比は0.26～1.65である[1,3]．FLC測定は免疫固定法の約100倍の感度があり，従来の診断で非分泌型とされていた骨髄腫において80％にFLCの上昇もしくはFLCκ/λ比の異常を認めている．治療に伴いこれらの異常は正常化し，再発時に再び異常値となることから，非分泌型骨髄腫の診断およびモニタリングにきわめて有用である．同検査は，BJP型骨髄腫，完全免疫グロブリン産生骨髄腫，MGUSのモニタリングにも有用である[3,4]．

M蛋白による症状・所見として，赤血球凝集（寒冷凝集素病など），低温での析出（クリオグロブリン血症など），高粘稠度（マクログロブリン血症など），沈着による臓器障害（ALアミロイドーシス，免疫グロブリン沈着症など），神経症〔傍腫瘍性神経症；MGUS，マクログロブリン血症，ALアミロイドーシス，POEMS（polyneuropathy, organomegaly, endocrinopathy, M-protein, and skin changes syndrome）症候群など〕がある．高粘稠度は，IgMで4 g/dL以上，IgAやIgGは6 g/dL以上で認められる[URL 1]．

骨髄腫患者の約10％に，汎低γグロブリン血症が認められる．多くの患者では，BJP尿がみられ，血清中での正常免疫グロブリンは極端に低値を示す．ただし，腎不全患者においては，尿中に排泄されなくなるので，血清中にもBJPがみられるようになる．

MGUS患者は，年1％の割合でより進行した疾患に進展するので，定期的な経過観察が必要である．M蛋白が1.5 g/dL未満，IgGタイプ，正常遊離L鎖比の低リスク非IgM-MGUSでは，病歴と身体所見のみの経過観察でよい．これらの患者の悪性疾患への進行リスクは20年以上で5％程度である．その他のMGUS患者は年1回，病歴と身体所見に加え，血清・尿M蛋白，血球計算，血清クレアチニン，血清カルシウムを測定し経過を見る．悪性疾患への進展は突然起こるので，臨床症状が出現したら，すぐに精査を行う．

透析患者における読み方・意義

● 単クローン性免疫グロブリンであるM蛋白は加齢とともに検出頻度が増加し，50歳以上では約3%にみられる．日本の透析患者の導入平均年齢は69.4歳，施行平均年齢は68.2歳と高齢化[5]しており，高齢の透析患者では，M蛋白血症の存在の可能性が高い．したがって，① 赤血球造血刺激因子製剤（ESA）抵抗性の貧血，② 血清アルブミン/グロブリン比が低値，③ 疼痛とその部位の骨X線写真異常所見，④ 高カルシウム血症，⑤ 反復する感染症のいずれかがみられた場合には，多発性骨髄腫を強く疑う必要がある[6]．血清中のM蛋白が増加すると，とくにIgMやIgAが単クローン性免疫グロブリンである場合には，過粘稠度症候群（頭痛，四肢冷感，出血傾向，視力障害，傾眠などの精神症状）を呈する．一方非分泌型やBJP型では，逆に低γグロブリン血症を呈する．透析患者では，高度に腎機能が障害されているため，BJPは血清中で容易に検出される．血清免疫グロブリンFLC値も正常者に比べ，末期腎不全患者では20〜30倍になる[7]．免疫グロブリンL鎖κ/λ比に関しては，増加するかどうか一定の見解がない[URL 1]．

● M蛋白血症のなかで頻度が高い疾患は，MGUSと多発性骨髄腫である．多発性骨髄腫では，① performance statusが3あるいは4，② 血清アルブミンが3 g/dL未満，③ 70歳以上，④ 血清クレアチニンが2 mg/dL以上，⑤ 血小板が15万/μL未満，⑥ β_2-ミクログロブリン>4 mg/L，⑦ plasma cell labeling index≧1%，⑧ 血清カルシウム≧11 mg/dL，⑨ ヘモグロビン<10 g/dL，⑩ 骨髄形質細胞≧50%などが予後不良といわれる[URL 2]．とくに①，②，③が予後因子として重要である．

● MGUSは要経過観察であるが，治療の必要がないとされている．

● 多発性骨髄腫の予後はさまざまであるので，病型の診断と予後因子を検索して経過と予後を推定

し，治療方針を決定する．β_2-ミクログロブリンと血清アルブミンを基準とする国際病期分類（ISS）は，透析患者には適用できない．

■ 文 献

1) 河野道生：血漿蛋白異常をきたす疾患．杉本恒明，矢崎義雄 編：内科学（第9版）．1677-1685，朝倉書店，東京，2007
2) Rajkumar SV, Dimopoulos MA, Palumbo A, et al：International Myeloma Working Group updated criteria for the diagnosis of multiple myeloma. Lancet Oncol 2014；15：e538-e548
3) 麻奥英毅：多発性骨髄腫の診断と予後─検査所見．堀田知光 編：みんなに役立つ多発性骨髄腫の基礎と臨床．85-88，医薬ジャーナル，大阪，2008
4) Pratt G：The evolving use of serum free light chain assays in hematology. Br J Haemtol 2008；141：413-422
5) 日本透析医学会透析調査委員会：図説 わが国の慢性透析療法の現況（2016年12月31日現在）．2017
6) 名倉英一：多発性骨髄腫の診断と予後─診断．堀田知光 編：みんなに役立つ多発性骨髄腫の基礎と臨床．95-105，医薬ジャーナル，大阪，2008
7) Abadie JM, vanHoeven KH, Wells JM：Are renal reference intervals required when screening for plasma cell disorders with serum free light chains and serum electrophoresis? Am J Pathol 2009；131：166

■ 参考URL（2018年11月現在）

1) Rajkumar SV：Laboratory methods for analyzing monoclonal proteins
https://www.uptodate.com/contents/laboratory-methods-for-analyzing-monoclonal-proteins?search=monoclonal%20gammopathy & source=search_result &selectedTitle=2~150&usage_type=default&display_rank=2
2) Rajkumar SV：Staging and prognostic studies in multiple myeloma
https://www.uptodate.com/contents/staging-and-prognostic-studies-in-multiple-myeloma/print?search=multiple%20myeloma&source=search_result &selectedTitle=5~150&usage_type=default&display_rank=5

（樋口　誠）

13. クリオグロブリン ● 305

13 クリオグロブリン ★★

基準値	腎機能正常者・透析患者ともに 検出せず

検査目的	血管炎・不明熱の鑑別診断，紫斑の鑑別診断，関節痛の鑑別診断，肝炎の合併症の評価，低補体血症の鑑別診断

異常値を示した場合の鑑別	● 陽性を示すおもな疾患 ・感染症：ウイルス性肝炎（とくにC型，B型），HIV，EBウイルスなど ・自己免疫疾患（シェーグレン症候群，全身性エリテマトーデス，関節リウマチなど） ・形質細胞およびリンパ球増殖性疾患（多発性骨髄腫，原発性マクログロブリン血症，悪性リンパ腫，慢性リンパ性白血病など） ・肝疾患：慢性肝疾患，肝硬変，原発性胆汁性肝硬変 ・その他：悪性腫瘍，基礎疾患不明（本態性）

測定法	・寒冷沈殿法（詳細は本文参照）

保険適用	・あり（適用疾患：自己免疫疾患，血管炎，多発性骨髄腫，原発性マクログロブリン血症，リンパ球系腫瘍，C型肝炎）

第6章 免疫血清

病態生理

● 概 念

クリオグロブリン（cryoglobulin）とは寒冷で沈殿し，37℃に加温すると再溶解する免疫グロブリン（Ig）および免疫複合体であり，血中にクリオグロブリンを認める病態をクリオグロブリン血症と呼び，時に細動脈レベルの血管炎を発症し，クリオグロブリン血症性血管炎を引き起こす．

クリオグロブリン血症は，Brouetら[1]が提唱した分類法により3型に分類される．

I型クリオグロブリン血症：単クローン性のIgで構成され，おもにIgGかIgMであり，骨髄腫や原発性マクログロブリン血症が代表的な基礎疾患である．

II型クリオグロブリン血症：単クローン性のIg（おもにIgMκでリウマトイド因子活性を有する）と多クローン性のIg（おもにIgG）で構成される．C型肝炎ウイルス（HCV）によるものが代表例である．

III型クリオグロブリン血症：多クローン性のIgから構成され（おもにIgGとIgM），慢性感染症や慢性肝疾患が原因となりうる．なおII型とIII型は混合型クリオグロブリン血症とも呼ぶ．

クリオグロブリン血症で一番頻度が多い基礎疾患は，混合型クリオグロブリン血症の原因となる

HCV感染であり，クリオグロブリン血症の80〜90％にHCV感染を認めたとの報告もある[2]．また，自己免疫疾患ではシェーグレン症候群が多く，全身性エリテマトーデス，関節リウマチなどが挙げられる．そのほか，前述した以外だと，悪性腫瘍ではB細胞リンパ腫，感染症ではHIVなども原因となり，原発性胆汁性肝硬変やアルコール性の肝硬変などその原因は多岐にわたる．

● 測定法について

クリオグロブリンの特性上，注射器や採血管はあらかじめ温め，採血から遠心分離するまでは検体を37〜40℃で取り扱わなければならない．その後，血清を4℃で48〜72時間静置する．I型は数時間で沈殿することが多いが，混合型は沈殿までに数日要することがある．沈殿物が加温により再溶解した場合，クリオグロブリン定性を陽性とする．偽陰性も多く，血管炎を疑う場合は，繰り返し検査を行う必要がある．沈殿物の免疫電気泳動により，免疫グロブリンの種類および単クローン，多クローン性の判断ができる場合があり，基礎疾患の精査が重要となる．

● 臨床像

クリオグロブリンは細動脈レベルに血管炎を惹起するが，実際に症状を呈するのは30〜50％，もしくはそれよりも少ないといわれている[3]．I型では沈殿による物理的な血管閉塞や過粘稠度症候

群による臓器障害の病態を呈するが，混合型に比べて腎障害の頻度は低い．混合型では免疫複合体を介して血管炎を惹起し，触知可能な紫斑（54〜82％）が典型的であり[4]，皮膚生検にて leukocytoclastic vasculitis の像を呈する．そのほか，関節痛（44〜71％），脱力・倦怠感（50％以上）がある[4]．腎障害（とくに膜性増殖性糸球体腎炎）もⅡ型で約30％，Ⅲ型で約10％認め[1]，全身のさまざまな臓器の小血管に血管炎所見を呈する．また低補体血症を認めることが多く，血管炎などの臨床症状と相関があるとされる．

● 治　療

原則は基礎疾患の治療を主体に行うが，血管炎合併の場合，ステロイドや免疫抑制薬，リツキシマブの投与を検討する．またクリオグロブリンを除去する目的も兼ねてアフェレシス療法を併用する場合もある．原因として多い HCV に関しては，現在はインターフェロンフリーの直接作用型抗ウイルス薬の内服治療の時代となり，2017年には HCV ウイルスのすべての遺伝子型に適応があり，なおかつ透析の有無に関係なく使用できる NS3/4A プロテアーゼ阻害薬と NS5A 阻害薬の合剤（マヴィレット®）が発売された．未治療のジェノタイプ1（日本人に多い）の慢性肝炎の場合，最短8週間で99％以上の SVR12 率（治療終了12週後のウイルス学的著効率）を達成でき[5]，透析患者においても同様の SVR12 率を誇る[6]．

● 長期予後の predictor としての意義

基礎疾患や合併症，昨今の HCV 治療薬の進歩もあり，この検査のみでの予後推測は困難である．

透析患者における読み方・意義

● 維持透析患者における HCV 抗体陽性率は，日本透析医学会統計調査委員会の報告（2007年）では9.84％，Ohsawa ら[7]の報告（2010年）では11.0％であり，一般人口と比較して非常に高く，透析患者のクリオグロブリン陽性率は HCV 陽性患者で30％，HCV 陰性患者で10％程度であった[8),9]．し

かし症状が乏しいことが多く，透析患者のクリオグロブリン陽性者と陰性者の比較では関節痛，紫斑，脱力に有意差は認められなかったとの報告がある[8]．ほかに，痒みのみに有意差を認めたとの報告もある[9]．

● クリオグロブリン陽性の透析患者をみた際は，基礎疾患の検索および血管炎合併の有無を確認することが重要である．

■ 文　献

1) Brouet JC, Clauvel JP, Danon F, et al：Biologic and clinical significance of cryoglobulins. A report of 86 cases. Am J Med　1974；57：775-788

2) Lamprechet P, Gause A, Gross WL：Cryoglobulinemic vasculitis. Arthritis Rheum　1999；42：2507-2516

3) Trejo O, Ramos-Casals M, Garcia-Carrasco M, et al：Cryoglobulinemia Study of etiologic factors and clinical and immunologic features in 443 patients from single center. Medcine（Baltimore）　2001；80：252-262

4) Ramos-Casals M, Stone JH, Cid MC, et al：The cryoglobulinaemias. Lancet　2012；379：348-360

5) Chayama K, Suzuki F, Karino Y, et al：Efficacy and safety of glecaprevir/pibrentasvir in Japanese patients with chronic genotype 1 hepatitis C virus infection with and without cirrhosis. J Gastroenterol 2018；53：557-565

6) Kumada H, Watanabe T, Suzuki F, et al：Efficacy and safety of glecaprevir/pibrentasvir in HCV-infected Japanese patients with prior DAA experience, severe renal impairment, or genotype 3 infection. J Castroenterol　2018；53：566-575

7) Ohsawa M, Kato K, Itai K, et al：Standardized prevalence ratios for chronic hepatits C virus infection among adult Japanese hemodialysis patients. J Epidemiol　2010；20：30-39

8) Wu MJ, Lan JL, Shu KH, et al：Prevalence of subclinical cryoglobulinemia in maintenance hemodialysis patients and kidney transplant recipients. Am J Kidney Dis　2000；35：52-57

9) 大竹喜雄，林　春幸，横関一雄，他：維持透析患者におけるクリオグロブリン血症とC型肝炎ウイルス感染との関係について．透析会誌　1998；31：119-124

（水野真一，佐藤壽伸）

14. 血液型 ● **307**

14 血液型 ★★

検査目的 基本的患者情報および輸血前検査としての血液型判定

異常値を示した場合の鑑別

● オモテ検査・ウラ検査の異常反応

検　査	検査異常	鑑　別
オモテ検査（赤血球上の A 抗原，B 抗原検査）	反応がない，弱い	ABO 亜型，疾患による一時的な抗原量の低下（白血病，MDS，ホジキン病），型物質の異常増加による試薬中の抗体中和（卵巣癌・胃癌）
	部分凝集	ABO 亜型，キメラ・モザイク，異型輸血後，異型造血幹細胞移植後
	異常な凝集	汎凝集反応，後天性 B（直腸癌など），寒冷凝集素による感作
ウラ検査〔血漿（血清）中の抗 A，抗 B 検査〕	反応がない，弱い	新生児・高齢者，低・無γグロブリン血症，異型輸血後，異型造血幹細胞移植後
	異常な凝集	ABO 亜型，冷式不規則抗体 寒冷凝集素症，連銭形成（骨髄腫など），高分子血漿増量剤・静注用造影剤輸注後，試薬に含まれる添加物に反応する抗体

〔文献 1）より引用，一部改変〕

測定法
・ABO 血液型：試験管法，スライド法，カラム凝集法
・RhD 血液型：試験管法，カラム凝集法
・不規則抗体検査：試験管法（生理食塩法，間接抗グロブリン試験，酵素法），固相法，カラム凝集法

保険適用
・あり
・輸血に伴う血液型検査（ABO，Rh）
・輸血に伴う不規則抗体検査，交差適合試験，直接・間接クームス検査

第6章 免疫血清

病態生理

　赤血球の血液型抗原は種類が多く，2012 年にカンクンで開催された国際輸血学会にて 339 の抗原が承認された[2]．血液型については健常人と透析患者とに相違はない．近年，透析医療では赤血球造血刺激因子製剤（ESA）が使用され，赤血球輸血の頻度は低下しているが，限られた条件下に赤血球輸血は依然として必要とされている[3]（**表 1**）．輸血には副作用を伴うことがあり，血液型検査，不規則抗体スクリーニング検査，交差適合試験が必要である．

●ABO 血液型の判定

　ABO 血液型の抗原は，基本の H 抗原に糖鎖が付加されて合成される A 抗原と B 抗原がある．ヒトは A と B 抗原に対して規則的に抗 B 抗体または抗 A 抗体を有しており，規則抗体と呼ばれている．

　ABO 血液型検査は，受血者（患者）の赤血球および血漿（血清）と抗 A および抗 B 抗体試薬，A 型および B 型赤血球試薬を用いた血球凝集法を用いて行われる．「オモテ検査」は，受血者赤血球に抗 A および抗 B 抗体試薬を反応させ，「ウラ検査」は，受血者血漿と A 型および B 型赤血球試薬を反応させ，それぞれ凝集の有無を判定する．ABO 血液型はオモテ検査とウラ検査の結果が一致して初めて決定される（**表 2**）．オモテ検査とウラ検査の結果が不一致の場合は，異常反応とされ，判定を保留し，その原因を追究する必要がある．

1）ABO 亜型

　A 型または B 型抗原が弱まった場合，亜型と称している．亜型の場合は，H 抗原が通常より強く

308 第6章 免疫血清

表1 透析患者で赤血球輸血が必要となる例

- 貧血特有の症候・症状を有する重症貧血患者
- 急性血液喪失に関連して不安定な血液循環動態を呈する患者
- 出血量の多い手術患者
- ESA に随伴する副作用のため十分な ESA 投与が困難な患者

表2 ABO 血液型の分類と頻度

血液型	オモテ検査		赤血球抗原	ウラ検査		血清中抗体	頻度（日本人）
	抗A	抗B		A血球	B血球		
A	+	−	A, H	−	+	抗B	39.1%
O	−	−	H	+	+	抗A, 抗B	29.4%
B	−	+	B, H	+	−	抗A	21.5%
AB	+	+	A, B, H	−	−	（−）	10.0%

〔文献4）より引用，一部改変〕

なり，日本人の亜型は B 亜型が多い.

2）後天的な要因による ABO 血液型の変化

疾患により，ABO 抗原が減少することがある. A 型の患者で，結腸癌などで細菌感染がある場合，赤血球が抗 B 抗体に弱く反応し，AB 型のようになることがあり，獲得性 B と呼ばれる.

● Rh 血液型

Rh 血液型は ABO 血液型に次いで臨床的に重要な血液型であり，54 種類の抗原が報告されている. とくに D 抗原は抗原性が強く，輸血に際し注意が必要である. 日本人では D 陰性は約 0.5％と少なく，輸血する場合は D 抗原陰性赤血球製剤を使用する. D 抗原の反応性から，partial D, weak D および DEL（D elution）の 3 種類の亜型があり，D 陰性，weak D, partial D の患者には D 陰性の血液製剤を用いる.

● 不規則抗体スクリーニングとクロスマッチ

規則抗体以外の赤血球抗原に対する抗体の総称を不規則抗体と称する. 輸血においては，溶血性輸血副作用の原因となる "臨床的に意義のある抗体" を検出することが重要である. 陽性となった

場合は，間接抗グロブリン試験を実施し，抗原を同定する.

交差適合試験は，患者血漿（血清）と製剤の赤血球との反応を見る主試験と，患者赤血球と輸血用血液製剤の血漿との反応を見る副試験からなる.

■ 文献

1) 李 悦子：ABO 血液型. 一般社団法人 日本臨床衛生検査技師会 監修：輸血・移植検査技術教本. 2016, 152-166, 丸善出版, 東京

2) Storry JR, Castilho L, Daniels G, et al : International Society of Blood Transfusion Working Party on red blood cell immunogenetics and blood group terminology : Cancun report（2012）. Vox Sanguinis 2012 ; 107 : 90-96

3) 日本透析医学会：2015 年版慢性腎臓病患者における腎性貧血治療のガイドライン. 透析会誌 2016；49：89-158

4) 谷 慶彦, 高橋順子：血液型, 日本輸血・細胞治療学会認定医制度審議会カリキュラム委員会 編：日本輸血・細胞治療学会認定医制度指定カリキュラム. 2012

（小林博人，菅野 仁）

15 HLA ★★

基準値 （本文参照）

検査目的 透析患者において，臓器移植を考慮するときの評価，適応

測定法 （表参照）

保険適用 腎移植において，HLA 検査は組織適合性検査として移植術に含まれている．2018 年（平成 30 年）
4 月から抗 HLA 抗体測定は，すべての臓器移植後において保険収載になった．

1. 抗 HLA 抗体（スクリーニング検査） 1,000 点

［算定要件］

(1) 肺移植，心移植，肝移植，膵移植，小腸移植又は腎移植後の患者に対して実施した場合に，
原則として 1 年に 1 回に限り算定する．

(2) ただし，抗体関連拒絶反応を強く疑う場合等，医学的必要性がある場合には，1 年に 1 回に限
り別に算定できる．なお，この場合においては，診療録及び診療報酬明細書の摘要欄にその
理由及び医学的な必要性を記載すること．

2. 抗 HLA 抗体（抗体特異性同定検査） 5,000 点

［算定要件］

(1) 臓器抗 HLA 抗体（スクリーニング検査）によって陽性が確認された症例について，抗体関連
型拒絶反応の確定診断目的に行われた場合に算定する．

(2) 抗体関連型拒絶反応と診断された患者の経過観察時に行った場合には，1 年に 2 回に限り別に
算定できる．なお，この場合においては，診療録及び診療報酬明細書の摘要欄にその理由及
び医学的な必要性を記載すること．

病態生理

　ヒトの主要組織適合性遺伝子複合体（major
histocompatibility complex；MHC）である HLA
抗原（human leukocyte antigen＝ヒト白血球抗
原）は第 6 染色体短腕部（p21.3）に存在し，免
疫において主役的存在であり腎移植において重要
な項目である．

　HLA は MHC 領域によりコードされた遺伝子群
により支配される遺伝子産物である．構造，機能
の相違より HLA クラス I 分子（-A，-B，-C,）
と HLA クラス II 分子（-DR，-DQ，-DP）に大
別される．HLA クラス I 分子はほとんどの有核
細胞と血小板の細胞膜上に発現する．一方，HLA
クラス II 分子はマクロファージ，樹状細胞，単球
などの抗原提示細胞と B 細胞に限局した細胞に発
現する．HLA の大きな特徴として高度の多型性
を有し，自己と非自己を識別し免疫応答の抗原提
示に直接関与することである[1),2)]．HLA は腎移植
においてドナーの選択，またドナーに特異的な抗
HLA 抗体（donor specific antibody；DSA）の存

在など，移植成績に深く関与する．

● 検査について

　腎移植時に実施される検査は HLA タイピング，
抗 HLA 抗体，クロスマッチに大別される（**表**）．

　HLA タイピングは腎提供者（ドナー），患者（レ
シピエント）の両方を検査する．ドナーとレシピ
エントの HLA タイプのミスマッチ数が少ない（互
いの HLA タイプの適合度が高い）ほうが良いが，
免疫抑制薬の進歩などでミスマッチ数が多くて
も，また完全不一致でも腎移植は可能である．し
かしミスマッチが多いことは，移植でアロ抗原の
刺激を受ける機会を増やすことを意味し，それは
de novo DSA を産生し，抗体関連拒絶反応（anti-
body mediated rejection；AMR）の原因となる．

　抗 HLA 抗体は，AMR に関与し移植前には
preformed DSA の検索，移植後には de novo DSA
の検索として測定する．抗体検査試薬である
LABScreen Single Antigen® （One Lambda 社）を
Luminex 機器で測定すると，抗体特異性と nMFI
（normalized mean fluorescence intensity）がわか
る．nMFI は蛍光値であり，定量性には乏しいが

表　HLA 検査

項　目	おもな方法	検査時期
HLA タイピング	SSP 法，rSSO 法	移植前に検査
抗 HLA 抗体	Luminex 法，FCM 法	移植前，後に検査
クロスマッチ	CDC 法，FCXM 法，ICFA 法	移植前に検査

抗体量の目安として判断できる．抗 HLA 抗体は移植，妊娠，輸血などアロ HLA 抗原に感作されることが起因となり産生される．

　クロスマッチとは，移植前に腎臓の代替としてドナーリンパ球表面の HLA 抗原とレシピエント血清中の抗 HLA 抗体を反応させる細胞傷害性検査である．方法として，CDC（complement dependent cytotoxicity）法が従来から使用されているが，CDC 法は感度が低く DSA を見逃すこともあり，高感度法の FCXM（flow cytometry cross Match）を併用し検査する．日本臓器移植ネットワークによる脳死，心停止下腎移植の斡旋時は，この 2 法の検査法を実施する．

● 輸血と HLA

　赤血球製剤（RBC），血小板製剤（PC）の輸血により抗 HLA 抗体が産生されることがある．とくに血小板製剤の頻回輸血は，HLA クラス I 抗原に対する抗体を産生し，血小板不応状態となり，輸血効果が得られなくなることがある．この場合，その患者に適した献血ドナーを検索して呼び出し，HLA 適合血小板製剤を製造する必要があり，製剤準備に時間を要する．

● 妊娠と HLA

　生体腎移植は，血縁関係者がドナーとなり，夫婦間移植も多く実施される．夫がドナーでの妻への移植においては，妻が妊娠を契機に抗 HLA 抗体を産生していると，その矛先は夫の腎臓となり AMR の原因となりうる．これを回避するために，リツキシマブを投与し B 細胞を抑制し，DFPP（二重濾過血漿交換療法），PEX（血漿交換療法）な

どで抗 HLA 抗体除去を行う．

基準値

　HLA には基準値の概念は存在しない．同一染色体の複数の遺伝子座で，組換えを起こさずに遺伝するアレル（対立遺伝子）の並びをハプロタイプ（haplotyep）と呼ぶ．メンデルの法則に従い，両親から一つずつのハプロタイプを受け取り，次の世代に伝達されていく．つまり親子間では HLA タイプが半分一致することになる．HLA 遺伝子領域では，連鎖不平衡（linkage disequilibrium）という現象がある．ある遺伝子座の特定のアレルが，同じ染色体上に存在する別の遺伝子座にある特定のアレルと，ハプロタイプを形成している頻度が期待値と大きく異なる状態である[1]．*A*24：02-C*12：02-B*52：01-DRB1*15：02，A*33：03-C*14：03-B*44：03-DRB1*13：02* は日本人集団に多くみられるタイプである．日本は周りを海に囲まれた孤立した島国であり，陸つながりの諸外国に比べ，混血の機会が少なくアレルも日本人に特徴的なものであったが，国際化が進んだ現在では，日本人にはまれなアレルに遭遇する機会もある．

■ 文　献

1) 猪子英俊，笹月健彦，十字猛夫 監修：移植・輸血検査学．2004，22-55，講談社，東京
2) 中島　泉，高橋利忠，吉開泰信：シンプル免疫学．2012，南江堂，東京

（橋口裕樹，金本人美）

16. 免疫複合体 ● **311**

16 免疫複合体

基準値	腎機能正常者　C1q 法：3.0 以下（μg/mL）
	mRF 法：4.2 未満（μg/mL）
	（透析患者では一般に健常者より高値を示す）

検査目的	自己免疫疾患（SLE，関節リウマチなど）や一部の糸球体腎炎の活動性評価

異常値を示した場合の鑑別

● **基準値以下**
- ・自己免疫疾患：全身性エリテマトーデス，関節リウマチ，悪性関節リウマチ，Sjögren 症候群，強皮症，Behçet 病，潰瘍性大腸炎，天疱瘡，類天疱瘡，その他
- ・血管炎：Schonlein-Henoch 紫斑病，低補体血症性蕁麻疹様血管炎（抗 C1q 血管炎），クリオグロブリン型血管炎
- ・糸球体腎炎：IgA 腎症，溶連菌感染後糸球体腎炎，膜性増殖性糸球体腎炎など
- ・感染：感染性心内膜炎，敗血症，細菌性髄膜炎，ウイルス肝炎，伝染性単核球症など
- ・悪性腫瘍：固形癌，リンパ系腫瘍，白血病など

● **透析患者**
- ・その他：薬剤アレルギー，臓器移植後（腎移植，心移植など），薬剤性溶血性尿毒症症候群（マイトマイシン C）など

測定法	・C1q 固相法，mRF 法，C3d 結合法（現在行われていない）

保険適用	・あり
	・適用疾患：全身性エリテマトーデス（SLE），糸球体腎炎，関節リウマチ，Sjögren 症候群，結節性多発動脈炎，全身性硬化症（強皮症），ベーチェット病
	・関節リウマチにおいては，リウマトイド因子（RF）半定量または定量，抗ガラクトース欠損 IgG 抗体定性または定量，マトリックスメタロプロテイナーゼ（MMP-3），C1q 結合免疫複合体，モノクローナル RF 結合免疫複合体，IgG 型 RF および C3d 結合免疫複合体のうち 3 項目以上を併せて実施した場合には，主たる二つに限り算定する．また，上述の検査項目のうち，RF に代わり，抗シトルリン化ペプチド抗体を含めた 2 項目以上を併せて実施した場合には，主たるもの一つに限り算定する．

第6章 免疫血清

病態生理

　流血中の免疫複合体（immune complex；IC）を検出する．全身性エリテマトーデスなどの自己免疫疾患や血管炎，糸球体腎炎などのほか，感染症や悪性腫瘍でも増加する（冒頭表）．自己免疫機序のほか，外来抗原に対する抗体も関与する．現在は C1q 結合能を目安にする C1q 固相法，ないし免疫複合体の IgG Fc 部位に対するマウスのリウマトイド因子を用いた mRF 法の二つが主流である[1]．

　C1q 固相法は現在もっとも繁用されている測定法である．IC が補体活性化の最初に古典経路の C1q と結合することを利用している．注意点として，C1q に対する抗体が血中に存在する場合は偽陽性になりうること，補体を結合しない一部の IC はこの方法では検出できないことがあげられる．

　また，IgG のサブクラスのうち IgG4 は補体活性化能がないため IgG4 結合 IC は検出されない．採血後は，凝集や補体活性化による影響を避けるため常温ですばやく血清分離し，冷凍保存する．一方，mRF 法は，IC の IgG Fc 部位を特異的に認識するマウスモノクローナル抗体を利用する．補体活性化に関係なく，補体を結合しない IC も検出できるという利点があり，とくに関節リウマチの病勢を判定する場合に有用とされる．

　臨床的意義としては，陽性を示す自己免疫疾患の疾患活動性をある程度反映することがあげられる．しかし，疾患特異性は乏しいため，IC が診断基準に含まれている疾患はなく，バイオマーカーとしての有用性は限られる．

透析患者における読み方・意義

現在の病態の評価，長期生命予後の予測因子としての意義[2]

● 血中 IC 値の増加を示す疾患は非透析患者と同様である．

● ただし，一般に透析患者では健常者に比べ血中IC 値が高く，検出率も高率である[3],[4]．Perez らの報告[3] では，その頻度は 45％に上る．その理由として，IC のクリアランス低下が推測されており，マクロファージ Fcγ 受容体の機能低下，補体制御因子 Factor D 過剰による補体依存性 IC 可溶化能の低下などが関与するらしい[5],[6]．そのほか，透析患者に高頻度にみられる肝炎ウイルスなどの感染が影響している可能性もあるが，抗原の種類も含めて詳細は不明のままである．

● 血液透析と腹膜透析では差がないとの報告と[3]，腹膜透析患者のほうが低値との報告がある[4]．

● 透析前後の比較では，透析後に血中 IC 値が増加するとの報告がある[7]．多核白血球の Fc 受容体活性は透析後に低下しており，これらと多核白血球の貪食能低下の関連が推測されている．

● Twardowski らは，血中 IC がとくに透析導入期や漿膜炎を有する患者で高値を示すこと，滲出液中にも認めることなどにより，IC が一種の尿毒症物質として働く可能性を指摘している[4]．

■ 文　献

1）熊谷俊子，三森経世：循環免疫複合体の測定．金井正光 監：臨床検査法提要（改訂 34 版），901-902，金原出版，東京，2015

2）要　伸也：免疫複合体．秋澤忠男 監，深川雅史 編：透析患者における検査値の読み方（改訂第 3 版），2013，322-323　日本メディカルセンター，東京

3）Perez GO, Glasson P, Favre H, et al：Circulating immune complexes in regularly dialyzed patients with chronic renal failure. Am J Nephrol　1984；4：215-221

4）Twardowski ZJ, Alpert MA, Gupta RC, et al：Circulating immune complexes：possible toxins responsible for serositis（pericarditis, pleuritis, and peritonitis）in renal failure. Nephron　1983；35：190-195

5）Inagi R, Miyata T, Hong K, et al：Decreased activity of complement-mediated immune complex clearance in hemodialysis patients. Clin Immunol Immunopathol 1993；68：333-339

6）Ruiz P, Gomez F, Schreiber A：Impaired function of macrophage γ receptors in end-stage renal diease. N Engl J Med　1990；322：717-722

7）Ksiazek A, Kozio M：Phagocytic function of neutrophils during dialysis in relation to some immunological findings. Nephrol Dial Transplant　1991；6（Suppl 3）：31-34

（要　伸也）

17 抗 PF4/ヘパリン抗体　★★

基準値	腎機能正常者・透析患者ともに　陰性
検査目的	血小板減少症の鑑別診断，HIT の診断

異常値を示した場合の鑑別	腎機能正常者・透析患者ともに ● 陽性 　・ヘパリン起因性血小板減少症（HIT） 　・非病因性の HIT 抗体の可能性

測定法	・免疫学的測定法：ラテックス免疫比濁法と化学発光免疫法を用いた 3 試薬（ヒーモスアイエル HIT-Ab，ヒーモスアイエルアキュスター HIT-Ab，ヒーモスアイエルアキュスター HIT-IgG）が 2012 年に保険適用となり，化学発光免疫法（ヒーモスアイエルアキュスター HIT-IgG）とラテックス免疫比濁法（ヒーモスアイエル HIT-Ab）が外注検査で測定可能．
保険適用	・あり（適用疾患：HIT およびその疑い） ・一連の検査で PF4/ヘパリン複合体抗体（IgG，IgM および IgA）および PF4/ヘパリン複合体抗体（IgG）を測定した場合は，一方の点数のみを算定する（390 点）．

病態生理

　ヘパリン起因性血小板減少症（heparin-induced thrombocytopenia；HIT）は，抗凝固薬であるヘパリンが誘引となり，免疫学的機序により血小板減少および動静脈血栓塞栓症を発症する病態で，迅速かつ適切な診断・治療が行わなければ死に至ることもある重篤な疾患である．

　PF4（platelet factor 4，血小板第 4 因子）は 4 量体を形成し，表面に強い陽性荷電をもつためグリコサミノグリカンと結合し，負に荷電しているヘパリンと結合することで形態変化を起こし，これが抗原となって HIT 抗体が産生される．産生された HIT 抗体は PF4/ヘパリン複合体に結合して免疫複合体を形成し，HIT 抗体の Fc 部分を介して血小板の FcγR ⅡA に結合する．HIT 抗体が血小板 FcγR ⅡA に結合すると，ITAM（immunoreceptor tyrosine-based activation motif）を介してシグナルが血小板に入り，血小板が活性化され，放出反応，凝集反応，さらにはマイクロパーティクルの放出，血小板表面での凝固因子の活性化が起こる．一方，血管内皮細胞上に存在するヘパラン硫酸と PF4 の複合体にも HIT 抗体が結合し，内皮細胞を活性化し，組織因子を介した血液凝固因子の活性化を生じ凝固能が高まる．これらの反応により血小板の活性化，血液凝固能の亢進による消費，免疫複合体を結合した血小板の貪食など

によって血小板が減少する[1]．

　HIT の典型的な臨床経過は，ヘパリン投与後 5〜14 日間に，投与前値から 50％以上血小板が減少し，血栓症を合併する．特徴的な四つの病態に基づいた「4 T's スコアリングシステム」が診断に有用で，「血小板減少症の程度」「発症時期」「続発症の発現状況」「血小板減少のその他の原因」の 4 項目に 0，1，2 点を付け，それらの合計点数が 0〜3 点を低，4，5 点を中，6〜8 点を高として HIT の可能性が三段階に分類される．低スコアでは HIT である可能性は 0〜3％とされ，ほぼ HIT を否定することが可能である．高スコアでは HIT である可能性は 80％以上とされ，中スコア以上の症例では，血清学的診断を組み合わせて診断することが重要である[2]．HIT の発症率は未分画ヘパリンを投与した患者では 0.5〜5％，低分子ヘパリンでは 0.1〜1％と報告されている[3]．わが国における HIT の発症頻度についての広範な調査はないが，欧米では，整形外科手術後の血栓予防での発症がもっとも多く 5％に達し，内科的疾患では 0.8％程度と報告されている[4]．HIT のうち血栓塞栓症を伴う HIT-T は 25〜50％で，死亡率は 10〜20％と推定されている．ヘパリン投与を受ける心臓外科，整形外科，血管外科手術のほか，ヘパリンロックなど，投与方法・投与量にかかわらず，ヘパリン投与は危険因子となる．

　血清学的診断として，患者血漿中にある抗

PF4/ヘパリン抗体量を測定する免疫測定法が広く普及しており，酵素免疫測定法（ELISA など），ラテックス比濁法，化学発光免疫測定法が存在する．しかしながら，これらの測定法の感度は高いものの（95％以上）特異度が低く，過剰診断を招くことが問題となる．HIT 発症の氷山モデルに示すように，IgG/A/M を合わせた抗 PF4/ヘパリン抗体を測定する免疫測定法陽性症例のうち，一部が IgG のみを測定する抗 PF4/ヘパリン抗体陽性となり，さらにその一部が HIT を発症する[5]．

HIT 抗体はヘパリン投与 5 日目以降（5〜14 日目）に出現し，ヘパリン使用を中止すると徐々に低下し，50〜85 日くらいで消失する．症例によってはヘパリン中止後 10 日前後で抗体が消失することもあるので，臨床的に HIT を疑う場合には，ただちにヘパリンを中止し代替抗凝固薬へ変更し，確認検査を行うことが大切である．

● 現在の病態の評価

Warkentin[5]は氷山モデルを用いて，EIA-IgG/A/M 陽性＞EIA-IgG 陽性＞SRA（セロトニン放出試験）陽性＞HIT＞HIT-T（血栓症を伴った HIT）の関係があり，HIT 抗体陽性患者の 10〜50％が SRA 陽性で，HIT による血栓症発症に関与するとしている．SRA は感度・特異度ともに非常に優れているが，欧米の一部の施設でしか行われていない．本邦で実際に行われている検査は，IgG/IgA/IgM 抗体または IgG 抗体検出の化学発光免疫測定法およびラテックス免疫比濁法であり，機能的測定法として本邦では国立循環器病センターで測定可能なマイクロパーティクル法に比較して特異度が劣る．HIT 抗体のなかの IgM や IgA ではなく IgG のみが，血小板活性化能をもち，病因となることが指摘されており，IgG のみを検出することによって特異度が上がり，また OD 値がカットオフ値を大幅に上回っていれば，HIT 診断の特異度が上がるとされている．EIA-IgG/A/M の OD 値＞2.0 の場合，SRA は 90％以上陽性となる[6]．

● 長期予後（生命予後）の predictor としての意義

Lo ら[7]は，臨床的に HIT が疑われる 100 例を，EIA 陽性 SRA 陽性群（n＝16），EIA 陽性 SRA 陰性群（n＝16），EIA 陰性 SRA 陰性群（n＝68）に分けて検討したところ，SRA 陰性の 2 群では，血栓症の発症は少なかったものの死亡率が高かったことを報告した．このことから HIT 抗体が陽性で

SRA 陰性の場合，敗血症や多臓器不全，悪性疾患による悪液質などの HIT 以外の血栓性血小板減少疾患の存在が示唆され，より生命予後に影響すると考えられる．

透析患者における読み方・意義

● 血液透析患者では，ヘパリンでの透析導入開始後 4〜6 回目の透析時に＞30％の血小板減少から HIT が発見されることが多い．非透析日にはヘパリンが中止されるため，この間に血小板数がある程度回復し，血小板減少が見逃される可能性がある．透析における HIT の診断には，透析前後の血小板減少とともに回路内凝血の出現の有無を確認しながら判断する[8]．Yamamoto ら[9]は，血液透析導入患者の 3.9％で HIT を発症したと報告している．4 T's スコアが 4 点以上あれば，ヘパリンを中止し，酵素免疫測定法による HIT 抗体検査および機能的検査法（マイクロパーティクル法）を指示し，アルガトロバン開始を検討する必要がある[6]．

■ 文 献

1) 厚生労働省重篤副作用疾患別対応マニュアル ヘパリン起因性血小板減少症（HIT）．平成 22 年 3 月
2) Warkentin TE, Linkins LA：Non-necrotizing heparin-induced skin lesions and the 4 T's score. J Thromb Haemostat 2010；8：1483-1485
3) Warkentin TE, Roberts RS, Hirsh J, et al：An improved definition of immune heparin-induced thrombocytopenia in postoperative orthopedic patients. Arch Intern Med 2003；163：2518-2524
4) Warkentin TE, Sheppard JL, Horsewood P, et al：Impact of the patient population on the risk for heparin-induced thrombocytopenia. Blood 2000；96：1703-1708
5) Warkentin TE：How I diagnose and manage HIT. Hematology Am Soc Hematol Educ Program 2011；2011：143-149
6) Warkentin TE, Sheppard JI, Moore JC, et al：Quantitative interpretation of optical density measurements using PF4-dependent enzyme-immunoassays. J Thromb Heamost 2008；6：1304-1312
7) Lo GK, Sigouin CS, Warkentin TE, et al：What is the potential for overdiagnosis of heparin-induced thrombocytopenia? Am J Hematol 2007；82：1037-1043
8) 松尾武文，鶴田良成：透析におけるヘパリン起因性血小板減少症の特徴．透析会誌 2016；49：323-330
9) Yamamoto S, Koide M, Matsuo M, et al：Heparin-induced thrombocytopenia in hemodialysis patients. Am J Kidney Dis 1996；28：82-85

（長谷川祥子，鶴屋和彦）

18 血小板関連 IgG（PA-IgG）

基準値　**腎機能正常者**

測定業者により基準値が異なる

- SRL　（平成 21 年 12 月 3 日まで）9.0～25.0 ng/10^7 cells

　　　　（平成 21 年 12 月 4 日より）46 ng/10^7 cells 以下

- BML　27.6 ng/10^7 PLT 未満
- LSI メディエンス　30.2 ng/10^7 cells 以下

透析患者　腎機能正常者に準ずる

検査目的　腎機能正常者と同様に免疫性血小板減少性の診断

異常値を示した場合の鑑別

● **基準値以上**
- 原発性免疫性血小板減少症（特発性血小板減少性紫斑病）
- 膠原病（SLE，Sjögren 症候群など）
- リンパ増殖性疾患
- 慢性肝炎
- 肝硬変症
- 高 γ-グロブリン血症
- 薬物性血小板減少症

測定法
- EIA（ELISA）法
- 検体：ACD 加血液（専用容器有）で 7 mL，血小板数 3 万以下では 10～15 mL 必要

保険適用
- あり（ITP の診断または経過判定）

病態生理

　抗血小板抗体は対応抗原の種類により，自己抗体，同種抗体，構造変化した血小板抗原に対する抗体に分類される．血小板に直接結合している IgG 抗体（platelet associated IgG；PA-IgG）と血清中に存在する IgG 抗体（platelet bindable IgG；PB-IgG）が用いられる．通常は抗血小板自己抗体である PA-IgG を，血小板輸血不応状態では抗血小板同種抗体（輸血や妊娠・分娩で感作）PB-IgG を用いる．PA-IgG は IgG ポリクローナル抗体で，血小板表面に非特異的に結合した免疫グロブリンや，Fc レセプターを介して結合した免疫複合体も同時に測定するため，免疫複合体疾患や高 γ-グロブリン血症では異常高値を示し，血小板膜上蛋白（glycoprotein；GP）Ⅰb/Ⅸ複合体，GPⅡb/Ⅲa 複合体，GPⅠa/Ⅱa 複合体などや，PF4 のような血小板内部蛋白，糖脂質，リン脂質を対応自己抗原とする．よって，免疫性血小板減少症（immune thrombocytopenia；ITP）の検査感度は高いが特異度は低い．

　2007 年に新しい診断基準案[URL1]が発表され，特発性血小板減少性紫斑病（idiopathic thrombocy-topenic purpura）は ITP に病名が変更された．原発性と二次性に分類され従来の特発性血小板減少性紫斑病は原発性 ITP となった．原発性 ITP 患者では GPⅡb/Ⅲa 複合体が約 50％ と高率に検出され，次いで GPⅠb/Ⅸ複合体などが同定されている．PA-IgG は ITP の診断と経過観察に用いられ，治療において血小板数と逆相関して減少する．脾摘症例では術後血小板回復より 3 週間以上遅れて正常化する．ITP（新しい ITP の診断基準案 2007 年）のその他の検査所見として，①末梢血中の抗 GPⅡb/Ⅲa 抗体産生 B 細胞の増加，②血小板関連抗体抗 GPⅡb/Ⅲa 抗体の増加，③血漿トロンボポエチン値は軽度上昇にとどまるがあるが，これら 3 項目は一般施設での実施が困難であり，保険未収載である．

　透析患者の基準値はなく，非透析者と同様に対応する．

■ **参考 URL（2018 年 11 月現在）**

1）難病情報センター：特発性血小板減少性紫斑病（指定難病 63）.
www.nanbyou.or.jp/entry/303

（小池清美）

19 間質性肺炎のマーカー（KL-6，SP-A，SP-D）

基準値 腎機能正常者・透析患者ともに　KL-6＜500 U/mL
SP-A＜43.8 ng/mL
SP-D＜110 ng/mL

検査目的 胸部異常陰影の精査・鑑別診断，とくに間質性肺炎の有無や活動性の評価

異常値を示した場合の鑑別
● 基準値以上
・間質性肺炎：特発性間質性肺炎，膠原病関連間質性肺炎，過敏性肺炎，薬剤性肺炎，塵肺など
以下に列挙する疾患でも上昇することがあるため，鑑別が必要
・悪性腫瘍：肺腺癌，乳癌，膵癌など
・その他：ニューモシスチス肺炎，肺結核，糖尿病，肝炎，肝硬変，tubulointerstitial nephritis and uveitis（TINU syndrome）

測定法
① KL-6
・CLEIA 法：HISCL KL-6，ルミパルスプレスト® KL-6，ステイシア®CLEIA KL-6
・LTIA 法：ナノピア® KL-6，LZ テスト　栄研 KL-6
・ECLIA 法：ピコルミ® KL-6
② SP-A
・CLEIA 法：HISCL SP-A
③ SP-D
・CLEIA 法：協和メデックス　CL SP-D ヤマサ®
・EIA 法：SP-D キット　ヤマサ® EIA Ⅱ

保険適用 ・あり〔適用疾患：間質性肺炎（ただし，複数測定した場合，主たるもののみ算定可能である）〕

間質性肺炎におけるバイオマーカー

　間質性肺炎とは「肺の間質を炎症や線維化の主座とする疾患」の総称で，その診断や病勢の評価に有用な血液バイオマーカーとして Krebs von den Lungen-6（KL-6），surfactant protein（SP）-A，SP-D がある．

腎機能障害と間質性肺炎マーカー

　血清 SP-A 値は，腎機能障害を有する場合に高値を示す可能性がある．表に示すように，糖尿病患者を腎症群（クレアチニン 1.0 mg/dL 以上，蛋白尿陽性）と非腎症群（クレアチニン 1.0 mg/dL 未満，微量アルブミン陰性）に分けて検討したところ，血清 SP-A 値は腎症群で 74.3±5.2 ng/mL と有意に上昇する（基準値＜43.8 ng/mL）[1]．
　一方で，血清 KL-6 値と血清 SP-D 値は 2 群間で差を認めず，腎機能障害による影響を受けにくいと考えられる．

表 糖尿病性腎症患者における血清マーカーの検討

	非腎症群（n=26）	腎症群（n=26）
KL-6（U/mL）	332.5±31.4	381.5±32.0
SP-A（ng/mL）	42.5±5.1	74.3±5.2*
SP-D（ng/mL）	70.2±7.0	72.1±7.1

* ：p=0.0001，Mann Whitney U test
基準値 KL-6＜500，SP-A＜43.8，SP-D＜110

透析患者における読み方・意義

● 血清 SP-D 値は血液透析患者において 192.9±89.6 ng/mL（基準値＜110 ng/mL）と上昇しており，とくに動脈硬化が進行した患者で高値を示す[2]．

● 一方で，血清 KL-6 値は血液透析患者において上昇する傾向があるが，その変動は基準値内にとどまる[3]．つまり，血液透析患者においても基準値を超える血清 KL-6 値の上昇は間質性肺炎の存在を強く示唆する．

ま と め

① 血清SP-A・SP-D値は腎機能障害や血液透析の影響によって基準値を超える上昇を示す可能性がある.

② 血清KL-6値は，腎機能障害や血液透析の影響を受けにくい.

■ 文 献

1) 大成洋二郎，横山彰仁，河野修興：間質性肺炎マーカー．呼吸 2005；24：308-313

2) Hu F, Zhong Q, Gong J, et al：Serum surfactant protein D is associated with atherosclerosis of the carotid artery in patients on maintenance hemodialysis. Clin Lab 2016；62：97-104

3) Shimada N, Nakamura T, Ushiyama C, et al：Serum KL-6 concentrations in hemodialysis patients with idiopathic interstitial pneumonitis. Nephron 2000；86：218-219

（山口覚博，服部 登）

第7章

画像診断・腫瘍マーカー・感染症，その他

画像診断／320
腫瘍マーカー／358
感染症／370
その他／391

[画像診断]

1 心臓超音波（心エコー）

★★★

検査目的 心臓機能・合併症の評価およびドライウエイトの評価

維持血液透析患者の死亡原因の3〜4割が心疾患であることは周知のごとくである．

非侵襲的に心臓の形や大きさなど形態学，左室収縮能や拡張能などの心機能，心臓や弁の動きをリアルタイムで評価できる心エコーは，心疾患の診断や重症度の評価に有用である．さらに，心エコーによる心機能を評価するさまざまな指標は長期予後（生命予後）とも関係するといわれている．本稿では心機能を評価する指標に関して解説する．

心エコー検査の施行時期

透析導入時の安定期に心エコーを施行し，心臓の形態学的評価や心収縮機能，拡張機能を適切に評価する．また，呼吸困難，起坐呼吸など心不全症状出現時や心雑音の聴取，新規不整脈の出現時には適宜，心エコーを施行する．虚血性心疾患，心臓弁膜症，心筋肥大，低左心機能，拡張障害など心疾患合併・心機能障害を認める場合は各指標の変化や重症度を評価するために定期的な検査が必要である．

定期的検査はドライウエイト達成時で施行できればよいが，必ずしもドライウエイト達成時に検査が施行できるわけではない．そのため，心エコー施行時は体重も測定することが一指標となる．

心エコーの評価方法

●左室の形態学的評価

心エコーでは，Mモードで心筋の肥厚と内腔の拡大を評価する．心筋重量は計算してわかる指標で，心エコーのレポートで記載する施設は少なく，左室心筋重量は計算式で算出する．

古典的には，Mモード（一次元）から求める左室心筋重量の計算式（Devereuxの式）[1]）

左室心筋重量（g）= 0.8×1.04×{（左室拡張末期径＋左室中隔壁厚＋左室後壁厚）^{3}－左室拡張末期径^3}＋0.6

で求められるが，二次元，三次元法で計測する方法もある．

左室肥大には求心性肥大と遠心性肥大がある．高血圧で左室内腔圧が高くなると左室壁にかかる

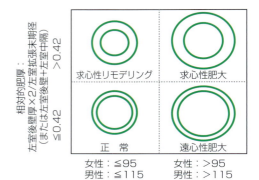

図1　左室形態の4型分類
相対的肥厚は左室心筋重量が増加している場合に求心性肥大（相対的壁肥厚，relative wall thickness；RWT＞0.42）か，遠心性肥大（RWT≦0.42）かを分類する指標となる．
〔文献2）より一部改変〕

張力が大きくなり，左室は代償し厚くなり，左室内腔は小さくなる（求心性リモデリング）．その後は求心性肥大となり，さらに高血圧が進むと左室は拡張し，壁厚は薄くなり（遠心性肥大），収縮機能は低下する．

左室肥厚と左室拡張から分類した左室形態として4型分類（図1）[2]）がよく利用される．透析患者では慢性腎臓病保存期より高血圧や腎性貧血の影響で左室壁肥厚や左室重量増加を認め，心筋肥大は透析患者の予後規定因子となる[3),4)]．

●左室収縮機能評価

心尖部四腔像，二腔像の2断面から心内膜面をトレースして容積を求めるディスク法（modified Simpson法）を用いる．もっとも精度が高いとされる（図2a）．

Mモードによる駆出率（Teichholz法）

左室容積（mL）= 7×左室径^3/（2.4＋左室径）

左室駆出率（%）=〔（左室拡張末期容積－左室収縮末期容積）/左室拡張末期容積〕×100（図2b）

は簡便ではあるが，虚血性心疾患などで壁運動異常がある場合は不正確になる．透析患者では左室収縮機能低下の原因には多々あるが，駆出率低下患者は予後不良である．

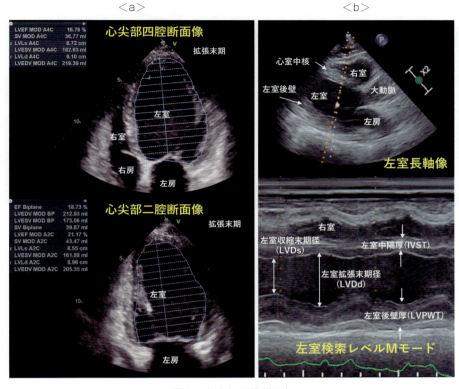

図2　左室収縮機能評価
a：modified Simpson 法による駆出率．左室内腔を長軸に対して垂直にスライスしたディスクの積み重ねとして容積を算出する．
b：M モードによる駆出率（Teichholz 法）

● **左室拡張機能評価**[5]

心エコーでの左室拡張機能評価は二次的に生じる左室充満圧・左房圧の上昇や形態変化を評価している．そのため，いくつかの指標を組み合わせて判断する必要がある．以前は心不全＝左室駆出率低下と考えられていたが，現在では心不全には左室駆出率が低下した心不全（heart failure with reduced ejection fraction；HFrEF）と左室駆出率が保たれた拡張不全による心不全（heart failure with preserved ejection fraction；HFpEF）がある．心不全を評価するために左室拡張機能および左房圧上昇を診断する必要がある．

1）**左室流入血流速波形（E/A）**

左房から左室への血液の流入（僧帽弁流入）をパルスドプラ法で記録する．E 波（early diastolic filling wave）は僧帽弁が開いた左室への急速流入期の波形で，A 波（atrial filling wave）は左房収縮で流入する血流の波形である．E 波，A 波は洞調律で二峰性になる．また流入動態は年齢の影響を受け，年齢とともに E 波の高さは低くなり，E/A は年齢とともに低下する．60歳前後で逆転するといわれている．拡張障害初期には E/A が低下し，E 波の減速時間（deceleration time；DcT）が延長する．拡張障害が進行し，左房圧が上昇すると，E 波が増高し，E/A が増加，正常波形と類似するため偽正常化型となる．さらに進行すると E/A は2以上となり拘束型となる（図3a）．

2）**僧帽弁輪部拡張早期波（e'），E/e'（図3b）**

僧帽弁輪部運動を組織ドプラ法で記録すると，収縮期波（s'），拡張早期波（e'），心房収縮期波（a'）が得られる．拡張障害では弛緩の延長に伴って e' が低下する．e' は僧帽弁中隔側，側壁側や，その平均で評価する．左室充満圧と左室弛緩の両者の影響を受ける指標の E 波を弛緩の指標 e' 波で除した値 E/e' が，左室充満圧の指標として利用することができる．

3）**左房容積**

左房の評価には，M モードによる左房前後径が

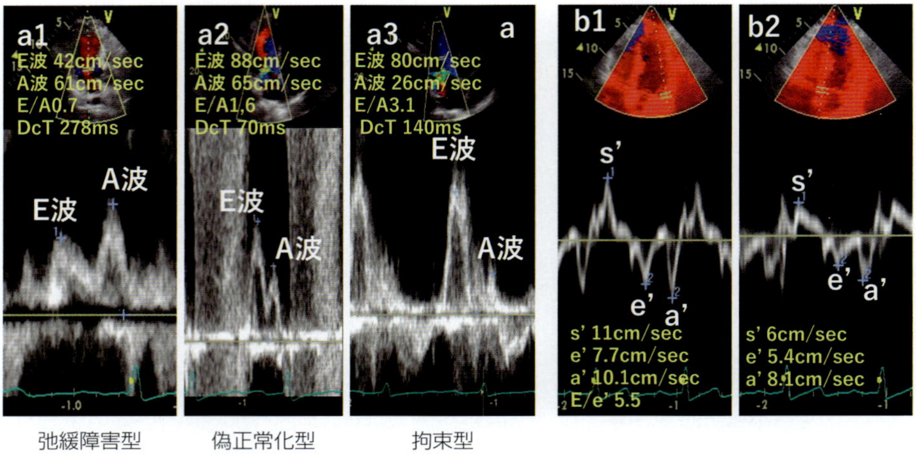

図3 血流ドプラと組織ドプラを用いた左室拡張機能測定

a：血流ドプラによる左室流入血流速波形(E/A)．左室急速流入血流速度 early diastolic filling velocity（E波），心房収縮期流入血流速度 atrial filling velocity（A波）
　a1：弛緩障害型；軽度（Grade Ⅰ）
　　　E/A＜0.8　DcT 200 msec 以上
　a2：偽正常化型；中等度（Grade Ⅱ）
　　　E/A 0.8～1.5　DcT 160～200 msec
　a3：拘束型；高度（Grade Ⅲ）
　　　E/A＞2　DcT＜160 msec
b：組織ドプラによる僧帽弁輪部，s'；収縮期波，e'；拡張早期波，a'；心房収縮期波
　b1：僧帽弁側壁側
　b2：僧帽弁中隔側
　e' は僧帽弁中隔側または側壁側，あるいはその平均を用いる．

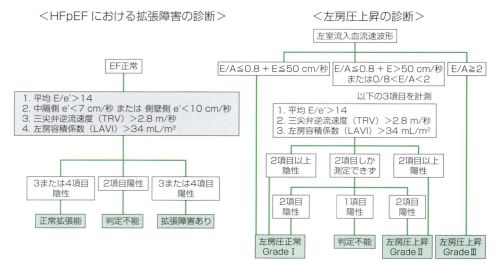

図4　HFpEF，HFrEF における拡張障害評価と左房圧上昇の診断
〔Nagueh SF, et al[6]より改変〕

指標として長く使用されている．左房前後径は一次元であり評価するのに限界はあるが，推移を見るのには意義がある．左房容積を計算するのは，心尖部四腔断層，二腔断層像を用いた modified Simpson 法や area-length 法がある．

左房容積を体表面積で除した左房容積係数（Left atrial volume index；LAVI）で評価する．

4）三尖弁逆流速度（tricuspid regurgitation velocity；TRV）

左房圧が上昇すると二次性肺高血圧，右室収縮期圧が上昇する．右室収縮期圧は三尖弁逆流速度より求められる収縮期右室・右房圧較差より推定する．三尖弁逆流速度は，肺高血圧のない患者では左房圧上昇の指標となる．

HFpEF，HFrEF における拡張障害評価はこれらの指標を組み合わせることで評価する（図4）[6]．透析患者の左室拡張機能には左室容量増加，残存腎機能低下，加齢，左室収縮能障害が影響し，左室拡張障害が強いほど，生命予後も心血管予後も不良と報告されている[7]．

● 弁評価

心エコーでの弁評価といえば弁膜症を評価することになるが，とくに透析患者では大動脈弁狭窄症，僧帽弁閉鎖不全などの弁膜症だけではなく，弁石灰化の有無を評価する必要がある．弁石灰化は高齢，透析患者では CKD-MBD の異所性石灰化の1病態として出現する．大動脈弁の石灰化（aortic valve calcification）と僧帽弁輪石灰化（mitral annular calcification；MAC）がある．透析患者の大動脈弁狭窄症は進行も速く予後不良であるが，大動脈弁の石灰化や僧帽弁輪石灰化は心血管合併症や心血管死のリスクと報告されている[8]．

大動脈弁狭窄症の心エコーでは，大動脈弁のエコー輝度の増強（石灰化），大動脈弁の開放制限，左室の求心性肥大，上行大動脈基部の拡大などが特徴である．重症度は大動脈弁通過最高血流速度，左室-大動脈の圧格差や大動脈弁の弁口面積で評価される．圧格差は連続波ドプラ法により弁通過血流速から最大および平均左室-大動脈圧格差（圧格差＝$4 \times$血流速度^2）で評価する．重度大動脈弁狭窄では大動脈弁通過最高血流速度は 4.0 m/s 以上，平均左室-大動脈圧格差は 40 mmHg 以上，弁口面積は $1.0\ cm^2$ 以下とされる．大動脈弁逆流や左室収縮機能が低下している場合，左室-大動脈圧格差の測定は血行動態の影響を受け過小評価するため，弁口面積をトレースし計測する必要がある．

長期予後（生命予後）の predictor としての意義

虚血性心疾患や弁膜症の診断のみではなく，心エコーで評価できる左室心筋重量増大，左室収縮能低下，左室拡張障害，弁石灰化などの種々指標も透析患者の長期予後（生命予後）の予測因子となる．

■ 文　献

1) Devereux RB, Alonso DR, Lutas EM, et al：Echocardiographic assessment of left ventricular hypertrophy：comparison to necropsy findings. Am J Cardiol 1986；57：450-458
2) Lang RM, Badano LP, Mor-Avi V, et al：Recommendations for cardiac chamber quantification by echocardiography in adults：an update from the American Society of Echocardiography and the European Association of Cardiovascular Imaging. J Am Soc Echocardiogr 2015；28：1-39. e14
3) Silberberg JS, Barre PE, Prichard SS, et al：Impact of left ventricular hypertrophy on survival in end-stage renal disease. Kidney Int 1989；36：286-290
4) Parfrey PS, Harnett JD, Griffiths SM, et al：The clinical course of left ventricular hypertrophy in dialysis patients. Nephron 1990；55：114-120
5) 日本循環器学会／日本心不全学会：急性・慢性心不全療法ガイドライン（2017年改訂版）. Guidelines for Diagnosis and Treatment of Acute and Chronic Heart Failure（JCS 2017/JHFS 2017）
6) Nagueh SF, Smiseth OA, Appleton CP, et al：Recommendations for the evaluation of left ventricular diastolic function by echocardiograohy：An update from the American Society of Echocardiography and the European Association of Cardiovascular Imaging. Eur Heart J Cardiovasc Imaging 2016；17：1321-1360
7) Wang AY, Wang M, Lam CW, et al：Left ventricular filling pressure by Doppler echocardiography in patients with end-stage renal disease. Hypertension 2008；52：107-114
8) Otto CM, Lind BK, Kitzman DW, et al：Association of aortic-valve sclerosis with cardiovascular mortality and morbidity in the elderly. N Engl J Med 1999；341：142-147

（田中友里，長谷弘記）

[画像診断]

2 心筋シンチグラフィ ★★

検査目的 心筋虚血および心イベントリスク評価

　透析患者の死因として心不全を含む心臓死が多く，心筋虚血がその主因と考えられる．冠動脈疾患診断には冠動脈造影が必要であるが，心筋シンチグラフィは心筋虚血診断ならびに長期予後・リスク判定に有用である．

運動負荷心筋血流シンチグラフィ

　透析患者では運動耐容能低下のため十分な負荷をかけられないことが多く，評価が困難な場合が多い．ただし，同検査の異常は心血管事故リスクとなる[1]．左脚ブロック，心室ペーシング例では左室前壁中隔および中隔部位に偽陽性を呈するため，適応とはならない．

薬剤負荷心筋血流シンチグラフィ

　負荷薬剤としては，アデノシン，ジピリダモールなどの血管拡張薬が使用される．ジピリダモール負荷心筋血流シンチの慢性腎不全患者における冠動脈疾患診断能は，感度80〜86％，特異度73〜79％と良好とする一方，感度37％，特異度73％とスクリーニング検査として不十分とする報告もあり一定していない．アデノシン負荷心筋血流シンチの一般人における冠動脈疾患診断能は感度88％，特異度85％と良好であるが，末期腎不全例における報告はない．低血圧，徐脈性不整脈（洞機能不全，2度以上の房室ブロック），気管喘息などの閉塞性肺疾患合併例は検査適応ではない．

　ジピリダモール負荷心筋血流シンチ異常例の心事故（心臓死，心筋梗塞，不安定狭心症）発症リスクは4.5倍と高く，アデノシン負荷心筋血流シンチでの検討では，心事故発生率は正常例の4％に対して異常例で67％と高率であり[2]，心事故リスクの評価に有用である．

心筋脂肪酸代謝シンチグラフィ

　正常心筋はエネルギー源の65％を脂肪酸β酸化に依存しているが，心筋虚血や低酸素時は酸素を多く必要とする脂肪酸代謝は抑制され，ブドウ

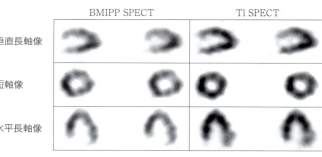

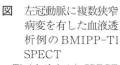
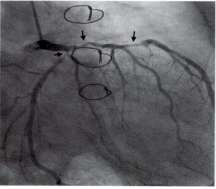
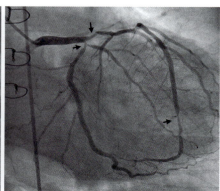

図　左冠動脈に複数狭窄病変を有した血液透析例のBMIPP-Tl SPECT
　Tl（タリウム）SPECTは心筋血流検査として施行．安静時での異常は高度の心筋虚血もしくは心筋梗塞を示す．

表 無症候性透析患者の心臓死に関わる因子（B-SAFE 研究）

項　目	ハザード比	95%信頼区間	P 値
1．年齢（10 歳）	1.407	1.070〜1.861	0.01
2．入院を要した 　　心不全の既往歴	2.547	1.299〜4.749	0.008
3．BMIPP SPECT 　　異常 　　（合計スコア≧4）	2.914	1.609〜5.373	<0.001

〔文献 6）より改変〕

糖を利用した解糖系へ移行する．ヨード化された脂肪酸アナログである^{123}I-BMIPP（^{123}I-β-methyl-p-iodophenyl-pentadecanoic acid）を利用した SPECT（single photon emission computed tomography）は心筋脂肪酸代謝を評価できる唯一の画像検査である．

● **BMIPP SPECT による冠動脈病変検出**

虚血早期に心筋脂肪酸代謝は低下するため，心筋虚血の早期検出に有用である可能性がある（図）．われわれの検討では，透析患者における BMIPP SPECT の冠動脈疾患診断能は，感度 98.0%，特異度 65.6% であり[3]，糖尿病の有無により差異はなかった[4]．

● **BMIPP SPECT と心臓死，突然死リスク**

慢性透析患者 303 例の前向き研究で，心臓死は 70 歳以上の高齢（hazard ratio 2.009, $P=0.034$）と BMIPP SPECT 高度異常に関連し（hazard ratio 21.014, $P=0.0001$），BMIPP SPECT 施行後 3 年目の心臓死回避生存率は BMIPP SPECT 高度異常例で 61%，高度異常なしで 98% と明らかな差異を認めた[5]．無症候性透析患者 677 例を 3 年間フォローした多施設共同研究（B-SAFE）では，BMIPP SPECT 異常が透析患者の心臓死および原因不明の突然死に関与していることが明らかにされた（**表**）[6]．

B-SAFE サブ解析で，BMIPP SPECT 異常が末梢動脈疾患や糖尿病例で強く心事故発症と関係すること[7]，BMIPP SPECT 異常と血清 CRP 高値例で突然死と関連する所見[8]が得られている．PCI（percutaneous coronary intervention）や CABG（coronary artery bypass grafting）などの冠血行再建後も透析患者では心臓死が高い．われわれは，PCI にて冠血行再建後の BMIPP SPECT の高度異常が PCI 後の心臓死リスクとなることを認めている[9]．

透析患者の場合，冠動脈造影上有意病変がなくても心臓死を生じることが多い．有意の冠動脈病変を有しない透析患者にて，BMIPP SPECT 異常とインスリン抵抗性の合併が，透析患者の心臓死に有意に関連していた[10]．BMIPP SPECT 異常で示される心筋エネルギー障害が，透析患者の心臓死リスクとなる可能性を示している．

■ **文　献**

1) Brown JH, Vites NP, Testa HJ, et al : Value of thallium myocardial imaging in the prediction of future cardiovascular events in patients with end-stage renal failure. Nephrol Dial Transplant　1993 ; 8 : 433-437

2) Hase H, Joki N, Ishikawa H, et al : Prognostic value of stress myocardial perfusion imaging using adenosine triphosphate at the beginning of haemodialysis treatment in patients with end-stage renal disease. Nephrol Dial Transplant　2004 ; 19 : 1161-1167

3) Nishimura M, Hashimoto T, Kobayashi H, et al : Myocardial scintigraphy using a fatty acid analogue detects coronary artery disease in hemodialysis patients. Kidney Int　2004 ; 66 : 811-819

4) Nishimura M, Murase M, Hashimoto T, et al : Influence of diabetes mellitus on diagnostic potential of iodine-123-BMIPP imaging for coronary artery stenosis in hemodialysis patients. J Nephrol　2006 ; 19 : 481-491

5) Nishimura M, Tsukamoto K, Hasebe N, et al : Prediction of cardiac death in hemodialysis patients by myocardial fatty acid imaging. J Am Coll Cardiol　2008 ; 51 : 139-145

6) Moroi M, Tamaki N, Nishimura M, et al : Association between abnormal myocardial fatty acid metabolism and cardiac-derived death among patients undergoing hemodialysis : Results from a cohort study in Japan. Am J Kidney Dis　2013 ; 61 : 466-475

7) Zen K, Tamaki N, Nishimura M, et al : Cardiac event risk stratification in patients with end-stage renal disease : Sub-analysis of the B-SAFE study. Int J Cardiol　2016 ; 202 : 694-700

8) Nakata T, Hashimoto A, Moroi M, et al : Sudden death prediction by C-reactive protein, electrocardiographic findings, and myocardial fatty acid uptake in haemodialysis patients : analysis of a multicentre prospective cohort sub-study. Eur Heart J Cardiovasc Imaging　2016 ; 17 : 1394-1404

9) Nishimura M, Tokoro T, Nishida M, et al : Myocardial fatty acid imaging identifies a group of hemodialysis patients at high risk for cardiac death after coronary revascularization. Kidney Int　2008 ; 74 : 513-520

10) Nishimura M, Tsukamoto K, Tamaki N, et al : Risk stratification for cardiac death in hemodialysis patients without coronary artery disease. Kidney Int 2011 ; 79 : 363-371

（西村眞人）

第 7 章　画像診断・腫瘍マーカー・感染症，その他　［画像診断］

［画像診断］

3　頸動脈エコー　★★

基準値	腎機能正常者・透析患者ともに 　IMT 1.0 mm 以下
検査目的	動脈硬化性病変のスクリーニングおよび進展の評価

異常値を示した場合の鑑別	● 基準値以上 　IMT 1.1 mm 以上：動脈硬化症による動脈壁肥厚の亢進 　収縮期最高血流速度（PSV）≧200 cm/sec：70％以上の内腔狭窄

測定法	・中心周波数 7 MHz 以上のリニアプローベによる B-mode 法と Duplex 法
保険適用	・あり ・適用疾患：① 頸動脈病変を疑う症例，② 他部位の動脈硬化性疾患治療時のリスク評価および 　③ 生活習慣病症例での動脈硬化進行度が必要な場合など

病態生理

　頸動脈プラークや頸動脈狭窄症といった頸動脈病変，いわば動脈硬化性病変については，以前は欧米に多いとされていたが，近年わが国でも増加してきている[1]．透析患者の死亡の原因として，動脈硬化症による心血管疾患（心不全，脳血管疾患，心筋梗塞）が約 35％ を占めており[2]，透析患者における心血管疾患の早期診断・治療は重要である．動脈硬化には大きく 3 種類あり，通常よくみられる粥状動脈硬化と，透析患者に多くみられる中膜石灰化を特徴とするメンケベルク型硬化，そして細動脈硬化がある．一般に粥状動脈硬化（アテローム硬化）は内膜に起こる病変で，その進展は高血圧などの機械的刺激，糖尿病・喫煙などに伴うフリーラジカルや酸化 LDL（low density lipoprotein）などによる刺激，および感染などが引き金となり，血管内皮細胞の機能障害が生じることにより惹起される．その後，接着因子により単球や T リンパ球の血管内膜への浸潤が誘導され，単球から分化されたマクロファージが脂質を取り込み泡沫細胞化する．その結果として生じた脂肪線条，平滑筋細胞の内膜への遊走とともに内膜肥厚や線維性被膜を形成し，最終的に泡沫細胞は崩壊し壊死形成となるが，この過程を繰り返してプラークを形成していく．

　頸動脈エコーは簡便かつ非侵襲的に繰り返し行うことが可能であり，その汎用性は高く，全身の動脈硬化を推定できる有用な検査方法である．さらに IMT（intima-media thickness）は全身の動脈硬化の程度を反映し，動脈硬化疾患進行の surrogate marker である一方，IMT の肥厚度が疎の心血管進化の発症を予測する predictor[3] である．

　以下に，「超音波による頸動脈病変の標準的評価法 2017」[4] の内容を中心に，頸動脈エコーの測定方法とその意義について述べる．

● 測定方法について

　頸動脈エコーは，B モード断層法で形態的変化，およびドプラ法で血流状態の両方を評価できる検査法である．一般的に高周波のリニア型プローブを用いる．プローブの中心周波数は内中膜複合体の計測精度を考慮し 7 MHz 以上が必要である．内頸動脈深部や鎖骨下動脈など深部を観察する際には，コンベックス型やセクタ型，マイクロコンベックス型のプローブが有効である．

1）IMT

　B モードでは，血管壁は内腔面の 1 層の低輝度に描出される IMT と，その外層の高輝度部分（外膜）の 2 層として観察される（**図 1**）．IMT 測定は基本的に長軸で拡張末期に計測し，総頸動脈の遠位壁（体表側でなく深部側の血管壁）で測定する．この IMT が 1.1 mm 以上であれば IMT 肥厚と判断する．

　max IMT とは，左右の総頸動脈（common carotid artery；CCA），頸動脈洞（carotid bulb；CB, carotid sinus；CS），および内頸動脈（internal carotid artery；ICA）の近位壁，遠位壁および両側の観察可能な領域における最大の内中膜厚のこ

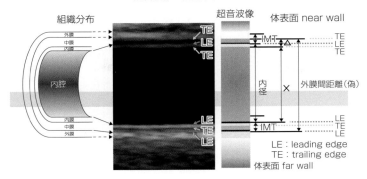

図1 頸動脈の超音波像
〔文献4）より一部改変引用〕

とをいう．すなわち，総頸動脈での最大内中膜（IMT-Bmax），内頸動脈の最大内中膜厚（IMT-Imax）のうち，最大のものを max IMT として代表値とする．max IMT は総頸動脈 mean IMT に比較して冠動脈疾患の存在[5),6)]，予後との関連[7)]においては重要度が高い．

総頸動脈と頸動脈洞の移行部より中枢側10 mm の「遠位壁」における IMT を IMT-C10 と呼称する．ベースラインとして使用できる決められた計測部位の IMT である（**図2**）．max IMT，mean IMT ではフォローの際に計測部位や計測方法により数値が変動する可能性があるため，患者のフォローには定点を用いることが望ましい．

max IMT は再現性と信頼性が高いが 0.1 mm ずつでの精度となる一方，mean IMT は max IMT とその前後 1 cm の計 3 カ所，および反対側の max IMT 前後の 3 カ所の計 6 カ所の平均を採用したもの[8)]や，内外頸動脈分岐部を境に頭側 1 cm（内頸動脈部）と心臓側 1 cm（分岐部），さらに心臓側 1 cm まで（総頸動脈部）の 3 区間の IMT を両側測定しその平均を採用するものもあり[9),10)]，糖尿病患者での脳梗塞合併や冠動脈狭窄患肢数と関連すると報告されている[8)]．

2）プラーク

「IMT が 1.1 mm 以上の限局した隆起性病変」をプラークと総称する．プラーク性状などを評価する対象となるプラークは，欧米での検討[7)]を基に「最大厚が 1.5 mm 超のプラーク」とし（1.5 mm 以下では評価しなくてもよい），存在部位，サイズ，プラークの面積および占有率，表面の形態，内部の性状，可動性なども必要に応じて評価する．

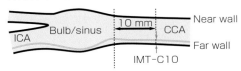

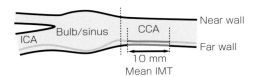

図2 IMT 測定法（図左側が頭側）
〔文献4）より引用〕

塞栓症に注意して経時的な観察を行う必要があるプラークを「注意すべき（要注意）プラーク」と称する．それにはすべての可動性プラークが含まれ，a) プラーク表面全体もしくはプラーク表面の一部が動脈拍とともに変形するもの（Jellyfish plaque），b) プラーク内に可動性の構造物を認めるもの（plaque with fluctuating contents），および潰瘍底が一部液状化したような動きを認め動脈拍動とともに変形するもの，さらに c) プラーク全体もしくはプラークの表面に付着した構造物が血流により可動（振動）するもの（floating plaque），などに分類される．また，低輝度プラークで病理学的に薄い線維性被膜（fibrous cap）で覆われた大きな脂質コア（lipid core）をもつ脆弱な動脈硬化巣を有するプラークも含まれる（**図3**）．

さらに，プラーク表面の形態で潰瘍形成を認め

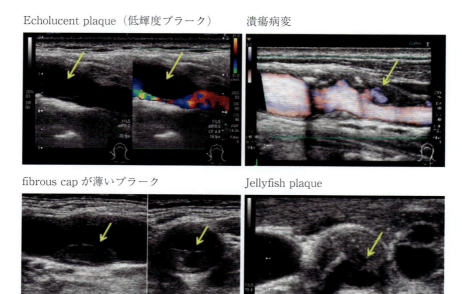

図3 注意すべきプラーク
〔文献4）より引用〕

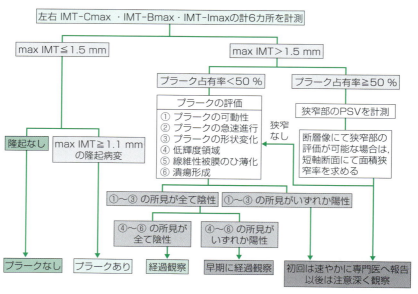

図4 プラーク・狭窄評価のフローチャート
〔文献4）より一部改変引用〕

たプラークも注意すべきプラークといえる．とくに可動性プラークと，経過観察時に急速な形態変化や病態の進行を認めた場合は注意が必要である（図4）．

3）狭窄度，血流速度

観察領域としては，総頸動脈，頸動脈洞，内頸動脈，椎骨動脈を必須とし，他の領域は必要に応じて評価する．狭窄病変の評価方法としては，血管短軸断面にてプラークの占有率が50％以上の場合は，ドプラ血流法にて狭窄部の収縮期最大血速度（peak systolic velocity；PSV）を求め，狭窄率の定性評価を必須とする．また，超音波断層法にて狭窄部の評価が可能な場合は血管短軸断面による面積狭窄率を求め定量評価を行う．

国内では，内頸動脈起始部における狭窄のPSV（PSVICA）が150 cm/sを超える場合はNASCET狭窄率50%以上に相当し，さらにPSVICAが200 cm/s以上はNASCET狭窄率で70%以上の有意狭窄に相当するとの基準が使用されることが多い[11),12)]．

健常者のデータでは，内頸動脈でのPSVは20〜39歳で72±18 cm/s，40〜59歳で65±10 cm/s，60〜85歳で58±11 cm/sとの報告がある[13)]．

透析患者における読み方・意義

● IMTは透析患者においても心血管疾患死亡や全死亡といった生命予後と相関するとされ[14)]，surrogate markerだけでなく生命予後を予測するpredictortとしても有用である．IMTは透析患者の透析歴と相関しないとの報告もあるが[15)]，経時的に頸動脈エコーで評価した報告では，IMTの変化ではなく新たなプラーク形成が予後と関連があったとしている[16)]．日本透析医学会のガイドライン[17)]でも年1回程度の測定を推奨しており，定期的・継続的な評価が必要である．

■ 文献

1) Nagao T, Sadoshima S, Ibayashi S, et al：Increase in extracranial atherosclerotic carotid lesions in patients with brain ischemia in Japan. An angiographic study. Stroke 1994；25：766-770

2) 日本透析医学会統計調査委員会：わが国の慢性透析療法の現況(2016年12月31日現在)．透析会誌 2018；51：1-51

3) O'Leary DH, Polak JF, Kronmal RA, et al：Carotid-artery intima and media thickness as a risk factor for myocardial infarction and stroke in older adults. Cardiovascular Health Study Collaborative Research Group. N Engl J Med 1999；340：14-22

4) 日本超音波医学会用語・診断基準委員会，頸動脈超音波診断ガイドライン小委員会：超音波による頸動脈病変の標準的評価法2017．2017

5) Irie Y, Katakami N, Kaneto H, et al：Maximum carotid intima-media thickness improves the prediction ability of coronary artery stenosis in type 2 diabetic patients without history of coronary artery disease. Atherosclerosis 2012；221：438-444

6) Fujihara K, Suzuki H, Sato A, et al：Comparison of the Framingham Risk Score, UK Prospective Diabetes Study（UKPDS）risk engine, Japanese Atherosclerosis Longitudinal Study-Existing Cohorts Combine（JALS-ECC）and maximum carotid intima-media thickness for predicting coronary artery stenosis in patients with asymptomatic type 2 diabetes. J Atheroscler Thromb 2014；21：799-815

7) Kitamura A, Iso H, Imano H, et al：Carotid intima-media thickness and plaque characteristics as a risk factor for stroke in Japanese elderly men. Stroke 2004；35：2788-2794

8) Kawamori R：Asymptomatic hyperglycaemia and early atherosclerotic changes. Diabetes Res Clin Pract 1998；40（Suppl）：S35-S42

9) Kobayashi S, Moriya H, Ohtake T, et al：Vitamin E-bonded hemodialyzer improves atherosclerosis associated with a rheological improvement of circulating red blood cells. Kidney Int 2003；63：1881-1887

10) Burke GL, Evans GW, Riley WA, et al：Arterial wall thickness is associated with prevalent cardiovascular disease in middle-aged adults. The Atherosclerosis Risk in Communities（ARIC）Study. Stroke 1995；26：386-391

11) 日本超音波医学会用語・診断基準委員会，頸動脈超音波診断ガイドライン小委員会：超音波による頸動脈病変の標準的評価法．Jpn J Med Ultrasonics 2009；36：502-509

12) Koga M, Kimura K, Minematsu K, et al：Diagnosis of internal carotid artery stenosis greater than 70% with power Doppler duplex sonography. AJNR Am J Neuroradiol 2001；22：413-417

13) Scheel P, Ruge C, Schönig M：Flow velocity and flow volume measurements in the extracranial carotid and vertebral arteries in healthy adults：reference data and the effects of age. Ultrasound Med Biol 2000；26：1261-1266

14) Nishizawa Y, Shoji T, Maekawa K, et al：Intima-media thickness of carotid artery predicts cardiovascular mortality in hemodialysis patients. Am J Kidney Dis 2003；41：S76-S79

15) Shoji T, Emoto M, Tabata T, et al：Advanced atherosclerosis in predialysis patients with chronic renal failure. Kidney Int 2002；61：2187-2192

16) Benedetto FA, Tripepi G, Mallamaci F, et al：Rate of atherosclerotic plaque formation predicts cardiovascular events in ESRD. J Am Soc Nephrol 2008；19：757-763

17) Hirakata H, Nitta K, Inaba M, et al：Japanese Society for Dialysis Therapy guidelines for management of cardiovascular diseases in patients on chronic hemodialysis. Ther Apher Dial 2012；16：387-435

（石岡邦啓，小林修三）

[画像診断]

4 血管石灰化（冠動脈を含む） ★★

検査目的 透析患者の生命予後の評価，心血管疾患のリスク評価

本邦での2016年末の統計調査によれば，透析患者の死亡原因は心不全25.7％，脳血管障害6.5％，心筋梗塞3.9％であり，これらを合わせた心血管系疾患の割合は36.2％を占めることにもあるように[1]，血管石灰化は透析患者の生命予後に影響する．血管石灰化は高血圧，脂質異常症，喫煙などの冠動脈リスク因子がない若年透析患者でも観察されうる[2]．よって，血管石灰化の早期発見，および予防はきわめて重要である．

疫　　学

血管石灰化は，他の目的で実施された画像検査で偶発的に認めることがもっとも多い．透析患者におけるCTスキャンにて検出された血管石灰化の罹患率は80％以上と報告されている[3]．

病態生理

慢性腎臓病（chronic kidney disease；CKD）患者において，血管石灰化は発症部位と病的意義によって中膜石灰化（メンケベルグ型中膜石灰化）と内膜石灰化（アテローム硬化性石灰化）の2種類に区別される．透析患者では，慢性腎臓病に伴う骨・ミネラル代謝異常（CKD-mineral and bone disorder；CKD-MBD）が関連する中膜石灰化が特徴的である．中膜石灰化は，血管平滑筋細胞の損傷や変性によってアポトーシスが誘導され，ハ

イドロキシアパタイトが沈着することで生じる．アポトーシスにより石灰化抑制因子であるmatrix Gla protein（MGP）やfetuin-Aの発現が低下するため石灰化が促進される．また骨芽細胞の分化マーカーであるALPやostocalcin（OC），osteopontinなどの関与も指摘されている．リンによる影響も知られているが，血管平滑筋細胞にはナトリウム依存性リン共輸送体（Pit-1）が発現しており，細胞外リン濃度が上昇すると細胞内へのリンの輸送が促進され，OCやRunx2遺伝子が誘導されて平滑筋細胞が骨芽細胞様に形質転換する[4]．能動的リン沈着と受動的リン沈着の促進因子と抑制因子を表にまとめた．近年，リン酸カルシウム結晶と蛋白質の複合体（calciprotein parti-cle；CPP）が注目されている．fetuin-Aはリン酸カルシウムの超微小粒子であるPosner's clusterを吸着し生体内でのリン酸カルシウムの成長を予防するが，CPPはこのリン酸カルシウムの微小結晶を吸着した血清蛋白fetuin-Aの凝集体である．primary CCPからsecondary CCP変換され，この変換時間（T_{50}）と全死亡率の関連が報告されている[5]．一方，内膜石灰化は，内皮機能不全とそれに続発する脂質沈着に起因する内膜組織の炎症によりプラークが形成され，そのプラークが石灰化することにより生じ，発生機序は非CKD患者と同様にCKD患者でも同様とされる．

表　能動的リン沈着と受動的リン沈着の促進因子と抑制因子

	促進因子	抑制因子
能動的P沈着：Pit-1を介したPの取り込み（収縮性のある血管平滑筋細胞から骨・軟骨形成細胞の形質転換）	phosphate bone sialoprotein alkaline phosphatase osteocalcin osteonectin BMP-2	matrix Gla protein fetuin-A osteoprotegerin BMP-2
受動的P沈着：CPP形成による沈着（PがCaおよびfetuin-Aと粒子を形成し沈着）	phosphate calcium lack of inhibitor low pH	fetuin A albumin magnesium high pH

〔文献12），13）より作成〕

診　断

　KDIGO ガイドラインや日本透析医学会のガイドラインでは，必要に応じて画像的な血管評価を行うことが望ましいとしている[6),7)].

・単純 X 線：もっとも簡便な方法であり，中膜石灰化と内膜石灰化を区別することができる．血管の陰影に沿って連続的につながるのは中膜石灰化であり，断続的で不規則であるのは内膜石灰化である．

・CT スキャン：血管石灰化の定量化をすることができるが，内膜および中膜石灰化の区別が困難である．冠動脈石灰化（coronary artery calcium；CAC）は Agatston 法で計算した CAC スコアが用いられ，CAC スコアが心血管イベントとの関連が指摘されている[8)]．大動脈石灰化指数（aortic calcification index；ACI）は総腸骨動脈分岐部から上方に 1 cm 間隔の 10 スライスを用い，大動脈石灰化の面積を評価し，ACI は CAC スコアと相関することが知られている[8)]．

・その他：一般的にアテローム性動脈硬化を評価するために，心臓足首血管指数（cardio ankle vascular index；CAVI，正常値<0.8）がよく用いられるが，CAC スコアと CAVI の関連が報告されている[9)]．動脈硬化を評価する指標に足関節上腕血圧比（ankle brachial index；ABI，正常値 1.0～1.29）も知られるが，下肢動脈の石灰化が高度である場合，測定カフに血管が圧迫されず，ABI が 1.4 を超えるなど偽の上昇を示し，糖尿病または維持透析患者にしばしば認められる[10)]．

リスク因子

　透析患者における血管石灰化のリスク因子には，加齢，男性，透析歴，脂質異常症および糖尿病などの古典的リスク因子に加え，高リン血症，高カルシウム血症，経口カルシウム製剤，副甲状腺機能亢進症，ビタミン D 欠乏症，高カルシウム濃度透析液，低マグネシウム血症，ワルファリンなどの非古典的リスク因子がある．またカルシウム受容体作動薬は血管石灰化の進行を抑制する可能性があり，360 人の透析患者におけるランダム化試験において，低用量の活性化ビタミン D に加えてシナカルセトを投与した群において，血管石灰化と冠動脈石灰化の進展抑制を認めた[11)]．血管石灰化の予防および治療については，CKD-MBD

の的確な管理が重要であり，日本透析医学会のガイドラインでは，血清リン値 3.5～6.0 mg/dL，血清補正カルシウム値 8.4～10.0 mg/dL，intact PTH 値 60～240 pg/mL を目標とし，またカルシウム非含有リン吸着薬での管理を推奨している[7)]．

■ 文　献

1) 日本透析医学会統計調査委員会：図説　わが国の慢性透析療法の現況（2016 年 12 月 31 日現在）．2017

2) Goodman WG, Goldin J, Kuizon BD, et al：Coronary-artery calcification in young adults with end-stage renal disease who are undergoing dialysis. N Engl J Med　2000；342：1478-1483

3) Chertow GM, Burke SK, Raggi P, et al：Sevelamer attenuates the progression of coronary and aortic calcification in hemodialysis patients. Kidney Int 2002；62：245-252

4) 小岩文彦，大宮信哉：血管石灰化はなぜおこるのですか？　腎と透析　2013；74：696-698

5) Keyzer CA, de Borst MH, van den Berg E, et al：Calcification propensity and survival among renal transplant recipients. J Am Soc Nephrol　2016；27：239-248

6) Kidney Disease：Improving Global Outcomes (KDIGO) CKD-MBD Update Work Group：KDIGO 2017 Clinical Practice Guideline Update for the Diagnosis, Evaluation, Prevention, and Treatment of Chronic Kidney Disease-Mineral and Bone Disorder (CKD-MBD). Kidney Int Suppl　2017；7：1-59

7) 日本透析医学会：慢性腎臓病に伴う骨・ミネラル代謝異常の診療ガイドライン．透析会誌　2012；45：301-356

8) Nitta K, Akiba T, Suzuki K, et al：Assessment of coronary artery calcification in hemodialysis patients using multi-detector spiral CT scan. Hypertens Res 2004；27：527-533

9) Chung SL, Yang CC, Chen CC, et al：Coronary artery calcium score compared with cardio-ankle vascular index in the prediction of cardiovascular events in asymptomatic patients with type 2 diabetes. J Atheroscler Thromb　2015；22：1255-1265

10) 島倉淳泰，高田正信：Ⅲ．診断の進歩 4．血管機能検査—CAVI，PWV，ABI．日内会誌　2013；102：335-343

11) Raggi P, Chertow GM, Torres PU, et al：The ADVANCE study：a randomized study to evaluate the effects of cinacalcet plus low-dose vitamin D on vascular calcification in patients on hemodialysis. Nephrol Dial Transplant　2011；26：1327-1339

12) Vervloet M, Cozzolino M：Vascular calcification in chronic kidney disease：different bricks in the wall? Kidney Int　2017；91：808-817

13) Pasch A, Farese S, Gräber S, et al：Nanoparticle-based test measures overall propensity for calcification in serum. J Am Soc Nephrol　2012；23：1744-1752

（増田直仁，丸山之雄，横山啓太郎）

[画像診断]

5 異所性石灰化（血管石灰化を除く）★★

検査目的 慢性腎臓病に伴う骨ミネラル代謝異常コントロールの評価

異所性石灰化（ectopic calcification）とは，生理的な石灰化部位である骨や歯牙以外の臓器や組織にリン・カルシウムが沈着することである．臨床上，もっとも問題になるのは血管石灰化だが，血管以外にも心臓の弁，肺，軟部組織・関節で異所性石灰化は生じ，管理，および治療対象となる．

各臓器における異所性石灰化の特徴および画像所見

● 心臓の弁の石灰化

1）大動脈弁石灰化

慢性腎臓病（chronic kidney disease；CKD）患者では大動脈弁石灰化に伴う大動脈弁狭窄症（aortic stenosis；AS）の頻度が高い．とくに透析患者ではASがより早期に発症し，圧較差の上昇と弁口面積の減少がより急速である[1]．ASの評価法は心臓超音波検査がもっとも安価かつ侵襲度が低く，現時点でももっとも一般的である．日本循環器学会ガイドラインによるASの重症度分類を示す（**表**）[2]．しかし，各々の指標における重症度が一致しないことも少なくない．この原因として超音波検査における技術的要因や，大動脈弁を通過する1回拍出量が少ない際に弁狭窄を過大に評価してしまうことなどが挙げられる．そのため2014年の「AHA/ACC ガイドライン」（**図1**）では，大動脈弁通過血流の評価のみで重症度評価を行うことを推奨している[3]．有症状と高度の大動

脈弁狭窄は大動脈弁置換術（aortic valve replacement；AVR）の適応となることが多いが，無症状でも判断に悩ましい場合は専門医への紹介が望ましい．

近年，新たなASの評価法としてCTとpositron emission tomography（PET）-CT が注目されている．CTは冠動脈の評価と同様に，石灰化の指標としてAgatston unit（AU）を用いて評価を行う．AUに閾値を設定することで適切な評価が可能である[4]．また，CTは予後の予測においても有効であるという報告がなされている[5]．

2）僧房弁石灰化

CKD患者では僧房弁輪の石灰化（mitral annular calcification；MAC）が多く，前葉より後葉にて発症しやすい．心臓超音波検査にて診断自体はきわめて容易である．ASと同様，石灰化の評価には心臓超音波検査，CTが用いられており，AUを用いることで定量的に評価可能であると報告されている[6]．MACは進行すると心血管イベントや心房細動などの新規不整脈発症，感染性心内膜炎の発症増加，僧房弁手術における合併症増加[7]へとつながるため診断と同時に専門医へ紹介することが望ましい．

● 肺

肺での石灰化は透析患者の剖検例にて60〜75％で認め，metastatic pulmonary calcification（MPC）と呼ばれる[8]．高カルシウム血症をベース

表　大動脈弁狭窄症の重症度の基準

重症度	最高血流速度 （m/sec）	平均圧較差 （mmHg）	大動脈弁口面積 （cm²）	大動脈弁口面積係数 （cm²/m²）
軽症	<3.0 (2.6〜2.9)*	<20	>1.5	>0.85
中等症	3.0〜4.0	20〜40*	1.0〜1.5	0.6〜0.85*
重症	>4.0	>40	<1.0	<0.6
重篤	>5.0	>60		<0.6

*：米国心エコー図学会（ASE）/欧州心エコー図学会（EAE）による推奨．

日本循環器学会：循環器病ガイドシリーズ2014年版 先天性心疾患，心臓大血管の構造的疾患（Structural heart disease）に対するカテーテル治療のガイドライン．2015
http://www.j-circ.or.jp/guideline/pdf/JCS2014_nakanishi_h.pdf（2018年11月閲覧）

5. 異所性石灰化（血管石灰化を除く） ● 333

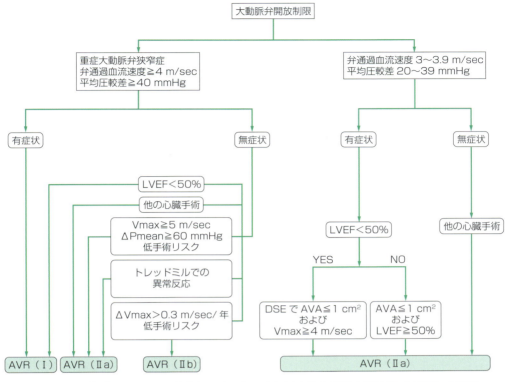

図1 2014年「AHA/ACC ガイドライン」：AS に対する大動脈弁置換術（AVR）の適応
DSE：ドブタミン負荷エコー（dobutamine stress echocardiography）
LVEF：左室駆出率（left ventricular ejection fraction）
AVA：大動脈弁口面積（aortic valve area）

〔文献3）より改変・引用〕

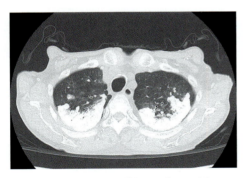

図2 肺への異所性石灰化の1例
女性長期（31年）血液透析患者における胸部単純CT.

として肺胞，間質，肺血管組織にカルシウム塩が沈着することで発症する．肺の上葉のほうが pH 高値かつ $PaCO_2$ が低く局所的なアルカリ化環境となりやすいため，上葉にて発症しやすい．

CT はきわめて精度の高い検査であり，カルシウム成分を含む小結節が上葉を中心に散見されるが，初期から肺野全体に認めることもある（図2）．

● 軟部組織・関節

背部や臀部などの軟部組織や大関節，小関節，腱，靱帯に異所性石灰化を認めることがある（図3）．石灰化が微細なものであれば無症状であることが多いが，巨大化し腫瘤状となると（tumor calcinosis），疼痛や可動域制限が生じ QOL 低下につながる．治療は外科的切除が有効であるが，切除可能な範囲が限定されるため，しばしば再燃する[9]．

おわりに

異所性石灰化においては血管石灰化がもっとも重要だが，心臓の弁，肺，軟部組織・関節といった血管以外の病変も QOL に大きく関与するためきわめて重要である．その進展には慢性腎臓病に伴う骨ミネラル代謝異常（CKD-mineral and bone

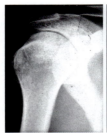
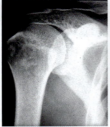
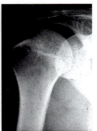

図3　関節石灰化の1例
男性腹膜透析患者．左：エチドロネート投与前，中央：投与3カ月後，右：投与10カ月後
（川口良人先生のご厚意で提示）

disorder；CKD-MBD）が深く関与する．画像検査による適切な評価，および，リン，カルシウム，副甲状腺ホルモン（parathyroid hormone；PTH）を指標とした適切な治療により，改善しうる（図3）．よって，適切なタイミングで専門医へ紹介することが肝要である．

■文　献
1) Rattazzi M, Bertacco E, Del Vecchio A, et al：Aortic valve calcification in chronic kidney disease. Nephrol Dial Transplant　2013；12：2968-2976
2) 日本循環器学会：循環器病ガイドシリーズ2014年版 先天性心疾患，心臓大血管の構造的疾患（Structural heart disease）に対するカテーテル治療のガイドライン．2015 http://www.j-circ.or.jp/guideline/pdf/JCS2014_nakanishi_h.pdf（2018年11月閲覧）
3) Nishimura RA, Otto CM, Bonow RO, et al：2014 AHA/ACC guideline for the management of patients with valvular heart disease：a report of the American College of Cardiology/American Heart Association Task Force on Practice Guidelines. Circulation　2014；129：e521-e643
4) Clavel MA, Pibarot P, Messika-Zeitoun D, et al：Impact of aortic valve calcification, as measured by MDCT, on survival in patients with aortic stenosis：results of an international registry study. J Am Coll Cardiol　2014；64：1202-1213
5) Pawade T, Clavel MA, Tribouilloy C, et al：Computed tomography aortic valve calcium scoring in patients with aortic stenosis. Circulation：Cardiovascular Imaging　2018；11：e007146
6) Hamirani YS, Nasir K, Blumenthal RS, et al：Relation of mitral annular calcium and coronary calcium（from the Multi-Ethnic Study of Atherosclerosis［MESA］). Am J Cardiol　2011；107：1291-1294
7) Fusini L, Ghulam Ali S, Tamborini G, et al：Prevalence of calcification of the mitral valve annulus in patients undergoing surgical repair of mitral valve prolapse. Am J Cardiol　2014；113：1867-1873
8) Chan ED, Morales DV, Welsh CH, et al：Calcium deposition with or without bone formation in the lung. Am J Respir Crit Care Med　2002；165：1654-1669
9) Schmitz CC, Haas H, Müller-Stormberg J, et al：Endoscopic treatment of calcinosis circumscripta of the hip joint：a report of 2 cases of arthroscopic removal of a calcific deposition between the labrum and capsule. Arthroscopy　2010；26：1135-1138

〈小松嵜陽，丸山之雄，横山啓太郎〉

[画像診断]

6 骨量の測定・骨の画像診断 ★★★

基準値		骨密度	診断
脆弱性骨折あり		YAM＜80％	骨粗鬆症
脆弱性骨折なし		YAM≦70％ または ≦−2.5 SD	
		−2.5 SD＜YAM＜−1.0 SD	骨塩減少

〔原発性骨粗鬆症の診断基準（2012年度改訂版）[1]〕

検査目的 骨折リスクの予測，骨粗鬆症の治療効果判定，骨病変の病態評価

測定法 骨量：DXA，HR-pQC
骨の画像診断：単純X線写真，CT，MRI

保険適用 ・あり

　透析患者では健常人に比して5〜6倍も骨折発症率が高いとされ，患者の日常活動度（ADL），生活の質（QOL）の低下だけでなく，死亡リスクも増大させることが知られている[2]．透析患者の骨折のリスクは骨量の減少だけでなく，骨質の劣化，骨・ミネラル代謝異常に加え，筋力低下や合併症に伴う神経障害による転倒頻度の増加など，複合的な要因が関わっているが，複数の研究で慢性腎臓病（CKD）患者の骨折リスクが骨密度測定により予測できることが示され，2017年のKDIGO（Kidney Disease：Improving Global Outcomes）のCKD-MBD（CKDに伴う骨・ミネラル代謝異常）ガイドライン改訂でもCKD患者の骨密度評価の重要性が強調されることとなった[3]．

骨量の測定方法

● 骨密度の測定法と部位

1）二重エネルギーX線吸収測定法（dual-energy X-ray absorptiometry；DXA）

　二つの異なる波長を有するX線を照射し，対象とする部位の吸収率の差を利用してミネラル成分を測定，面積骨密度（g/cm^2）および骨塩量（単位 g）を算出する．原発性骨粗鬆症では，性別と若年成人平均値（young adult mean；YAM）に基づいて評価する．

① 腰椎DXA

　前後方向L1-L4，またはL2-L4を評価する．原発性骨粗鬆症においては減少速度が速く，薬物治療に対する反応性も鋭敏である．圧迫骨折や大動脈石灰化があると不当に高値となり正確な評価は困難である．

② 大腿骨DXA

　診断には，頸部，トータルヒップ（頸部，転子部，骨幹部を合わせた領域）の骨密度測定が推奨され，重篤な脆弱性骨折のリスクを直接推定できることが利点である．

③ 橈骨DXA

　骨折の既往がある場合やシャント造設されている場合はその反対側を計測する．皮質骨が優位な部分であるため，皮質骨に変化が生じやすい副甲状腺機能亢進症の評価には最適である．

2）HR-pQC（high resolution peripheral QCT）

　橈骨，脛骨といった末梢骨を対象に海綿骨・皮質骨微細構造を低線量で評価する．体積骨密度の測定が可能であり，より正確な骨密度の測定，海面骨と皮質骨を分離しての評価が可能である．CKD患者では，皮質骨優位に骨密度が減少しており，皮質骨量の低下は副甲状腺ホルモン（PTH）上昇，骨代謝回転亢進に起因するとされている[4]．

　他に，第二中手骨を対象とし，単純X線画像の濃淡を対照物と比較して判定量的に測定するMD（microdensitometry）法，CXD（computed X-ray densitometry）法，DIP（digital image processing method）法の有用性が現在見直されているという意見もある．簡便な点が利点である．

● 判　定

　「原発性骨粗鬆症の診断基準（2012年度改訂版）」[1] では，脆弱性骨折の有無と骨密度により診

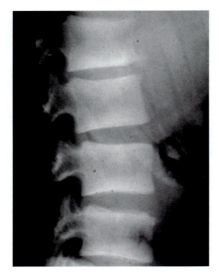

図1　rugger jersey 像

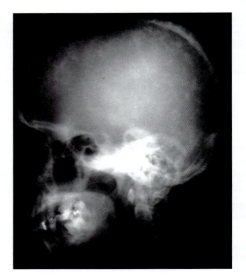

図2　salt and pepper 像

断することが示されている．大腿骨近位部骨折もしくは椎体骨折がある場合，またはその他の脆弱性骨折があり骨密度値がYAMの80%未満の場合は原発性骨粗鬆症と診断される．脆弱性骨折がない場合は骨密度値がYAMの70%以下，または−2.5 SD以下の場合に原発性骨粗鬆症と診断される．脆弱性骨折がなく骨密度値がYAMの−2.5 SDより大きく−1.0 SD未満の場合は骨量減少と定義される．

骨の画像診断

透析患者にみられる骨の病変は，骨粗鬆症，骨軟化症，線維性骨炎などさまざまな病態が混在している．

● 骨粗鬆症

骨粗鬆症に伴う脆弱性骨折の既往は病歴の聴取でわかることもあるが，およそ2/3が無症候性の椎体骨折ともいわれ，胸椎，腰椎の単純X線写真での確認も重要である．

● 骨軟化症

類骨組織の石灰化障害であり，小児期に発症すればくる病であるが，透析患者ではビタミンD不足，ビタミンD活性化障害，アルミニウムの沈着，Ca欠乏などが原因とされる．大腿骨近位部，恥骨，肋骨などの骨軸と垂直方向にうっすらと偽骨折線が確認されることがあり，Looser's zone と呼ばれる．感度は高くないが，他のスクリーニングの手段がないため臨床における有用性は高い．

● 線維性骨炎

PTHの過剰によって起こる高代謝回転状態の骨である．骨生検による組織概念ではあるが，単純X線写真で手指骨（とくに第2指）の中節骨橈骨側が毛羽立つような所見（骨膜下吸収像）が特徴的である．脊椎で rugger jersey 像（図1），頭蓋骨では salt and pepper 像（図2）が認められることもあるが，検出感度は低い．

● 透析アミロイドーシス関連骨症

Aβ$_2$-ミクログロブリン（M）アミロイド線維が，とくに骨や関節に沈着し，痛みや運動制限を引き起こす．MRIが有用であり，靱帯の肥厚による脊柱管狭窄の所見や炎症性歯突起後方偽腫瘍などが観察されることもある．アミロイドーシスに伴う滑膜の炎症が骨に波及し骨吸収が起こり，骨融解を伴うものは単純X線やCTで診断可能であり，手根骨，肩，肘，股関節などの滑膜に面する骨表面に，半球状〜球状の骨嚢胞が認められる．股関節に巨大な骨嚢胞が出現することがあり，同部位が力学的弱点となり脆弱性大腿骨近位部骨折を誘発しうるため注意が必要である[5]．

破壊性脊椎関節症（destructive spondyloarthropathy；DSA）では，頸椎，あるいは腰椎の側面像で椎骨の椎間板面の不鮮明化，椎間板スペースの狭小化，二つ以上の椎骨の癒合，脊柱全体の配列の乱れなどが認められる．臨床的には脊椎の破壊自体よりもそれに伴う脊髄の圧迫が重大であり，MRI矢状断での評価が必要である（図3）．

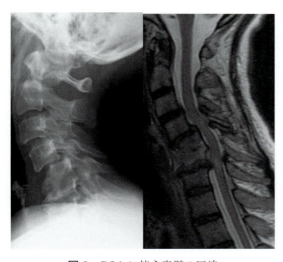

図3　DSAに伴う脊髄の圧迫

■ 文　献

1) 日本骨代謝学会, 日本骨粗鬆症学会：原発性骨粗鬆症の診断基準（2012年度改訂版）．Osteoporosis Japan 2013；21：9-21
2) Tentori F, McCullough K, Kilpatrick RD, et al：High rates of death and hospitalization follow bone fracture among hemodialysis patients. Kidney Int　2014；85：166-173
3) Ketteler M, Block GA, Evenepoel P, et al：Executive summary of the 2017 KDIGO Chronic Kidney Disease-Mineral and Bone Disorder (CKD-MBD) Guideline Update：what's changed and why it matters. Kidney Int　2017；92：26-36
4) Nickolas TL, Stein EM, Dworakowski E, et al：Rapid cortical bone loss in patients with chronic kidney disease. J Bone Miner Res　2013；28：1811-1820
5) Kazama JJ, Yamamoto S, Takahashi N, et al：A β_2M-amyloidosis and related bone diseases. J Bone Miner Metab　2006；24：182-184

（青栁佳子，風間順一郎）

338　第7章　画像診断・腫瘍マーカー・感染症，その他　［画像診断］

［画像診断］

7　骨組織形態計測 ★★

検査目的　骨吸収・骨形成・石灰化の状況の正確な把握．他の方法では診断が困難な代謝性骨疾患の診断

骨生検

　生検に先立ってテトラサイクリン系抗菌薬の内服による標識を行うことが強く推奨される．ラベリングは2回にわたって行われるが，そのインターバルは予想されるリモデリング頻度を考慮して症例ごとに匙加減を加える．たとえば形成速度が速いと推定される場合には1週間以内，きわめて遅いと推測される場合は10日以上の休薬期間を設置すれば計測に適したラベル間隔を確保できるため，計測者が仕事をしやすい．

　サンプルは腸骨稜から採取する．アプローチはおもに二つある．前腸骨棘から1～2横指内側を穿刺ポイントとして腸骨に突き立てこれを貫いて両端に皮質骨のあるサンプルを採取する水平法と，骨面に並行して骨髄に侵入し片側しか皮質骨のないサンプルを採取する垂直法である．垂直法では水平法より1回り小さめ（径5～7mm）の生検針を用いることになる．垂直法ではこのように生検針自体が細いこと，また骨膜の破壊が1カ所だけに止められることから痛みが少なく，被験者には好まれる．しかし，組織診断に好適な両側に皮質骨をもつきれいなサンプルは水平法でしか採取することができないため，近年はこちらが好まれる傾向が高い．骨生検は手技としては簡便であるが，清潔と出血対策の観点から手術室外で行ってはならない．

　採取した検体はただちにエタノール水溶液で浸漬固定する．浸透がよくないのでまず60～70％溶液からスタートして液交換しながら80％に濃度を上げ，4℃の状態で形態計測施設に送付する．フォルマリンなど軟組織で一般的に用いられる固定液の使用は推奨されない．

　十分な固定処置を終えた骨サンプルは，その後，非脱灰のままメチルメタクリレート樹脂に包埋される．ヴィラヌエヴァ骨染色を行う場合はその前に施行する．この一連の過程で切片は長時間にわたって高温環境に曝されるため，その後に免疫組織化学検査を行おうとしてもうまくいかないことが多い．

　完成したブロックは樹脂ごと薄切標本ないしは研磨標本に加工されて顕微鏡で観察する．標本の作製には技術が必要である．上手に作製された標本からは上質な情報が得られる．形態計測の数値に実際の組織写真を添付することは，信用担保のための必要最低限のマナーである．

骨組織形態計測

　切片化された標本を明視野と暗視野＋偏光あるいは蛍光励起モードを組み合わせて定量的に評価する．評価パラメーターはアメリカ骨ミネラル代謝学会にて標準化された指標を用いる[1]．この指標には組織形態をそのまま測定した一次パラメーターと，測定値を組み合わせて計算した二次パラメーターが含まれる．とくにテトラサイクリン標識を計算式に組み込んだ動的パラメーターには時間の要素が加わる分だけ情報の質が高い．主要なパラメーターを**表1**に示す．

　これらの測定は半定量的とはいえ，それぞれの骨表面の性状の判定，細胞の同定，細胞のカウントなどには測定者の主観や技量，経験も色濃く反映される．この影響を最小限に留めるため，熟練した骨形態計測者たちも定期的に他の計測者たちといわゆる「目合わせ」をして技能の標準化に努めている．ちゃんと「目合わせ」をしている骨形態計測者の測定データはある程度客観性を担保されているといえる．

骨組織形態計測の評価

　慢性腎臓病（CKD）に伴う多様な骨代謝状況を評価するために広く受け容れられてきた物差しがいわゆる古典的腎性骨異栄養症（renal osteo dystrophy：ROD）5分類である（**図1**）．これは「骨の細胞の活動性」と「骨の一次石灰化速度」を二つの評価軸として五つのカテゴリーに分類したものである．これらのカテゴリーは病名，すなわち疾患概念ではなく形態概念である．その時点における病態と密接な関係をもっていることは確かで

表1 アメリカ骨ミネラル代謝学会が提示する骨形態計測汎用パラメーターの一覧

		パラメーター名	略号	単位
一次パラメーター		全断面	T.Ar	mm²
		骨面	B.Ar	mm²
		骨周囲長	B.Pm	mcm
		骨(梁)単位壁幅	W.Th	mcm
		皮質骨幅	Ct.Wi	mcm
二次パラメーター	静的指標	骨量	BV/TV	%
		類骨面	OS/BS	%
		類骨量	OV/BV	%
		骨芽細胞面	Ob.S/BS	%
		骨芽細胞数	N.Ob/BS	/mm
		類骨幅	O.Th	mcm
		浸食面	ES/BS	%
		破骨細胞面	Oc.S/BS	%
		破骨細胞数	N.Oc/BS	/mm²
		骨面	BS/TV	mm²/mm³
		皮質骨多孔率	Ct.Po	%
	動的指標	二重標識面	dLS/BS	%
		一重標識面	sLS/BS	%
		骨石灰化面(骨面基準)	MS/BS	%
		骨石灰化面(類骨面基準)	MS/OS	%
		骨石灰化(添加)速度	MAR	mcm/d
		補正骨石灰化(添加)速度	Aj.AR	mcm/d
		骨石灰化遅延時間	Mlt	D
		類骨成熟時間	Omt	D
		骨(梁)単位活性化率	Ac.F	N/y
		骨形成速度(骨面基準)	BFR/BS	mcm³/mcm²/d
		骨形成速度(骨量基準)	BFR/BV	%/y

パラメーターの日本語名もまた日本骨形態計測学会で正式に決定されているが,その翻訳取扱い規約上[4],必ずしも英語名と日本語名は1:1に対応していない.

〔文献1)より作成〕

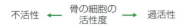

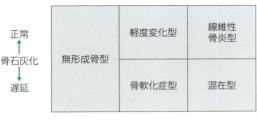

図1 古典的ROD組織5分類の概念図

骨の細胞の活性がどの程度活発であるか,一次石灰化は遅延していないかどうかの二つの評価軸で3×2のカテゴリーを形成する.このうち骨芽細胞の活動が不活発で類骨が十分に産生されないと形態的には石灰化障害があるかどうか判定できないので,ここは石灰化の敷居を取り払って3×2-1=5つのカテゴリーとしたものが古典的ROD組織5分類である.なおこの図で横軸に記した「骨の細胞の活性度」は,「骨代謝回転」と表記されることも多い.しかし,リモデリングのサイクルを示す「骨代謝回転」とはそのなかに「一次石灰化」を含む概念であるため,石灰化と独立した評価軸に置くことは合理的でない.そこで筆者はあえてここに「骨の細胞の活性度」という言葉を用いている.

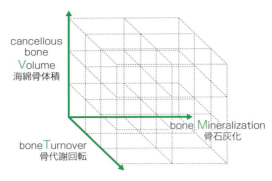

図2 Turnover-Mineralization-Volume（TMV）分類

骨代謝回転と石灰化の他に単位海綿骨量を第三の評価軸と定めた分類方法である．今日，KDIGO に正式に採用されている組織分類法であるが，現場からの評判は悪く，ほとんど普及していない．

あるが，断じて疾患ではない．

CKD-MBD（CKD に伴う骨・ミネラル代謝異常）という疾患概念が提唱された 2005 年のマドリッド会議において，ROD はこの CKD-MBD によるところの骨代謝異常を表す骨組織像，すなわち形態概念であると再定義された[2]．ところが，この同じ会議において ROD の組織分類には上記の古典的 ROD 5 分類に骨量（＝単位海綿骨量：BV/TV）を三つ目の評価軸として加えた Turnover-Mineralization-Volume（TMV）分類が新たに採用された（**図2**）．

この TMV 分類には，Turnover という一般受けは良いが論理的厳密性には欠ける評価軸を採用してしまったこと，二次元表記に比べ三次元表記が直感的にわかりにくいこと，BV/TV が骨吸収と骨形成のバランスの積分値であるとする説明は間違っていること，そもそも BV/TV は骨量ではないこと，など欠点がいくらでも挙げられる．実際に TMV 分類が提唱されてはや 10 年以上が経過したが，臨床現場にはまったく浸透せず，公式にはすでに廃されたはずの「線維性骨炎」「無形成骨症」などの名称が今も当たり前のように通用している．

骨組織形態計測の意義

骨代謝を骨吸収・骨形成・石灰化であると限定するならばテトラサイクリン標識骨組織形態計測は最強のツールであり，その意味でならゴールドスタンダードであると評しても許されよう．しかし，日本透析医学会ガイドラインをはじめとする各種臨床ガイドラインにおいて，骨生検の適応は制限される傾向にある[3]．なぜならば，まず正確な骨吸収・骨形成・石灰化の状況を知らなければならない状況がそう多くはない．大雑把な骨吸収・骨形成の状況は骨代謝マーカーでも推測できるし，治療のメルクマールには副甲状腺ホルモンのほうが便利である．第二に，テトラサイクリン標識骨形態計測は骨吸収・骨形成・石灰化の状況以外の情報の収集力が弱い．骨量や構造に関するパラメーターの正確性は低く，材質特性に関してはまったく情報を与えない．これら骨組織形態計測が苦手とする項目は骨強度への寄与が大きく，実際に骨組織形態計測の結果から骨強度を占う試みは未だに成功していない．

このように，テトラサイクリン標識骨形態計測は上手に利用すればきわめて有用な検査であるが，それだけで骨のすべてがわかる「ザ・ゴールドスタンダード」であるかのように誤解するのは危険である．

■ 文 献

1) Dempster DW, Compston JE, Drezner MK, et al：Standardized nomenclature, symbols, and units for bone histomorphometry：a 2012 update of the report of the ASBMR Histomorphometry Nomenclature Committee. J Bone Miner Res 2013；28：2-17
2) Evenepoel P, Behets GJS, Laurent MR, et al：Update on the role of bone biopsy in the management of patients with CKD-MBD. J Nephrol 2017；30：645-665
3) 日本透析医学会：慢性腎臓病に伴う骨・ミネラル代謝異常の診療ガイドライン．透析会誌 2012；45：301-356
4) 田中伸哉，山本智章，森　諭史，他：骨の組織学的形態計測法における日本語用語（2014 年改訂追補版）．日骨形態計測会誌 2015；25：1-8

（風間順一郎）

8. 副甲状腺（超音波）● **341**

[画像診断]

8 副甲状腺（超音波） ★★★

検査目的 二次性副甲状腺機能亢進症についての，① 治療効果判定，治療効果予測，② 内科的治療の限界の見極め，③ インターベンションの選択，④ PEIT 後の効果判定，⑤ 合併する甲状腺疾患の観察

検査の意義

　副甲状腺の画像診断には，超音波検査以外にCT，MRI，シンチグラフィがある．正常の副甲状腺は米粒大，重量 30〜40 mg 程度であり，いずれの検査でも描出は難しい．つまり明らかに同定されたなら，それは病的な腫大を意味する．昨今の解像度の良い超音波では，200 mg 以下でも同定が可能となっている．原発性副甲状腺機能亢進症の場合の超音波での局在診断は，感度 60％，特異度 91％，陽性予想率 92％と報告されているが[1]，この数値は使用機種や術者の技量に大きく影響される．

　近年 CT，MRI も鮮明な画像を提供しているが，超音波に優る感度は備えていない．また，MIBI などによるシンチグラフィーは，胸腺内などの異所性腺の検出に威力を発揮するが，実施できる施設が限られている．超音波検査は，侵襲がなく，何度でも繰り返し行うことができる検査で，副甲状腺の画像診断の第一選択といってよい．

● 二次性副甲状腺機能亢進症の治療効果判定，治療効果予測

　腫大腺が小さく腺数も少ない場合は，ビタミンD 治療に対する効果が期待できる．副甲状腺の推定容積は，長径×短径×厚み×（$\pi/6 \fallingdotseq 0.52$）で計算される．腫大腺の推定容積が $0.3\ cm^3$ 以下の場合は，ビタミン D アナログの治療効果が高いことが示されており，副甲状腺機能亢進症を進行させない早期からの内科的管理の重要性が示された[2]．ビタミン D 治療自体で副甲状腺が縮小する場合もあるが，普遍的な事実ではない．また，シナカルセト塩酸塩などのカルシミメティクス（calcimimetics）では，個別の腺の観察では一定の傾向はないが，全体の平均では縮小する方向に向かうとの報告が多い．増大する腺の場合は，シナカルセト塩酸塩で誘発する副甲状腺内部の嚢胞変性が関与する可能性が示唆されている[3]．シナカルセト塩酸塩の場合，副甲状腺の大きさが治療効果の予測因子となるか否かは一定の見解を得ていない．

● 内科的治療の限界の見極め

　腎機能の悪化に伴い，副甲状腺は初めびまん性過形成から，進行すると結節性過形成，さらに進行すると遺伝子的に monoclonal な細胞集団である単結節に進行する．摘出された副甲状腺の重量と過形成のパターンを見た報告によると，重量が 0.5 g を超えると，85％以上が結節性過形成あるいは単結節であると報告された[4]．副甲状腺の比重を仮に 1 とすると，長径が 1 cm の球形が重量で 0.5 g に相当する．また，この大きさの因子とは独立して，副甲状腺内の血流をカラードプラで評価することで，結節性過形成を予測することもできる[5]．結節性過形成では，ビタミン D 受容体数，カルシウム（Ca）受容体数が減少するため，内科的な治療に抵抗することが予想される．CKD-MBD 領域では，副甲状腺ホルモン（PTH）のコントロールよりも，リン，Ca のコントロールが優先される．近年さまざまなカルシミメティクスが上市されているが，一度は画像を評価し，結節性過形成が疑われる腺が存在する場合は，インターベンションへのスイッチを考慮する一つの手がかりとしてよい．

● インターベンションの選択

　あらゆる内科的治療にも抵抗する高度の二次性副甲状腺機能亢進症に対しては，副甲状腺摘出術（PTx）が必要である．intact PTH で 500 pg/mL（whole PTH で 300 pg/mL）を超える場合，リン，Ca のコントロールも困難となりインターベンション適応の一つの目安とされる．結節性過形成に至った腫大腺が 1 腺の場合は，エタノール注入療法（PEIT）によって長期にコントロールが可能であり[6]，PTx と PEIT の選択の手がかりとしても，超音波の情報は重要である．

● PEIT 後の効果判定

　PEIT は副甲状腺に針を挿入して，直接エタノールを腺内に注入する方法であるが，その際のガイドにリアルタイムの超音波画像が必要であ

る．具体的な手技は別書に詳述しているが[7]，PEIT直後の効果判定として，内部の血流の減少，長期的には容積の縮小が挙げられる．PEIT後には，ビタミンD製剤やカルシミメティクスによるリン，Caのコントロールが重要であるが，PTHが低下せず副甲状腺内部の血流が残存する場合には，追加でPEITを行う根拠となる．

●合併する甲状腺疾患の観察

　副甲状腺を観察しているときに，隣接する甲状腺や頸動脈も同時に視野に入っている．透析患者では，本来腎臓から排泄されるべきヨードの蓄積により，甲状腺は腫大傾向にある．さらに甲状腺には健常人でも検診レベルで4割以上になんらかの異常を有し[8]，またPTx時に偶発的に発見されるものも含めると，約10%に甲状腺乳頭癌が発見されると報告された[9]．結節の形状や境界，内部エコーから，良悪性を鑑別する甲状腺結節の超音波診断基準が公示されている[10]．むろん甲状腺の結節がすべて治療の対象になるわけではないが，全体の方針を明らかにするためにも，ぜひ甲状腺の評価も行い，必要であれば超音波ガイド下の細胞診（FNAB）を実施するべきである．

検査手技

　副甲状腺は体表から2〜3 cmの比較的表在に位置するため，7.5 MHz以上の高周波数プローブを接続した超音波断層装置が必要である．近年，新しいモダリティの一つとして組織弾性イメージング（エラストグラフィ）が登場し，甲状腺腫瘍での鑑別に実応用されている．

　検査実施には，まず患者のポジショニングが重要である．肩枕などで頸部を伸展させることで描出性が向上する．初めは横断面を見ながらプローブを上下し，病変が見つかったならプローブを90°時計方向に回転して再度観察し，3方向のサイズを計測する．下腺は位置にバリエーションが多

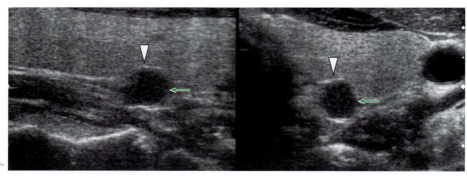

図1　典型的な腫大副甲状腺の画像（←）
甲状腺との境界に線状の高エコーが観察される（▽）．
内部のエコーレベルは，甲状腺に比して低値である．

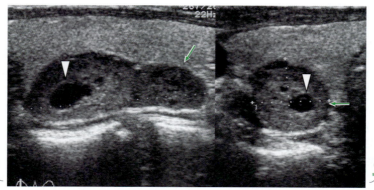

図2　囊胞変性をきたした副甲状腺の画像（←）
シナカルセト塩酸塩内服例．副甲状腺内部に，無エコーの囊胞が観察される（▽）．

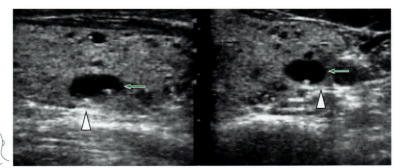

図3 甲状腺背側に存在する囊胞性の腺腫様結節（←）
甲状腺の被膜が，結節の背面に観察されるのがわかる（△）．

いので，超音波ビームが届く縦隔方向もくまなく観察する．下腺の描出を向上させるためには，観察したい腺の反対方向に顔を向けるのがよい．一般に副甲状腺は4腺存在することが多いが，約10％に5腺以上の存在が確認される．常に過剰腺の存在を意識して観察することが重要である．

超音波の最大の弱点は，空気や骨を通過しないことである．PTHの値に不相応に副甲状腺の腫大がみられないときは，異所性腺を疑い，迷わずMIBIシンチグラフィなどを併用することが大切である．

画像の読み方

B-modeでの腫大副甲状腺の特徴は，① 甲状腺より低エコーの比較的均質な腫瘤，② 甲状腺との境界に高輝度線状エコー，③ 形状は扁平から球形，結節状とさまざまである（**図1**）．進行すると内部の線維成分の増加によって内部エコーが上昇したり，囊胞変性をきたすこともある（**図2**）．前述のように，とくに結節性過形成では，内部血流が増加する．時に甲状腺背側の腫瘤や，甲状腺周囲のリンパ節との鑑別に注意が必要である（**図3**）．

■ 文 献

1) Sukan A, Reyhan M, Aydin M, et al：Preoperative evaluation of hyperparathyroidism：the role of dual-phase parathyroid scintigraphy and ultrasound imaging. Ann Nucl Med 2008；22：123-131
2) Tominaga Y, Inaguma D, Matsuoka S, et al：Is the volume of the parathyroid gland a predictor of Maxacalcitol response in advanced secondary hyperparathyroidism? Ther Apher Dial 2006；10：198-204
3) 小野田教高，池田直史，上野格成，他：シナカルセトによる容積変化率に囊胞変性が関与する．Nephrology Frontier 2012；増刊号：43-46
4) Tominaga Y, Tanaka Y, Sato K, et al：Histology, pathophysiology, and indications for surgical treatment of renal hyperparathyroidism. Semin Surg Oncol 1997；13：78-86
5) Onoda N, Kurihara S, Sakurai Y, et al：Evaluation of blood supply to the parathyroid glands in secondary hyperparathyroidism compared with histopathology. Nephrol Dial Transplant 2003；18（Suppl 3）：iii34-iii37
6) Koiwa F, Kakuta T, Tanaka R, et al：Efficacy of percutaneous ethanol injection therapy (PEIT) is related to the number of parathyroid glands in haemodialysis patients with secondary hyperparathyroidism. Nephrol Dial Transplant 2006；22：522-528
7) 小野田教高，中井健太郎：副甲状腺局注療法の実際・エタノール注入療法（PEIT）．副甲状腺インターベンションガイド．31-38，文光堂，東京，2008
8) 志村浩己，遠藤登代志，太田一保，他：甲状腺超音波検診による結節性甲状腺疾患および甲状腺機能異常のスクリーニング．健康医学 2001；16：146-152
9) Tominaga Y, Uchida K, Haba T, et al：Thyroid lesions in patients with hyperparathyroidism. Thyroidol Clin Exp 1998；10：275-277
10) 貴田岡正史，宮本幸夫，福成信博，他：甲状腺結節（腫瘤）超音波診断基準（解説）．超音波医学 2011；38：667-668

（小野田教高）

344　第7章　画像診断・腫瘍マーカー・感染症，その他　[画像診断]

[画像診断]

9　副甲状腺（超音波以外の画像診断）　★★★

検査目的　腫大副甲状腺の大きさおよび局在の診断

透析患者の二次性副甲状腺機能亢進症（secondary hyperparathyroidism；SHPT）は，生命予後にも影響する合併症として知られている．副甲状腺の画像診断では，亢進した副甲状腺機能の程度と，腫大副甲状腺の局在を評価する．副甲状腺の画像診断の第一選択は超音波検査（ultrasonography；US）である．簡便，安価，非侵襲的で空間認識にも優れ，多くの施設で施行可能である点において，US は他の画像診断よりも有用といえる．US による副甲状腺の画像診断については前項をお読みいただきたい．

正常な副甲状腺は米粒大で重量は 30〜40 mg 程度であり，US を含む画像検査での検出は困難で，病理解剖でさえも発見困難な場合もある．副甲状腺機能亢進に伴い副甲状腺は腫大し，びまん性過形成から結節性過形成へと組織学的に変化していく．推定体積 500 mm^3 以上または長径 1 cm 以上の腺は結節性過形成の可能性が高く[1]，また，腺内に血流を認める腺ほど結節性過形成である可能性が高いとされる[2]．腫大腺の大きさは副甲状腺ホルモンの分泌量と正相関することが知られている[3]．近年，calcimimetetics の登場をきっかけに SHPT の内科的治療は多様化し，腫大腺も大きなものから小さなもの，周囲との癒着がみられるものや囊胞化したものなど多様である．

US 以外の画像診断による副甲状腺の評価がもっとも必要とされる場面は，内科的治療抵抗性の SHPT に対して副甲状腺摘出術（PTx）を施行する際の局在診断である．確実な PTx を行うには，術前の正確な局在診断が不可欠である．

副甲状腺は第三咽頭囊由来の下副甲状腺（外上皮小体）と第四咽頭囊由来の上副甲状腺（内上皮小体）に分けられる．通常，副甲状腺は甲状腺の背側に位置し，上副甲状腺の多くが甲状軟骨と輪状軟骨の境界付近の高さで甲状腺両葉の上 1/3 付近に存在する．一方，下副甲状腺は甲状腺下極付近に存在することが多いが，発生の過程で同じ第三咽頭囊由来の胸腺とともに下降するため，胸腺内や動脈鞘，前縦郭内などさまざまな部位に存在することがある．約 10% は前縦郭内にあるともい

われる．また，下降不全による位置異常の多くが顎下腺付近に存在する．そのほかには，甲状腺内完全埋没，食道背側や鎖骨下近傍に位置するものが挙げられる．異所性副甲状腺は US の死角になり，同定できないことがある．

US 以外の画像検査としては，シンチグラフィや CT，MRI が用いられている．これらは US で検出できない位置にある腫大腺の検出が可能であることに加えて，施術者の習熟度が検査結果に影響しない点では US よりも優れているといえる．必要に応じて検査を併用することで，より確実な局在診断が可能となる．

シンチグラフィ

副甲状腺に対して施行されるものとしては，^{99m}Tc-MIBI（methoxyisobutylisonitrile；sestamibi）を用いたシンチグラフィ（**図 1**）が有用であり，日本でも 2010 年に保険適用となった．^{99m}Tc-MIBI は，ミトコンドリアの豊富な好酸性細胞に集積する．甲状腺，唾液腺，鼻粘膜，口腔，心筋，肝臓，消化管（胆汁中に排泄される）に生理的な集積が認められる．

^{99m}Tc-MIBI 600 MBq を静注した後，10〜20 分後（早期相；early image）と 120〜180 分後（遅延相；delayed image）に撮像を行う．甲状腺での MIBI の wash out は速く，2 時間後には消失する．早期相では甲状腺と腫大副甲状腺がともに描出されるが，遅延相では腫大副甲状腺のみに集積が残存する．正常な副甲状腺には集積せず，600 mg 以上の腫大腺で集積しやすい[4]．患者の体格や使用している薬物も検出感度に影響する[5]．MIBI の集積の程度は副甲状腺機能を反映するものではない．異所性の腫大副甲状腺の場合，calcimimetics と活性型ビタミン D 製剤を駆使した内科的治療に対する抵抗性が顕著に表れる場合があり，この場合，MIBI を用いた異所性副甲状腺の局在診断が治療方針確定のために重要となる．

原発性副甲状腺機能亢進症患者についてのメタ解析では，MIBI シンチグラフィによる検出感度が 80% で US と同等であると報告されている[6]が，

9. 副甲状腺（超音波以外の画像診断） ● 345

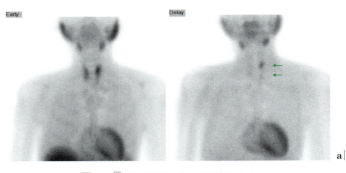

図1 ^{99m}Tc-MIBI シンチグラフィ
 a：早期相（early image）．^{99m}Tc-MIBI 600 MBq 静注 20 分後
 b：遅延相（delayed image）．^{99m}Tc-MIBI 600 MBq 静注 120 分後
  ともに，頸部前面を撮像．早期相では甲状腺にも MIBI の集積を認めるが，120 分後の遅延相では甲状腺の MIBI は wash out され，腫大副甲状腺（矢印）にのみ MIBI の集積が残存している．

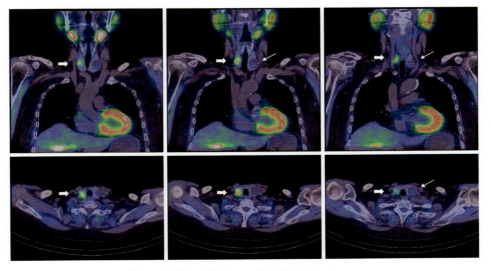

図2 位相を変えた SPECT/CT fusion image
➡：SPECT/CT fusion image 上に示される腫大した副甲状腺．
⬅：囊胞内にみられるわずかな集積．SPECT/CT fusion image では，低集積でも副甲状腺組織の存在をとらえることができる．

これは血流豊富な adenoma でいえるものと考えられる．SHPT では大小さまざまな複数の腫大腺が存在するため，US との併用が必要とされる．併用により腫大副甲状腺の検出感度が上がるとの報告もある[7]．日本透析医学会のガイドラインでも，PTx 術前には US に加え ^{99m}Tc-MIBI シンチグラフィの実施が望ましいと記されている[8]．

CT（computed tomography）

舌骨から大動脈弓上縁まで5 mm slice で撮像されることが多い．頸部および縦隔の横断面，縦断面の画像が得られる．16 列以上の multi-detector CT（MDCT）で 2〜3 mm の multi-planar reconstruction（MPR）を作ると腫大副甲状腺が非常に同定しやすくなるといわれている[5]．通常，甲状腺は気管を取り巻く高吸収域として描出される．単純 CT 検査において，腫大副甲状腺の CT 値は筋組織や総頸動脈，内頸静脈とほぼ同じで，甲状腺よりも低吸収域として描出される．造影 CT 検査では，dynamic study を行うと副甲状腺は動脈

相で強い早期濃染を示す．後期相での造影効果は弱く，甲状腺と筋組織の中間の濃度に描出される．副甲状腺の栄養血管である上下甲状腺動脈や，そのほかの支配血管の同定にも有用である．肺や縦隔内の異所性腺や転移，播種の同定にもCTが有用とされる．

SPECT（single photon emission computed tomography）/CT fusion image

MIBIシンチグラフィで得られたSPECT画像と単純CT画像を融合させることでSPECT/CT fusion imageを得られる（図2）．SPECT/CT専用装置がなくても，ワークステーションを用いて同様の画像を作成することが可能である．これにより，腫大副甲状腺とその周囲の解剖をより視覚的に把握することが可能となった．MDCTによる3D画像を使用すれば，立体的に可視化することもできる．SPECT/CT fusion imageでは，甲状腺結節や甲状腺腫を合併する場合やMIBI集積が乏しい場合でも腫大腺の位置が同定しやすい．また，甲状腺腫瘍や頸部リンパ節との鑑別も容易になった[5]．術前に解剖学的位置をより正確に把握できるようになったことで，手術の安全性，低侵襲性，正確性につながると考えられる．

MRI（magnetic resonance imaging）

6 mm slice，0.6 mm間隔で甲状軟骨上縁から胸鎖関節下縁までのT1，T2強調画像を撮像し，横断面，縦断面，矢状断面の画像が得られる．腫大副甲状腺は，T1強調画像にて脂肪より低信号で甲状腺とほぼ同信号を示し，T2強調画像では脂肪より高信号を示す．筋肉内自家移植腺の同定に優れているとされる．造影MRI検査で副甲状腺はT1強調画像で強い造影効果を示す．しかしながら透析患者では腎性全身性線維症（nephrogenic systemic fibrosis；NSF）の危険性がありガドリニウムを用いた造影MRIは施行できないため，単純MRI検査による情報しか得られない．この点において，MRIは他の副甲状腺画像検査に劣るといえる．

■ 文 献

1) Tominaga Y, Tanaka Y, Sato K, et al：Histopathology, pathophysiology, and indications for surgical treatment of renal hyperparathyroidism. Semin Surg Oncol　1997；13：78-86
2) Onoda N, Kurihara S, Sakurai Y, et al：Evaluation of blood supply to the parathyroid glands in secondary hyperparathyroidism compared with histopathology. Nephrol Dial Transplant　2003；18（Suppl 3）：iii34-iii37
3) Kakuta T, Tanaka R, Kanai G, et al：Relationship between the weight of parathyroid glands and their secretion of parathyroid hormone in hemodialysis patients with secondary hyperparathyroidism. Ther Apher Dial　2008；12：385-390
4) Erbil Y, Kapran Y, İşsever H, et al：The positive effect of adenoma weight and oxyphil cell content on preoperative localization with 99mTc-sestamibi scanning for primary hyperparathyroidism. Am J Surg 2008；195：34-39
5) 中駄邦博，高田尚幸，高橋弘昌：副甲状腺の画像診断の進歩 MIBIシンチグラフィ，CTを中心に．日内分泌・甲状腺外会誌　2012；29：176-182
6) Cheung K, Wang TS, Farrokhyar F, et al：A meta-analysis of preoperative localization techniques for patients with primary hyperparathyroidism. Ann Surg Oncol　2012；19：577-583
7) Périe S, Fessi H, Tassart M：Usefulness of combination of high-resolution ultrasonography and dual-phase dual-isotope iodine 123/technetium Tc 99 m sestamibi scintigraphy for the preoperative localization of hyperplastic parathyroid glands in renal hyperparathyroidism. Am J Kidney Dis　2005；45：344-352
8) 日本透析医学会：慢性腎臓病に伴う骨・ミネラル代謝異常の診療ガイドライン．透析会誌　2012；45：301-356

（巽　亮子，角田隆俊）

[画像診断]

10 心胸比（CTR）・下大静脈（IVC）径 ★★★

検査目的 体液量（細胞外液量，循環血流量）の評価

本項では透析患者のドライウエイト（dry weight；DW）設定の際に循環血液量の指標として広く用いられている二つの検査〔心胸比（cardiothoracic ratio；CTR），下大静脈（inferior vena cava；IVC）径〕について概説したい．適正DWは，透析患者の血圧管理，心血管合併症の防止の大前提であり，また長期的には生命予後に影響するので，DWの概念を正しく理解したうえでこれらの検査を用いる必要がある．

ドライウエイト（DW）

DWは元来，血液透析患者に適応された概念で，二つの異なった定義が併存する[1]．一つは，循環血液量・体液量の過多が是正され浮腫や高血圧を認めない正常体液量の体重（euvolemic DW），もう一つは，それ以上の限外濾過を行えば再現性をもって低血圧が起こる血圧維持限界の脱水状態となった体重（hypovolemic DW）である（図1）．

いずれのDWの定義にも血圧が含まれるのは，透析患者において血圧と循環血液量は平行して変動することが多く，血圧が簡便な循環血液量の代用指標となるからである．しかし，低血圧や正常血圧でも溢水状態（hypervolemia），あるいは脱水状態（hypovolemia）にもかかわらず高血圧など，血圧と循環血液量の乖離がしばしばみられるので，DW設定には血圧と別個の循環血液量の指標が不可欠になるわけであり，本項のテーマであるCTRやIVC径測定の意義はここにある（図1）．

なお euvolemia は体液の過不足がない状態という除外診断であり，心機能や体液調節機構の異常がある透析患者では，健常者と同様に判断することは難しい．また血圧維持限界まで除水した際の体重も，心機能や血管反応性，除水量，透析方法によって同一患者でも一定ではない．さらに筋，脂肪，骨などの体組織重量は栄養状態によって変動するので，実際のDWは個々の患者において「動く標的（moving target）」である．したがって適正DWは，単回の検査数値による判断でなく，理学所見を含めて探索的に（probing）調整していく目標値である．それゆえ検査の簡便性や低侵襲性が，定量性や再現性に劣らず重要要件となる．血圧やCTRといった低精度の古典的な指標が現在も標準的に広く用いられているのも，このようなDWの特性のためである．

CTR

（保険適用あり 包）

● 測定法

CTRは，胸部X線写真（立位後前像が原則）上，心横径（心右第2弓と左4弓外縁それぞれの正中線からの水平方向距離の和）と胸郭横径の比である．CTR上，おもに心右第2弓の横径が循環血液量の変化を反映する．

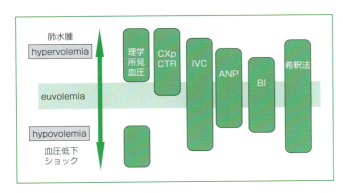

図1 各種循環血液量評価法
各種循環血液量評価法とその特性を図示する．
・正常循環血液量（euvolemia）は除外診断であり，理学所見や血圧測定上の正常値はない．
・胸部X線（CXp）は循環血液量減少に関する診断感度は低い．
・下大静脈径（IVC），ANPは半定量的であるがhypervolemiaからhypovolemiaまで広い範囲の評価ができる．
・バイオインピーダンス法（BI）は，細胞内外液量をある程度区別して評価できるが，循環血液量自体は測定できない．
・希釈法は循環血液量をもっとも定量的に測定できるが，手技が煩雑である．

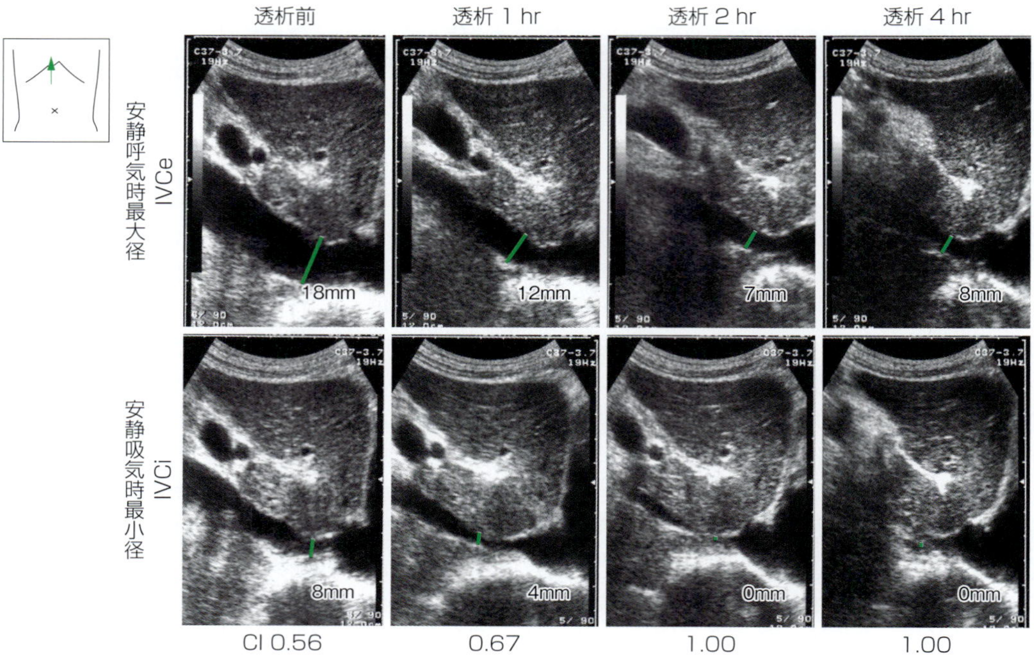

348 第 7 章 画像診断・腫瘍マーカー・感染症，その他 ［画像診断］

$$CI\ (Collapsibility\ Index) = \frac{IVCe - IVCi}{IVCe}$$

図 2 血液透析中の除水に伴う IVC 径の変化

胸郭横径は肋骨で囲まれた骨性胸郭の内腔幅であるが，最大横径を用いる場合と，心右第 2 弓と右横隔膜の交点の高さでの横径を用いる場合があり，釣鐘状変形などの胸郭形態異常がある場合は無視できない差を生ずるので，同一患者での継続的測定にあたって測定法は統一する必要がある．その点で測定記録には CTR とともに，心と胸郭横径の実測値を併記しておくと，実測値の経過をみることで計測の正確さや，測定法の均一性も判断できる．

●**基準値**

血液透析では透析終了直後の胸部 X 線写真上の CTR が男性で 50％，女性で 50 ないし 55％以下というのが一般的な DW 基準値である．心機能障害のない安定維持期透析患者では，CAPD 患者を含め例外は少なからずあるが，この基準値は経験的に概ね妥当である．

ただし，hypervolemia はある程度定量的に CTR 増大に反映される一方，hypovolemia の評価は困難である（図 1）．また心肥大，心拡大をきたすような心疾患合併症例，横位心，滴状心など通常の CTR の基準から外れる症例，無気肺，胸膜癒着などで心横径の計測が困難な症例では，CTR

のみでなく肺門部陰影の拡大や肺野血管陰影増強などの所見，あるいは下記 IVC 径など，他の体液指標も併せて判断する必要がある．

IVC 径

（定期検査としての保険適用なし．ただし必要に応じた腹部超音波検査としては請求可能）

●**測定法**

IVC 径の計測には超音波断層法を用いる．通常仰臥位にて剣状突起下，肝背面の IVC 矢状断層像から，安静呼気時最大径（IVCe），安静吸気時最小径（IVCi）の二点を測定し，さらに呼吸性虚脱指数（collapsibility index；CI）＝（IVCe－IVCi）/IVCe を計算する（**図 2**）．IVC は呼吸時横隔膜の動きに伴い長軸方向に偏位するので，われわれの施設では，IVCe，IVCi を同一部位で計測するために B モードを用いている（図 2）．

IVC 径は中心静脈圧を反映し，循環血液量の半定量的指標となる（**図 3**）[2),3)]．

●**基準値**

IVC 径は体液量の過多〜過小にわたる広い範囲の評価が即時的，非侵襲的に行える（図 1）ので，hypovolemic DW，euvolemic DW 双方の設定に

10. 心胸比（CTR）・下大静脈（IVC）径　349

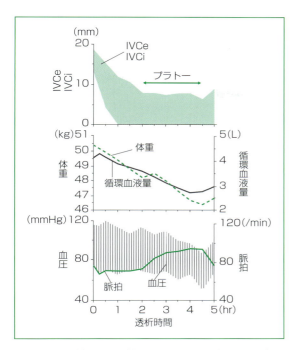

図3 血液透析中の，体重，血圧，IVC径の経時変化
透析中の除水で循環血液量が減少し，並行して血圧（脈圧）低下，IVC径減少（CI増加）がみられる．

表 透析患者のDW設定時のIVC径基準値

- 正常IVCe/CI（健常成人の平均値±標準偏差）は16.7±3.2 mm/0.68±0.17で，明らかな身長，体重，年齢，性差なし．
- 非乏尿HD患者，CAPD患者では上記健常者正常値をDWの目標とする．
- 体重管理良好な無尿HD患者のIVCe/CI（平均値±標準偏差）は透析前14.9±3.2 mm/0.68±0.24，透析後8.2±2.3 mm/0.94±0.0
- 無尿HD患者ではIVCe/CI＝6〜10 mm/0.8以上をDWの目標とする．
- 無尿HD患者では除水途中でCI＝1.0となり，IVCe減少が停止する（plateau formation）体重の約1 kg下がDWとなる．
- IVCe＞22 mm かつ CI＜0.22は肺水腫のおそれがある体液貯留の危険域．
- 静脈還流の異常（大量心嚢水，右心系疾患など）が存在する場合は，個々に至適IVC径を設定．

有用である．表に，われわれがDW設定の参考にしているおもなIVC径の基準値を示す．

静脈還流障害を伴う心肺疾患では上記IVC基準値は適応できないが，体液貯留による径増大，除水による減少という基本パターンは保たれる[4]ので，個々の症例で至適体液量時のIVC径を定めることは可能である．ただし大量の心嚢液貯留がある場合には，IVC径は体液量を反映しない[5]ので推定には適さない．

なお，われわれは，うっ血性心不全状態にある血液透析患者に対して，IVC径を指標に溢水状態を改善すると，血圧と左室駆出率が改善することも報告している[6]．

ドライウエイト設定と予後

溢水状態（hypervolemia）は，血圧と独立した血液透析および腹膜透析患者の心機能予後および生命予後悪化因子である[7),8]．古典的な体液量の指標であるCTRでも，その高値は予後不良を示唆し[9),10]，20年以上の長期生存血液透析患者では，それ未満の生存期間群と比してCTRが有意に小さいことが報告されている[11]．バイオインピーダンス法による研究も含めた最近のメタ解析でも，溢水が予後悪化因子であることが改めて確認されている[12]．

すなわち，透析患者の心機能や長期予後改善のためには，降圧薬による血圧調整だけでは不十分であり，それに先立つ溢水補正が大前提となる．透析患者ではたとえ浮腫や高血圧がなくても溢水が高頻度にみられる[13]ので，CTRの長期推移や，IVC，ANPなど複数の体液量指標を組み合わせた評価が求められる[1),14]（図1）．

文献

1) 安藤康宏：Dry weight 設定法の改良．日本臨牀 2004；62（増刊5 血液浄化療法（上））：189-195
2) 安藤康宏，田部井薫，椎名　明，他：超音波断層法による血液透析中の下大静脈内径変化の検討．透析会誌 1985；18：173-179
3) Ando Y, Yanagiba S, Asano Y : The inferior vena cava diameter as a marker of dry weight in chronic hemodialyzed patients. Artif Organs　1995；19：1237-1242
4) 大野修一，安藤康宏，手塚俊文，他：心房中隔欠損症を伴った血液透析患者の下大静脈径の検討．透析会誌 1993；26：351-357
5) 大野修一，安藤康宏，手塚俊文，他：透析患者の下大静脈径変化に対する心嚢液貯留の影響．透析会誌 1993；26：1375-1380
6) Hirayama S, Ando Y, Sudo Y, et al : Improvement of cardiac function by dry weight optimization based on

interdialysis inferior vena caval diameter. ASAIO J 2002 ; 48 : 320-325

7) Tonelli M, Wiebe N, Culleton B, et al : Chronic kidney disease and mortality risk : a systematic review. Journal of the American Society of Nephrology. JASN 2006 ; 17 : 2034-2047

8) Agarwal R : Hypervolemia is associated with increased mortality among hemodialysis patients. Hypertension 2010 ; 56 : 512-517

9) Ozkahya M, Ok E, Toz H, et al : Long-term survival rates in haemodialysis patients treated with strict volume control. Nephrol Dial Transpl 2006 ; 21 : 3506-3513

10) Chen KH, Hung CC, Lin-Tan DT, et al : Cardiothoracic ratio association with mortality in patients on maintenance peritoneal dialysis. Ther Apher Dial 2011 ; 15 : 81-88

11) Morimoto S, Nishioka H, Morita T, et al : Characteristics of 20-year survivors undergoing maintenance hemodialysis. Ther Apher Dial 2010 ; 14 : 547-551

12) Tabinor M, Elphick E, Dudson M, et al : Bioimpedance-defined overhydration predicts survival in end stage kidney failure（ESKF）: systematic review and subgroup meta-analysis. Sci Rep 2018 ; 8 : 4441

13) Onofriescu M, Siriopol D, Voroneanu L, et al : Overhydration, cardiac function and survival in hemodialysis patients. PLoS One 2015 ; 14 : 10 : e0135691

14) Yilmaz Z, Yildirim Y, Oto F, et al : Evaluation of volume overload by bioelectrical impedance analysis, NT-proBNP and inferior vena cava diameter in patients with stage 3 & 4 and 5 chronic kidney disease. Ren Fail 2014 ; 36 : 495-501

（安藤康宏）

[画像診断]

11 バイオインピーダンス

基準値 腎機能正常者・透析患者ともに
● **体液量の指標**
　細胞外水分比（extracellular water/total body water；ECW/TBW）：0.360～0.400
　fluid overload（FO）：男性＞15%，女性＞13%（BCM，The Fresenius Body Composition Monitor により測定）
● **筋肉量の指標**
　男性：7.0 kg/m² 以上，女性：5.7 kg/m² 以上
● **その他の指標**（InBody Japan Inc. 社内資料より抜粋）
① 身長と標準体重を基にした標準値の 90～110% を基準値とする指標
　体水分量（L），細胞内水分量・細胞外水分量（L），蛋白質量（kg），（骨）ミネラル量（kg），除脂肪量（kg），体細胞量（細胞内水分量＋蛋白質量，kg），基礎代謝量（kcal/day）
② 体脂肪量（kg）：標準値の 80～160%
③ 体脂肪率：男性 10～20（%），女性 18～28（%）
④ 部位別筋肉量（腕，体幹・脚，kg）：InBody 社が保有する臨床データ（BMI・体脂肪率が標準範囲である約5,000人の男女）から得られた標準値±2 SD（standard deviation）で表示.
⑤ 部位別水分量（L）：腕（男性 85～115%，女性 80～120%），体幹・脚（男性・女性とも 90～110%）
⑥ 水和率（total body water/fat free mass；TBW/FFM）
　標準値：73.3%（現在体重がもっている除脂肪量に対する理想の体水分量の比）

検査目的 体液量（細胞外液量）の過多・過少の有無，筋肉量の評価

異常値を示した場合の鑑別
透析患者
・年齢，性別によって異なる．概して，一般にドライウエイトが不適当なほど，栄養障害，筋力低下，腎性骨異栄養症が高度なほど，異常が強く現れる.
腎機能障害を伴う患者
・急性腎不全，慢性腎不全，肝腎症候群など
腎機能正常者
● **血管内膠質浸透圧の低下**
　・ネフローゼ症候群，蛋白漏出性胃腸症，肝硬変，蛋白質の摂取不十分（カシオコア）
● **血管内静水圧の上昇**
　・心不全，薬物，妊娠・特発性浮腫（下肢），肝硬変，肝静脈閉塞，静脈血栓，外傷，腫瘍，高度肥満
● **間質液膠質浸透圧の上昇**
　・炎症，外傷，熱傷，アレルギー，血管神経性浮腫（Quincke 浮腫），癌のリンパ節転移，悪性リンパ腫，手術，麻痺性イレウス，甲状腺機能低下症（粘液水腫）
● **脱水症**
　・発熱性疾患，乾燥高温，熱中症，過呼吸，甲状線機能亢進症，下痢・嘔吐など
● **病態に伴うもの**
　・腸瘻，腹水，胸水

測定法 ・SFBIA 法，MFBIA 法，BIS 法

保険適用 ・あり〔適用疾患：脱水（発熱性疾患，乾燥高温，熱中症，過呼吸，甲状線機能亢進症など），浮腫，うっ血性心不全，ネフローゼ症候群，慢性腎不全，下痢・嘔吐，腸瘻，腹水，胸水，麻痺性イレウス，熱傷〕

病態生理

バイオインピーダンス法（bioelectrical impedance analysis；BIA）は，体に微弱な交流電流を流し，交流成分に対する抵抗（インピーダンス）から体組成を推測するものである[1]．測定する周波数の数によって，単一周波数を用いるSFBIA，多周波数を用いるMFBIAの双方がBIAにはあるが，MFBIAが主流となっている．透析患者においては，生命予後に関わるサルコペニア診断[2]，体液量評価にBIAを用いた基準値が重要である．サルコペニアの診断は，BIAまたはDXA（dual energy X-ray absorptiometry）を用いた四肢骨格筋量の評価が必要で，男性 $7.0\ kg/m^2$ 未満，女性 $5.7\ kg/m^2$ 未満の基準が示されている[3]．体液量評価では，ECW/TBW：$0.360\sim0.400$（InBody社）が基準値として広く認められており[4]，ほかにfluid overload（FO）：男性＞15％，女性＞13％（BCM，The Fresenius Body Composition Monitor）という基準値もある．HD（血液透析）[5]，PD（腹膜透析）[6]患者において，BIAで評価した体液過剰が生命予後と関連することが報告されている．

透析患者における読み方・意義

● BIAは，DXAに比較すると低侵襲かつ簡便で安価に測定が可能である．一方，実測される値は，各周波数における，インピーダンスとリアクタンスであり，除脂肪量や骨格筋量の評価には年齢や人種を考慮する必要がある[7]．なお測定に際しては，表に示されるような注意点がある[8]．

● また，BIAはきわめて微弱ではあるが，交流電流を通電するため，心臓ペースメーカーなどのデバイスを埋め込まれた患者では使用しないことが望ましい．

■ 文 献

1) 花房規男：インピーダンス法．和泉　徹　総監修，石川三衛，河原克雅，南学正臣，他編：浮腫―塩・水過剰，新たな展開とは．2014，医薬ジャーナル社，大阪

2) Isoyama N, Qureshi AR, Avesani CM, et al：Comparative associations of muscle mass and muscle strength with mortality in dialysis patients. Clin J Am Soc Nephrol　2014；9：1720-1728

3) サルコペニア診療ガイドライン作成委員会　編：サルコペニア診療ガイドライン2017年版．日本サルコペニア・フレイル学会，国立長寿医療研究センター発行，ライフサイエンス出版，2017

4) O'Lone EL, Visser A, Finney, H et al：Clinical significance of multi-frequency bioimpedance spectroscopy in peritoneal dialysis patients：independent predictor of patient survival. Nephrol Dial Transplant　2014；29：1430-1437

5) Zoccali C, Moissl U, Chazot C, et al：Chronic fluid overload and mortality in ESRD. J Am Soc Nephrol 2017；28：2491-2497

6) Ronco C, Verger C, Crepaldi C, et al：IPOD-PD Study Group：Baseline hydration status in incident peritoneal dialysis patients：the initiative of patient outcomes in dialysis（IPOD-PD study）. Nephrol Dial Transplant　2015；30：849-858

7) Sergi G, De Rui M, Stubbs B, et al：Measurement of lean body mass using bioelectrical impedance analysis：a consideration of the pros and cons. Aging Clin Exp Res　2017；29：591-597

8) 中尾俊之，金澤良枝，権藤麻子：Bioelectrical impedance analysis（BIA）による透析患者の栄養評価．臨牀透析　2004；20：1521-1526

（秋山健一，花房規男）

表　透析患者における測定時の注意点

・身長，体重を正確に測定する．
・血液透析患者では透析後で溢水・脱水のない状況下であること．
・腹膜透析患者では同じく溢水・脱水のない状況下でかつ完全排液後
・軽い服装をとる．
・食後の場合には，飲食物は消化吸収後
・測定姿勢は機器により定められた体位により測定する．
・体位変更後は，座位から臥位になる場合では5〜10分程度，座位から立位では1〜2分程度経過後に測定する．
・四肢を体幹から離す．
・一定の皮膚温の条件下で測定する．
・中程度以上の運動を行った場合には，終了後1時間以上経過後に測定する．

〔文献8)より引用・作成〕

[画像診断]

12 バスキュラーアクセス ★★★

検査目的 VA 形態変化が原因の VA 機能低下および合併症の早期発見と治療

VA 造設目的と造設後の経過

バスキュラーアクセス（vascular access；VA）とは，血液透析時の脱血・返血を目的として，腎不全患者の皮下に手術的に設置される血管系の総称である．自己の動静脈血管および人工物（人工血管，カテーテルなど）で構成されており，これはいわば透析治療を順調に行うために設置した，半生体，半人工物の，非生理的血行動態の「装置」である．VA はその使用目的からして健常者に造設されることはない．

常時シェアストレスにさらされ頻回穿刺刺激を受ける VA 血管には，徐々に狭窄，閉塞，過拡張などの形態変化が発生する．これは本来の役割以上の任務を課された VA 血管が一種の生体防御反応をとらざるをえず，かつ疲弊劣化したことによる順当な結果である．VA が狭窄，閉塞するのはそれなりの必然性があってのことなのだが，しかし VA がいったん閉塞してしまうと VA の持ち主である患者は安定した透析治療を受けることが不可能となってしまう．

VA は閉塞しない程度に流れ続け，透析時には十分な脱血・返血が可能であり，そして過剰血流に陥ることなく，感染や破裂など要らぬ合併症を起こさず，安定継続使用できることが理想である．

VA トラブルの種類 （表1）

VA トラブルは大きく2種類に分けられる．

1）一番目は透析を施行することが目的の「装置」として期待されている機能が十分に発揮されないというトラブルである．「装置」＝VA の機能不全状態には，穿刺困難，脱血不良，返血圧上昇，止血困難，透析効率低下などがある．これらの状態の原因は，そのほとんどが VA 血管狭窄によるものである．VA の血管狭窄は前述したように必発のことなので，その結果としての VA 機能不全トラブルは，いずれの患者にもいつか発生することと考えておくべきである．

2）VA トラブルの二番目は，「装置」＝VA の機能不全以外のトラブルである．このトラブルには，①VA の破損と，②非生理的血行動態の VA が体内にあることによって，患者の全身循環動態のバランスが破綻すること，の二つがある．

①の VA の破損，つまり感染や瘤化の状態は，それが軽微と思われ，かつ透析「装置」としての機能が保たれていると，つい漫然と経過を見てしまうことがある．しかしある日，突然敗血症，破裂，出血など重篤な状態に陥り，致死的にもなりうる合併症である．感染も破裂もその多くは外科的治療を要するので，これらのトラブルが発生した場合には早期のうちに一度外科を受診させておいたほうがよい．

②の体内に VA があることによって患者の全身循環動態バランスが破綻すること，具体的には VA 血流過剰による心不全，VA 側上肢動脈血流不全・虚血，VA 側上肢静脈高血圧などで，これらの状況のおもな原因は，VA 血流量が生体の許容範囲を超えて過剰になってしまうためである．VA は透析を安全有効に行うために便利な装置ではあるが，そのうちの内シャントおよび人工血管は，末梢の組織においては動脈虚血と静脈うっ滞を発生させる構造をもっており，さらに心臓には余分な負荷をかけるものである．VA を体内にもつこと自体には治療的意味はなく，むしろ VA 血流量が過剰であれば VA の持ち主の循環動態に破綻をきたすことになる．

VA トラブルにおける病態の評価法 （表1, 表2）

VA トラブル病態評価のための画像診断的手法としては，超音波，血管造影，CT，MRI，血管内超音波などがあり，前3検査が一般的に行われているものであろう．それぞれのトラブルに対する評価法について概要を以下に述べる

● **VA 機能不全**

超音波は低侵襲で VA の画像診断および機能評価が可能なため，VA 機能不全の診断のためにまず初めに行うものである．形態評価としては脱血不良や返血圧上昇の原因＝狭窄部位の同定ができ，適切な穿刺部位や針先位置の決定に有用であ

354　第 7 章　画像診断・腫瘍マーカー・感染症，その他　［画像診断］

表 1　VA トラブルの種類・症状・原因・画像診断法

VA トラブルの種類		1）VA 機能不全	2）-① VA 破損	2）-② 全身循環動態不均衡
VA トラブルの症状		透析針穿刺困難 脱血不良 返血圧上昇 抜針後止血困難 透析効率低下	感染 瘤化 切迫破裂 破裂	心不全 VA 側肢スティール症候群 VA 側肢静脈高血圧
VA トラブルの原因		VA 血管狭窄	感染 血管内圧上昇 血管壁菲薄化 頻回穿刺刺激	VA 血流過剰 VA 側肢末梢動脈虚血 VA 側肢末梢静脈うっ滞
検査法	保険診療点数	適切な穿刺部位の選択 適切な針先の位置 流量，RI 値による閉塞 　の予測 PTA 介入必要時期の 　推定 手術術式の検討	感染波及の範囲同定 瘤内径測定 瘤壁厚測定 血管再建術式の検討	VA 血流量，動脈血流量の 　測定 手掌動脈弓の動脈血流方向 　確認 深部静脈への VA 血流逆流 　確認
超音波	D215　超音波検査 2　断層撮影法 ロ　その他　350 点 パルスドプラ加算 　　　　　200 点			
血管造影	E002　撮影 3　造影剤使用撮影 アナログ撮影　144 点 デジタル撮影　154 点	狭窄径，狭窄長，狭窄 部位の同定	出血破裂部位の同定	中枢静脈の絶対的・相対的 　狭窄が存在すること，あ 　るいは存在しないことの 　確認 末梢動脈血流狭小化の確認 手掌動脈弓の血流方向確認
経皮的シャント血管拡張術（PTA）	K616-4　18,080 点	狭窄部の拡張術	—	中枢静脈狭窄の拡張術
3D-CTA	E200　CT 撮影 1　CT 撮影 撮影機器の種類により 560〜1,020 点	—	出血破裂部位の同定 血管再建術式の検討	中枢静脈の絶対的・相対的 　狭窄が存在すること，あ 　るいは存在しないことの 　確認 側副血行路を利用した血行 　再建術式の検討

る．また機能評価としてはシャント血流量[1]，上腕動脈血流量[2]，RI（resistance index）値[3]の推移により閉塞の危機を予測し，治療介入のタイミングをはかることに利用できる．治療が必要になった際には血管造影を行い，引き続き経皮的血管拡張術（PTA）にて狭窄部の拡張術[4]を行う．PTA は内シャントあるいは人工血管の長さをそのままで継続使用できるので，狭窄に対する治療手段としては現時点ではファーストチョイスであろう．VA 機能不全の診断のために CT までを必要とするケースは多くない．

● **VA 破損**

　感染や切迫破裂の場合にも，超音波にての病変波及範囲の診断は有用である．しかし，いったん破裂してしまった場合には病変部圧迫止血処置が必要となり，創部を露出した状態での検査は不可能となる．そのような場合には圧迫処置をしたまま CT を撮影することにより，直接観察不可能な病変の状態を把握することができる．血管造影を施行し出血部位をコイルなどで閉塞させる治療もあるが，内臓出血と違いおおむね体表近くに走行する VA 血管破裂の場合は手術的治療で対応する

表2　諸家による報告：VA 機能評価のカットオフ値

VA 血流量	機能良好群：VA 血流量 500〜1,000 mL/min 機能不良群：VA 血流量 500 mL/min 以下	2011GL 文献1)
上腕動脈血流量 flow volume；FV	上腕動脈血流 300〜350 mL/min 程度，RI 0.7〜0.8 が PTA 治療施行の目安	山本 文献2)
末梢血管抵抗指数 resistance index；RI	AVF 機能良好群：RI 0.663 未満 AVF 機能不全群：RI 0.663 以上	村上 文献3)
PTA 施行例と非施行例の比較 〔RI，FV，VA 静脈の最小狭窄径（ID）〕	PTA 非施行例：RI 0.56±0.14，FV486.7±259.1，ID 1.63±0.69 PTA 施行例：RI 0.72±0.20，FV 296.6±179.2，ID 1.30±0.36	川西 文献4)
過剰血流	VA 流量 1,500〜2,000 mL/min 以上，Flow/CO 30〜35％で高拍出性心不全発症の危険性	2011GL 文献5)

ケースのほうが多い.

● 全身循環動態不均衡

　VA 過剰血流[5]による心不全の場合も，超音波検査による画像診断および血流量測定が診断に有用である．これらの測定値と，心臓超音波検査，心筋シンチグラフィー，臨床症状を総合的に判断し，治療方針を立てていくことになる．スティール症候群[6]の場合にはエコーでの VA 吻合部より末梢側の動脈血流方向が診断の一助になる．静脈高血圧症の診断のために中枢静脈の状態を把握するには，血管造影[7]や CT[8]が有用である．とくに VA 血行のメインルートが閉塞したため側副血行路が多数形成されているような場合には，3 D-CTA で複雑な血管走行をたどっていくとその原因が究明できる.

まとめ

　冒頭の一文が "Vascular access practice is strongly associated with clinical outcome" で始まる Pisoni の論文[9]では，DOPPS 調査による日本，アメリカ，ヨーロッパの VA 使用状況が報告されている．そのなかで日本においてはとくに優れた VA 造設管理が行われていることが紹介されており，またその結果が生命予後に直結することも，すでに他論文[10]にて述べられている．このように日本は「VA を一番うまく使いこなしている」のかもしれないが，しかし VA トラブルは人工的に造設した血行にさらに異変が加わった状態なので，トラブルの様式にはバリエーションが多く，どこまでを容認すべきか判断が難しい場合も多い．表2に諸家が報告している VA 機能評価のた

めのカットオフ値を載せたので，その詳細についてはぜひ文献をご参照いただきたい.

■ 文献

1) 日本透析医学会：VA 機能のサーベイランス・モニタリング．慢性血液透析用バスキュラーアクセスの作製および修復に関するガイドライン（2011 年版）．透析会誌　2011；44：889-893

2) 山本裕也：血流，RI．春口洋昭 編：バスキュラーアクセス超音波テキスト．53-62，医歯薬出版，東京，2011

3) 村上康一：エコーによるスクリーニング検査．大平整爾 監：バスキュラーアクセス診断学．101-106，中外医学社，東京，2012

4) 川西秀樹：透析の質を上げるためのモニターとは．大平整爾 監：バスキュラーアクセスの治療と管理─未来に向けて．133-140，東京医学社，東京，2011

5) 日本透析医学会：過剰血流．慢性血液透析用バスキュラーアクセスの作製および修復に関するガイドライン（2011 年版）．透析会誌　2011；44：917-920

6) 春口洋昭：病態と症状．春口洋昭 編：バスキュラーアクセス超音波テキスト．191-196，医歯薬出版，東京，2011

7) Horita Y：Percutaneous transluminal angioplasty for central venous stenosis or occlusion in hemodialysis patients. J Vasc Access. 2018 Mar. doi：10.1177/1129729817747545.[Epub ahead of print]

8) 廣谷紗千子：3 D-CTA．大平整爾 監：バスキュラーアクセス診断学．226-231，中外医学社，東京，2012

9) Pisoni RL, Zepel L, Fluck R, et al：International differences in the location and use of arteriovenous access created for hemodialysis：results from the Dialysis Outcomes and Practice Patterns Study（DOPPS）. Am J Kidney Dis　2018；71（Iss 4）：469-478

10) Pisoni RL, Arrington CJ, Albert JM, et al：Facility hemodialysis vascular access use and mortality in countries participating in DOPPS：an instrumental variable analysis. Am J Kidney Dis　2009；53：475-491

（廣谷紗千子）

[画像診断]

13 ACDK・腎癌 ★★★

検査目的 長期透析患者の多くは多囊胞化萎縮腎を合併するが、腎癌の有無診断目的に画像診断を行う

透析患者のACDK

本邦における慢性腎不全による維持透析患者数が2011年で30万人を超え、透析歴10年以上の長期透析患者が25%以上を占めるようになった[1]. その透析患者の死因のうち悪性腫瘍は9.7%と心不全、感染症に次いで高く、しかも心不全や脳血管障害が減少傾向にあるのに対して明らかに増加傾向にある[2].

長期透析患者の多くは多囊胞化萎縮腎（acquired cystic disease of the kidney；ACDK）を合併することが知られている．ACDKとは「多発性囊胞腎の既往がなく、少なくとも三つの囊胞の存在、もしくは片腎の25%以上が囊胞で占められる状態」と一般的に定義されている[3]．その頻度は透析患者の30〜95%と報告され[4]，透析開始時には8%の症例でしか認められないが，透析導入後1〜3年で10〜20%，3〜5年で40〜60%，5〜10年で90%と，有意に透析期間と相関する[3].

さらに問題は、ACDKにはしばしば腎細胞癌（renal cell carcinoma；RCC）を合併することである（図1）．ACDKの約0.18〜4%[5]〜[7]にRCCが発生し、一般の30〜100倍ともいわれ、かつ若年発生である[5],[6]．多中心性発生は、非透析腎の7%に対してACDKのRCCでは50%と多く[5]，また両側性も9〜36%[5],[7]と、非透析腎のRCCと比べると多い．組織型も異なり、ACDKに伴うRCCは一般のRCCより乳頭状腎細胞癌の頻度が高い（48.8% vs. 4.8%）[8]．実際のACDKに伴うRCCをhelical CTで追跡した報告では、その増大率は年平均4.1 cm^3，doubling-timeは平均5.1年であったとされ、非透析患者におけるRCCの成長速度よりも遅い可能性も指摘されている[9]．その予後は5年生存率が35%と一般のRCCと差はない[5]ともいわれるが、異論もある．ACDKに伴うRCCは非透析腎に伴うRCCとは異なり、囊胞だけでなくその73%に乳頭状腺腫を伴う[7]ことが知られている．このような臨床的な特徴の違いからACDKに発生するRCCは一般のRCCとは異なる何か特別な機序が推察されているが[7],[10]，そのメカニズムは未だ解明されていない．

透析腎における囊胞発生の病因には尿細管細胞

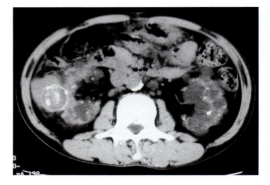

図1　右腎細胞癌（単純CT）
右腎に造影効果を伴う腫瘍を認め、右腎囊胞は一部石灰化している．

基底膜の異常、シュウ酸結晶や間質線維化などの尿細管閉塞、囊胞液貯留、上皮細胞過形成などがあげられている．これらの囊胞発生要因が癌化に関与しているであろうとは容易に想像されているが、形質転換を誘導する"oncogenic hit"が何であるかは不明であり、いくつかの要因が考えられている．正常腎の尿細管上皮、透析導入前の保存期腎不全と導入1年以内の透析群において比較すると、透析群がもっとも増殖が亢進している．また透析群では萎縮尿細管のうち近位および遠位尿細管両方のマーカーを発現している"super" tubulesのみの割合が有意に増加し、増殖も亢進し、微小囊胞や微小腺腫でも増殖が亢進していることから、萎縮尿細管のうち"super" tubulesと囊胞形成、腫瘍形成との関連が推察されている[11],[12]．増殖因子としてはACDKの囊胞液にはplatelet-derived growth factor（PDGF），epidermal growth factor（EGF），vascular endothelial growth factor（VEGF）などが過剰発現し、ACDKやそれに伴うRCCへの関与が指摘されている[5]．

ACDKの画像診断

ACDKにかぎらず、一般的に腎癌は症状に乏しいことが少なくない．したがって透析患者に対しては画像診断も含めたスクリーニングによる検査が欠かせない．最低でも年1回は必要であろう．肉眼的血尿、腹痛、不明熱などの症状や、急激な貧血などの検査値異常があればそのたびに画像診

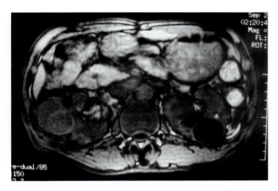

図2 右腎細胞癌（MRI T1 強調画像）

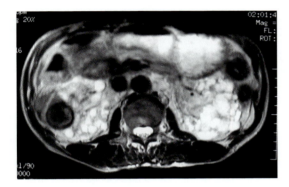

図3 右腎細胞癌（MRI T2 強調画像）

断を行うべきである．腎癌には特異的腫瘍マーカーが存在しないため，腹部超音波検査，CT，MRIを用いた画像診断を行う．しかし，ACDKでは腫瘍の同定が困難であることも少なくない．とくに囊胞壁と腫瘍の鑑別が必須である．

超音波検査は診断精度が術者の技術に左右されるが，簡便に行える検査であり，頻回の施行が可能である．しかし，以前との比較は難しい．CT検査は透析患者に年1回行うべきである（図1）．以前の画像との比較も容易であり，腫瘍の診断には重要である．腎癌の疑いがあれば造影CTやdynamic CTも行う．一般に腎癌はhypervascularでありよく造影されるが，ACDKに伴う腎癌では前述のように乳頭状腎癌の頻度が高く，その場合hypovascularで造影効果に乏しいこともある．そのほかの所見として，腫瘍内部および辺縁石灰化（図1），辺縁不整，造影効果の不均一性などが挙げられる．MRI検査（図2, 3）は，CTで鑑別困難な場合に有用である．囊胞内部の隔壁様構造や腫瘍の不均一性がみられると，悪性を疑う所見となる．

いずれの画像診断においても，腎癌発見の目的意識をもって検索することが重要である．漫然とした読影は避けるべきである．少しでも腎癌が疑われる所見があれば，さらにPET-CT（positron emission tomography-computed tomography）などの検査を追加する必要がある．画像での診断が難しい場合，腫瘍生検を行ったり，長期透析患者で無尿症例に対しては腎摘除術を考慮することもある．

長期予後（生命予後）のpredictorとしての意義

ACDKに伴う腎癌であっても，画像診断の役割は一般の腎癌と同様である．病期診断を正確に行うためには画像診断を欠かすことができない．生命予後の予測のためにはできるだけ正確な病期診断は必須であり，画像診断の意義は大きい．

■ 文献

1) 日本透析医学会統計調査委員会：わが国の慢性透析療法の現況（2016年12月31日現在）．2017 http://docs.jsdt.or.jp/overview/
2) 日本透析医学会統計調査委員会，同小委員会：わが国の慢性透析療法の現況（2001年12月31日現在）．透析会誌 2003；36：1-31
3) Chandhoke PS, Torrence RJ, Clayman RV, et al：Acquired cystic disease of the kidney：a management dilemma. J Urol 1992；147：969-974
4) Dunnill MS, Millard PR, Oliver D：Acquired cystic disease of the kidneys：a hazard of long-term intermittent maintenance haemodialysis. J Clin Pathol 1997；30：868-877
5) Truong LD, Krishnan B, Cao JT, et al：Renal neoplasm in acquired cystic kidney disease. Am J Kidney Dis 1995；26：1-12
6) Gulanikar AC, Daily PP, Kilambi NK, et al：Prospective pretransplant ultrasound screening in 206 patients for acquired renal cysts and renal cell carcinoma. Transplantation 1998；66：1669-1672
7) Denton MD, Magee CC, Ovuworie C, et al：Prevalence of renal cell carcinoma in patients with ESRD pre-transplantation：a pathologic analysis. Kidney Int 2001；61：2201-2209
8) Ishikawa I, Kovacs G：High incidence of papillary renal cell tumors in patients on chronic haemodialysis. Histopathology 1993；22：135-139
9) Takabayashi S, Hidai H, Chiba T, et al：Renal cell carcinoma in acquired cystic kidney disease：volume growth rate determined by helical computed tomography. Am J Kidney Dis 2000；36：759-766
10) Kovacs G：High frequency of papillary renal-cell tumours in end-stage kidneys—is there a molecular genetic explanation？ Nephrol Dial Transplant 1995；10：593-596
11) Nadasdy T, Laszik Z, Blick RE, et al：Tubular atrophy in the end stage kidney：a lectin and immunohistochemical study. Hum Pathol 1994；25：22-28
12) Amit KD, Meer M, Sandeep G, et al：Heat shock protein（HSP）expression and proliferation of tubular cells in end stage renal disease with and without haemodialysis. Nephrol Dial Transplant 1998；13：99-105

（武藤　智）

[腫瘍マーカー]

1 CEA（癌胎児性抗原）

基準値　腎機能正常者　5.0 ng/mL 以下
　　　　　透析患者　　　腎機能正常者の 2 倍以下

検査目的　下記の癌に対する補助診断や治療効果判定

異常値を示した場合の鑑別
- **基準値以上**
  - ・悪性腫瘍：結腸癌，直腸癌，転移性肝癌，胆道癌，膵癌，肺癌（腺癌），食道癌，胃癌，甲状腺髄様癌，乳癌，子宮癌，卵巣癌
  - ・良性疾患：肝炎，肝硬変症，閉塞性黄疸，膵炎，潰瘍性大腸炎，胃潰瘍，糖尿病，膠原病，慢性肺疾患，甲状腺機能低下症
  - ・その他：加齢，喫煙

測定法　・EIA 法，IRMA 法，RIA 法，LPIA 法，ECLIA 法

保険適用　・あり（適用疾患：胃癌，乳癌，肺癌，その他の消化器癌，膵癌，胆管癌）

病態生理

　CEA（carcinoembryonic antigen；癌胎児性抗原）は消化器癌を中心として陽性になる分子量約 180,000 の腫瘍マーカーである．腎機能正常者においては，10 ng/mL 以上の場合は，消化器癌をはじめとした上記の悪性腫瘍を検査し，癌が発見できないときには1〜2カ月後に再検査を行い，測定値の上昇を検討することが提案されている[1]．また，正常値〜10 ng/mL のときには癌だけでなく，良性疾患の除外も考慮する[1]．しかしながら，一般的に早期癌での陽性比率は低く，スクリーニングとして使用するには有用ではない[2]．

透析患者における読み方・意義

●CEA は，腎機能正常者と比較して，腎機能低下患者で高値を示すことが報告されている[3]．また，赤血球造血刺激因子製剤（erythropoiesis-stimulating agent；ESA）は胎児ヘモグロビンを増加させ

CEA を増加させる作用を有している．比較的少量のエリスロポエチン製剤（45 U/kg）を週 3 回 3 カ月投与しても，CEA が 5.8±1.1 から 43.2±3.9 ng/mL に上昇したという報告もある[4]ので，透析患者における CEA の値の解釈には注意が必要である．

■ 文 献

1) 渡辺直樹：癌胎児性抗原．櫻林郁之介，熊坂一成 監修：最新臨床検査項目辞典．2008，p.509，医歯薬出版，東京

2) 四枝龍佑，鶴屋和彦：腎不全と腫瘍マーカー．腎臓内科・泌尿器科　2015；1：102-106

3) 大平整爾，阿部憲司，長山　誠，他：慢性血液透析患者における各種腫瘍マーカー測定値の検討．透析会誌 1991；24：475-483

4) Bellizzi V, de Nicola L, Ames P, et al：Fetal proteins and chronic treatment with low-dose erythropoietin，J Lab Clin Med　1997；129：193-199

（松原　雄）

[腫瘍マーカー]

2 PSA（前立腺特異抗原）

基準値

腎機能正常者　4 ng/mL 以下
　　　　　　　遊離型/総 PSA 比（F/T 比）0.25 以上

透析患者　　　4 ng/mL 以下（腎機能正常者と同じ）
　　　　　　　遊離型/総 PSA 比（F/T 比）不明（遊離型 PSA が透析で除去されるため[3]）

検査目的　前立腺癌に対する補助診断・治療効果判定

異常値を示した場合の鑑別
● **基準値以上**
  ・悪性腫瘍：前立腺癌
  ・良性疾患：前立腺肥大，慢性前立腺炎
  ・その他：前立腺触診後，尿道操作後，前立腺生検後

測定法　・EIA 法，IRMA 法，RIA 法，LPIA 法，ECLIA 法

保険適用　・あり（適用疾患：前立腺癌，前立腺肥大症）

病態生理

　PSA（prostate specific antigen；前立腺特異抗原）は前立腺および尿道上皮で産生・分泌される分子量が約 34,000 の糖蛋白である．前立腺癌で上昇するが，前立腺肥大，慢性前立腺炎などでも上昇する．

透析患者における読み方・意義

●腎機能が低下している場合でも，PSA は健常人と同等でよいと考えられており，前立腺癌を有さない透析患者が，健常人の PSA 基準値を上回る頻度は 0.6% にすぎなかったという報告もある[1]．長期透析患者では尿量が低下していることが多く，排尿障害の自覚に乏しい．したがって，前立腺癌がより進行した状態で発見される可能性がある[2]．
● PSA は血清中で α1-アンチキモトリプシンと結合した分子量 90,000 の結合型と分子量 34,000 の遊離型で存在し，両者を合わせて総 PSA として測

定されている．前立腺癌では遊離型 PSA の比率が低下することがわかっているが，遊離型 PSA，もしくは遊離型/総 PSA 比が腎機能正常者と同様になるのはローフラックス膜を用いた透析の場合のみであり，ハイフラックス膜を使用した透析の場合は遊離型 PSA が透析により除去されてしまうため，その値は一定にならないと考えられている[3]．

■ 文 献

1）大平整爾，阿部憲司，長山　誠，他：慢性血液透析患者における各種腫瘍マーカー測定値の検討．透析会誌 1991；24：475-483
2）四枝龍佑，鶴屋和彦：腎不全と腫瘍マーカー．腎臓内科・泌尿器科　2015；1：102-106
3）Amiri FS：Serum tumor markers in chronic kidney disease：as clinical tool in diagnosis, treatment and prognosis of cancers. Ren Fail　2016；38：530-544

（松原　雄）

[腫瘍マーカー]

3 CA19-9

| 基準値 | 腎機能正常者　37 U/mL 以下
透析患者　　　76 U/mL 以下 |

| 検査目的 | 下記の癌に対する補助診断や治療効果判定 |

| 異常値を示した場合の鑑別 | ● 基準値以上
・悪性腫瘍：膵癌，胆嚢癌，胃癌，大腸癌，肺癌，乳癌，生殖器癌
・良性疾患：慢性膵炎，急性膵炎，胆管閉塞，慢性肝炎，肝硬変
・その他：糖尿病コントロール不良例，妊娠期間中 |

| 測定法 | ・EIA 法，IRMA 法，RIA 法，LPIA 法，ECLIA 法 |

| 保険適用 | ・あり〔適用疾患：消化器系悪性腫瘍（膵癌，胆嚢癌，胆管癌）〕 |

病態生理

　CA19-9（糖鎖抗原 19-9；carbohydrate antigen 19-9）は分子量 36,000 の糖鎖抗原である．膵癌をはじめとしてさまざまな癌で上昇するが，いずれの場合でも初期癌の陽性率は5%程度と高くはないので，癌のスクリーニングというよりも治療経過および再発のモニターとして有用と考えられる．また，冒頭表に示すとおり，急性膵炎や慢性膵炎などの良性疾患でも上昇する．とくに糖尿病のコントロール不良例で高値を示すことも知られている．

透析患者における読み方・意義

● CA19-9 の値は腎機能正常者と透析患者で有意差を認めない[1]．しかし，血液透析患者では偽陽性率が17%[2]と高いため基準値を2倍程度にしていることが報告されている[3]．
● 興味深いことに，常染色体多発性囊胞腎（ADPKD）に合併した肝囊胞でも陽性となり，囊胞感染を示した場合には基準値の数十倍となりう

ることが報告された[4]．これは診断の困難なADPKD の肝囊胞感染の診断に有用な可能性を示唆している．

■ 文　献

1) Cases A, Filella X, Molina R, et al：Tumor markers in chronic renal failure and hemodialysis patients. Nephron　1991；57：183-186
2) 大平整爾，阿部憲司，長山　誠，他：慢性血液透析患者における各種腫瘍マーカー測定値の検討．透析会誌 1991；24：475-483
3) Odagiri E, Jibiki K, Takeda M, et al：Effect of hemodialysis on the concentration of the seven tumor markers carcinoembryonic antigen, alpha-fetoprotein, squamous cell carcinoma-related antigen, neuron-specific enolase, CA 125, CA 19-9 and CA 15-3 in uremic patients. Am J Nephrol　1991；11：363-368
4) Jouret F, Lhommel R, Devuyst O, et al：Diagnosis of cyst infection in patients with autosomal dominant polycystic kidney disease：attributes and limitations of the current modalities. Nephrol Dial Transplant 2012；27：3746-3751

（松原　雄）

[腫瘍マーカー]

4 AFP（α-fetoprotein），PIVKA-Ⅱ

◆ AFP

| 基準値 | 腎機能正常者・透析患者ともに　10 ng/mL 以下
　　　　　　　　　　　　　　　L3 分画　10% 未満 |

| 検査目的 | 下記の疾患に対する補助診断や治療効果判定 |

異常値を示した場合の鑑別[1]

● 基準値以上
- 成人の肝疾患：肝細胞癌，慢性肝炎，肝硬変，急性肝炎，劇症肝炎の回復期
- 小児肝胆道系疾患：肝芽腫，乳児肝炎，先天性胆道閉鎖症
- 胚細胞腫瘍：卵黄嚢腫瘍，胎児性癌，充実性奇形腫
- 転移性肝癌：胃癌，膵臓癌，胆道癌，大腸癌，肺癌，腎癌
- 先天性代謝異常：チロシン血症，Ataxia telangiectasia，水頭症，ヘモクロマトーシス
- その他：妊娠（3 カ月以後），乳児（生後 250～300 日まで）

| 測定法 | ・EIA 法，IRMA 法，RIA 法，LPIA 法，ECLIA 法
・L3 分画の測定にはレクチン親和電気泳動/イムノブロットを用いる |

| 保険適用 | ・あり（適用疾患：原発性肝癌，転移性肝癌，胎児性癌，悪性奇形腫，肝硬変） |

◆ PIVKA-Ⅱ

| 基準値 | 腎機能正常者・透析患者ともに　基準範囲上限 28 mAU/mL，カットオフ値 40 mAU/mL |

| 検査目的 | 下記の疾患に対する補助診断や治療効果判定 |

異常値を示した場合の鑑別[5]

● 基準値以上
- 陽性：肝細胞癌
- 偽陽性：肝内胆汁うっ滞，肝硬変，肝外性閉塞性黄疸
- その他：ワーファリン，セフェム系抗生物質，抗結核薬

| 測定法 | ・EIA 法，IRMA 法，RIA 法，LPIA 法，ECLIA 法 |

| 保険適用 | ・あり（適用疾患：原発性肝癌，転移性肝癌，胎児性癌，悪性奇形腫，肝硬変） |

病態生理

● AFP

AFP（α-fetoprotein）は原発性肝癌や卵黄嚢腫瘍で陽性となる分子量約 70,000 の腫瘍マーカーであるが，冒頭表のとおりさまざまな疾患で上昇することが知られている．AFP のうち，レンズマメレクチンと結合のある ALP-L3 分画が肝細胞癌に特異性が高く，早期診断にも有用とされている[2]．

● PIVKA-Ⅱ

PIVKA（protein induced by vitamin K absence or antagonist）は，ビタミン K 欠乏またはビタミン K 拮抗薬の投与によって凝固活性をもたないまま血中に出現した血液凝固因子の総称であり，そのうち，第Ⅱ因子（プロトロンビン）を PIVKA-Ⅱという．

透析患者における読み方・意義

1）AFP

● AFP は腎機能正常者と透析患者の基準値は同等であると報告されている[3]が，CEA と同様，赤血球造血刺激因子製剤（erythropoiesis-stimulating agent；ESA）は胎児ヘモグロビンを増加させ AFP

を増加させる作用を有しているとされている．比較的少量のエリスロポエチン（45 U/kg）を週3回3カ月投与しても，AFP が 2.9±0.9 から 8.7±1.1 ng/mL に上昇したという報告もある[4]ので，透析患者における値の解釈には注意が必要である．

2）PIVKA-Ⅱ
●透析患者でも腎機能正常者と同等とするのが妥当であると報告されている[2]．

■ 文 献

1）辻 直樹，渡辺直樹：α-フェトプロテイン．櫻林郁之介，熊坂一成 監修：最新臨床検査項目辞典．510-511，医歯薬出版，東京，2008

2）四枝龍佑，鶴屋和彦：腎不全と腫瘍マーカー．腎臓内科・泌尿器科 2015；1：102-106

3）Odagiri E, Jibiki K, Takeda M, et al：Effect of hemodialysis on the concentration of the seven tumor markers carcinoembryonic antigen, alpha-fetoprotein, squamous cell carcinoma-related antigen, neuron-specific enolase, CA 125, CA 19-9 and CA 15-3 in uremic patients. Am J Nephrol 1991；11：363-368

4）Bellizzi V, de Nicola L, Ames P, et al：Fetal proteins and chronic treatment with low-dose erythropoietin. J Lab Clin Med 1997；129：193-199

5）前川真人：PIVKA-Ⅱ．櫻林郁之介，熊坂一成 監修：最新臨床検査項目辞典．512-513，医歯薬出版，東京，2008

（松原 雄）

[腫瘍マーカー]

5 CA125

基準値	腎機能正常者・透析患者ともに 35 U/mL 以下（閉経後 10～15 U/mL 以下）
検査目的	おもに卵巣癌，子宮内膜症の補助診断・治療効果判定，腹膜透析患者の腹膜機能の評価など

異常値を示した場合の鑑別

● 基準値以上
- 悪性疾患：卵巣癌（とくに粘液性嚢胞腺癌），子宮体癌，子宮頸癌，肝癌，胆道癌，膵癌，胃癌，結腸癌，肺癌，癌の腹膜転移
- 良性疾患：子宮内膜症，良性卵巣腫瘍，妊娠初期上昇（12 週まで），月経期，産褥期，腹膜炎，胸膜炎，肝硬変

測定法	・CLEIA 法，CLIA 法
保険適用	・あり〔適用疾患：卵巣癌，子宮内膜症（CA602 と併せて測定した場合には，主たるもののみ算定する）〕

病態生理

　carbohydrate antigen 125（CA125）は，ヒト卵巣漿液性腺癌の腹水細胞培養系を用いて作製されたモノクローナル抗体 OC125 により認識される分子量約 11 万の糖鎖抗原である．血液中では分子量 200～2,000 kD の大きな糖蛋白質で，上皮性卵巣癌患者血清中には高頻度，かつ高濃度に存在することから，おもに卵巣癌の腫瘍マーカーとして使用される．

透析患者における読み方・意義

●保存期腎不全：eGFR と CA125 に相関はなく，同群から算出された基準値は腎機能正常者と変わらない[1]．
●透析患者：腎機能正常者と基準値は変わらない[2,3]．
●腹膜透析（PD）：CA125 は腹膜中皮細胞から分泌され PD 排液中に検出される．PD 排液中の CA125 は腹膜中皮細胞量を反映するとされ，腹膜機能の評価，被嚢性腹膜硬化症のリスク予測，腹膜透析液の生体適合性評価などに利用されている[4]．PD 排液中 CA125 濃度は患者間での差異が大きく採取条件による変動もあるため，同一患者における中皮細胞に関連した病態の経過観察に使用されるべきである[5]．

■ 文 献

1) Mikkelsen G, Åsberg A, Hultström ME, et al：Reference limits for chromogranin A, CYFRA 21-1, CA 125, CA 19-9 and carcinoembryonic antigen in patients with chronic kidney disease. Int J Biol Markers　2017；32：e461-e466
2) Odagiri E, Jibiki K, Takeda M, et al：Effect of hemodialysis on the concentration of the seven tumor markers carcinoembryonic antigen, alpha-fetoprotein, squamous cell carcinoma-related antigen, neuron-specific enolase, CA 125, CA 19-9 and CA 15-3 in uremic patients. Am J Nephrol　1991；11：363-368
3) 大平整爾, 阿部憲司, 長山　誠, 他：慢性血液透析患者における各種腫瘍マーカー測定値の検討. 透析会誌 1991；24：475-483
4) Ditsawanon P, Supasyndh O, Aramwit P：Dialysate cancer antigen 125 in long-term peritoneal dialysis patients. Clin Exp Nephrol　2014；18：10-15
5) 岡田知也, 中尾俊之, 松本　博, 他：腹膜透析患者における排液 cancer antigen 125（CA125）の縦断的検討. 透析会誌　2003；36：1545-1552

（川崎真生子，小向大輔，宇田　晋）

第7章 画像診断・腫瘍マーカー・感染症，その他 ［腫瘍マーカー］

［腫瘍マーカー］

6 SCC抗原（扁平上皮癌関連抗原）

基準値	腎機能正常者	1.5 ng/mL 以下（CLIA法：健常者の95.6パーセンタイル値）
		2.5 ng/mL 以下（ECLIA法：健常者の95パーセンタイル値）
	透析患者	腎機能正常者より高値を示す〔透析患者で6.5 ng/mL 未満[1]〕

検査目的	扁平上皮癌に対する補助診断・治療効果判定・治療後モニタリング

異常値を示した場合の鑑別	● 基準値以上
	・扁平上皮癌（子宮頸癌，膣癌，外陰癌，皮膚癌，肺癌，食道癌，頭頸部癌，肛門癌，膀胱移行上皮癌など）
	・非癌皮膚炎症疾患（乾癬，天疱瘡，アトピー性皮膚炎など）
	・非癌呼吸器炎症疾患（気管支炎，気管支喘息，肺炎，サルコイドーシス，結核など）
	・腎疾患（保存期，透析期腎不全）
	・肝硬変
	・唾液，ふけ，皮膚表皮，毛髪，爪などの混入

測定法	・CLIA法，ECLIA法

保険適用	・あり（適用疾患：子宮頸癌，肺癌，食道癌，扁平上皮癌一般）

病態生理

扁平上皮癌関連抗原（squamous cell carcinoma related antigen；SCC抗原）は子宮頸部扁平上皮癌の肝転移巣から精製された分子量約45kDの蛋白質であり，扁平上皮癌の血清腫瘍マーカーとして汎用されている．とくに腫瘍の外科的切除後の変動は，治療効果判定に用いられており，これはSCC抗原の血中半減期が1～2日と短い性質に基づく．一方，初期段階での陽性率が低いことからスクリーニングとしての測定には適さない．扁平上皮癌以外にも腎機能低下例や乾癬，天疱瘡などの皮膚疾患，炎症性呼吸器疾患でも上昇するためこのような疾患が存在する際の解釈には注意を要する．

透析患者における読み方・意義

●扁平上皮癌が存在しなくても腎機能低下とともにSCC抗原濃度は上昇することが知られているが，血液透析患者の場合9割以上（99[1]，95.1[2]，94[3]％）で偽陽性を示すとの報告がある．

●透析患者の透析前平均血清SCC抗原濃度は3.2～3.8 ng/mLの範囲との報告が多い〔3.40±1.28（SD）ng/mL[1]，3.8±0.1（SE）ng/mL[2]，3.2±1.5（SD）ng/mL[3]〕．カットオフ値については6.5 ng/mLが適切との提言がある[1]．

●一般にHD前後の腫瘍マーカー濃度は血液濃縮に伴い後に上昇するといわれているが，セルロース膜使用前後における血清SCC抗原濃度の変化率（6.6±22.3（SD）％）と，合成高分子膜の変化率（−8.7±8.3（SD）％）間に有意差（p＜0.0001）を認めたとの報告[3]もあり，膜の特性がSCC抗原濃度に影響を及ぼしている可能性がある．

■文献

1) 大平整爾，阿部憲司，長山　誠，他：慢性血液透析患者における各種腫瘍マーカー測定値の検討．透析会誌 1991；24：475-483

2) Odagiri E, Jibiki K, Takeda M, et al：Effect of hemodialysis on the concentration of the seven tumor markers carcinoembryonic antigen, alpha-fetoprotein, squamous cell carcinoma-related antigen, neuron-specific enolase, CA 125, CA 19-9 and CA 15-3 in uremic patients. Am J Nephrol　1991；11：363-368

3) Kashiwabara K, Nakamura H, Yagyu H, et al：Changes in squamous cell carcinoma-related antigen levels before and after hemodialysis in relation to the model of dialyzer employed. Intern Med　2000；39：291-295

（鈴木健志，宇田　晋）

[腫瘍マーカー]

7 CYFRA 21-1

| 基準値 | 腎機能正常者　3.5 ng/mL 以下
透析患者　　　腎機能正常者より高値を示す |

| 検査目的 | 肺癌に対する補助診断・治療効果判定・治療後モニタリング |

| 異常値を示した場合の鑑別 | **腎機能正常者**
● 基準値以上
・悪性疾患：肺扁平上皮癌，肺腺癌，肺大細胞癌，肺小細胞癌，子宮頸癌，卵巣癌，乳癌，食道癌，胃癌，大腸癌など
・良性疾患：肺結核，肺膿瘍，間質性肺炎，気管支拡張症など |

| 測定法 | ・ECLIA 法，CLEIA 法，CLIA 法 |

| 保険適用 | ・あり（適用疾患：肺癌） |

病態生理

　サイトケラチンは上皮細胞の細胞骨格を形成する中間径フィラメント蛋白の一つで，そのうちの分子量約 4 万のサイトケラチン 19 フラグメント（cytokeratin 19 fragment；CYFRA 21-1）は腫瘍細胞内プロテアーゼ作用に基づくサイトケラチンの分解により可溶化して血中に遊離する．CYFRA 21-1 は偽陽性が少ないマーカーとして知られているが腎機能低下に伴い血中濃度が上昇するため腎機能低下者における測定値の解釈には注意を要する．

透析患者における読み方・意義

● 文献[1]~[3]に示されるように腎機能低下に伴ってCYFRA 21-1 濃度は上昇する．

1）透析患者
● カットオフ値を 3.5 ng/mL とした場合，血液透析（HD）患者（n＝30）および腹膜透析（CAPD）患者（n＝42）のそれぞれ 57%（平均 4.07±1.56 ng/mL），73%（平均 4.87±1.56 ng/mL）でカットオフ値以上．血清クレアチニン（Cr）値や年齢，性や透析時間とは相関なし[1]．
● HD 患者（n＝37），クレアチニンクリアランス（CCr）50≧mL/min の群（n＝133）の各々の中央値は 5.86 ng/mL（95% CI 4.67~7.37），2.75 ng/mL（95% CI 2.51~3.21）で有意差（p＜0.017）あり[2]．

2）保存期
● 保存期では血清 Cr 値と CYFRA 21-1 濃度には正の相関関係あり[1]．
● CCr≦25 mL/min（n＝90），CCr 25.1~49.9 mL/min（n＝29），CCr 50≧mL/min（n＝113）群の中央値は各々 4.69 ng/mL（95% CI 4.19~5.43），3.71 ng/mL（95% CI 3.16~4.13），2.75 ng/mL（95% CI 2.51~3.21）であり，有意に腎機能低下とともに濃度は上昇[2]．
● eGFR 60≧mL/min/1.73 m² の 90，95 percentile 値は各々 1.9 ng/mL（95% CI 1.7~2.1），2.1 ng/mL（95% CI 1.8~2.4）であるのに対し，推算糸球体濾過量（eGFR）60＜mL/min/1.73 m² の 90，95 percentile 値は各々 3.9 ng/mL（95% CI 3.4~4.4），4.4 ng/mL（95% CI 3.8~5.0）[3]とされる．

■ 文 献

1) Nakahama H, Tanaka Y, Fujita Y, et al：CYFRA21-1 and ProGRP, tumor markers of lung cancer, are elevated in chronic renal failure patients. Respirology 1998；3：207-210
2) Xiaofang Y, Yue Z, Xialian X, et al：Serum tumor markers in patients with chronic kidney disease. Scand J Clin Lab Invest 2007；67：661-667
3) Mikkelsen G, Åsberg A, Hultström ME, et al：Reference limits for chromogranin A, CYFRA 21-1, CA125, CA19-9 and carcinoembryonic antigen in patients with chronic kidney disease. Int J Biol Markers 2017；32：e461-e466

（吉田輝龍，宇田　晋）

[腫瘍マーカー]

8 NSE, ProGRP

◆ NSE（neuron specific enolase；神経特異エノラーゼ）

基準値
腎機能正常者　ECLIA 法：16.3 ng/mL 以下（RIA 法：10.0 ng/mL 以下）
透析患者　　　腎機能正常者より高値
　　ECLIA 法：
　　　1）透析患者（n＝37）中央値 14.6（95％CI：12.3〜17.6）ng/mL[1]
　　　　　保存期腎不全患者（n＝39）中央値 13.7（95％CI：12.9〜14.4）ng/mL[1]
　　　　　保存期腎不全患者（n＝539）9.23（25th, 75th percentile：7.42, 11.77）ng/mL[2]
　　RIA 法：
　　　2）透析患者（n＝144）透析前：平均値（±SE）8.0±0.4 ng/mL
　　　　　　　　　　　　　　透析後：平均値（±SE）10.5±0.4 ng/mL[3]

検査目的
肺小細胞癌，褐色細胞腫，神経芽細胞種に対する補助診断・治療効果判定

異常値を示した場合の鑑別
● 基準値以上
・神経内分泌腫瘍（インスリノーマなど）　・神経芽細胞腫　　・脳血管障害
・甲状腺髄様癌　　　　　　　　　　　　　・肺小細胞癌　　　・脳炎
・褐色細胞腫　　　　　　　　　　　　　　・腎癌　　　　　　・溶血（血球からの逸脱）

測定法
・ECLIA 法（RIA 法）

保険適用
・あり（適用疾患：肺小細胞癌，神経芽細胞腫，褐色細胞腫）
・ProGRP と併せて実施した場合には，主たるもののみ算定する

◆ ProGRP（Pro-gastrin-releasing peptide；ガストリン放出ペプチド前駆体）

基準値
腎機能正常者　血漿：81 pg/mL 未満
　　　　　　　血清：46 pg/mL 未満
透析患者　腎機能正常者より高値
　1）血液透析患者（血清）：透析前平均値（±SD）92.8±48.9 pg/mL（n＝73）
　　　　　　　　　　　　　　透析後平均値（±SD）69.0±43.1 pg/mL（n＝73）[4]
　2）血液透析患者（検体不明）：透析前平均値 247 pg/mL（n＝52）
　　　　　　　　　　　　　　　　透析後平均値 159 pg/mL（n＝42）
　　　　　　　　　　　　　　　　HDF または HF 後平均値 83 pg/mL（n＝6）[5]

検査目的
肺小細胞癌，神経内分泌腫瘍に対する補助診断・治療効果判定

異常値を示した場合の鑑別
● 基準値以上
・肺小細胞癌
・腎機能低下

測定法
・CLEIA 法，CLIA 法

保険適用
・あり（適用疾患：肺小細胞癌）
・NSE と併せて実施した場合には，主たるもののみ算定する

病態生理

● NSE

神経特異エノラーゼ（neuron specific enolase；NSE）は解糖系酵素であるエノラーゼのアイソザイムである．エノラーゼはα，β，γの3種類のサブユニットからなる二量体構造を有し，$\alpha\alpha$，$\beta\beta$，$\gamma\gamma$，$\alpha\beta$，$\alpha\gamma$の五つのアイソザイムがあるが，なかでも$\gamma\gamma$および$\alpha\gamma$型エノラーゼは神経細胞および軸索突起に特異的に存在し，NSEと呼ばれる．赤血球膜にもNSEは存在するため溶血でも上昇することから検体は溶血をしないように速やかに血清分離する必要がある．腎機能低下に伴って血中濃度は上昇し，透析前後で血中濃度が上昇するとの報告があるのでその評価には注意が必要である．

● ProGRP

ガストリン放出ペプチド（gastrin-releasing peptide；GRP）は27個のアミノ酸から構成される分泌型神経ペプチドであるが，GRPの血中濃度は低くかつ半減期が約2分と不安定であることから，GRPに比し血中で安定なGRP前駆体（proGRP）の31～98番目のポリペプチドに対する測定技術が確立し腫瘍マーカーとして用いられている．ProGRPは腎排泄性であり腎機能低下に伴って血中濃度は上昇する．

透析患者における読み方・意義

1）NSE

● 保存期腎不全患者では基準値以下ながらNSEは上昇する[1),2)]．透析前後では濃縮による濃度上昇を示し[3)]，溶血や血球破壊による上昇にも注意を要する．

2）ProGRP

● ProGRPは血液透析前後の濃度低下が報告されており[4)]，とくにHF，HDFなどの血液濾過により低下が顕著となる[5)]．なお血清検体の場合，遠心分離までの保存状態や分離後の冷蔵，室温保存により濃度低下をきたすため，近頃ではその影響の少ない血漿検体で測定されることが多い．

■ 文 献

1) Xiaofang Y, Yue Z, Xialian X, et al：Serum tumour markers in patients with chronic kidney disease. Scand J Clin Lab Invest 2007；67：661-667
2) Tong H, Dong Z, Wen X, et al：Impact of chronic kidney disease on serum tumor markers concentrations. Chin Med J 2013；126：274-279
3) Odagiri E, Jibiki K, Takeda M, et al：Effect of hemodialysis on the concentration of the seven tumor markers carcinoembryonic antigen, alpha-fetoprotein, squamous cell carcinoma-related antigen, neuron-specific enolase, CA125, CA19-9 and CA15-3 in uremic patients. Am J Nephrol 1991；11：363-368
4) Nomura F, Koyama A, Ishijima M, et al：Serum levels of five tumor markers for lung cancer in patients with chronic renal failure. Oncol Rep 1998；5：389-392
5) 友 雅司：透析患者における腫瘍マーカー――その診断的意義と課題．臨牀透析 2005；21：419-424

（小向大輔，宇田 晋）

[腫瘍マーカー]

9 SLX

基準値	腎機能正常者　38.0 U/mL 以下
	透析患者　　　38.0 U/mL 以下[2] もしくは 45.0 U/mL 以下[3]

検査目的	肺癌，卵巣癌，膵癌に対する補助診断・治療効果判定

異常値を示した場合の鑑別	腎機能正常者・透析患者ともに ● 基準値以上 ・悪性腫瘍（各種腺癌の marker）：肺癌（とくに肺腺癌），膵癌，胆管癌，大腸癌，乳癌，卵巣癌 ・良性疾患：肺線維症，気管支拡張症，肺結核，びまん性汎細気管支炎，肝硬変，膵炎，卵巣炎 ・白血球の破壊，唾液の混入

測定法	・RIA 固相法（IRMA 法）

保険適用	・あり（適用疾患：肺癌，卵巣癌，膵癌）

病態生理

SLX（sialyl Lewis x 抗原）は，癌胎児性糖鎖抗原である SSEA-1 抗原群（stage specific embryonic antigen-1）の修飾型の一つであり，肺癌をはじめとする各種腺癌患者血清中で高値を示す腫瘍マーカーである．血清 SLX は非癌疾患での偽陽性率が低く，癌特異性が比較的高い．良性疾患では肺線維症，気管支拡張症，肺結核，びまん性汎細気管支炎および非代償期の肝硬変で偽陽性となることがあり注意が必要である．

透析患者における読み方・意義

●健常人における測定値の平均値＋2 SD 値である 38 U/mL がカットオフ値として用いられている．高齢者・女性でわずかに高値となるが，性差，年齢差，血液型，喫煙や耐糖能異常などの影響はほとんどみられない[1]．

●慢性糸球体腎炎を原疾患とする血液透析患者 14 例における血清 SLX 値と陽性率の検討では，1 例（7%）にしか偽陽性は認められず，偽陽性例においても健常人における基準値をわずかに超える値であったことから，SLX 値は腎機能の影響を

受けないとの報告がある[2]．一方，血液透析患者 173 例の検討では，37%が基準値を逸脱したことから透析患者での SLX 値の基準値として 45 U/mL 未満が妥当であるという報告もある[3]．また，酵素法による測定での報告では基準値からの逸脱は 4%と低率であったという学会報告もある[4]．

●以上のように腎不全患者における SLX のデータは少なく，今後さらなる検討が必要であろう．

■ 文　献

1) 井村裕夫，遠藤治郎，大倉久直，他：新しい腫瘍マーカー「シアリル SSEA-1 抗原」の測定の基礎的検討ならびに臨床的有用性（1）正常値および測定条件の基礎的検討．癌と化学療法　1987；14：1315-1321

2) 河上浩康，澤武紀雄，竹森康弘，他：各種消化器癌における血清 SLX（sialyl SSEA-1）測定の臨床的有用性．日消誌　1989；86：1141-1148

3) 大平整爾，阿部憲司，長山　誠，他：慢性血液透析患者における各種腫瘍マーカー測定値の検討．透析会誌　1991；24：475-483

4) 小野山攻，鉄谷多美子，安永幸二郎：透析患者の Tumor Marker について．透析会誌　1987；20：810-811

（加藤亜唯，宇田　晋）

[腫瘍マーカー]

10 CA15-3

基準値	腎機能正常者・透析患者ともに 25 U/mL 以下（CLEIA 法） 31.3 U/mL 以下（CLIA 法）
検査目的	再発乳癌の補助診断，進行再発乳癌のモニタリング

異常値を示した場合の鑑別

腎機能正常者・透析患者ともに
● 基準値以上
- 進行した乳癌
- 乳癌以外の癌（とくに卵巣，子宮，膵，肺）
- 転移性乳癌
- 肝硬変
- 再発性乳癌

測定法	・CLEIA 法，CLIA 法，EIA 法
保険適用	・あり〔適用疾患：乳癌（シアリル Le^{X}抗原；CSLEX と併せて測定した場合は，主たるもののみ算定する）〕

病態生理

　CA15-3（carbohydrate antigen 15-3）は，ヒト乳脂肪球膜を免疫原とするモノクローナル抗体115D8 と，ヒト乳癌肝転移細胞の膜成分に対するモノクローナル抗体DF3の2種類の異なるモノクローナル抗体により認識される糖鎖抗原である．115D8 は癌に対する感度が高く，DF3 は乳癌に対する特異性が高いというそれぞれの特長から乳癌に対する腫瘍マーカーとして用いられているが，乳癌の早期診断には適さず，さらに卵巣癌でも高値をとる場合がある．

透析患者における読み方・意義

1）透析患者
●乳癌などを有さない透析患者において，透析前での血清糖鎖抗原 15-3；CA15-3（carbohydrate antigen 15-3）濃度は 9.9±0.3（SE）U/mL でカットオフ値を 20 U/mL とした場合の偽陽性率が3.5%，さらに透析後に 12.6±0.5（SE）U/mL（偽陽性率 7.9%）と有意に（p＜0.0001）濃度上昇を認めたとの報告がある[1]．また 21.8±3.8（SE）U/mL で偽陽性率が 3％であったとするものや[2]，透析前後で 13.06（10.05〜17.48）ng/mL から 14.58（11.72〜19.35）ng/mL に有意な血中濃度の上昇を認めたとの報告がある[3]．

2）保存期腎不全患者
●平均血清クレアチニン（Cr）4.6±3 mg/dL（1.4〜10.5 mg/dL）の保存期腎不全患者の血清 CA15-3濃度は 23±4.3（SE）U/mL であり，偽陽性率は7%であったとの報告がある[2]．またクレアチニンクリアランス（CCr）≦25 mL/min，CCr 25.1〜49.9 mL/min，50≧mL/minである保存期腎不全各群の血清 CA15-3 濃度中央値は各々 9.86（95%CI 8.60〜11.4）U/mL，12.1（95%CI 9.40〜13.0）U/mL，11.0（95%CI 10.1〜11.4）U/mL であり，各々の群間に有意差は認められなかったとされる[4]．

■ 文 献

1) Odagiri E, Jibiki K, Takeda M, et al：Effect of hemodialysis on the concentration of the seven tumor markers carcinoembryonic antigen, alfa-fetoprotein, squamous cell carcinoma-related antigen, neuron-specific enolase, CA125, CA19-9 and CA15-3 in uremic patients. Am J Nephrol 1991；11：363-368

2) Cases A, Filella X, Morina R, et al：Tumor markers in chronic renal failure and hemodialysis patients. Nephron 1991；57：183-186

3) Maoujoud O, El Machtani S, Asseraji M, et al：Serum tumor markers in hemodialysis patients. Int J Artif Organs 2014；37：126-132

4) Xiaofang Y, Yue Z, Xialian X, et al：Serum tumour markers in patients with chronic kidney disease. Scand J Clin Lab Invest 2007；67：661-667

（柏葉　裕，宇田　晋）

370 第7章 画像診断・腫瘍マーカー・感染症，その他 ［感染症］

［感染症］

1 B型肝炎ウイルス（HBV） ★★★

◆ HBs 抗原，HBs 抗体，HBc 抗体

基準値 腎機能正常者・透析患者ともに

HBs 抗原	陰性
HBs 抗体	陰性
HBc 抗体	陰性

検査目的 患者のB型肝炎感染状態の把握，施設での新規感染の有無の把握や感染対策を行うため

異常値を示した場合の鑑別

● 陽性

HBs 抗原 陽性はHBVのキャリアであり，肝臓内科を紹介して抗ウイルス療法を検討する．ガイドライン[1]に則った透析室での感染対策を行う．

HBs 抗体 HBs抗体はHBs抗原に対する中和抗体としてHBVに対する感染防御機能をもっている．HBs抗体が陽性であることは過去にHBV感染の既往があるか，またはHBワクチン接種を受けたことを示す．

HBc 抗体 HBc抗体が陽性であることは，過去にHBV感染したことがあるか，現在もHBVに感染しているかのどちらかである．HBs抗原陰性でHBc抗体陽性の場合は，HBs抗体の有無にかかわらずHBVの既往感染であることを示す．

測定法 ・CLIA法，CLEIA法，ECLIA法，EIA法，BLEIA法

保険適用 ・あり（包：HBs抗原，HBs抗体）

◆ HBV DNA リアルタイム PCR

基準値 腎機能正常者・透析患者ともに　陰性

検査目的 ウイルス血症の有無を確認して，患者の治療や施設での感染対策を行うため

異常値を示した場合の鑑別

● 陽性

・陽性はHBVのキャリアであり，肝臓内科を紹介して抗ウイルス療法を検討する．
・ガイドライン[1]に則った透析室での感染対策を行う．

測定法 ・リアルタイムPCR法

保険適用 ・あり

病態生理

わが国における一般人口のB型肝炎ウイルス（hepatitis B virus；HBV）の感染率は約1％と推定されている．HBVに出産時ないし乳幼児期において感染すると，9割以上の症例は持続感染に移行する．そのうち約9割は若年期にセロコンバージョンを起こして非活動性キャリアとなり，ほとんどの症例で病態は安定化する．しかし，残りの約1割では，ウイルスの活動性が持続して慢性肝炎の状態が続き，年率約2％で肝硬変へ移行し，肝細胞癌に進展する．

HBVは，1964年にオーストラリア抗原（後のHBs抗原）が同定され，1979年にはウイルス粒子からHBVゲノムがクローニング，ウイルス遺伝子（HBV DNA）の測定が可能となった．わが国では，1972年に日本赤十字社の血液センターにおけるHBs抗原のスクリーニング検査が開始された．さらに，1986年に開始された母子感染防止事業に基づく出生児に対するワクチンおよび免疫グ

1. B型肝炎ウイルス ● 371

表　HBV 関連検査の読み方

	感染なし	持続感染	既往感染	既往感染	ワクチン
HBs 抗原	−	+	−	−	−
HBs 抗体	−	−	+	−	+
HBc 抗体	−	+	+	+	−

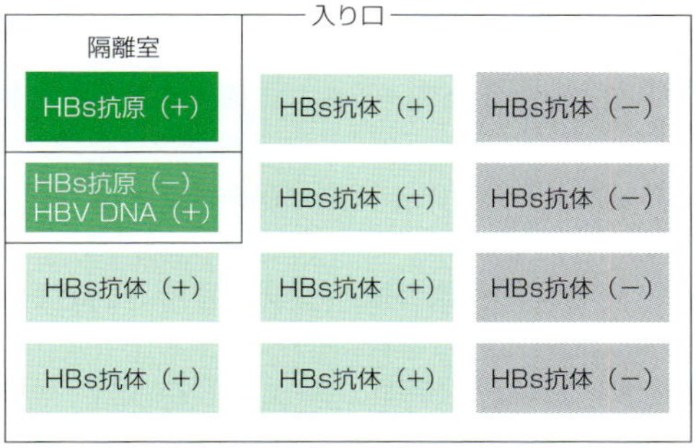

図1　HBV 感染透析患者のベッド配置
ガイドライン四訂版[1]では，隔離に HBs 抗原陽性者以外に HBV DNA 陽性者が追加されている．

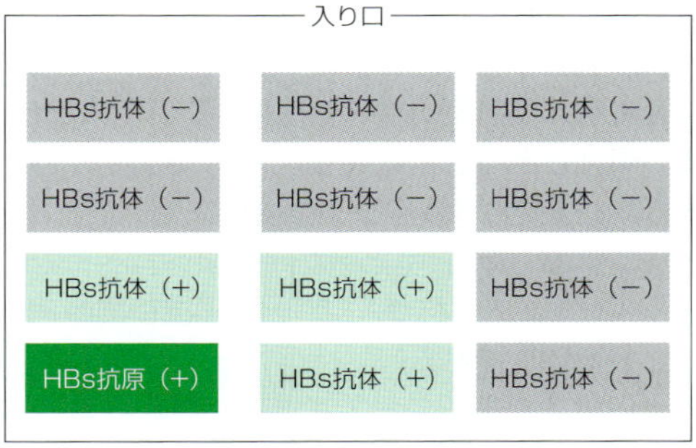

図2　隔離透析が不可能な場合の HBV 感染透析患者のベッド配置
中和抗体である HBs 抗体陽性者を感染者と非感染者の間に配置する．

ロブリン投与により，垂直感染による新たな HBV キャリア成立が阻止され，若年者における HBs 抗原陽性率は著しく減少した．しかし，一方で性交渉に伴う水平感染による B 型急性肝炎の発症数は減少せず，近年では，肝炎が遷延し慢性化しやすいタイプの HBV 感染が増加傾向にある[2]．

HBV 感染後に既往感染となった場合でも，生涯にわたり HBV は体内に存在する（血中に存在しなくても）．HBs 抗原陰性・HBs 抗体陽性の既往感染に至ると HBV は血中から排除されるが，肝細胞内に残存することが明らかとなっている．肝細胞内に HBV 完全閉環二本鎖 DNA（covalently closed circular DNA；cccDNA）となり組み込まれる．この既往感染者に対して，強力な免疫抑制や化学療法を行う際に，HBV DNA 陽転化（HBV 再活性）が起こり重症化しやすいことが知られており，「*de novo* B 型肝炎」と称される．HBV に一度感染すると体内から排除することは困難であるため，HB ワクチン接種による感染予防が重要である．

HBV への感染は日常生活でも起こりうることから，リスク症例以外でも HB ワクチンの接種を行うべきだという考えから，国民全員がワクチンを受ける方法を「ユニバーサルワクチネーション」と呼ぶ．日本では 2016 年 10 月 1 日からユニバーサルワクチネーションが開始されており，0 歳児を対象とした定期接種が開始された．現在では，HB ワクチンは世界 180 カ国以上で国民全員が接種を受けるワクチン（ユニバーサルワクチン）になっている．この取り組みにより HBV 感染者の大幅な減少が期待される．

HBs 抗原陽性患者は，肝病態の評価や治療の適応を含め肝臓専門医へのコンサルトが必要である．以下に日本肝臓学会の B 型慢性肝炎に対する治療目標と治療対象を簡単に記載する[1]．HBV 持続感染者に対する抗ウイルス療法の治療目標は，肝炎の活動性と肝線維化進展の抑制による慢性肝不全の回避ならびに肝細胞癌発生の抑止，およびそれによる生命予後ならびに QOL の改善である．この治療目標を達成するためにもっとも有用なマーカーは HBs 抗原であり，抗ウイルス療法の長期目標は HBs 抗原消失である．B 型慢性肝炎の治療対象を選択するうえでもっとも重要な基準は，① 組織学的進展度，② ALT 値，③ HBV DNA 量の 3 項目であり，慢性肝炎の治療対象は，HBe 抗原の陽性・陰性にかかわらず，ALT 31 U/L 以上

かつ HBV DNA 4 log copies/mL 以上である.

透析患者における読み方・意義

1) 透析患者における HBV 関連検査の読み方（表）

●HBV キャリアの診断には HBs 抗原がもっとも重要であり，HBs 抗原陽性であれば現在 HBV に感染していることを示している.

●HBs 抗体は HBs 抗原に対する中和抗体として HBV に対する感染防御機能をもっている. HBs 抗体が陽性であることは過去に HBV 感染の既往があるか，または HB ワクチン接種を受けたことを示している. 既往感染者は HBc 抗体陽性であるが，HB ワクチン接種による HBs 抗体陽性者は HBc 抗体陰性である.

●HBc 抗体が陽性であることは，過去に HBV に感染したことがあるか，現在も HBV に感染しているかのどちらかである. HBs 抗原陰性で HBc 抗体陽性の場合は HBs 抗体の有無にかかわらず HBV の既往感染であることを示す.

●HBs 抗原陽性患者は HBV キャリアであるため，活動性の評価として HBe 抗原，HBe 抗体，HBV DNA 検査を施行する. HBe 抗原は HBV 増殖を反映するマーカーであり，陽性者では HBV の増殖が盛んである. HBe 抗体が陽性化し HBe 抗原が陰性にセロコンバージョンすると，ほとんどの場合はウイルス量が低下して肝炎が沈静化する. HBV DNA 量は病態の把握や予後予測，治療適応や治療効果判定に用いられる[1].

2) オカルト HBV

●非透析患者では強力な免疫抑制薬使用により HBV 再活性，「de novo B 型肝炎」が知られているが，透析患者では免疫抑制薬を使用していない場合でも，HBs 抗原陰性かつ HBs 抗体または HBc 抗体陽性の既往感染者のなかに，HBV DNA 陽性の HBV キャリアが存在することが報告されている（オカルト HBV）. したがって，既往感染者と考えられる HBc 抗体陽性の患者では，HBV DNA の検査を行い，陽性者には感染対策を行うことが推奨される[1].

3) 透析室での HB ワクチンと感染予防策[3]

●透析スタッフや患者を HBV から予防するためには HB ワクチン接種がきわめて重要である.

●2015 年の全国アンケート調査では，HBs 抗原陰性および HBs 抗体陰性の職員への HB ワクチン接種状況では，「全スタッフに施行している」が 63.5%，「施行していないスタッフがいる」が 27.4%，「施行していない」が 9.1%であった. ユニバーサルワクチネーションが導入されている状況で，HBV 感染のハイリスクである透析室スタッフに HB ワクチン未施行施設があることは問題である.

●一方，透析患者で HB ワクチン接種を勧めているかの調査では，「勧めている」が 37.8%と非常に低率であった. 実際に施行している率は，さらに低率と考えられる. HBV は室温で最低 7 日間は環境表面に存在することが可能である. 定期的な清掃や消毒が行われていない透析装置や透析関連物品がリザーバーとなり，透析スタッフの手指，透析関連物品から新規感染やアウトブレイクを引き起こす可能性がある. 透析室は HBV 感染のハイリスクな場所であり，透析患者においても HB ワクチンの施行が推奨される. また，HBV 感染患者は個室隔離透析，隔離が不可能な場合はベッド固定を行い（**図 1，2**），専用の透析装置や透析関連物品の使用を行うことが推奨される[1].

■ 文 献

1) 厚生労働科学研究費補助金エイズ対策研究事業：透析施設における標準的な透析操作と感染予防に関するガイドライン（四訂版）. 2015

2) 日本肝臓学会 肝炎診療ガイドライン作成委員会：B 型肝炎治療ガイドライン（第 3 版）. 2017 年 8 月

3) 菊地　勘, 秋葉　隆：透析施設における標準的な透析操作と感染予防に関するガイドライン改訂に伴う感染症対策の実態調査 — 透析施設における感染対策および感染患者数の現況に関するアンケート. 日透医誌 2017；32：477-488

（菊地　勘）

2. C型肝炎ウイルス ● 373

[感染症]

2 C型肝炎ウイルス（HCV） ★★★

◆ HCV抗体（第3世代）

基準値	腎機能正常者・透析患者ともに　陰性
検査目的	患者のC型肝炎感染状態の把握，施設での新規感染の有無の把握や感染対策を行うため

異常値を示した場合の鑑別	HCV抗体陽性の場合は，HCV RNAリアルタイムPCR検査を行う． ● **HCV RNA陽性** 　・HCVのキャリアであり，肝臓内科を紹介して抗ウイルス療法を検討する． 　・ガイドライン[1]に則った透析室での感染対策を行う． ● **HCV RNA陰性** 　・HCV既往感染または抗ウイルス療法後のSVR（sustained virological response；HCV RNA持続陰性化）

測定法	CLIA法，CLEIA法，ECLIA法，EIA法，BLEIA法
保険適用	・あり 包

◆ HCV RNAリアルタイムPCR

基準値	腎機能正常者・透析患者ともに　陰性
検査目的	ウイルス血症の有無を確認して，患者の治療や施設での感染対策を行うため

異常値を示した場合の鑑別	● **陽性** ・肝臓内科を紹介して抗ウイルス療法を検討する． ・ガイドライン[1]に則った透析室での感染対策を行う． ・群別血清診断（セロタイプまたはセログループと呼ばれる）を施行して治療薬剤を選択する． ・群別血清診断の結果はセロタイプ1またはセロタイプ2である．

測定法	・リアルタイムPCR法
保険適用	・あり

第7章 画像診断・腫瘍マーカー・感染症、その他 [感染症]

病態生理

　C型肝炎ウイルス（hepatitis C virus；HCV）は血液を介して感染する感染症である．感染から2〜14週間の潜伏期間を経て急性肝炎を起こすことがあるが，まれであり，その多くは感染しても自覚症状がない不顕性感染となる．HCVに感染後70〜80％の患者では，ウイルスが免疫で自然に排除されることなく持続感染者に移行する．この慢性肝炎に移行した患者が約20年の経過で肝硬変に移行して，肝硬変の患者では年率約7〜8％の頻度で肝癌が発症する．現在，日本の一般人口では，約130万人程度のHCV持続感染者がいると推定されている．

　治療法については，日本肝臓学会によって「C型肝炎治療ガイドライン」が作成されており[2]，C型肝炎に対する根本的な治療として，HCVを体内から排除する抗ウイルス療法が推奨されている．わが国では，2014年からインターフェロンを使用しない内服薬だけの治療「direct acting anti-virals（DAA）療法」が保険適用となり，現在では，抗ウイルス療法の主流となっている．また，セロタイプ1またはセロタイプ2のいずれにおいても，8〜12週の内服治療で95％以上の人が，HCVを体内から排除することが可能となっている．しかも，インターフェロンのような副作用が

表1 HCV 関連検査の読み方

	感染なし	持続感染	治療後	既往感染
HCV 抗体	−	+	+	+
HCV RNA	−	+	−	−

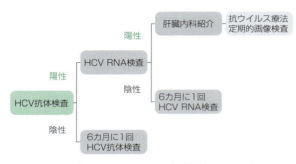

図1 透析患者における HCV 抗体検査から治療までの流れ
透析導入時，その後は6カ月に1回の定期的な HCV 抗体検査が推奨される．

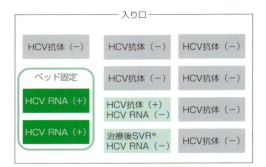

図2 HCV 感染透析患者のベッド配置
HCV の感染対策は，ガイドライン三訂版までは HCV 抗体陽性者を対象としていたが，四訂版[1]では HCV RNA 陽性者を対象としている．
*HCV RNA 持続陰性化（sustained virological response；SVR），治療により HCV が排除されること

表2 透析患者での抗ウイルス療法の治療選択

セロタイプ1	・エルバスビル＋グラゾプレビル 12 週 ・グレカプレビル/ピブレンタスビル 8 週（肝硬変症例 12 週）
セロタイプ2	・グレカプレビル/ピブレンタスビル 8 週（肝硬変症例 12 週）

ないことから，インターフェロンが使えなかった患者でも安全に治療ができるようになった．

透析患者における読み方・意義

● 2015 年の透析患者での HCV 抗体陽性率は 6.2％と報告されており，一般人口と比較して高率である[3]．HCV 抗体が陽性であるということは過去に HCV に感染したことがあるか，現在も HCV に感染しているかのどちらかである（表1）．とくに透析患者では，もともとトランスアミナーゼが低値であることから，HCV に感染した場合でもトランスアミナーゼが正常値範囲内であることが多く，HCV の新規感染を捉えにくい．このため「透析施設における標準的な透析操作と感染予防に関するガイドライン（四訂版）」[1]では，6カ月に1回の HCV 抗体検査が推奨されている（図1）．
● HCV 抗体陽性は既往感染を意味しており，現在の感染状態を評価するためには HCV RNA 検査を施行する必要がある．HCV RNA 検査が陽性の場合はキャリアと診断し，陰性の場合は既往感染と診断する．「透析施設における標準的な透析操作と感染予防に関するガイドライン（四訂版）」では，HCV RNA 陽性患者の感染対策が推奨されている[1]（図2）．

● HCV RNA 検査が陽性の場合は，DAA 療法を検討するために肝臓内科を紹介することが推奨される．セロタイプ検査は治療薬の選択を行う場合に施行する検査であり，透析患者での治療薬の選択は表2に記載する[2,4]．

■ 文 献
1) 厚生労働科学研究費補助金エイズ対策研究事業：透析施設における標準的な透析操作と感染予防に関するガイドライン（四訂版），2015
2) 日本肝臓学会肝炎診療ガイドライン作成委員会 編：C型肝炎治療ガイドライン（第6.1版），2018 年 3 月
3) 菊地 勘，秋葉 隆：透析施設における標準的な透析操作と感染予防に関するガイドライン改訂に伴う感染症対策の実態調査 ― 透析施設における感染対策および感染患者数の現況に関するアンケート．日透医誌 2017；32：477-488
4) Kikuchi K：Treatment of hepatitis C virus infection in dialysis patients. Contrib Nephrol 2018；196：119-122

（菊地 勘）

3. HIV, HTLV-1 ● 375

[感染症]

3 HIV，HTLV-1 ★★

◆ HIV 抗体検査

基準値 腎機能正常者・透析患者ともに　陰性（−）

検査目的 感染症（HIV）の有無

異常値を示した場合の鑑別
腎機能正常者・透析患者ともに偽陽性がありうる（本文参照）
・HIV 感染
・偽陽性（以下の病態では偽陽性となることもある）：妊娠（多胎妊娠），血液腫瘍（白血病，多発性骨髄腫），膠原病，原発性胆汁性肝硬変，原発性硬化性胆管炎，アルコール性肝炎，ワクチン接種（B 型肝炎，インフルエンザ），複数回の輸血，感染症（ヘルペスウイルスなど DNA ウイルス感染症，マラリア）

測定法
・HIV-1，2 抗体/HIV-1 抗原：抗体と抗原（HIV-1 p24 抗原）を同一サンプルで測定できる EIA 法，イムノクロマト法が主体
・ウエスタンブロット法：HIV 粒子の各構成成分に対する IgG 抗体を検討
・核酸増幅検査（RT-PCR 法）：HIV-1 RNA を検出

保険適用
・あり　保険上は条件が限定されている
・間質性肺炎など後天性免疫不全症候群の疾病と鑑別が難しい疾病が認められる場合や HIV の感染に関連しやすい性感染症が認められる場合，既往がある場合または疑われる場合で HIV 感染症を疑う場合は，本検査を算定できる．

◆ HTLV-1 抗体検査

基準値 腎機能正常者・透析患者ともに　陰性（−）

検査目的 感染症（HTLV-1）の有無

異常値を示した場合の鑑別
腎機能正常者・透析患者もまれに偽陽性や判定保留がありうる

測定法
・HTLV-1 抗体（一次検査）：PA 法，CLEIA 法，CLIA 法，ECLIA 法

保険適用
・あり〔HTLV-1 抗体（確認検査）：WB 法，LIA 法〕
・あり〔HTLV-1 プロウイルス検出法：PCR 法〕
・なし（確認検査の WB 法，LIA 法で判定保留となった妊婦のみ保険適用あり）

病態生理

● HIV

わが国では，いまだにレトロウイルスの一種である human immunodeficiency virus（HIV）による感染患者が増加しており，2017 年末には累計で HIV 感染者が約 29,000 人に達している[URL 1]．診断されていない潜在感染者も多数存在すると思われるため，HIV 感染症はある意味で身近な疾患（common disease）になった．HIV 感染患者数の増加，抗レトロウイルス療法（antiretroviral therapy；ART）の普及とそれに伴う腎障害，生命予後の改善，患者の高齢化，糖尿病や高血圧の合併などにより多くの HIV 感染患者が慢性腎臓病（chronic kidney disease；CKD）を合併するようになった．その結果，末期腎不全に陥り透析導入となる HIV 感染患者も増えており，その数は間違いなく 200〜300 人に達するものと考えられている[1),2)]．したがって，今後は市中のサテライトでも HIV 感染透析患者を受け入れざるをえなく

第7章

画像診断・腫瘍マーカー・感染症，その他［感染症］

なっている.

大抵のHIV感染透析患者はエイズ治療拠点病院や大学病院で透析導入されており，HIV感染やそれに関わる病態は十分に把握されている．また，ほとんどの場合，ARTによりHIVの増殖が抑制され，HIVウイルスコピー量が検出感度以下である．したがって，hepatitis C virus（HCV）陽性患者同様，特別なリスクを負うことなく透析を続けることが可能である．万が一，医療従事者に針刺しなどのHIV曝露が起こっても迅速に抗HIV薬の予防的投与を行った場合，被曝露者がHIVに感染する確率は限りなくゼロに近い．また，医療中のHIV曝露に対する抗HIV薬の予防的投与は労災の適応となっている．

透析導入後，維持透析中にHIV感染が判明するケースも散見されており，なるべく全患者で透析導入時にHIVのスクリーニング（HIV抗体チェック）を実施するのが望ましい．また，結核感染やニューモシスチス・カリニイ肺炎，その他の日和見感染を繰り返す患者ではHIV抗体のスクリーニングが必要である．

最近，EIA（enzyme immunoassay）法，イムノクロマト法とも第4世代スクリーニング検査（抗原・抗体同時検査）が用いられるようになった．第4世代スクリーニング検査は，抗HIV-1/2抗体とHIV-1 p24抗原を同時に検出でき，早い段階でHIV感染症の診断が可能となった[3]．なお，ウインドウピリオド（HIV感染が成立してから検査で陽性となるまでの期間）が最短で17日と短くなっているものの[4]，感染初期には偽陰性となることもあるので注意が必要である．また，通常のスクリーニング検査では，HIVに感染していなくても偽陽性となる場合があることにも注意すべきである（冒頭表）．スクリーニング検査で陽性の場合は，確認検査としてウエスタンブロット（WB）法と核酸増幅検査法（RT-PCR法など）を行い，典型的な陽性パターンを示せば確定診断となる．

● HTLV-1

Human T-cell leukemia virus type 1（HTLV-1）は，成人T細胞白血病の原因として知られるようになったウイルスである．感染経路は母子感染または性的接触による感染であり，わが国に100万人余りのキャリアがいると推測されている．垂直感染（母子感染）でHTLV-1に幼少時より感染していると，成人T細胞白血病やHTLV-

1関連脊髄症，HTLV-1関連ぶどう膜炎に陥ることがあるものの，その発症率は低く，成人T細胞白血病で数%，HTLV-1関連脊髄症で0.3%程度である．つまり，大多数のHTLV-1感染者は重篤な疾患に陥ることなくキャリアのまま天寿を全うする．HTLV-1のスクリーニングは妊娠時や輸血時に実施されているほか，母親がキャリアである場合や成人T細胞白血病の親族に実施されるが，スクリーニングはそうした特殊な状況でしか実施されないので，HTLV-1抗体が陽性であっても本人が気づいてないケースもある．不顕性感染者はHTLV-1関連疾患を発症していなくてもリンパ球中にプロウイルスを有しているため，感染源になりうる．

HTLV-1感染の診断には，スクリーニングと確認試験の二段階の検査手順が用いられる．HTLV-1抗体スクリーニングには粒子凝集（PA）法や化学発光酵素免疫測定（CLEIA）法がよく用いられてきた．PA法は多数の検体を容易に測定できるが，低力価では偽陽性となりやすい．CLEIA法は高感度ではあるが，自己抗体による非特異反応が起こりうる．現在では一次検査として，化学発光免疫測定（CLIA）法と電気化学発光免疫測定（ECLIA）法も推奨されている．一次スクリーニング検査で陽性または疑わしい場合には，WB法やラインブロット（LIA）法による確認検査を行う[URL 2]．WB法はHTLV-1が有する蛋白質に対する抗体を検出できる．envelope蛋白のgp46に対する抗体が陽性で，かつ3種類のcore蛋白（p19，p24，p53）に対する抗体のうち一つ以上が（＋）であれば陽性と判定する[URL 3],[URL 4]．ラインブロット法は，血清または血漿中のHTLV-1およびHTLV-2に対する特異抗体を検出する方法で，判定保留が少なく，妊婦検査での活用が期待されている．WB法やLIA法でも判定保留の場合，プロウイルスを検出する核酸増幅検査（PCR）法を実施するが，PCR法は妊婦に限り保険適用となった[URL 2]．

透析患者における読み方・意義

● 「HIV感染患者透析医療ガイドライン」によれば，透析導入時に透析患者の同意を得たうえでHIV抗体検査を実施することを推奨している[5]．HIV感染症が血液を媒介して感染しうる感染症であり，

わが国において感染患者数が漸増しているため，必須の検査だといえる．ただ，通常のスクリーニングで陽性になっても偽陽性である可能性もあるため，その場合にはWB法，核酸増幅検査法による確認検査や感染症専門家へのコンサルテーションが必要である．

● HIV感染透析患者を受け入れる場合には，hepatitis B virus（HBV）やHCV，結核，梅毒などの合併感染の有無やHIVのウイルスコピー量，CD4細胞数などもチェックしておいたほうがよい．ただ，多くのHIV感染患者はARTによってウイルスの増殖が抑えられ，感染症の専門家から治療を受けているので感染性に乏しく，透析施設が受け入れを躊躇する必要はほとんどない．

● HIVやHTLV-1のスクリーニング検査を実施する場合，患者に検査の意義やそれぞれのウイルス感染症の特徴，正確な予後，治療法などについてよく説明し十分な理解を得ておく必要があろう．多くのHIV感染症はARTによりコントロールできること，HTLV-1感染者がすべて成人T細胞白血病を発病するわけではないことなどを説明し，患者に不必要な心配をかけないよう医療従事者は配慮すべきである．

■ 文　献
1) 秋葉　隆，日ノ下文彦：HIV感染患者における透析医療の推進に関する調査．透析会誌　2013；46：111-118
2) 日ノ下文彦，秋葉　隆：HIV感染患者における透析医療の推進に関する第2次調査．透析会誌（投稿中）
3) Branson BM：State of the art for diagnosis of HIV infection. Clin Infect Dis　2007；45（S4）：S221-S225
4) Patel P, Mackellar D, Simmons P, et al：Detecting acute human immunodeficiency virus infection using 3 different screening immunoassays and nucleic acid amplification testing for human immunodeficiency virus RNA, 2006-2008. Arch Intern Med　2010；170：66-74
5) 日本透析医会，日本透析医学会，HIV感染患者透析医療ガイドライン策定グループ：HIV感染患者透析医療ガイドライン．2010

■ 参考URL（2018年11月現在）
1) エイズ動向委員会：感染症法に基づくHIV感染者・エイズ患者情報．平成29年12月31日現在のHIV感染者及びエイズ患者の国籍別，性別，感染経路別報告数の累計
http://api-net.jfap.or.jp/status/2018/1803/20180316_HYO-02.pdf
2) 新興・再興感染症に対する革新的医薬品等開発推進研究事業「HTLV-1の疫学研究及び総合対策に資する研究」班．「HTLV-1感染の診断指針．第1.1版（2018年6月）」
http://www.jaog.or.jp/wp/wp-content/uploads/2018/04/6e0f8b23138a272dd67c58c2773a40f0.pdf
3) 「本邦におけるHTLV-1感染及び関連疾患の実態調査と総合対策」研究班．「HTLV-1キャリア指導の手引き」
https://www.mhlw.go.jp/bunya/kenkou/kekkaku-kansenshou19/dl/htlv-1_d.pdf#search=%27HTLV1%E3%82%AD%E3%83%A3%E3%83%AA%E3%82%A2%E6%8C%87%E5%B0%8E%E3%81%AE%E6%89%8B%E5%BC%95%E3%81%8D%27
4) HTLV-1感染総合対策等に関する有識者会議．「HTLV-1感染総合対策の推進に関する指針」
http://www.kantei.go.jp/jp/singi/htlv/dai3/siryou6.pdf

（日ノ下文彦）

378　第 7 章　画像診断・腫瘍マーカー・感染症，その他　［感染症］

［感染症］

4　サイトメガロウイルス（CMV）

基準値　腎機能正常者・透析患者ともに
　　・抗体：基準値なし（測定法，検査施設により異なる）．通常は 4 倍以下
　　　　CF 法：＜4 倍
　　　　FA 法：IgG＜4 倍，IgM＜4 倍
　　　　ELISA 法：IgG＜4 倍，IgM＜4 倍
　　・白血球中 CMV pp65 抗原検査：陰性
　　・CMV IgG 抗体アビディティーインデックス：基準値なし
　　・CMV 核酸診断：基準値なし

検査目的　CMV 感染状態・感染の有無の診断

異常値を示した場合の鑑別
　● 基準値以上
　　CMV 感染後の抗体価上昇に関して，透析患者と腎機能正常者を比較した詳細な情報はなし．
　　・**CF，FA IgG，ELISA IgG 抗体**：抗体があれば既感染を示すが，回復期で 2 段階希釈法で 4 倍
　　　以上の上昇の場合 CMV 感染を疑う．
　　・**ELISA IgM 抗体**：急性期に 4 倍以上の短期間上昇で CMV 感染を示す．
　　・**白血球中 CMV pp65 抗原検査**：陽性は活動性 CMV 感染を意味する．重症度に相関する．
　　・**CMV IgG 抗体アビディティーインデックス**：既感染，再感染，再活性化を示す．初期には低
　　　く，感染後時間経過で高くなる．
　　・**CMV 核酸診断**：CMV DNA は潜伏感染状態の CMV ゲノムも検体に含まれれば検出される．
　　　CMV mRNA の検出は CMV の活発な増殖を意味し，潜伏感染状態では通常検出されない．

測定法　・抗体：CF 法，FA 法，ELISA 法
　　・白血球中 CMV pp65 抗原検査：免疫染色法（直接法：C7-HRP 抗体，間接法：C10/11 抗体）
　　・CMV IgG 抗体アビディティーインデックス：ELISA 法
　　・CMV 核酸診断：ハイブリダイゼーション法，PCR 法，Nested PCR 法，Real-time PCR 法，
　　　LAMP 法，CACM 法，RT-PCR 法，NASBA 法

保険適用　・あり：白血球中 CMV pp65 抗原検査は臓器移植後，造血幹細胞移植後，HIV 患者，高度細胞免
　　疫不全患者に限られる．
　　・なし：アビディティーインデックス法および CMV 核酸診断

病態生理

● 測定法について

1）補体結合反応（complement fixation；CF）

　ウイルス抗原と抗体が反応する際の補体の消費を検出する．再活性化の場合，抗体上昇を認めないものもある．

2）蛍光抗体（fluorescent antibody；FA）法

　CMV 細胞を抗原とし，前初期抗原（immediate-early antigen；IEA），初期抗原（early antigen；EA），後期抗原（late antigen；LA）に対する IgG・IgM 抗体を検出する．IEA 抗体は免疫抑制患者でウイルスの再活性化・再感染の際に一過性に上昇を認める．EA 抗体は初感染・再活性化の

ウイルス産生期に上昇し，産生が止まると低下する．LA 抗体はウイルス増殖が激しいときには出現を認めることがある．またウイルスの再活性化では検出されないことも多い．

3）Enzyme-linked immunosorbent assay（ELISA）法

　高感度に IgG・IgM 抗体を測定できる．一般の検査室でも測定でき，初感染・持続感染の判断に用いられる．

4）CMV pp65 抗原検査

　CMV の初期構造蛋白である pp65 に対するモノクローナル抗体を用い，免疫染色法でその蛋白を検出する．陰性であればほとんどの CMV 感染を否定できる．採血から時間が経つと陽性細胞数が低下する．白血球減少状態では陽性細胞が検出し

にくくなる，といった欠点がある[1].

5）CMV IgG 抗体アビディティーインデックス

ELISA 法にて抗原と抗体の親和力を測定する．時間経過で抗原と抗体の親和力は強くなる．

6）PCR 法，Nested PCR 法

高感度かつ迅速に CMV DNA を増幅し検出するが，CMV 感染症が改善した後も PCR が陽性となる．

7）Real-time PCR 法

CMV の活動性を定量評価でき，迅速診断・病勢判定・治療効果判定として有用である[2,3]．検体に潜伏感染状態の CMV ゲノムが含まれれば CMV DNA が検出される．

8）Nucleic acid aequence-based amplification（NASBA）法

CMV IE mRNA と CMV pp67 mRNA の検出，定量を行う．ウイルスの増殖を示し，潜伏感染状態では検出されない．CMV 感染症のモニタリングや抗ウイルス薬の投与中止の指標に有用である[4,5].

■ 透析患者における読み方・意義

●サイトメガロウイルス（cytomegalovirus；CMV）感染後の抗体価上昇に関して，透析患者と腎機能正常者とを比較した詳細な情報はない．一般的に透析患者は抗体産生能が落ちている場合が多く，抗体の上昇遅延や陽転化を認めないことがある．

■ 文　献

1）吉田　敦：サイトメガロウイルスの検査法．臨床病理 2008；56：1034-1042
2）Tanaka N, Kimura H, Iida K, et al：Quantitative analysis of cytomegalovirus load using a real-time PCR assay. J Med Virol　2000；60：455-462
3）Boeckh M, Boivin G：Quantitative of cytomegalovirus：methodologic aspects and clinical applications. Clin Microbiol Rev　1998；11：533-554
4）Gerna G, Baldanti F, Middeldorp JM, et al：Clinical significance of expression of human cytomegalovirus pp67 late transcript in heart, lung, and bone marrow transplant recipients as determined by nucleic acid sequence-based amplification. J Clin Microbiol 1999；37：902-911
5）Gerna G, Baldant F, Lilleri D, et al：Human cytomegalovirus immediate-early mRNA detection by nucleic acid sequence-based amplification as a new parameter for preemptive therapy in bone marrow transplant recipients. J Clin Microbiol　2000；38：1845-1853

（坂本良輔，小畑陽子，西野友哉）

[感染症]

5 結核（インターフェロンγ遊離試験を含む） ★★

◆ 結核菌検査

基準値	腎機能正常者・透析患者ともに　陰性（−）

検査目的	感染症（結核）の有無

異常値を示した場合の鑑別	● **塗抹検査**：陽性（別表参照） 　　・抗酸菌の確認 ● **培養検査**：陽性 　　・培養検査で結核菌が検出されれば結核感染は確定的 ● **同定検査**：陽性 　　・同定されれば確定的 ● **遺伝子増幅検査**：陽性 　　・結核菌の可能性大だが，生菌と死菌の区別がつけづらく，偽陽性もありうる． 　　・検体中に阻害物質が含まれれば，偽陰性もありうる．補助診断に有用 ● **薬剤感受性検査**：耐性 　　・偽耐性あり

測定法	・塗抹検査：Ziehl-Neelsen 染色，蛍光染色 ・培養検査：小川培地，液体培地 ・同定検査：ナイアシン試験，イムノクロマト法（キャピリア TB® キット），核酸同定法（アキュプローブ® キットや DDH マイコバクテリア® キット），核酸増幅法 ・遺伝子増幅検査：PCR 法，Real-time PCR 法，PCR-CE 法，TMA 法，TRC 法，LAMP 法[1]

保険適用	・あり

病態生理

　結核は飛沫感染により伝播する二類感染症（感染症法）であり，全数報告が義務づけられている．わが国の結核罹患率は以前より減少し，人口10万人当りの新登録患者数は 13.9 となったが，同じ指標が米国 2.8，カナダ 4.6，フランス 7.0 であるのと比較すると本邦は約 2〜5 倍の罹患率となっているURL1)．最近の報告によると，透析患者の結核発生率は非透析患者の約 8 倍とされているが2)，透析患者の結核発症のほとんどが内因性再燃によるといわれている．これは，結核結節内などに封じ込められていた結核菌が初感染から何年も経過後に活性化し結核を再発させるもので，透析などによる細胞性免疫能の低下がリスクになると考えられている．胸部 X 線所見や咳・痰，発熱などの典型的症状を伴う肺結核は診断しやすいが，透析患者に多い肺外結核は診断が難しく見過ごされやすい．

　発熱，咳，胸水の持続，画像検査異常などから

結核を疑った場合には，結核菌検査による確認，同定が必須である．結核のスクリーニング検査として従来のツベルクリン反応ではなく，結核菌特異抗原を利用してメモリー T 細胞から産生されるインターフェロン-γ 量を測定するインターフェロンγ遊離試験(interferon-γ release assay；IGRA) がスクリーニングの主流になった．IGRA には，クォンティフェロン® TB ゴールドプラス（QFT-Plus）と T スポット®. TB（T-SPOT）の 2 種類の方法がある．

● 結核菌検査

　結核菌検査は，塗抹検査，培養検査，同定検査に分けられる．結核菌検出の試料としては，喀痰，気管支洗浄液，気管支肺胞洗浄液，血液，胃液，尿，便，切除組織，体腔液が利用される．

1）塗抹検査

　Ziehl-Neelsen 染色か蛍光染色によって調べる．喀痰や胃液，気管支洗浄液などでよく行われる方法であるが，通常は連続 3 日間検討する．鏡検による検出菌数の記載は，従来，Gaffky（ガフキー）

表　鏡検における検出菌数記載法

記載法	蛍光染色 （200 倍）	Ziehl-Neelsen 染色 （1,000 倍）	備考* （ガフキー号数）
－	0/30 視野	0/300 視野	G0
±	1～2/30 視野	1～2/300 視野	G1
1+	2～20/10 視野	1～9/100 視野	G2
2+	≧20/10 視野	≧10/100 視野	G5
3+	≧100/1 視野	≧10/1 視野	G9

＊：相当するガフキー号数

号数によって表示されていたが，最近は，（－）から（±），（1＋），（2＋），（3＋）の5段階表示が採用されている（**表**）．塗抹検査は簡便かつ迅速に実施できるが，結核菌の検出力が弱く，ある程度以上繁殖していないと見過ごす可能性がある．また，塗抹検査で（±）以上の結果を認めた場合には，培養・同定検査へと進み，確定する必要がある．

2）培養検査

培養検査で結核菌が検出されれば結核感染が確定的となるが，信頼できる結果を得るためには試料の前処理が重要である．喀痰の場合，蛋白分解酵素セミアルカリプロテアーゼ（SAP），N-アセチル-L-システイン（NALC），低濃度水酸化ナトリウムなどで処理した後，培地に接種する[3]．固形培地だと小川培地が使われるが，約2週間で培養結果が得られる液体培地（Middlebrook 7H9 培地や発育インジケーターを組み合わせた培地，自動培養システム）が一般的となっている．ただし，液体培地の場合には菌が拡散しやすいので注意が必要である．

3）同定検査

以前よく使われたナイアシン試験よりも，核酸同定法（アキュプローブ® キットやDDH マイコバクテリア® キット），核酸増幅法，イムノクロマト法（キャピリア TB® キット）などが一般的となっている．

4）遺伝子増幅検査

試料中の抗酸菌の核酸を抽出して増幅した後，結核菌を同定するもので，DNA を増幅する PCR（polymerase chain reaction）法が主体であるが，これ以外にも核酸増幅システムが開発されさまざまなキットが市販されている．遺伝子増幅検査は容易に検出できるうえ素早く結果が得られるなどの利点がある．しかし，生菌か死菌か判別できず絶対的な菌量も測定できないので，これだけでは確定診断の根拠にはなりにくい．

5）薬剤感受性検査

結核菌が培養で陽性となった場合には，必ず1％小川培地で薬剤感受性検査を行う．通常の抗結核薬に対する薬剤試験濃度が規定されており，菌の発育状況を観察して多剤耐性菌かどうかを見極める．薬剤感受性検査の結果が出るまで約2カ月を要するものの，治療上は大切な検査である．なお，小川培地だけではなく，液体培地を用いた類似の検討方法もある．

6）インターフェロンγ遊離試験（IGRA）

IGRA はツベルクリン反応と違ってBCG接種の影響を受けない利点があり，潜在性結核の診断によく利用されている．活動性結核患者発生時に接触者検診の手段としても用いられる．IGRA の一種クオンティフェロン® TB ゴールドは第3世代キットでも結核感染症の感度は92.6％，特異度は98.8％とされている．もう一種のELISPOT（enzyme-linked immunosorbent spot）法は，Tスポット®.TB（T-SPOT）が活用されており感度は97.5％，特異度は99.1％とされている．

透析患者における読み方・意義

- 結核の診断には，結核菌の検出が不可欠である．結核を疑った場合にはすぐに塗抹検査，培養検査を実施する．これらの検査で確実な陽性所見が出れば，確定診断となる．診断がつかない場合には，検査を反復したり補助診断を取り入れたりして，鑑別診断に努める．結核の疑いが強い場合には，保険診療上，結核菌核酸増幅法検査を行うことができる．

■ 文　献

1) 御手洗聡：抗酸菌検査：結核菌群核酸検出．医学のあゆみ　2017；263：1136-1142
2) 福島千尋，渡邉洋子，赤穂　保：東京都多摩地域における血液透析患者の結核発症の現状．Kekkaku 2011；86：857-862
3) 吉岡浩明，丸山茂樹，柳澤　勉，他：非ウイルス性感染症 結核菌（QFT 検査を含む）．日本臨牀　2010；68（Suppl 6）：156-160

■ 参考 URL（2018 年 11 月現在）

1) 厚生労働省．平成28 年 結核登録者情報調査年報集計結果について
https://www.mhlw.go.jp/file/06-Seisakujouhou-10900000-Kenkoukyoku/0000175603.pdf

（日ノ下文彦）

382 第7章 画像診断・腫瘍マーカー・感染症，その他 ［感染症］

［感染症］

6 インフルエンザ ★★

基準値	腎機能正常者　　陰性 透析患者　　　　陰性
検査目的	A 型および B 型インフルエンザウイルス感染の診断

異常値を呈した場合の鑑別	透析患者，非透析患者（腎機能正常者）いずれも ● 陽性 　・インフルエンザ感染：とくに，流行期には可能性が高い 　・インフルエンザの流行でない時期には，偽陽性の可能性を考慮する 　・流行期には陰性でも，偽陰性の可能性を考慮する
測定法	・インフルエンザ抗原検出迅速診断：イムノクロマト法 ・高感度インフルエンザ迅速診断システム：銀増幅法 ・ウイルス分離 ・RT-PCR 法，リアルタイム PCR 法 ・抗体測定（HI 法，中和試験，補体結合試験，ELISA 法）
保険適用	・あり

病態生理

インフルエンザはおもに冬期に流行し，発熱，関節痛，咳，くしゃみなどを主症状とするインフルエンザウイルスによる感染症である．インフルエンザウイルスは RNA ウイルスで，エンベロープにおおわれ，内部に分節性のゲノムをもつ．ウイルスには A 型，B 型，C 型，D 型があり，ヒトでは，A 型と B 型が問題となる．A 型には，エンベロープの表面抗原であるヘマグルチニン（HA）16 種類（H1〜H16）とノイラミニダーゼ（NA）9 種類（N1〜N9）の組み合わせにより，さらに 144 種類の亜型に分類される．

A 型インフルエンザウイルスは人畜共通感染症で，さまざまな亜型のインフルエンザウイルスがヒト以外の哺乳類や鳥類から検出されている．

A 型インフルエンザウイルスのうちヒト−ヒト間の伝染能力を新たに有するように変異した新型インフルエンザウイルスは，季節性インフルエンザウイルスとはウイルスの抗原性が大きく異なり，ほとんどの人が免疫を獲得していないため，世界的な大流行（パンデミック）となる可能性がある．

B 型と C 型はヒトをおもな宿主としており，B 型には山形系統とビクトリア系統の二つの系統に分類されるが，C 型と同様に亜型はなく，A 型の

ような新型インフルエンザの発生はない．

ウイルス量は感染後 24〜48 時間後にピークに達した後，徐々に減少し，5〜10 日後には消失するが，透析患者などの慢性疾患を有する患者では，もっと長期間残る場合がある．

インフルエンザを早期診断することにより，適切な抗インフルエンザ薬の投与に導き，院内感染予防にも役立つ．

● 測定法について

インフルエンザの検査法には，病原診断と血清診断とがある[1]．

病原診断には，ウイルス分離，抗原検出による迅速診断，RT-PCR による遺伝子検出の三つがある．従来は，ペア血清を使用した抗体検査によるものしかなかったが，1999 年から，ウイルス抗原を検出する迅速診断キットが臨床使用され，通常の臨床での診断に用いられる．

ウイルス分離は，3〜10 日を要するので結果を治療に反映することはできないが，ウイルスの性状を保ったまま把握することは，ワクチンの開発や流行株のサーベイランスに必要である．RT-PCR による遺伝子検出は，ウイルス分離より 2〜13％感度が高く，現在もっとも正確なインフルエンザの診断方法である．

ウイルス抗原を検出する迅速診断キットは，インフルエンザ A 型と B 型を検出するが，C 型は検

出しない．A，B型インフルエンザウイルスの核蛋白質に対するモノクローナル抗体を，イムノクロマトグラフィー法で検出する．反応時間は8〜15分程度で，ベッドサイドで簡便に施行でき，すぐに治療に反映できることから一般に広まった．検体は，鼻腔ぬぐい液，鼻腔吸引液，鼻汁，咽頭ぬぐい液があるが，鼻腔ぬぐい液で感度はもっとも良く，70〜100％である．目視で判定し，検出限界は10^2〜10^6 pfu/mLであり，これ以下だと偽陰性を示す．

　迅速診断キットの感度は60〜70％であり，陰性であっても否定はできないが，特異度は比較的高い（97〜99％）．発症後24時間以内では，ウイルス量が少ないため，偽陰性を呈することも少なくない．感度は小児よりも成人で低く，B型よりもA型で高い．小児で感度が良いのは，ウイルス量が多く，排出期間も長いためと考えられている．検査前確率が高くなる流行期や接触者でのインフルエンザ様症状では，偽陰性の件数が増えるため，迅速診断キットを省略して流行状況と病歴と理学所見で診断することも考慮する[2]．

　近年開発された，銀増幅技術を応用した高感度インフルエンザ迅速診断システムでは，従来の迅速診断キットに比べて，A型で8倍，B型で32倍高感度で，発症後6時間未満や48時間以降での偽陰性が少ない[3]．

　血清診断は，ペア血清によるウイルス抗体価の測定で，急性期と10〜14日後の回復期のペア血清で，HI，中和試験（NT），補体結合試験（CF），ELISAなどのウイルス抗原を用いて4倍以上の抗体価の上昇で診断する．実地臨床では使わないが，後方視的にインフルエンザの診断を行う場合や研究目的に用いられる．

透析患者における読み方・意義

●透析患者は，喘息や糖尿病などとともに，インフルエンザのハイリスク群とされ，とくに透析施設は，集団で長時間にわたり，同じ室内で治療す

ることや罹患後も通院透析を継続する必要があることより，インフルエンザの流行時には，特別の院内感染対策が必要である[URL 1]．

●免疫能の低下した透析患者では，ウイルス排出期間は，一般人より長い可能性があり[4]，発症後5日後以降もウイルスが多い可能性がある．

●迅速診断キットは透析患者でも一般人と同様にインフルエンザの診断に有用であり，解釈も同様である．高感度インフルエンザ迅速診断システムは感度が上昇し，偽陰性が減少している．

●迅速診断キット陽性の場合，抗インフルエンザ薬を早急に投与し，透析施設内のアウトブレークを防ぐために，当該患者にはマスク着用を促し，時間的，空間的に隔離して透析することが望ましい．

●迅速診断キット陰性の場合でも，偽陰性の可能性を考慮して，総合的に判断する．とくに，透析施設内では，アウトブレークの可能性を考慮して，インフルエンザが臨床的に疑われる場合は，迅速診断キットが陰性でも治療を考慮し，院内感染防止策をとることが必要である．

■ 文　献
1) 松嵜葉子：ウイルス感染症A型，B型およびC型インフルエンザウイルス．日本臨牀　2010；68（Suppl 6）：376-383
2) 安藤亮一：合併症と管理基準　管理法16 インフルエンザ．スタンダード透析療法．腎と透析　2011；70（増刊号）：302-306
3) 原三千丸，高尾信一：イムノクロマト法と銀増幅技術を組み合わせたインフルエンザウイルス抗原迅速診断キットの有用性．医と薬学　2012；67：315-322
4) Li H, Wang SX：Clinical features of 2009 pandemic infuenza A（H1N1）virus infection in chronic hemodialysis patients. Blood Purif　2010；30：172-177

■ 参考URL（2018年11月現在）
1) 新型インフルエンザ対策合同会議：透析施設における新型インフルエンザ対策ガイドライン．http://www.touseki-ikai.or.jp/htm/07_manual/doc/20081208_influenza.pdf

（安藤亮一）

[感染症]

7 真菌（β-D-グルカン等） ★★

基準値	腎機能正常者	11 pg/mL 以下（β-D-グルカンテストワコー） 20 pg/mL 以下（ファンギテック G テスト MK II「ニッスイ」，ファンギテック G テスト ES「ニッスイ」）
	透析患者	血液透析患者では再生セルロース膜使用で異常高値を示す．そのほか，合成高分子膜でも軽度高値を示すことがあり，診断に留意する必要がある．

検査目的	深在性真菌症のスクリーニング

異常値を示した場合の鑑別

透析患者・腎機能正常者ともに

● 基準値以下
- ・正常

● 基準値以上
- ・深在性真菌症（カンジダ症，アスペルギルス症，ニューモシスチス肺炎など）
- ・セルロース素材の透析膜を用いた血液透析
- ・血液製剤（アルブミン製剤，グロブリン製剤など）の使用
- ・環境中の β-D-グルカンによる汚染
- ・β-D-グルカン製剤の使用
- ・*Alcaligenes faecalis* による敗血症患者
- ・測定中の振動（ワコー法）
- ・非特異反応（溶血検体，高グロブリン血症など）の出現

測定法
- ・発色合成基質法：ファンギテック G テスト MK II「ニッスイ」
  ファンギテック G テスト ES「ニッスイ」
- ・比濁時間分析法：β-D-グルカンテストワコー（ワコー法）

保険適用
- ・あり：(1→3)-β-D-グルカン
- ・適用疾患：深在性真菌感染症が疑われる患者に対する治療法の選択または深在性真菌感染症に対する治療効果の判定．カンジダ抗原，D-アラビニトール，アスペルギルス抗原，クリプトコッカス・ネオフォルマンス抗原と併せて実施した場合は，主たるもののみ算定する．

病態生理

真菌症は皮膚・粘膜を侵す表在性真菌症と，深部臓器（肺など）を侵す深在性真菌症に大別される．深在性真菌症は診断，治療ともに困難で，とくに HIV 感染症や臓器移植による免疫不全患者の日和見感染症として発症した場合は難治性となり，死亡率が高い疾患である．

透析は深在性真菌症の感染危険因子の一つであり，透析患者では，健常人よりも明らかに真菌感染症に罹患しやすい．その原因として，① 好中球の遊走能，貪食能の低下，② 液性免疫の低下，③ 細胞性免疫の低下，などが挙げられている．さらに腎不全をきたす糖尿病，膠原病，血管炎などの基礎疾患そのものによる免疫異常，あるいは，これらの疾患に使用するステロイド薬や免疫抑制薬による影響なども易感染性につながる因子であり，透析患者における深在性真菌症は予後不良な感染症である[1]．このため，透析患者では深在性真菌症を疑った場合には，迅速に診断することが大切であり，スクリーニングとして用いられるのが血清 β-D-グルカン値である．β-D-グルカンは主要な病原真菌に共通する細胞壁構成多糖成分の一つである．したがって，血清 β-D-グルカン値の上昇は抗原検出法のように病原真菌の特定の属に特異的というわけではなく，深在性真菌症のスクリーニング検査として位置づけられる．とくにカンジダ症やアスペルギルス症，ニューモシスチス肺炎に有用性が高い．しかしながら，クリプトコックス症と β-D-グルカンを含まない接合菌には応用できないので注意を要する．

また，再生セルロース膜による血液透析を受けている患者や，開胸・開腹手術，広範熱傷などで大量のガーゼを使用された場合は偽陽性反応がみられる[2]．これは透析膜やガーゼに混入している β-D-グルカンが溶出するためである．また，ア

ルブミン製剤やγグロブリン製剤などの血液製剤を投与された患者でも血液製剤の製造過程でセルロース膜を使用した場合は高値になることがある。また，抗腫瘍多糖であるレンチナンなどβ-D-グルカンそのものを製剤化した薬品の使用や，検体取り扱いの際に自然界に分布するβ-D-グルカンが混入した場合にも高値を呈することから，その解釈には注意が必要である[3]。

疑陽性反応を考慮する必要はあるが，β-D-グルカン高値は深在性真菌症の可能性があり，透析患者における深在性真菌症は予後不良の感染症であることからとくに注意を要する。また，β-D-グルカンは深在性真菌症のスクリーニング検査としての位置づけであるが，原因となる感染症によっては数値の高低が治療反応性や重症度と相関するものとそうでないものがある。たとえば，侵襲性カンジダ症ではβ-D-グルカンが治療反応性と相関していると報告されている[4]。一方，ニューモシスチス肺炎ではβ-D-グルカンは重症度を反映せず，治療効果判定に用いることができない[5]とされており，病原真菌によって解釈が異なる点にも注意が必要である。

透析患者における読み方・意義

- 深在性真菌症は日和見感染の代表であり，透析患者でも細胞性免疫の低下などから日和見感染のリスクが高く，深在性真菌症の発症には十分に注意する必要がある。
- カンジダ感染症は中心静脈カテーテル挿入患者や透析用留置カテーテル患者に多く，アスペルギルス感染症は難治性肺炎に多い。臨床症状は広域抗菌薬に不応の発熱で，時に敗血症性ショックを合併する場合は鑑別疾患として重要である。

- 使用している透析膜が再生セルロース系の場合は異常高値を示すことが知られており，血清β-D-グルカン値が深在性真菌症のスクリーニングに役立たないこともある。
- 近年約80%の患者に使用されているポリスルフォン膜を中心とした合成高分子膜を使用している場合でも，軽度高値を示すことがある。その要因についてはウェットタイプの透析膜充填液中や透析時に用いるヘパリン中のβ-D-グルカン値が高い可能性も示唆されているが，明確な理由はわかっていない[5]。
- 治療で使用する抗真菌薬は腎排泄性の薬剤があり（フルコナゾール），肝排泄性薬剤（ミカファンギン）であっても投与量には十分注意する必要がある。

■ 文 献

1) 泉川公一，河野 茂：病因微生物：感染症の動向（4）真菌症．臨牀透析 2009；25：41-46
2) Kato A, Takita T, Furuhashi M, et al：Elevation of blood（1→3）-β-D-glucan concentrations in hemodialysis patients. Nephron 2001；89：15-19
3) 深在性真菌症のガイドライン作成委員会 編：深在性真菌症の診断・治療ガイドライン2007．協和企画，東京，2007
4) Jaijakul S, Vazquez JA, Swanson RN, et al：(1,3)-β-D-glucan as a prognostic marker of treatment response in invasive candidiasis. Clin Infect Dis 2012；55：521-526
5) Watanabe T, Yasuoka A, Tanuma J, et al：Serum（1→3）beta-D-glucan as a noninvasive adjunct marker for the diagnosis of Pneumocystis pneumonia in patients with AIDS. Clin Infect Dis 2009；49：1128-1131

（鳥越健太，小畑陽子，西野友哉）

[感染症]

8 多剤耐性菌 ★★

基準値 腎機能正常者・透析患者ともに
・菌が検出されないこと
・検査時の注意点：細菌培養・薬剤感受性検査は，検体採取時に汚染が起きないように細心の注意を払う．検出された菌を客観的に評価し，適切に対応することが重要である．

検査目的 臨床的に細菌感染を疑い，その治療で適切な薬剤を選択するために行う．

異常値を示した場合の鑑別
・薬剤感受性検査で作用機序の異なる2系統以上の薬剤に対して耐性を示したものを多剤耐性菌という．感染症法（感染症の予防及び感染症の患者に対する医療に関する法律）で薬剤耐性菌による感染症の患者が発生した場合に，保健所を通じて届出義務のある5類感染症が7種ある（結核菌は耐性の有無にかかわらず，すべて2類感染症として届け出る）．

● 全数把握の対象（発生後7日以内に届け出るもの）
① バンコマイシン耐性黄色ブドウ球菌（VRSA）
② バンコマイシン耐性腸球菌（VRE）
③ 多剤耐性アシネトバクター・バウマニ（MDRA）：カルバペネム・アミノグリコシド・フルオロキノロンの3系統に耐性
④ カルバペネム耐性腸内細菌科〔エンテロバクター属（CRE），肺炎桿菌，大腸菌，セラチア属〕

● 基幹定点把握の対象（基幹定点施設以外ではアウトブレイク時に届け出るもの）
⑤ メチシリン耐性黄色ブドウ球菌（MRSA）
⑥ ペニシリン耐性肺炎球菌（PRIST）
⑦ 多剤耐性緑膿菌（MDRP）

● 耐性の特殊性から院内での情報共有をはかり，保菌者も隔離の対象としてプラスミド上の耐性遺伝子の水平伝播による拡大を防止するもの
・メタロβラクタマーゼ産生菌（MBL）　・ニューデリー型メタロβラクタマーゼ（NDM-1）
・基質特異性拡張型βラクタマーゼ産生菌（ESBL）

測定法 ・微量液体希釈法，ディスク拡散法など

保険適用 ・あり

検出された菌が必ずしも感染症の起因菌であるとはかぎらず，耐性菌で患者を失うことは少ない

　まず，多剤耐性菌が，何を疑ってどこを採取した検体から分離されたか見直す[1),2)]．感染症候の責任臓器から採取した血液，腹水，胸水，髄液など通常無菌の検体であれば起因菌の可能性は高いが，喀痰・膿・分泌物・尿では注意を要する．病院感染であれば施設固有の菌が分離され，市中感染ではようやせつなら黄色ブドウ球菌，尿路感染症なら大腸菌と，疾患ごとに特異的な菌が多い．
　先行した経験的な予測投与（empiric therapy）の効果を評価して最善の抗菌薬を選択する．とくに治療反応性が低いときには，培養開始時のグラム染色の所見と同定された菌が一致しているか，多核白血球の浸潤や白血球貪食像があるかが有力な

手がかりとなる．抗菌薬が無効であっても，薬剤耐性より薬物が病巣に十分到達していない場合や初期診断の誤り，drug feverであることのほうが多い．治療の再考には，このような感染症診療の基本が大切になる[1),2)]．入院患者から分離された黄色ブドウ球菌の47.7%はメチシリン耐性（MRSA）で，耐性菌全体の85%を占める．いずれの抗MRSA薬も耐性は1%未満であった（JANIS院内感染サーベイランス検査部門）．抗菌薬も強力となり，耐性菌で患者を失うことは少ない[2)]．
　新規発症から4週以内に同じ菌が同一部署から3例以上分離されたら，1週間をめどにアウトブレイク対策を策定する（平成23年医政指発0617，医療機関における院内感染対策について）．スクリーニング結果も含め対策実施後に新たな陽性者が出たら，地域ネットワークに参加する専門家に

感染拡大の防止に向けた支援を受ける．多数（10例以上）発症か，因果関係が否定できない死亡例が発生した場合には，管轄保健所に報告する．全数報告の対象である多剤耐性アシネトバクター・バウマニ（MDRA）は同一クローンが，カルバペネム耐性エンテロバクター属（CRE）は類縁の耐性遺伝子が水平伝播して世界中に拡散しているため，保菌者も隔離して拡散防止をはかる[3]．

透析室での実際—そこに病原菌がなければ感染症は起こらない

対象菌の陽性者がいたらサーベイランスして保菌者を把握する．医療者は患者に触れるので，一処置ごとに手袋交換・手洗いなどの手指衛生を確実に行う．気づかずに菌に触れた後の何気ない日常動作で感染する[4]ので，透析室の利用者全員で手を洗うなど普段からどう感染を制御するか，患者教育を通して備える．陽性者の協力は必須で，保菌を解消する意義を伝え，手洗いが確実に行われるようにする．歯磨きや洗濯など日常的な衛生習慣を把握し，来院前に入浴・清拭し下着も替えてもらう．清潔が保てると菌が消失するので，時間をかけて改善を促す．

顔を触る癖は誰にもあるので，透析室内では鼻腔保菌者はマスクを着用する．MRSAならムピロシン，他の耐性菌の場合や消失しない場合は50 ppm以下の次亜塩素酸・0.1％ピオクタニンを鼻腔の構造に合わせて塗布し，陰性になるまで続ける．傷に定着しやすいので，スキンケアで血流を改善し肌荒れや手指・爪のひび割れを解消する．バスキュラーアクセスやカテーテル刺入部はとくに重要で，透析前に洗浄し発赤や腫脹などの感染兆候の有無を確認し，紫斑や浮腫を改善して穿刺痕を早く治すようにする．皮膚離は入室前にドレッシング材で密閉する．被覆しても滲出液が漏れる場合や管理不能な下痢，保菌者の感冒など湿性汚物が多いときは，患者をシーツにくるみ車椅子で移動し，共用部分で他の患者と同室しないように入室時間を変更する（時間的隔離）[5]．

透析中使用したベッドのシーツやリネンは，毎回すみやかに交換する．ベッド柵・乗降側の縁・テーブルの裏など手が触れる場所を，退室後すぐに次亜塩素酸系の環境消毒薬で拭きあげる．処置前に清掃し不要なものを片付け，処置者のフルバリアプレコーション，不透性のディスポーザブル

リネンや大判で厚手の環境清拭用消毒布を導入することで，作業効率を上げ対策の継続を容易にする．環境汚染の低減が二次汚染予防につながり，透析室アウトブレイクを解消している．

そもそも隔離は，飛沫や接触予防策を行う範囲を検討せずに対処するためのものである．保菌状態のうちに解消すれば感染症は起こらない．

透析患者における読み方・意義

● 1986年に初めて臨床でバンコマイシン耐性腸球菌（VRE）が分離されアウトブレイクが観察されたのも，2002年に初めてバンコマイシン耐性黄色ブドウ球菌（VRSA）感染症が報告されたのも透析患者であり，多剤耐性菌に感染するリスクが高いとされている[6]．
● MRSAを含めた黄色ブドウ球菌による肺炎と，敗血症に関連するバスキュラーアクセス感染症の制御によって，透析患者の生命予後の改善が見込まれる[5]．
●メチシリン耐性の有無は病原性や感染力に影響せず，MRSAの場合にはもともと自分自身の咽頭や鼻腔・創部にいた菌が感染症を起こす内因性が感染症発症者の80％を占め，保菌者の20％が6〜20カ月のうちに感染症を発症している[7]．
●保菌者を探し（サーベイランス）保菌のうちに解消することが推奨されている[5]．

■ 文　献

1) 紺野昌俊：臨床材料から検出される細菌についての考え方．抗菌薬療法の考え方　第1巻　検出細菌から考える抗菌薬療法．2001，1-23，ミット，大阪
2) 青木　眞：感染症診療の基本原則．レジデントのための感染症診療マニュアル第3版．2015，1-32，医学書院，東京
3) 照屋勝治：多剤耐性菌．臨床と微生物　2017；44：17-21
4) Nakamura M, Watanabe Y, Osono E, et al：Clonotypes of *Staphylococcus aureus* isolated from dialysis patients：what is the vector between nares and infection site? Adv Perit Dial　2000；16：248-251
5) 厚生労働科学研究費補助金エイズ対策研究事業：透析施設における標準的な透析操作と感染予防に関するガイドライン（四訂版）．2015　http://www.touseki-ikai.or.jp/htm/07_manual/doc/20150512_infection_guideline_ver4.pdf, 2015.
6) 満田年宏：医療環境における多剤耐性菌管理のためのCDCガイドライン2006．2007，ヴァンメディカル，東京
7) Zacharioudakis IM, Zervou FN, Ziakas PD, et al：Meta-analysis of methicillin-resistant *Staphylococcus aureus* colonization and risk of infection in dialysis patients. J Am Soc Nephrol　2014；25：2131-2141

（大薗英一，市村恭子）

[感染症]

9 Helicobacter pylori（H. pylori）

	内視鏡を用いる検査法	内視鏡を用いない検査法
測定法と基準値	**腎機能者正常・透析患者ともに** **迅速ウレアーゼ試験** 生検組織中を用いて，H. pylori のウレアーゼ活性により産生されるアンモニアで試薬を変色させる． 陽性：キットの色調の変化 **鏡検法（HE 染色，ギムザ染色など）** 陽性：菌体の検出 **培養法** 陽性：コロニーの観察，陽性の場合，薬剤感受性を確認することが可能である	**尿素呼気試験（UBT）** 非侵襲的，簡便で，感度，特異度が高く，現在もっとも精度が高い検査法とされる．呼気中の^{13}Cの増加率を測定する **腎機能正常者** 陽性：2.5 ‰ 以上 **透析患者** 陽性：血液透析直後に施行，5.0 ‰ 以上とする報告がある **血中・尿中 H. pylori 抗体測定法** **腎機能正常者** 陽性：10 U/mL 以上，除菌判定は治療 6 カ月以降の抗体価で 1/2 以下の低下を確認する **透析患者** 明確な基準はない **便中 H. pylori 抗原測定法** **腎機能正常者・透析患者ともに同様**

検査目的　透析患者では消化管出血のリスクが高く，H. pylori 陽性患者は除菌治療が望まれる．

異常値を示した場合の鑑別

腎機能正常者・透析患者ともに
- 偽陽性
  - ・除菌判定時の測定値がカットオフ値近傍の陽性値を示す場合（UBT）
- 偽陰性
  - ・プロトンポンプ阻害薬もしくは抗菌薬の内服中，または内服終了 4 週間以内
  - ・生検採取部位によるサンプリングエラー
  - ・H. pylori 除菌薬により菌数が減少し，検査の感度以下となっている場合

保険適用　・あり（適用疾患：① 内視鏡検査または造影検査において，胃潰瘍または十二指腸潰瘍の確定診断がなされた患者，② 胃 MALT リンパ腫の患者，③ 特発性血小板減少性紫斑病の患者，④ 早期胃癌に対する内視鏡的治療後の患者，⑤ 内視鏡検査にて胃炎の確定診断がなされた患者）

病態生理

わが国の透析患者の H. pylori 感染率は 25.0〜68.6 ％ と報告によってさまざまである[1]．2016 年に日本ヘリコバクター学会のガイドラインが改訂となっている[2]．

透析患者における読み方・意義

- ●透析患者においても腎機能正常者と同様の検査を行う．
- ●透析患者に尿素呼気試験を施行する場合，検査時期を透析後にして，カットオフ値を 5 ‰ と高めに設定する[3]．

- ●透析患者では血中 H. pylori 抗体法の偽陽性率が高いとする報告があるが[4]，明確な基準はない．

■ 文献

1) 塚田勝彦，加藤博之，宮崎達也，他：透析患者における H. pylori 除菌療法．日本臨牀　2005；63（増刊号）：486-488，2005
2) 日本ヘリコバクター学会ガイドライン作成委員会：H. pylori 感染診断と治療のガイドライン 2016 改訂版．2016
3) Huang JJ, Huang CJ, Ruaan MK, et al：Diagnostic efficacy of ^{13}C-urea beath test for Helicobacter pylori infection in hemodialysis patients. Am J Kidney Dis 2000；36：124-129
4) 松久威史，山田宣孝，鈴木美貴，他：血液透析患者における上部消化管疾患，Helicobacter pylori 感染の観察．Prog Dig Endosc　2003；62：31-35，2003

（太田祐樹，小畑陽子，西野友哉）

10. プロカルシトニン ● 389

[感染症]

10 プロカルシトニン ★★

基準値	腎機能正常者　0.05 ng/mL 以下

細菌感染の鑑別診断のカットオフ値　0.5 ng/mL 以下
敗血症重症度判定のカットオフ値　2.0 ng/mL 以上
透析患者　　　0.7 ng/mL 以下
細菌感染の鑑別診断のカットオフ値　1.5 ng/mL 以下

検査目的	細菌感染の診断，敗血症の重症度指標

異常値を示した場合の鑑別	・細菌感染　　　・心停止後 ・寄生虫感染　　・重症急性膵炎 ・真菌感染　　　・腎機能障害 ・熱傷　　　　　・透析患者

測定法	・CLIA 法，ECLIA 法

保険適用	・あり ・適用疾患：プロカルシトニン（PCT）定量または同半定量は，敗血症（細菌性）を疑う患者を対象として測定した場合に算定できる．ただし，エンドトキシンを併せて実施した場合は，主たるもののみ算定する．

病態生理

　プロカルシトニン（procalcitonin；PCT）は全身性細菌感染症の炎症マーカーとして，2006 年より保険収載され，敗血症の鑑別や重症度診断のため使用されている[1),2)]．PCT は 116 のアミノ酸から構成される分子量約 13 kDa の蛋白質であり，おもに肝臓で代謝される[1),2)]．健常人では，おもに甲状腺の C 細胞においてカルシトニンの前駆物質として産生され血中には遊離しないが，重症の細菌感染症ではサイトカインなどの誘導体により肝臓，腎臓，筋肉，単球，脂肪組織等で産生され血中に放出される[1),2)]．感染症発症後 2〜3 時間で産生・放出が始まり，約 12 時間でピークに達する[2)]．血中半減期は約 20〜24 時間とされる[2)]．一方，ウイルス感染時には PCT が上昇しにくいため，PCT は細菌感染に比較的特異的なバイオマーカーとして考えられている[1),2)]．

　PCT の測定値の評価に当たっては，腎機能正常者の基準値は 0.05 ng/mL 以下，細菌感染の鑑別診断のカットオフ値 0.5 ng/mL 以下，敗血症重症度判定のカットオフ値 2.0 ng/mL 以上とされている[1),3)]．また，重症の敗血症では 10 ng/mL を超えることが多い[1)]．また，PCT はステロイドの影響を受けにくいためステロイド使用時の細菌感染の

バイオマーカーとしては CRP 等より有効である[1)]．一方，真菌感染，寄生虫感染，熱傷，心停止後，重症急性膵炎，腎機能障害，透析患者等でも PCT が高値となることが報告されており[1)〜3)]，結果の解釈の際には必ず臨床症状や身体所見，その他の血液検査，画像検査の結果を併せて総合的に判断することが大切である．

透析患者における読み方・意義

●透析患者では感染症がなくても PCT の基礎値が高いため，不要な追加検査等をしないためにも検査結果の解釈には注意を要する[3)〜6)]．その原因としては PCT の産生の亢進や，透析患者に存在する慢性炎症や高サイトカイン血症等が考えられているが，詳細な機序についてはまだよくわかっていない．

●透析患者における基準値については Trimarchi ら[4)]は，感染症のない透析患者 48 例を検討し，基準値の上限を 0.8 ng/mL と報告した．また，阿部ら[3)]は，感染症のない透析患者 177 例と，細菌感染がなくかつ急性炎症がない透析患者 143 例について検討し，PCT の上限は前者で 0.76 ng/mL，後者で 0.72 ng/mL であったと報告し，これらの結果よりわが国の透析患者における PCT の基準値は 0.7 ng/mL 以下を提唱している．その他，細菌

感染のカットオフ値に関しては 1.5 ng/mL と既報されているが[5),6)]，病態識別値に関しては未報告である．

●PCT の透析性については，PCT が上昇している維持透析患者を対象に週 3 回血液透析を施行し透析の前後に PCT 測定を行ったところ，PCT が透析のたびに減少したという報告[7)]や，low-flux membrane のダイアライザを使用した透析後と high-flux membrane のダイアライザを用いた透析後の PCT を比較したところ後者のほうが PCT が低値であったとの報告[8)]がある．このため，透析条件や PCT の測定のタイミングにより検査結果が影響される可能性があるため注意を要する．

■ 文　献

1) 服部憲幸，織田成人：プロカルシトニン Procalcitonin. 腎と透析　2018；84（増刊号 ベッドサイド検査辞典）：278-279
2) 飯沼由嗣：感染症診療におけるバイオマーカーの活用. 臨床病理　2017；65：1092-1097
3) 阿部桃子，長屋聡美，駒井啓吾，他：透析患者のプロカルシトニン（PCT）基準値とその意義について. 医学検査　2015；64：350-355
4) Trimarchi H, Dicugno M, Muryan A, et al：Pro-calcitonin and inflammation in chronic hemodialysis. Medicina（B Aires）　2013；73：411-416
5) Herget-Rosenthal S, Marggraf G, Pietruck F, et al：Procalcitonin for accurate detection of infection in haemodialysis. Nephrol Dial Transplant　2001；16：975-979
6) Sitter T, Schmidt M, Schneider S, et al：Differential diagnosis of bacterial infection and inflammatory response in kidney diseases using procalcitonin. J Nephrol　2002；15：297-301
7) Aatif T, Zajjari Y, Jeaidi A：The influence of hemodialysis membrane permeability on serum procalcitonin values in patients on maintenance hemodialysis. Int J Artif Organs　2017 Nov 9（Epub ahead of print）
8) Dahaba AA, Rehak PH, List WF：Procalcitonin and C-reactive protein plasma concentrations in nonseptic uremic patients undergoing hemodialysis. Intensive Care Med　2003；29：579-583

（長沼俊秀，武本佳昭）

［その他］

1 透析液の細菌学的水質評価と透析液水質基準 ★★★

◆ 細菌学的汚染基準

基準値 日本透析医学会[1]

透析用水		超純粋透析液	
生菌数	100 CFU/mL 未満	生菌数	0.1 CFU/mL 未満
ET	0.050 EU/mL 未満	ET	0.001 EU/mL 未満（測定感度未満）

標準透析液 **透析液由来オンライン補充液**

生菌数	100 CFU/mL 未満	無菌かつ無発熱物質（無エンドトキシン）
ET	0.050 EU/mL 未満	

・すべての透析治療に超純粋透析液の使用を推奨している.

異常値を示した場合の鑑別
- **サンプル採取ミス**：コンタミネーション
- **一次汚染**：原水の高度汚染，前処理工程の汚染，RO モジュールのリーク
- **二次汚染**：RO 装置，透析液供給装置，配管などの汚染
- **三次汚染**：エンドトキシン捕捉フィルタ（ETRF）の汚染，カプラー汚染

測定法
- 細菌培養：R2A 培地や TGEA 培地などの貧栄養培地を用いた寒天平板培養を行う. 培養は17〜23℃で 7 日間行い，コロニー数を数える. 超純粋透析液の細菌数は 10 mL 以上のサンプルが必要なのでメンブレンフィルタ法で行う.
- ET 値：リムルステストで行う.
- 透析用水は 3 カ月ごと，標準透析液は月 1 回，超純粋透析液はバリデーションされた機器の使用基準に準拠すると定めている.
- 採取日は最大間隔透析開始前（通常は月曜日）に行い，透析液のサンプルはダイアライザの入り口で採取する.

◆ 化学的汚染基準

基準値 日本透析医学会[1]

第 1 グループ（透析で毒性が証明されている汚染物質 8 種）
　アルミニウム，総塩素*，銅，フッ素化合物，鉛，硝酸塩，硫酸塩*，亜鉛

第 2 グループ（透析液に通常含まれている電解質 4 種）
　カルシウム，マグネシウム，カリウム*，ナトリウム

第 3 グループ（透析用水中の微量元素）
　アンチモン，ヒ素，バリウム，ベリリウム*，カドミウム，クロム，水銀，セレン，銀*，タリウム*

- 第 1 グループの残留塩素測定は総塩素で行い，0.1 mg/dL 未満とする.

*日本の水道水基準に基準がないもの

測定法
- 該当透析施設の供給水源の公表値を確認すること，第 1 グループ，第 2 グループについて年 1 回程度の測定を推奨している.

保険適用
- 細菌学的・化学的汚染基準ともに検査そのものに保険適用はないが，2012 年水質基準に基づき透析液水質が適切に管理されている場合，透析液水質確保加算の請求が可能になった. 2018 年の診療報酬では，上記を満たした場合に透析 1 セッションにつき 10 点の算定が可能である.

病態生理

透析液の汚染は大きく細菌学的汚染と化学的汚染に大別される．わが国の透析液水質基準は，1995年に日本透析医学会が細菌学的汚染についてのみ管理基準を設定し[2]，その後2008年にほぼ現行基準に近い厳格な基準が設けられ[3]，2016年に化学的汚染基準も併含した形で改訂された[1]．

透析液の細菌汚染によるショックや発熱は1960年代から着目され，その副反応はほとんどがエンドトキシン（ET）の生物活性によるものであることが判明した．自然界ではETは巨大分子であるが，透析液中でETは水解してフラグメントとなり透析膜を自由に通過するため，ハイフラックス膜が急激に進歩した1980年代後半から透析液の細菌汚染対策の重要性が認識されるに至った[4]．これまでに透析液清浄化のさまざまな臨床効果が報告（**表**）されている[5]．Hasegawaらは日本透析医学会のデータを用いた解析でET 0.100 EU/mL以上の透析施設において1年生存率の悪化を報告し[6]，世界一厳しいわが国の透析液水質基準の妥当性を世界に示した．リムルステストで検出できるETは分子量4,000程度以上であると

認識され，またオリゴヌクレオチドである細菌DNA[7]やリムルステスト陰性のペプチドグリカン[8]がサイトカインを誘導すると報告されている．つまり，ETがゼロだから汚染がないと断言することはできず，透析液の細菌学的汚染対策は，より上流のRO水のレベルから可能なかぎり汚染を低く抑えることが重要である．

透析液の細菌汚染で検出される細菌はグラム陰性桿菌が多く，これらの細菌は一般の富栄養培地では検出できない．また培養温度，観察期間によっても得られる結果は大きく左右されるため，指定された培養培地や培養条件を守る必要がある．現在改訂中のISO基準では，貧栄養培地が十分流布していない地域における細菌培養を推進する目的で，TSA培地も使用可能とする方向で改訂が進んでいる[9]．リムルステストとはカブトガニの血球がETによってゲル化する生体防御反応を利用し，ゲル化する過程を比濁法，発色法，発光法などで測定する検査である．わが国では，いずれの方法もベッドサイドで簡便に測定可能な機器が市販されているが，これは世界的にみてかなりまれな状況である．

わが国では，良質の水道が広く普及してきたこ

表　透析液清浄化の臨床報告

報告者	臨床効果	エンドトキシン濃度
Baz	手根管症候群を抑制	0.04 EU/mL 程度以下
Koda	手根管症候群を抑制 生命予後改善	0.06 EU/mL 程度以下
Nakazawa	sCD14, IL-6 の低下	0.02 EU/mL から 0.0015 EU/mL 以下
政金	β_2-MG の低下 貧血の改善，アルブミンの上昇	0.329 EU/mL から感度以下
Schiffli	エリスロポエチン減量効果 CRP, IL-6 の低下 栄養状態の改善 残腎機能の保持	詳細不明 詳細不明 詳細不明 詳細不明
武本	赤血球寿命の延長	0.189 EU/mL 程度以下
樋口	血清ペントシジンの低下	詳細不明
岡	酸化 LDL, MDA の低下	0.039 EU/mL から感度以下
川原	IL-6, 高感度 CRP の低下	RO を感度以下に
Izuhara	血清ペントシジンの低下	0.017 EU/mL から感度以下
Hasegawa	1 年予後の悪化	0.100 EU/mL 以上の施設でリスク

〔文献4）より改変・作成〕

と，RO装置が普遍的に使用されるようになったことなどから，透析液水質に関してはおもに細菌学的水質にフォーカスが当たってきたが，世界的には今でも化学的汚染対策のほうが基本である．化学的汚染のほうが重篤で広範囲な健康被害を惹起するリスクが高いからである[10]．近年，気象温暖化に伴うゲリラ豪雨や集中豪雨などにより，水道トラブルに起因したと思われる透析液の汚染事故が報告されている[11]．水道水作製の前処理で使用される汚濁凝集剤はポリ塩化アンモニウムであり，汚濁が強い場合は使用量が増えるため，水道水中のアルミニウム濃度が高くなる可能性がある．また水道水には，細菌の無軌道な増殖を抑制するために残留塩素濃度が設定されている．透析液に塩素が残留している場合，溶血事故やメトヘモグロビン血症を惹起するため，活性炭装置で塩素を除去する必要がある．わが国では，水道水の消毒には遊離塩素が使用されており，諸外国では水道水の消毒にクロラミン（有機塩素）が使用されている．これまでわが国では，透析液の残留塩素は始業前に遊離塩素で行うことが一般的であったが，この方法ではクロラミンはチェックできない．透析用水に水道水を用いる場合には問題は起こらないが，地下水を使用する場合，地下水にはアンモニアが含まれている場合があり，遊離塩素と反応してクロラミンを発生する[12]．クロラミンはRO膜での阻止率が低く，残留塩素測定を遊離塩素のみで行っていると，クロラミンによる溶血事故が発生する危険性がある．この点を踏まえて，2016年の水質基準では透析始業前の残留塩素濃度の測定を，総塩素で行うことを推奨した[1]．

■ 文 献

1) 峰島三千男，川西秀樹，阿瀬智暢，他：2016年版透析液水質基準．透析会誌　2016；49：697-725
2) 山上征二：透析液安全基準策定報告「水質及びパイロジェンフィルター評価基準小委員会」．透析会誌　1995；28：1487-1493
3) 秋葉　隆，川西秀樹，峰島三千男，他：透析液水質基準と血液浄化器性能評価基準2008．透析会誌　2008；41：159-167
4) Baurmeister U, Travers M, Vienken J, et al：Dialysate contamination and back filtration may limit the use of high-flux dialysis membranes. ASAIO Transactions 1989；35：519-522
5) Masakane I：Review：Clinical usefulness of ultrapure dialysate—recent evidence and perspectives. Ther Apher Dial　2006；10：348-354
6) Hasegawa T, Nakai S, Masakane I, et al：Dialysis fluid endotoxin level and mortality in maintenance hemodialysis：a nationwide cohort study. Am J Kidney Dis 2015；65：899-904
7) Schindler R, Beck W, Deppisch R, et al：Short bacterial DNA fragments：Detection in dialysate and induction of cytokines. J Am Soc Nephrol　2004；15：3207-3214
8) Tsuchida K, Takemoto Y, Yamagami S, et al：Detection of peptidoglycan and endotoxin in dialysate, using silkworm larvae plasma and limulus amebocyte lysate methods. Nephron　1997；75：438-443
9) Maltais JB, Meyer KB, Foster MC：Comparison of techniques for culture of dialysis water and fluid. Hemodial Int　2017；21：197-205
10) 政金生人：透析液中の微量有害成分．透析医誌 2011；26：29-34
11) 杉山　敏，清澤研道，川　茂幸，他：透析関連事故調査報告．透析会誌　2009；42：473-480
12) 安齋馨子，相川建彦，石井俊靖：アンモニア態窒素を含む地下水の塩素処理．千葉衛生研年報　2008；57：48-51

（政金生人）

透析患者における読み方・意義

● 透析液のET汚染は軽度でも生体に微弱な炎症反応を惹起し，遠隔期合併症の原因となり，透析患者の予後を悪化させる因子である．

● 透析液の清浄度は必ず細菌数とET値の双方で評価する．細菌数は透析液水質の工程管理の指標であり将来の汚染のリスクであるが，ET値は即時的な治療の安全性を担保する指標である．

● 透析液汚染発生時の対応マニュアルを準備し，アクションレベルを超える値が出現した場合には，当該治療を中止し汚染原因を特定して透析液供給装置の洗浄消毒工程を再考する．

394 第7章 画像診断・腫瘍マーカー・感染症，その他 ［その他］

［その他］

2 血液透析（濾過）効率 ★★★

　透析を適切に処方するためには，治療効率を客観的指標で評価する必要がある．効率の評価は，人工腎臓のデバイス効率および治療システム全体の効率に分けて行う．以下に使用頻度が高い評価指標について解説する．

クリアランス

　デバイス効率は，生体腎の効率を転用したクリアランス C_L［mL/min］で評価する．

$$C_L = \frac{C_{Bi} - C_{Bo}}{C_{Bi}} \times Q_{Bo} + Q_F \quad\text{(1)}$$

ここで C_{Bi}, C_{Bo} は血液入口および出口の溶質濃度［mg/mL］，Q_{Bo}, Q_F は血液出口流量および限外濾過流量［mL/min］である．

　血液透析（HD）の物質移動は分子拡散に支配され，濾過に伴う効果は無視できることが多い．このとき C_L は，血流量 Q_B，透析液流量 Q_D，総括物質移動膜面積係数 K_oA（単位はいずれも［mL/min］）の3パラメータのみで表示できる．すなわち，C_L は C_{Bi}, C_{Bo} の測定値から算出するが，濃度に無関係に一定となる．このことは Q_F が無視できない場合でも，膜の性能が変化しないかぎり同様である．

除去率

　治療システム全体の効率のうち，もっとも広く用いられているのが除去率 R［-］である．治療前後の血中濃度を，それぞれ $C_B(0)$ および $C_B(t_e)$ とすると，R［-］は

$$R = \frac{C_B(0) - C_B(t_e)}{C_B(0)} \quad\text{(2)}$$

と書けるが，通常はこれに100を乗じて%で表示する．R は飲水・補液による血液の希釈の影響を反映してしまう．すなわち，大量の輸液を行うと血中濃度は低下するため，除去を行っていない場合でさえ，R は正の値をもつ．また，急性血液浄化治療で炎症性のサイトカイン（IL-6など）を除去する場合，R が負となることもまれではない．これはサイトカインの産生速度が除去速度を上回ったためであり，治療をしなければ濃度はさらに上昇していたと解釈できる．

尿素 Kt/V

　尿素の体内挙動は，体液を攪拌槽一つで近似した簡単な数学的モデル（1-コンパートメントモデル）で説明できる．体液中溶質濃度を $C_B(t)$［mg/mL］，時間を t［min］，総体液量を V（≒一定）［mL］とすると基礎方程式の近似解として，

$$\frac{C_B(t)}{C_B(0)} = e^{-\frac{C_L \cdot t}{V}} \quad\text{(3)}$$

を得る．したがって $C_B(t)$ は $C_L \cdot t/V$ で一意的に決まる．臨床では C_L の代わりに K を用いることも多いので，その表記に従えば，$C_L \cdot t/V \equiv K \cdot t/V$ となる．Kt/V は無次元数なので，標準化透析量として利用されている．（3）式より Kt/V を

$$\frac{K \cdot t}{V} = -\ln\left\{\frac{C_B}{C_B(0)}\right\} \quad\text{(4)}$$

と算出できる．しかし（4）式の導出には，

① 1-コンパートメントモデルが適用できる
② V が一定である（除水が無視できる）
③ 溶質の生成速度 G が無視できる

が仮定されている．そこで除水および，1-コンパートメントモデルでは起こらないはずの透析後の急激な濃度上昇（リバウンド現象）を考慮した算出式，

$$\frac{K \cdot t}{V} = -\ln\left\{\frac{C_B(t_e)}{C_B(0)} - 0.008 \times t\right\}$$
$$+ \left\{4 - 3.5 \times \frac{C_B(t_e)}{C_B(0)}\right\} \times \frac{\Delta V}{BW} \quad\text{(5)}$$

も提案されている（Daugirdas の第2世代公式[1]，BW：患者の体重［kg］，ΔV：除水量［L］）が，これは（4）式の実用的な改良である．

　Kt/V と相対危険度との間には強い相関があり（**図1**）[2]，Kt/V は予後規定因子の一つといわれている．日本透析医学会（JSDT）のガイドラインによれば，最低確保すべき透析量として $Kt/V = 1.2$，目標透析量として $Kt/V \geqq 1.4$ が望ましい，とされている[3]．しかし Kt/V のみを増大しても，5年間の生命予後は不変という大規模研究もあり[4]，Kt/V の大小のみで治療の質が決まるわけではない．

除去量

除去量には R のような曖昧さはないが，その測定には透析液（限外濾液）廃液を全量貯留する作業が必要である（**図 2a**）．透析液廃液を一つのタンクに貯留し，その総廃液量を V_D [mL]，着目溶質の濃度を C_D [mg/mL] とすれば，除去量 M [mg] は，

$$M = V_D \times C_D \cdots\cdots(6)$$

となる．しかし 100 L を超える V_D を正確に測定し，それを均一に混合する難しさ，さらに検査の日差変動を考慮すると，M には 10％程度の誤差を見込む必要がある[5]．M 測定の簡便法としては，透析液廃液の一部を採取する方法（**図 2b**）や透析液出口濃度を積分する方法などがある[6]．

除水を無視した体内 1-コンパートメントモデルを用いると，1 回の治療について

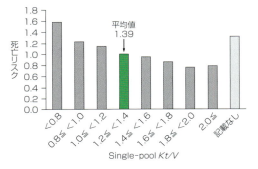

図 1 Kt/V の適正範囲
（JSDT：2009 年 12 月 31 日現在[2]より一部改変）

$$M = \{C_B(0) - C_B(t_e)\} \times V = \{R \times C_B(0)\} \times V \cdots\cdots(7)$$

となる．第 3 辺より M は $C_B(0)$ に正比例することがわかる．したがって，同一患者であっても曜日を特定せずに M を測定したのでは合理的な比較はできない．このことは，マルチコンパートメントモデルを用いても同様である．

クリアスペース

M を $C_B(0)$ で除すことで初期値に依存しない評価ができる[7),8)]．すなわち $M/C_B(0)$ は標準化された除去量であるが，M [mg] を $C_B(0)$ [mg/mL] で除すと，その単位は [mL] となる．「標準化除去量」が体積の次元をもつことについて考える．

(7) 式の両辺を初期濃度 $C_B(0)$ で除せば，

$$\frac{M}{C_B(0)} = \frac{C_B(0) - C_B(t_e)}{C_B(0)} \times V = R \times V \cdots\cdots(8)$$

となる．第 3 辺からわかるように，$M/C_B(0)$ は濃度がゼロになった体積が $R \times V$ [L] であることを表している（**図 3**）[8)]．これが $M/C_B(0)$ をクリアスペースと呼ぶ理由である．除水がある場合には，除水量 ΔV [L] を介して，

$$\frac{M}{C_B(0)} = \frac{C_B(0) - C_B(t_e)}{C_B(0)} \times V(t_e) + \Delta V \cdots\cdots(9)$$

となる．この場合にも，$M/C_B(0)$ が「浄化された体液量」を表すことは変わらない．

(9) 式は C_L の定義式〔(1) 式〕と類似の形をもつ．すなわち，ダイアライザの性能を C_L で評価するように，体液の浄化効率は $M/C_B(0)$ で評価す

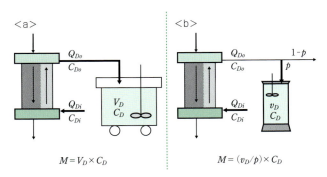

図 2 除去量 M の測定法
a は廃液全量を貯留して，廃液量（V_D）とその濃度（C_D）の積として M を算出する．b は廃液ラインを $p : 1-p$ に分岐させ，v_D/p を V_D とする簡便法である．（$0 < p < 1$）

〔文献 6) より引用〕

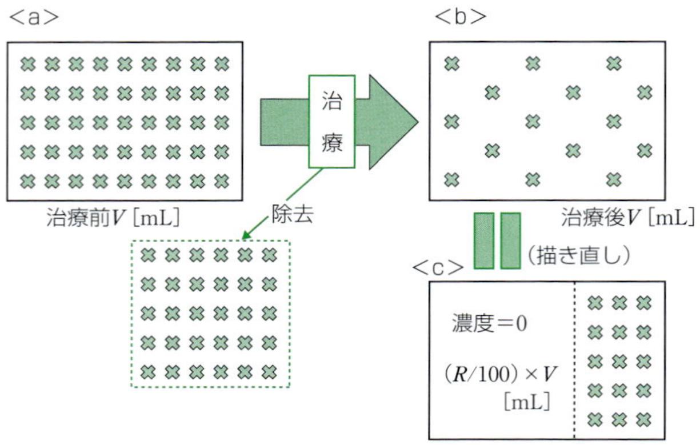

396　第7章　画像診断・腫瘍マーカー・感染症，その他　［その他］

図3　クリアスペース

治療前（a）には45個の溶質がある．治療によって30個の溶質が除去されると，治療後（b）には15個が残る．これを「濃度＝0になった部分」と，「治療前濃度と変化がない部分」に描き直したのがcであり，前者に相当する体積がクリアスペースである．

〔文献6)～10) より引用〕

るとよい．ただし Kt/V などのように治療目標となる一般的な数値はない．

　クリアスペースは1-コンパートメントモデルから誘導された概念であるため，$M/C_B(0)$ の低下は1-コンパートメントモデルからのずれを意味する．$M/C_B(0)$ の低下を細胞膜の透過性の低下と関連づけると，$M/C_B(0)$ を生体適合性や治療の質の指標として利用することもできる[9]．またクリアスペースは，PD＋HD併用療法の透析量指標としても利用されている[10]．

■文　献

1) Daugirdus JT：Second generation logarithmic estimates of single-pool variable volume Kt/V：an analysis of error. J Am Soc Nephrol　1993；4：1205-1213
2) 日本透析医学会統計調査委員会：図説　わが国の慢性透析療法の現況(2009年12月31日現在)．2010, p.69, 日本透析医学会
3) 日本透析医学会：維持血液透析ガイドライン：血液透析処方．透析会誌　2013；46：587-632
4) Eknoyan G, Beck GJ, Cheung AK, et al：Effect of dialysis dose and membrane flux in maintenance hemodialysis. N Engl J Med　2002；347：2010-2019
5) 山下明泰：除去量と除去率（I），連載「血液浄化の基礎」．臨牀透析　1999；15：1571-1575
6) 山下明泰，吉本達雄，善本勝男，他：溶質の除去量測定に関する方法論的考察．透析研究会誌　1982；15：803-807
7) 山下明泰，吉本達雄，善本勝男，他：HDFにおける補液，透析液のNa$^+$濃度の検討．人工臓器　1981；10：933-936
8) Yamashita A, Hidai H, Kumano K, Sakai, T：Comparison of intermittent and continuous therapies by two urea kinetic models. Nose Y, Kjellstrund C, Ivanovich P (eds) Prog. in Artif. Organs　1985；271-274, ISAO Press, Cleveland, 1986
9) 山下明泰：溶質除去効果を評価するときの注意点．腎と透析　2005；59（別冊 "HDF療法 '05"）：78-81
10) 日本透析医学会：2009年版　腹膜透析ガイドライン．透析会誌　2009；42：285-315

（山下明泰）

[その他]

3 腹膜機能 ★★★

腹膜平衡試験（PET）

腹膜透析（peritoneal dialysis；PD）は，生体膜である腹膜を半透膜として使用し体に蓄積した溶質，水分を除去する腎代替療法である．患者自身の腹膜を使用するために，その機能には個人差があり経時的に変化する．一般的に腹膜機能は「腹膜透過性」とほぼ同義で扱われ，臨床的には腹膜平衡試験（peritoneal equilibration test；PET）にて得られる透過性の指標「D/P-Cr」の値で示される．D/P-Cr は透析液（dialysate）中のクレアチニン（Cr）濃度を血漿（plasma）中の Cr 濃度で除した値で，得られた値が低い順に Low，Low Average，High Average，High の四つのカテゴリーに分類される[1]．「腹膜透析ガイドライン」[2]で PET の標準法，手順が簡略化された fast PET

の手順が示されており，表1，2，図1にまとめて示す．透析液中のブドウ糖濃度の減衰を表す D/D_0-glucose も除水効率を評価する指標となるが D/P-Cr の結果と乖離する場合があり，その際には D/P-Cr の結果を優先する．

● PET 施行の時期・間隔

腹膜機能は PD 導入時およびその推移にも個人差があるため，安定した PD が問題なく実施されている場合でも，定期的に PET を行い腹膜機能の推移を観察することが望ましい．PD 処方の変更，PD から他の腎代替療法への移行を検討する際にも有益な情報が得られるため，PET は導入初期と以後6カ月ごとに施行する．カテーテル挿入後1カ月以内の PET データは真の腹膜機能を反映していないことがあるため，挿入後1カ月以上経過してから PET を行う[3]．そのほかに PET に

表1 PET（標準法および fast PET）の手順

＜標準法＞
1．2.5％ブドウ糖透析液 2,000 mL を腹腔内に注液する．
2．注液終了後，ただちに一部を排液し，排液サンプルを採取する．
3．注液2時間後，一部を排液し排液サンプルを採取するとともに，血液サンプルを採取する．
4．注液4時間後，全量を排液し，その一部を排液サンプルとして採取する．
5．排液サンプル（0時間・2時間・4時間）と血液サンプルにおけるクレアチニン濃度の比率を算出し，標準曲線にプロットする．

＜fast PET（簡便法）＞
1．2.5％ブドウ糖透析液 2,000 mL を腹腔内に注液する．
2．注液4時間後，全量を排液し，その一部を排液サンプルとして採取する．
　このときに血液サンプルの採取も行う．
3．排液サンプルと血液サンプルにおけるクレアチニン濃度の比率（D/P-Cr）を算出し，標準曲線にプロットする．

表2 PET の標準曲線

患者比率	カテゴリー	4時間 D/P-Cr	腹膜透過性の特徴
13%	High（H）	0.82〜1.03	溶質除去：効率良い 除水：除水量の確保が困難
45%	High Average（HA）	0.65〜0.81	溶質除去：効率良い 除水：良好
34%	Low Average（LA）	0.50〜0.64	溶質除去：効率良い 除水：良好
8%	Low（L）	0.34〜0.49	溶質除去：効率悪い 除水：良好

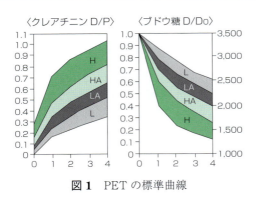

図1 PETの標準曲線

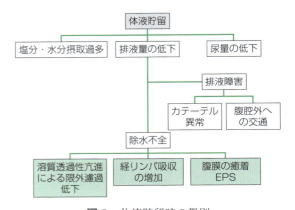

図2 体液貯留時の鑑別
(早川 洋:除水不全.細谷龍男 監:腹膜透析療法マニュアル.210-215,東京医学社.2011より一部改変)

影響を与える因子として腹膜炎による腹膜透過性の亢進があり,腹膜機能の回復を考慮し腹膜炎発症から1カ月以上経過してからPETを行う[4].

● PET施行時の注意点

イコデキストリン液を使用している場合には腹膜透過性が亢進することがあり結果に影響するため,PET施行前はイコデキストリン液の使用を中止し2.5%ブドウ糖液で洗浄したあとにPETを行う[5].

● PETの目的

PETでのカテゴリー分類を行う目的は,1)腹膜透過性による透析処方の変更,2)体液貯留・除水不全の鑑別,3)腹膜の状態の評価を行うことである.

1) 腹膜透過性による透析処方の変更

膜透過性が亢進(High)している場合には溶質除去に問題はないが,透析液中のブドウ糖の吸収も速くなり,体液・透析液間の浸透圧勾配が維持される時間が短縮して十分な限外濾過が得られず除水が不足することが多い.透析液貯留時間が長いと排液量が減少してしまうため,短時間貯留で除水量を確保し,その回数を増やすことで総クリアランスを上げる透析を行う.長い貯留時間に使用する透析液を浸透圧物質としてイコデキストリンを使用した透析液に変更することで除水量が得られることが多い.また腹膜透過性が低下(Low)している場合には溶質除去に時間がかかるため,腹腔内を空にすることなく継続的に透析をする必要がある.また,1回貯留液量を増やすなどして総注液量を増やすことも有効である.

2) 体液貯留・除水不全の鑑別(図2)

PD患者に体液貯留,除水不全が起こった際の鑑別にPETカテゴリーは有用な情報となる.一般的に除水不全を呈する際には腹膜透過性が亢進(High)していることが多く,反対に腹膜透過性が低下(Low)している場合には,腹膜全体を有効に使用できていない可能性があり,腹膜の癒着や被囊性腹膜硬化症(encapsulating peritoneal sclerosis;EPS)に伴う透析液の分布障害,有効腹膜面積が低下している病態を考慮する.

3) 腹膜の状態の評価

腹膜劣化が起こると,腹膜構造の変化として①中皮細胞の脱落・基底膜の消失,②間質コラーゲンの拡大,③腹膜における脈管の増生・変性,などが起こる[6].PDの継続に伴い,これらの変化を反映して腹膜透過性が亢進する症例が多くなる.また腹膜透過性の亢進はPDの重大な合併症であるEPSのリスクファクターである.

被囊性腹膜硬化症(EPS)

EPSはPDの継続に伴って腹膜が劣化・癒着し,フィブリンを主体とする炎症性被膜によって覆われ腸閉塞症状をきたす重大な合併症である.

PD施行歴が長い症例に発症することが多く,わが国の観察研究で8年以上のPD継続で発症率が高くなることが知られている(PD継続期間5年:発症率0.7%,8年:2.1%,10年:5.9%)[7].また,70%はPD離脱後に発症しており,離脱後でも腸閉塞症状を呈する場合にはEPSの可能性を念頭におくことが重要である.EPSの発症機序として透析液による腹膜劣化と,残存腎機能の低下に伴った尿毒症が基盤となって発症すると考えられており,一部で細菌性腹膜炎が関与する症例がみられる.腹膜炎罹患によりさらに腹膜透過性

が亢進して大量のフィブリンが析出し，急速に被膜が形成され EPS を発症する．診断は，間欠的な腸閉塞症状に加えて特徴的な CT 所見（腸管を覆う線維性被膜）でなされることが多い．ステロイドや免疫抑制薬などの内科的治療，腹膜癒着剝離術などの外科的治療の有効性が報告されているが確立された治療法はなく，現時点では EPS の予防を行うことがもっとも重要である．具体的には，① 高濃度ブドウ糖透析液の使用を避けること，② 出口部やトンネル部感染の管理を適切に行い PD 腹膜炎を避けること，③ 生体適合性の良い腹膜透析液を使用すること，が挙げられる．

● EPS 予測のバイオマーカー

腹膜透析排液中の IL-6，TNF-α などの炎症性サイトカインが腹膜の慢性炎症の程度，EPS の予測因子として報告されている[8]が，前向き研究ではなく，今後の報告が待たれる．

長期予後の predictor としての意義

腹膜透過性の亢進と生命予後の関連についてはさまざまな論文で報告されている[9]が，一定の見解は得られていない．多くは慢性炎症を背景にしている可能性を指摘しているが，腹膜局所での炎症と生命予後の関連性については今後の重要な研究課題である．

■ 文 献

1) Twardowski ZJ, Nolph KD, Khanna R, et al：Peritoneal equilibration test. Perit Dial Bull 1987；7：138-147
2) 日本透析医学会：2009 年度版 腹膜透析ガイドライン. 透析会誌 2009；42：285-315
3) Rocco MV, Jordan JR, Burkart JM：Changes in peritoneal transport during the first month of peritoneal dialysis. Perit Dial Int 1995；15：12-17
4) Rubin J, McFarland S, Hellems EW, et al：Peritoneal dialysis during peritonitis. Kidney Int 1981；19：460-464
5) Moriishi M, Kawanishi H, Tsuchiya S：Impact on peritoneal membrane of use of icodextrin-based dialysis solution in peritoneal dialysis patients. Adv Perit Dial 2006；22：24-28
6) Numata M, Nakayama M, Nimura S, et al：Association between an increased surface area of peritoneal microvessels and a high peritoneal solute transport rate. Perit Dial Int 2003；23：116-122
7) Kawanishi H, Kawaguchi Y, Fukui H, et al：Encapsulating peritoneal sclerosis in Japan：a prospective, controlled, multicenter study. Am J Kidney Dis 2004；44：729-737
8) Lambie MR, Chess J, Summers AM, et al：Peritoneal inflammation precedes encapsulating peritoneal sclerosis：results from the GLOBAL Fluid Study. Nephrol Dial Transplant 2016；31：480-486
9) Lambie M, Chess J, Donovan KL, et al：Independent effects of systemic and peritoneal inflammation on peritoneal dialysis survival. J Am Soc Nephrol 2013；24：2071-2080

（伊藤雄伍，中山昌明）

400　第7章　画像診断・腫瘍マーカー・感染症，その他　[その他]

[その他]

4 ABI・TBI・PWV・CAVI ★★★

基準値	腎機能正常者・透析患者ともに	
	ABI	1〜1.4，（0.91〜0.99：境界域，0.90以下：異常）
	TBI	0.7以上
	PWV	腎機能正常者のbaPWVの基準値は**図1**参照
	CAVI	8.0未満（8.0〜9.0：境界域，9.0以上：異常）

検査目的	透析患者における動脈硬化のスクリーニング

異常値を示した場合の鑑別	ABI	● **基準値以下**：下肢動脈の狭窄，閉塞が疑われる
		● **基準値以上**：血管石灰化が疑われる
	TBI	● **基準値以下**：下肢動脈の狭窄，閉塞が疑われる
	PWV	● **基準値以上**：動脈壁硬化が疑われる
	CAVI	● **基準値以上**：動脈壁硬化が疑われる

測定法	ABI	足関節動脈の収縮期血圧/上腕動脈の収縮期血圧にて求める
	TBI	足趾の収縮期血圧/上腕動脈の収縮期血圧にて求める
	PWV	血圧脈波検査装置を使用する
	CAVI	血圧脈波検査装置を使用する

保険適用	・ABIおよびTBIは血圧測定に準じ診察料に含まれる.
	・PWVおよびCAVIは保険適用がある.
	・適用疾患：末梢動脈疾患，閉塞性動脈硬化症，動脈硬化症，高血圧症，糖尿病，慢性腎臓病など.

病態生理

● ABI，TBI

　わが国の透析患者の死因として，心不全，虚血性心疾患，脳血管障害などの心血管系疾患は全死亡の約40％を占めている．その背景には，一般人に比較して透析患者では動脈硬化症が進行していることが挙げられる．末梢動脈疾患（peripheral arterial disease；PAD）はおもに下肢動脈の粥状硬化による狭窄・閉塞病変に基づく疾患で，冠動脈疾患の発症，下肢切断や生命予後にも関連する重要な疾患である．透析患者ではPADの頻度が高く，約16％で認められると報告されている[1].

　PADの代表的なスクリーニング方法として，足関節上腕血圧比（ankle-brachial index；ABI）や足趾上腕血圧比（toe-brachial index；TBI）がある．通常ABIは左右で測定し，上腕の収縮期血圧の高いほうの値に対して，左右それぞれの後脛骨動脈か足背動脈の収縮期血圧の高いほうとの比で求めるが，血液透析患者では，上腕の収縮期血圧は非シャント側で測定する．下肢の動脈硬化が進展すると下肢血圧は低下し，ABIが0.9以下では下肢動脈性病変を疑う．しかし，血管の石灰化があると動脈が硬化し，測定カフにより血管が圧排されにくくなるため，ABIは高値となる．ABIが1.3以上では石灰化病変を疑う．一方，TBIは血管石灰化の影響を受けにくいとされており，ABIが高値や正常の症例におけるPADの診断に有用であったとことが報告されている[2].

● baPWV，CAVI

　上述のようにABIやTBIは動脈壁肥厚を調べる検査であるが，動脈スティフネス（硬さ）に関連した指標として代表的なものが，脈波伝播速度（pulse wave velocity；PWV）と心臓足首血管指

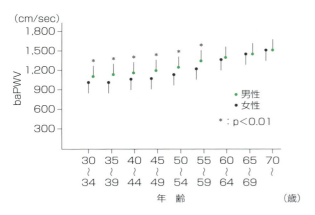

図1 年齢とbaPWV
(高沢謙二, 他：Generalized Transfer Functionを用いた橈骨動脈圧波による大動脈起始部圧波の推定. Therapeutic Research 1996；17：1903-1913 より引用)

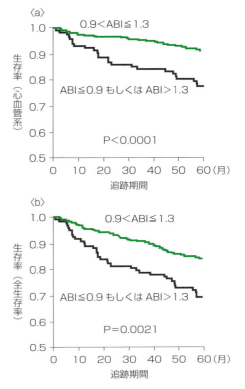

図2 血液透析患者におけるABIと生存率の関係
aが心血管系イベント生存率，bが全生存率を示している．ABIが0.9～1.3の正常な群では，低値群（0.9以下）および高値群（1.3より上）と比較して，心血管系および全生存率が有意に高い．

〔文献5）より作図〕

数（cardio-ankle vascular index；CAVI）である．脈波とは，心臓の収縮により血液が大動脈に押し出された際に発生する血管への圧力変化が末梢方向に伝達するときの波動のことであり，PWVはその脈波が血管壁を伝わる速度を示す．PWVの測定は，頸動脈と大腿動脈で測定する大動脈PWVがスタンダードとされていたが，近年はより簡便な上腕-足首間脈波伝播速度（brachial-ankle PWV；baPWV）が普及している．さまざまな疾患においてbaPWVは全死亡や心血管系イベントに関連すると報告されているが，動脈のスティフネスは年齢や性ホルモンの影響を受けるため，年齢・性別によってbaPWVは基準値が異なる（図1）．またPWVは血圧の影響を受け，さらにABIが0.9以下の場合，baPWV値の信頼度は低下しており，参考値としての評価にとどめる必要がある．

一方，心臓から足関節までのPWVの測定値から血管の弾性を求めることによって算出された値がCAVIであり，baPWVと違い血圧に依存しないのが特徴であり，利点である．CAVIは大動脈，大腿動脈，下腿動脈を一体として評価した動脈壁の硬化の指標となる．PWVと同様にABIが低下している場合に，CAVIは低値を示すことがあるので注意する必要がある．baPWVの測定（form PWV/ABI，フクダコーリン社）やCAVIの測定（VaSera，フクダ電子社）には，それぞれ専用の装置が必要である．なお，これらの装置においては，ABIやTBIも同時に測定することが可能である．

透析患者における読み方・意義

- 血液透析患者では，ABI 0.9～1.3の正常な群と比較して，ABIが0.9未満の群，1.3以上の群ではいずれの場合でも，全死亡および心血管死亡が有意に高いことが知られていたが，最近同様の結果がメタ解析にて確認された[3]（図2）．
- わが国の血液透析患者においてbaPWVが23.8 cm/sより大きいことと全死亡とは関連があり，さらにABIが0.9より高い患者に限定すると，心血管系死亡の増加とも関連することが報告されている[4]．しかし，baPWVはABIが低値の場合，全死亡および心血管死亡との関連は有意ではなくなり，血液透析患者においてはABIのほうが予後を予測する検査としてbaPWVより有用であるとの報告もある[5]．

●血液透析患者において CAVI と生命予後に関する報告はまだ少ないが，39 カ月の観察期間において CAVI は全死亡との有意な関連はなく[6]，さらに ABI が正常範囲の 55〜70 歳の血液透析患者では，CAVI より baPWV のほうが全死亡および心血管死亡を予測する因子として有用であることが報告されている[7]．

●以上より，現時点では ABI が血液透析患者の生命予後を予測する血管機能評価検査としてのエビデンスレベルは高く，日本透析医学会のガイドライン[8]においても，症状の有無にかかわらず透析患者では，ABI を少なくとも年 1 回測定することが推奨されている．今後さらに，ABI が正常な血液透析患者における baPWV や CAVI と生命予後の関連，また腹膜透析患者における血管機能評価検査と生命予後の関連を調べる研究などの結果が待たれる．

■ 文 献

1) Okamoto K, Oka M, Maesato K, et al：Peripheral arterial occlusive disease is more prevalent in patients with hemodialysis：comparison with the findings of multidetector-row computed tomography. Am J Kidney Dis 2006；48：269-276

2) Leskinen Y, Salenius JP, Lehtimaki T, et al：The prevalence of peripheral arterial disease and medial arterial calcification in patients with chronic renal failure：requirements for diagnostics. Am J Kidney Dis 2002；40：472-479

3) Chen HY, Wei F, Wang LH, et al：Abnormal ankle-brachial index and risk of cardiovascular or all-cause mortality in patients with chronic kidney disease：a meta-analysis. J Nephrol 2017；30：493-501

4) Kitahara T, Ono K, Tsuchida A, et al：Impact of brachial-ankle pulse wave velocity and ankle-brachial blood pressure index on mortality in hemodialysis patients. Am J Kidney Dis 2005；46：688-696

5) Tanaka M, Ishii H, Aoyama T, et al：Ankle brachial pressure index but not brachial-ankle pulse wave velocity is a strong predictor of systemic atherosclerotic morbidity and mortality in patients on maintenance hemodialysis. Atherosclerosis 2011；219：643-647

6) Kato A, Takita T, Furuhashi M, et al：A small reduction in the ankle-brachial index is associated with increased mortality in patients on chronic hemodialysis. Nephron Clin Pract 2010；114：c29-c37

7) Kato A, Takita T, Furuhashi M, et al：Brachial-ankle pulse wave velocity and the cardio-ankle vascular index as a predictor of cardiovascular outcomes in patients on regular hemodialysis. Ther Apher Dial 2012；16：232-241

8) 日本透析医学会：血液透析患者における心血管合併症の評価と治療に関するガイドライン．透析会誌 2011；44：337-425

（仲谷慎也，石村栄治）

[その他]

5 末梢神経伝導速度

基準値
- 腎機能正常者と透析患者で異なった基準値は設定されていない．
- 年齢・身長・性別・環境・被検者・検査技術・機器特性等の影響を受けるため，各施設における基準値を参照することが望ましい．

検査目的 末梢神経障害の診断・評価

異常値を示した場合の鑑別
- 尿毒症性神経障害，糖尿病性神経障害，血管炎に伴う神経障害
- 慢性炎症性脱髄性多発神経炎
- 手根管症候群など末梢神経障害の原因となる疾患

測定法
- 運動神経伝導検査：皮膚上で直下の運動神経を刺激電極装置で刺激して，収縮させた筋から記録した活動電位（誘発筋電図）を測定する．刺激を強くすると，すべての運動単位に属する筋線維の活動電位（複合筋活動電位；M波）が計測される．この複合筋活動電位の潜時，振幅，持続時間を計測し，2カ所の電気刺激から運動神経伝導速度を計算する（図）．
- F波：電気刺激がいったん中枢に伝わり興奮が脊髄前角細胞に達した後，興奮が再発射され末梢に伝わった結果得られる活動電位のことをF波と呼ぶ．刺激部から脊髄全角までの運動神経伝導の測定に利用される．
- 感覚神経伝導検査：感覚神経線維を刺激し，同じ神経線維上にて感覚神経活動電位を導出する．この感覚神経活動電位の潜時，振幅，持続時間を計測し，感覚神経伝導速度を計算する．

保険適用 あり

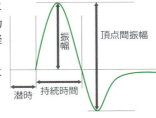

図　活動電位の波形

透析患者における読み方・意義

- 透析患者で末梢神経伝導速度を測定すると65〜100%の患者になんらかの検査異常がみられる[1),2)]．典型的な尿毒症性末梢神経障害での末梢神経伝導速度は，軸索消失変化と考えられる所見をとる．実際には，初期には感覚神経の振幅が低下し，病期が進むと運動神経の振幅も低下するが，神経伝導速度は保たれることが多い[3)]．糖尿病性末梢神経障害も遠位優位の対称性感覚運動障害であり，尿毒症性末梢神経障害と鑑別が困難な場合が多い．糖尿病性腎症に伴う透析患者では，透析期間が短期にもかかわらず遠位潜時の延長，運動神経伝導速度の低下が多くみられたとの報告もあり[4)]，鑑別の一助となる可能性がある．
- 手根管症候群は，透析アミロイドーシスの主要兆候で，β_2-ミクログロブリンを前駆蛋白質とするアミロイド線維が沈着し，手根管内の正中神経が圧迫され，手指の感覚障害や筋萎縮が生じる病態である．電気生理学的検査では，正中神経伝導速度の遅延や，正中・尺骨神経の遠位運動潜時差の遅延を認める．

<予後との関連>

- 糖尿病のない75名の血液透析患者における，神経伝導速度と死亡との関連の検討では，神経伝導速度の各種パラメータのうち，運動神経伝導速度がKt/Vと負の相関を示すこと，また，運動神経伝導速度が遅延することが死亡の予測因子であると報告されている[1)]．

文 献

1) Stosovic M, Nikolic A, Stanojevic M, et al：Nerve conduction studies and prediction of mortality in hemodialysis patients. Ren Fail　2008；30：695-699
2) Tilki HE, Akpolat T, Coşkun M, et al：Clinical and electrophysiologic findings in dialysis patients. J Electromyogr Kinesiol　2009；19：500-508
3) Arnold R, Issar T, Krishnan AV, at al：Neurological complications in chronic kidney disease. JRSM Cardiovasc Dis　2016；5：2048004016677687
4) Mizumoto D, Hashizume H, Senda M, et al：Electrophysiological assessment of the carpal tunnel syndrome in hemodialysis patients：formula for predicting surgical results. J Orthop Sci　2003；8：8-15

（蒲澤秀門，細島康宏，成田一衛）

第7章　画像診断・腫瘍マーカー・感染症，その他　[その他]

[その他]

6　便潜血反応　★★★

	化学法	免疫法
基準値	腎機能正常者・透析患者ともに 陰性（−）	腎機能正常者・透析患者ともに $20〜50\,\mu g$ ヘモグロビン/g 便 <100 ng/mL
検査目的	大腸がん検診，貧血の鑑別診断	
異常値を示した場合の鑑別	● 陽性 　・上部消化管出血，下部消化管出血 ● 偽陽性 　・ヘモグロビン以外の物質でもペルオキシダーゼ様活性があれば偽陽性となる．	● 陽性 　・下部消化管出血 ● 偽陰性 　・上部消化管出血があっても偽陰性となることがある．大量の血液が含まれると偽陰性になることがある．
測定法	・グアヤック法，オルトトリジン法など	・RPHA 法，ラテックス凝集法，ELISA 法
保険適用	・あり	・あり（大腸がん検診）

便潜血反応は便中の血液を検出する検査法である．消化管は潰瘍，腫瘍，炎症，感染症などの病変から出血することがあり，その出血を便潜血反応で検査することは，これらの疾患の診断および治療にきわめて重要である．わが国の大腸がん検診には便潜血反応が用いられており，大腸癌の早期発見とその治療による死亡率の減少などに貢献している[1]．

検査法の種類

便潜血反応検査には化学法と免疫法の2種類がある．化学法は，便中に含まれるヘモグロビンのペルオキシダーゼ様活性を利用したもので，反応基質の過酸化水素水などが分解する際に還元型色原体（クロモーゲン）が酸化され，酸化型色原体になり発色する現象を利用している．還元型色原体としてグアヤッグがあり，適度な感度を有するとされていたが，より鋭敏なベンチジン，オルトトリジンなどもある．検査手技は簡便で，検査時間も短く，安価であるが，ヘモグロビン以外の物質でもペルオキシダーゼ様活性があれば，同様の反応が生じ，偽陽性となる．

免疫法はヒトヘモグロビンに対する抗原抗体反応を利用したもので，逆受身血球凝集法（RPHA），ラテックス凝集法，酵素免疫法（ELISA），免疫化学法などの検査法が開発されて

表1　当院透析患者の便潜血反応検査

便潜血反応検査施行	153 例	（%）
便潜血反応陽性	31	20.3
1回陽性	（20）	
2回陽性	（11）	
便潜血反応陰性	122	79.7

（2017年4月〜2018年3月，JCHO 千葉病院：153 例）

きている．ヒトヘモグロビンを特異的に検出するため，牛，豚，魚などの血液とは反応せず，食事制限が不要である．上部消化管からの出血中のヘモグロビンは酸，アルカリ，消化酵素などにより，変性や分解を受けて，抗原性が低下し，検出率は低下する．逆の理由で，下部消化管からの出血は検出率が高く，わが国の大腸がん検診に使用されている．しかしながら，検体中に大量の血液が含まれると偽陰性になることがある（prozone 効果）ので，注意が必要である．

透析患者の便潜血反応検査

血液透析患者は毎週3回，病院に通院し，透析治療を行っている．透析治療を受けるのといっしょに，腎疾患やそれに関連する疾患の検査を定期的に行っているが，それだけで十分とはいえない．これといった病気をもたない一般の人々でも

表 2　大腸内視鏡検査結果	
便潜血反応陽性	31 例
大腸内視鏡検査施行	15 例（48.4%）
	（重複含む）
大腸ポリープ	12 例（うち EMR 3 例）
大腸憩室	6 例
大腸炎	4 例
内痔核	3 例
その他	1 例

（2017 年 4 月〜2018 年 3 月，JCHO 千葉病院）

健康診断やがん検診を毎年受けており，透析患者でもがん検診は必要である．当院では毎年，上部消化管内視鏡検査や便潜血反応検査などを行い，癌の早期発見に努めている．2017 年度，当院の外来透析患者に便潜血反応検査（免疫法）を施行し，153 人中，陽性者は 31 人（20.3%）であった（**表1**）．同時期に当院の健康管理センターで行った健康診断で，便潜血検査 24,192 人中，陽性者は 1,479 人（6.1%）であった．また，消化器がん検診全国集計結果報告の 2015 年全国集計調査[2]によれば，検便法による大腸がん検診の要精検者は 6.1% であった．透析患者において便潜血反応陽性者は一般よりも多いと思われる．

透析患者に便潜血反応陽性者が多いことは，透析患者特有の便秘と関連していると考えられる．維持透析患者は便秘症を呈することが多いといわれている．西谷ら[3]は透析患者 349 人中 156 人（44.7%）が便秘症であると報告しており，われわれの調査では，透析患者 441 人中 293 人（66.4%）が便秘症であると評価した[4]．また，大平ら[5]は透析患者 370 人中 158 人（42.7%）が下剤をほぼ常用しているとも報告している．

維持透析患者の便秘は，水分制限やカリウム制限に貧血，血圧低下，脱水，溢水，運動不足，腸管へのアミロイド沈着，治療薬剤の副作用などが加わり生じていると考えられる．動脈硬化症の強い患者では腸間膜動脈の動脈硬化により腸管の虚血も加わるため，さらに便秘になりやすいと考えられる．便秘は，腸内細菌の異常発酵をきたし下腹部の不快感や腹満の原因となり，時に糞便性潰瘍，出血，穿孔に至ることもまれではない．また

便秘は，腸管内圧を上昇させ憩室症の原因ともなる．透析患者においては便秘が大腸疾患に強く関わっていると思われる．

また，透析患者はさまざまな併存疾患を有しており，血栓症や塞栓症をもつ患者は，抗凝固薬や抗血小板薬を投与されている．これらの薬剤により偽陽性の増加が懸念されるが，少量のアスピリンを 30 日程度服用しても明らかな偽陽性の増加はなかったとする報告がある[6]．これらの薬剤は治療上，必要とされて処方されており，便潜血反応検査前に制限ないし中止する必要はないと考えられる．

便潜血反応検査と大腸癌の診断

当院では便潜血反応陽性者に精検として大腸内視鏡検査を受けるよう勧めている．当院の便潜血反応陽性透析患者 31 人中 15 人（48.4%）が大腸内視鏡検査を受けており，16 人は種々の理由により未検である．精検の大腸内視鏡検査の結果，大腸ポリープ 12 例，大腸憩室 6 例，大腸炎 4 例，内痔核 3 例などであった（**表 2**）．大腸癌は発見されなかったが，大腸ポリープ 12 例中 3 例に，内視鏡的粘膜切除術（EMR）が施行された．大腸がん検診の目的は癌を早期に発見し治療するとともに，前駆病変である腺腫を検出・切除し，癌を減少させることである．当院の透析患者においてもこの大腸がん検診のシステムが有効に働いている．

■ 文 献

1) 日本消化器がん検診学会：大腸がん検診マニュアル．2013，医学書院，東京
2) 日本消化器がん検診学会：大腸がん検診実態調査の集計成績（2015 年）．
3) 西谷　博，金　昌雄，山川　眞：下部消化管疾患．日本臨牀　1992；50：733-737
4) 室谷典義，堀　誠司，佐藤純彦，他：維持透析患者における直腸・肛門疾患・憩室炎．日透医誌　2006；21：32-38
5) 大平整爾，阿部憲司：下部消化管病変—診断と治療．臨牀透析　1996；12：69-78
6) Greenberg PD, Cello JP, Rockey DC：Relationship of low-dose aspirin to GI injury and occult bleeding：a pilot study. Gastrointest Endosc　1999；50：618-622

（白鳥　享，室谷典義）

406　第7章　画像診断・腫瘍マーカー・感染症，その他　[その他]

[その他]

7　血中薬物濃度　★★★

基準値　腎機能正常者　特定薬剤治療管理料1の算定対象となるおもな薬剤について記載

● 抗てんかん薬（抗てんかん薬TDMガイドライン2013年2月26日策定，他参照）
エトスクシミド T 40〜100 μg/mL，ガバペンチン[a] T 2〜20 μg/mL，カルバマゼピン T 4〜12 μg/mL，クロナゼパム T 0.02〜0.07 μg/mL，クロバザム T 0.1〜0.4 μg/mL，ゾニサミド[b] T 10〜30 μg/mL，トピラマート[b] T 5〜20 μg/mL，バルプロ酸[c] T 50〜100 μg/mL，フェニトイン[c] T 10〜20 μg/mL，フェノバルビタール[b] T 10〜35 μg/mL，ラモトリギン T 3〜15 μg/mL，レベチラセタム[a] T 12〜46 μg/mL

● 抗躁薬（日本うつ病学会治療ガイドラインⅠ．双極性障害2017参照）
リチウム[a,d] T 0.4〜1.0 mEq/L

● 強心配糖体（2015年版 循環器薬の薬物血中濃度モニタリングに関するガイドライン参照）
ジゴキシン[a] T 0.5〜1.5 ng/mL

● 抗不整脈薬（2015年版 循環器薬の薬物血中濃度モニタリングに関するガイドライン参照）
アミオダロン[c] T 0.5〜2.0 ng/mL，ジソピラミド[b] T 2〜5 μg/mL，シベンゾリン[b,d] T 0.2〜0.8 μg/mL，ピルシカイニド[a] T 0.2〜0.9 μg/mL，フレカイニド[b] T 0.2〜1.0 μg/mL，プロカインアミド[b] T 4〜10 μg/mL，プロパフェノン T 50〜100 ng/mL，メキシレチン T 0.5〜2.0 μg/mL，リドカイン T 2〜5 μg/mL

● 気管支拡張薬（喘息予防・管理ガイドライン2015参照）
テオフィリン T 10〜20 μg/mL

● 免疫抑制薬（免疫抑制薬TDM標準化ガイドライン，造血幹細胞移植ガイドラインGVHD第4版，他参照）
シクロスポリン[c] T 50〜300 ng/mL，タクロリムス[c] T 5〜20 ng/mL（上記2剤は，移植臓器や移植後経過時間，併用療法の違いにより目標値が細分化されているため，詳細は各ガイドラインを参照），エベロリムス T 3〜8 ng/mL，ミコフェノール酸モフェチル[c] T 1〜3 μg/mL

● 抗生物質（抗菌薬TDMガイドライン2016参照）
アミカシン[a] P 40〜60 μg/mL，T<4 μg/mL，ゲンタマイシン・トブラマイシン[a] P≧8〜10 μg/mL（中等症），P≧15〜20 μg/mL（重症例），T<1 μg/mL，ゲンタマイシン[a]（グラム陽性菌に対する併用療法時）P 3〜5 μg/mL，T<1 μg/mL，アルベカシン[a] P 15〜20 μg/mL，T≦2 μg/mL，バンコマイシン[a] T 10〜20 μg/mL，テイコプラニン[a,c] T 10〜30 μg/mL

● 抗真菌薬（抗菌薬TDMガイドライン2016参照）
ボリコナゾール T 1〜5 μg/mL

● 抗悪性腫瘍薬（メソトレキセート®点滴静注液添付文書，造血器腫瘍疹療ガイドライン参照）
メトトレキサート[d]≦10 μM（投与開始後24時間），≦1 μM（同48時間），≦0.1 μM（同72時間），イマチニブ T≧1,000 ng/mL（M：mol/L）

注）T：トラフ値，P：ピーク値，a：腎排泄がおもな消失経路の薬物，b：腎排泄の寄与が一定程度ある薬物，c：蛋白結合率が高い薬物，d：腎機能障害あるいは透析患者において禁忌

透析患者の管理目標値
・明確に定められている薬物は少ないが，次の薬物は関連分野のガイドライン上，推奨値が提示されている．
アミカシン<10 μg/mL（透析前値），ゲンタマイシン・トブラマイシン<3〜5 μg/mL（透析前値），バンコマイシン 15〜20 μg/mL（透析前値）
透析患者では透析直前値をトラフ値相当と捉えるのが適切である．なお，上項でa，b，cに該当する薬物は，透析患者において慎重な濃度管理が望ましい．

異常値を示した場合の鑑別　・ガイドライン用量や添付文書用量で投与した場合でも，治療域外の濃度推移となる場合がある．これは，個々人の薬物クリアランス（肝機能や腎機能）等のばらつきに起因するものと考えられるため，測定値に基づき適宜投与量調節を行う．

測定法	・薬物により異なるが，免疫学的測定法（PETINIA 法，HEIA 法，CLIA 法，ECLIA 法，KIMS 法，LA 法など）を測定原理とする体外診断用医薬品があるほか，液体クロマトグラフィおよび質量分析器（LC-MS/MS）を用いた測定が行われる．
保険適用	・あり．特定薬剤治療管理料 1 が月 1 回算定可能

病態生理（血中薬物濃度推移と生理機能）

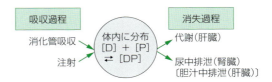

図 1 薬物血中濃度に影響を与える要因
D：遊離形薬物，P：蛋白質，DP：蛋白結合形薬物

多くの薬物では，治療域上限を上回ると副作用が発現し，治療域下限を下回ると効果不十分となる．そのため，至適濃度域に血中薬物濃度を維持することが重要である．血中薬物濃度は，体内に吸収される速度および体内から消失する速度によって制御され，各過程の変動は血中薬物濃度推移に大きな影響を与える（図 1）．

吸収過程は，投与法により 2 種類に大別される．静脈内投与などの注射投与であれば，ほぼ直接的な循環血中への投与であるため，投与状況（患者状態や併用薬の有無）に依存した吸収率の変動は小さく，血中薬物濃度コントロールにおける変動要因となることは少ない．一方，経口投与の場合，消化管上皮での吸収ロスや消化管上皮細胞や肝臓における代謝を経てから全身循環に到達するため，消化管内容物の有無や腸管の運動性，薬物吸収・排泄に関わるトランスポーターとの相互作用が変動要因となり吸収率に影響を与える．また，薬物の消失過程は，腎臓での尿中排泄，肝臓での代謝あるいは胆汁中排泄が主要経路である．そのため，腎機能変動や肝機能変動，薬物代謝酵素に関連した相互作用等により血中薬物濃度が変動する．さらには，体重変動や組織中／血中蛋白質量の変動なども，薬物が分布するスペース（分布容積）自体を変動させるため，血中薬物濃度の変動要因となる．これらのことから，肝機能・腎機能・消化管機能に関連した病態把握および薬物相互作用の把握は，血中薬物濃度維持のうえで重要である．

薬物の吸収および消失は時間依存的に起こるため，採血タイミングは血中薬物濃度の評価において重要である．反復投与される薬物の血中濃度モニターでは，多くの場合，トラフ値（投与直前の濃度）が治療の指標となる（冒頭表）．これは，投与後早期では，剤形の違いや消化管吸収の状態などの影響により血中薬物濃度がばらつく一方で，投与から一定時間経過したトラフでの濃度は，吸収過程のばらつきが緩和され相対的に安定し，薬効・副作用とも比較的良い相関を示すことが理由である．また，許容される採血タイミングのずれにも注意が必要である．半減期が長い薬剤（一部の抗てんかん薬等）では，濃度推移が安定した定常状態において，維持量投与後の血中薬物濃度の上昇幅は小さく，採血タイミングのずれが問題とならない場合が多い．一方で，半減期が短い薬物では，採血タイミングのずれには注意を要する．たとえば，抗菌薬であるバンコマイシンは，腎機能正常患者での半減期は約 3 時間（添付文書記載）とされているが，採血時刻が 1 時間前にずれると，測定値はトラフ値の約 1.2 倍となる．髄膜炎においてバンコマイシンを使用する場合等では，治療域内のなかでもとくに高めでの維持が推奨されるが[1]，1 時間のずれにより「測定値が高濃度でも，実際には低濃度維持となっている」という状況が生じうるため，採血時刻の許容ずれ幅は狭い．トラフ採血が困難な場合は，正確な採血時刻を把握したうえで，薬物動態解析に基づくトラフ値の推測および投与設計を行うことが重要となる．

血中薬物濃度測定の目的は，一部の薬剤では服薬状況の把握にあるが，多くの場合に個々人の臓器機能等を踏まえたうえでの血中薬物濃度コントロールにある．治療濃度域が広域な薬物は濃度測定を行わずに治療域内でのコントロールが可能であるため，臨床において血中薬物濃度測定が重要となるのは，治療濃度域が狭い薬物，副作用が重篤な薬物，投与量の変化割合と血中濃度の変化割合が対応しない薬物（非線形性を示す薬物），生理機能によって血中濃度が大きく変動する薬物であり，血中薬物濃度測定以外に至適濃度域へとコン

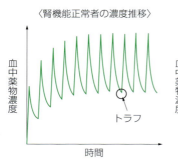
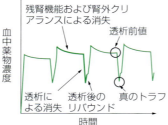

図2 透析における消失の寄与が大きい薬物の血中濃度推移（概念図）

トロールする方法がない場合である．

透析患者における読み方・意義

以下で述べる透析とは「間欠的透析」を前提としており，「持続的透析」には当てはまらない場合があることに注意されたい．
- 肝代謝が主要な代謝経路となる薬物に関しては，血中薬物濃度推移は，肝機能に依存するため，透析による血中薬物濃度変動は少ない．
- 腎排泄型の薬物のうち蛋白結合率が高い薬物（冒頭表中のa/bかつc）は，透析で除去可能な血中における遊離形薬物濃度が低いため，透析での除去率は必ずしも高くない．逆に，腎排泄型薬物で，かつ，蛋白結合率が高くない薬物（冒頭表中のa/bで，cではない薬物）は，透析が主たる消失経路になることが多い．
- 透析患者では，厳密な意味でのトラフは透析終了後となる．しかし，トラフ値が治療域内となる投与量に設定した場合，透析実施時以外のほとんどの時間帯で高濃度となってしまうため，透析直前値が治療域内となるような投与量設定が望ましい（図2）．
- 透析において効率的に除去されるのは血中の遊離形薬物であるため，組織において蛋白結合形として存在する薬物は除去されない．その結果，透析終了後には，組織中に残存する蛋白結合形薬物が乖離して遊離形薬物となり血液中へと戻るバックフラックスが生じ，透析直後の血中薬物濃度は上昇する[2]（リバウンド現象，図2）．このため，透析直後の血中薬物濃度は治療上の参考にはなりにくい．分布容積が大きい薬物，蛋白結合率が高く（冒頭表中のc），組織中へ蓄積しやすい脂溶性薬物はリバウンド現象の影響が大きいため，透析により一過性に血液中薬物濃度が低下しても，体内の総薬物量の低下は少なく透析により除去されにくい．
- 透析患者では，体内の水分貯留が多いため，水溶性薬物の分布容積は上昇する傾向にあるため，投与量に対する血中薬物濃度の上昇幅が，腎機能正常患者と比較し小さくなる傾向にある．そのため，投与初期には速やかな血中薬物濃度上昇を目的に，維持量より多めの投与量を負荷する場合もある．
- 透析により除去されうる薬物を投与する場合は，適宜血中薬物濃度をモニターしながら維持投与量を調節することが望ましい．
- 腎機能正常者において腎排泄がおもな消失経路であり肝代謝による影響がマイナーな薬物（冒頭表中のbおよびaの一部）であっても，腎機能低下状態では，肝機能が薬物消失に果たす役割が相対的に上昇するため，肝機能変動にも注意を払う必要がある．
- 透析患者では，全身状態の悪化等に起因し，低アルブミン値（低蛋白質状態）となる場合がある[3]．蛋白結合率が高い薬物（冒頭表中のc）においては，アルブミン（Alb）量低下により，薬効発現に寄与する血中の遊離形薬物濃度が上昇する．この場合，次の式に基づき，Albが正常な状態相当の濃度への換算が可能である．ただし，主たる結合蛋白質がAlbでない場合は，適さないこともある．

Alb換算値＝測定値／〔薬物の蛋白結合率×（4.4／患者Alb値）＋（1－薬物の蛋白結合率）〕

■ 文　献
1) Tunkel AR, Hartman BJ, Kaplan SL, et al：Practice guidelines for the management of bacterial meningitis. Clin Infect Dis　2004；39：1267-1284
2) Böhler J, Reetze-Bonorden P, Keller E, et al：Rebound of plasma vancomycin levels after haemodialysis with highly permeable membranes. Eur J Clin Pharmacol 1992；42：635-640
3) Kaysen GA, Rathore V, Shearer GC, et al：Mechanisms of hypoalbuminemia in hemodialysis patients. Kidney Int　1995；48：510-516

〈苅谷嘉顕，大野能之〉

[その他]

8 QOL ★★

QOL とは何か

QOL（quality of life）は，身体面・精神面の健康状態から，幸福感や満足度，さらには居住環境や経済状態など広範な領域をも包含する，幅広い概念である．このうち，健康状態や医療行為の評価を行う目的で QOL を用いる場合，居住環境や経済状態などの概念は，間接的にはともかく直接的に疾患の影響や医療の効果を反映するとは考えにくい．そこで，尺度を構成する要素を健康状態に直接関連する項目に限定したものとして健康関連 QOL（Health-related Quality of Life）が定義され，国際的にもコンセンサスが形成されている．

なお，健康関連 QOL は，1980 年代からの米国における，患者の視点に基づく評価指標を重視するアウトカム研究の拡がりとともに重要視されるようになった．そもそもアウトカムとは，患者に対して提供された医療がもたらす最終的な結果を指す．従来，臨床疫学研究においては，客観性・普遍性・重大性などの観点から罹患率や死亡率に代表される客観的なアウトカム指標が用いられてきたが，急速に進む高齢化と医学の進歩により慢性疾患の割合が増加し，患者の QOL の向上が治療の目的となってきたこと，また，医療の受け手である患者の QOL に対する意識が高まったことなどにより，アウトカム指標としての健康関連 QOL が注目されるようになった[1]．

健康関連 QOL の測定

健康関連 QOL を測定するためには，通常，信頼性・妥当性の検証がなされた尺度が用いられる．なお，これらの健康関連 QOL 尺度は，包括的尺度と疾患特異的尺度に大別される．

包括的尺度とは一般住民を含め，疾患の種類を問わずさまざまな人の健康関連 QOL の測定を目的とした尺度であり，さまざまな集団間での比較が可能である．一般的に，包括的尺度を構成するおもな要素は，主観的な健康度やそれに関連する日常生活機能の制限等である．代表的な包括的尺度としては，SF-36・SF-12 などの SF ツールや Sickness Impact Profile（SIP）がある．

一方，疾患特異的尺度は，対象疾患に特有の問題による健康度や日常生活機能への影響を測定・評価するように作られている．包括的尺度に比べ反応性（経時的な変化に対する感度）が高い利点がある．現在では，たとえば糖尿病領域なら Problem Area in Diabetes Survey（PAID）など，さまざまな疾患特異的尺度が開発されている[2]．

慢性腎疾患患者における健康関連 QOL（SF-36 を中心に）

慢性腎疾患患者，とりわけ透析施行中の患者においては，各種治療法の確立により長期の生存が当たり前になりつつあるが，一般住民集団と比較してメンタルヘルスが大幅に低下していることも近年明らかになり，その QOL の向上が喫緊の課題とされている．すなわち，慢性腎疾患患者においては，生命予後を改善することだけではなく，患者の QOL を測定し，その改善に結びつけることが強く求められている．

慢性腎疾患領域で頻用されている健康関連 QOL 尺度としては，第一に SF-36 が挙げられる．その特長としては，

・世界 140 カ国以上で活用されている（2011 年 10 月現在）健康関連 QOL 尺度のデファクトスタンダードである．
・日本においても，信頼性・妥当性は科学的に検証されている．
・日本人の国民標準値が得られており，特定患者集団のみを対象とした断面的な研究においても比較分析が可能である．
・幅広い結果の解釈を可能にする研究データが豊富に蓄積されている．

などがある．

SF-36 の質問項目は，8 つの健康概念を測定するための質問 35 項目と，1 年間での健康の変化を測定するための質問 1 項目の，計 36 項目から構成されている．8 つの健康概念とは，① 身体機能，② 日常役割機能（身体），③ 日常役割機能（精神），④ 全体的健康感，⑤ 社会生活機能，⑥ 体の痛み，⑦ 活力，⑧ 心の健康，である（表1）[3]．

なお，慢性腎疾患患者そのものを対象とした疾患特異的尺度もいくつか存在し，Kidney Disease Questionnaire や，Kidney Disease Quality of Life

表1 SF-36の下位尺度

下位尺度名	項目数
身体機能 Physical Functioning（PF）	10
日常役割機能（身体） Role Physical（RP）	4
体の痛み Bodily Pain（BP）	2
社会生活機能 Social Functioning（SF）	2
全体的健康感 General Health（GH）	5
活力 Vitality（VT）	4
日常役割機能（精神） Role Emotional（RE）	3
心の健康 Mental Health（MH）	5

〔文献3〕より引用

表2 QGENの下位尺度

下位尺度名	項目数
Physical Functioning	1
Role General	1
Role Physical	1
Pain Impact	1
General Health	1
Vitality	1
Social Functioning	1
Role Emotional	1
Emotional Health	1
Health Distress	1

〔URL 1〕より引用

Short Form（KDQOL-SF）が挙げられる.

最近の話題―新たに開発中の健康関連QOL尺度，QGEN・QDIS

現在，新たな包括的尺度としてQGENが開発中である．QGENは，SFツールの8つの下位尺度得点やサマリスコアも計算することが可能な，10の下位尺度からなる包括的尺度であり，1つの下位尺度につき1項目ずつ，計10項目から構成されている．QGENは，質問ならびに回答選択肢の工夫により，測定のレンジが従来の尺度に比べて広い点などの特長がある．SF-36と同様，QGENにおいても，国民標準値調査の結果に基づき，それぞれ平均50・標準偏差10のスコアとして算出される予定である．なお，10の下位尺度を**表2**に示す[URL 1]．

また，慢性腎疾患患者は多くの併存症を有することが知られている．そのような併存症は有無だけではなく，その併存症によりどの程度QOLが障害されているかについても留意する必要がある．併存症に関するQOLを測定する尺度として，現在The Quality of Life Disease Impact Scale（QDIS）が開発中である．QDISは，それぞれの併存症がQOLに与える影響を測定することが可能で，健康状態ごとに，1項目（global item）か

ら7項目の質問で評価する．Charlson Comorbidity IndexなどのQOL従来の指標が，もっぱら死亡をアウトカムとしてvalidationされてきたことと対照的であるといえる．

QDISはこれまで相互に測定・比較することが困難であった，包括的なQOLと疾患特異的なインパクトとのギャップを埋めることが期待されている．

長期予後のpredictorとしての健康関連QOL

Dialysis Outcomes and Practice Patterns Study（DOPPS）は，世界各国における透析医療における診療パターンを記述し，診療プロセスを含むさまざまな要因とアウトカムとの関連性を検討することを目的とした国際共同観察研究である．このDOPPSのデータに基づき，米国，欧州，ならびに日本の血液透析患者の健康関連QOLと死亡との関連性に関する検討がなされている[4),5)]．なお，本研究では，各国の国民標準値に基づく換算がなされたSF-36のコンポーネントサマリースコアを要因とし，各種の患者背景要因にて調整されたCox回帰が用いられている．

本研究の結果，SF-36における身体的コンポーネントサマリースコア（PCS）・精神的コンポーネントサマリースコア（MCS）を5つの順序カテゴリに分け，最上位を基準としたときの死亡率の上昇は，PCSの最下位において1.56倍，MCSの最下位で1.21倍となり，日本・欧米いずれにおいて

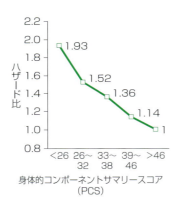 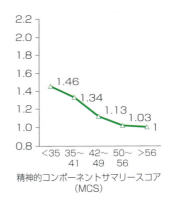

図　健康関連QOLと死亡との関連性

上記の結果は，性・年齢，透析期間，社会経済階層，併存症，血液アルブミンなどの想定される交絡で調整したCox回帰による．

〔文献5）より引用・改変〕

表3　QOLはどのように活用できるか？

1）治療（予防）の効果の検証研究におけるアウトカムとして
2）疾患や症状が患者や社会に与えるburdenを定量化する研究として
3）将来のアウトカム（生命予後，医療資源消費など）を予測する因子として
4）治療のアドヒアランス，治療抵抗性などを説明する要因として
5）診療現場，患者個人レベルでの活用：モニタリング，患者-医師関係の改善，など

〔文献6）より引用〕

も，健康関連QOLと将来の死亡との関連性が示された（図）．

おわりに―健康関連QOLはどのように活用されるべきか？

以上，健康関連QOLに関して，慢性腎疾患領域を中心に述べた．健康関連QOLは測定そのものが目的では決してなく，これをいかに臨床研究に活用し，診療に還元するか，医療政策に還元するかに尽きる．表3に健康関連QOLの活用目的についてまとめた[6]．健康関連QOLに関する今後の課題を一つ挙げるとすれば，臨床の現場における個人レベルでの活用である．残念ながら，現在の尺度は，精度の問題上，個人レベルで用いることには限界があるが，特定の疾患のスクリーニングツールとして活用されている事例は複数存在する．たとえば，KDQOL-SF内にも含まれているSF-36の「心の健康（Mental Health；MH）」に関する下位尺度が，うつ病のスクリーニングツールとして使用できる可能性が示され広く用いられている[7]．

■文　献

1) 山本洋介，山崎　新，福原俊一：患者立脚型アウトカム．Medical Forum　2007；11：34-35
2) 池上直己，福原俊一，下妻晃二郎，池田俊也 編：臨床のためのQOL評価ハンドブック．医学書院，東京，2001
3) 福原俊一，鈴鴨よしみ：SF-36 v2日本語版マニュアル．特定非営利活動法人健康医療評価研究機構，京都，2004
4) Mapes DL, Lopes AA, Satayatum S, et al：Health-related quality of life as a predictor of mortality and hospitalization：the Dialysis Outcomes and Practice Patterns Study. Kidney Int　2003；64：339-349
5) 栗田宜明：QOL―健康関連QOLは死亡や入院を予測する因子となりうる．黒川　清 監：DOPPS―透析臨床にもたらしたimpact. 78-79，日本メディカルセンター，東京，2013
6) 大橋靖雄，福原俊一，林野泰明，他：QOLの科学性と臨床的有用性．糖尿病診療マスター　2008；6：636-648
7) Yamazaki S, Fukuhara S, Green J：Usefulness of five-item and three-item Mental Health Inventories to screen for depressive symptoms in the general population of Japan. Health Qual Life Outcomes　2005；3：48

■参考URL（2018年11月現在）

1) http://www.jwrginc.com/public/QOLIX-QGEN.pdf

（山本洋介，福原俊一）

412 第7章 画像診断・腫瘍マーカー・感染症，その他 ［その他］

［その他］

9 臨床検査と保険診療

透析医療では，治療・検査において，診療報酬上の取り決めがある[1),2),URL1)]．本項目では，とくに検査に焦点を当て，こうした診療報酬上の取り決めについて解説を行いたい．

血液透析の治療に関わる医療費は，大きく技術料である「人工腎臓」と，医学管理料である「慢性維持透析患者外来医学管理料（2,250点）」とに分けられる．外来維持透析患者の医学上の管理において，通常行われる検査については，そのほと

んどがこの医学管理料に含まれる．**表1**には，慢性維持透析患者外来医学管理料に含まれる検査項目を挙げた．これらの項目については，検査料，判断料とも別途請求することはできない．

慢性維持透析患者外来医学管理料は，導入後3カ月以上経過した患者に適用される．また，二つ以上の施設で透析を受けた場合には，主たる医療機関のみでの算定となる．同一の保険医療機関で，同じ月に入院をした場合，また腹膜透析との

表1 慢性維持透析患者外来医学管理料に含まれる検査項目

＜イ 尿中一般物質定性半定量検査＞

＜ロ 尿沈渣（鏡検法）＞

＜ハ 糞便検査＞
　糞便中ヘモグロビン定性

＜ニ 血液形態・機能検査＞
　赤血球沈降速度（ESR），網赤血球数，末梢血液一般検査，末梢血液像（自動機械法），末梢血液像（鏡検法），ヘモグロビン A1c（HbA1c）

＜ホ 出血・凝固検査＞
　出血時間

＜ヘ 血液化学検査＞
　総ビリルビン，総蛋白，アルブミン，尿素窒素，クレアチニン，尿酸，グルコース，乳酸デヒドロゲナーゼ（LD），アルカリホスファターゼ（ALP），コリンエステラーゼ（ChE），アミラーゼ，γ-グルタミルトランスフェラーゼ（γ-GT），ロイシンアミノペプチダーゼ（LAP），クレアチンキナーゼ（CK），中性脂肪，ナトリウムおよびクロール，カリウム，カルシウム，鉄（Fe），マグネシウム，無機リンおよびリン酸，総コレステロール，アスパラギン酸アミノトランスフェラーゼ（AST），アラニンアミノトランスフェラーゼ（ALT），グリコアルブミン，1,5-アンヒドロ-D-グルシトール（1,5AG），1,25-ジヒドロキシビタミン D_3，HDL-コレステロール，LDL-コレステロール，不飽和鉄結合能（UIBC）（比色法），総鉄結合能（TIBC）（比色法），蛋白分画，血液ガス分析，アルミニウム（Al），フェリチン半定量，フェリチン定量，シスタチン C，ペントシジン

＜ト 内分泌学的検査＞
　トリヨードサイロニン（T_3），サイロキシン（T_4），甲状腺刺激ホルモン（TSH），副甲状腺ホルモン（PTH），遊離トリヨードサイロニン（FT_3），C-ペプチド（CPR），遊離サイロキシン（FT_4），カルシトニン，心房性 Na 利尿ペプチド（ANP），脳性 Na 利尿ペプチド（BNP）

＜チ 感染症免疫学的検査＞
　梅毒血清反応（STS）定性，梅毒血清反応（STS）半定量，梅毒血清反応（STS）定量

＜リ 肝炎ウイルス関連検査＞
　HBs 抗原，HBs 抗体，HCV 抗体定性・定量

＜ヌ 血漿蛋白免疫学的検査＞
　C 反応性蛋白（CRP），血清補体価（CH_{50}），免疫グロブリン，C_3，C_4，トランスフェリン（Tf），β_2-マイクログロブリン

＜ル 心電図検査＞

＜ヲ 写真診断＞
　単純撮影（胸部）

＜ワ 撮影＞
　単純撮影（胸部）

〔文献1）より転載〕

9. 臨床検査と保険診療 ● **413**

表2 慢性維持透析患者外来医学管理料に加え別途算定可能な検査項目

---

1. 出血性合併症患者の手術入院の退院後：退院月の翌月における末梢血液一般検査
2. 副甲状腺機能亢進症に対するパルス療法施行時：カルシウム，無機リンの検査（月2回以上実施する場合，2回目以降，月2回まで），PTH検査（月2回以上実施する場合，2回目以降，1回まで）
3. 副甲状腺機能亢進症により副甲状腺切除を行った患者：カルシウム，無機リンの検査（退院翌月から5カ月間は，月2回以上実施する場合，2回目以降，別途算定可能），PTH検査（月2回以上実施する場合，2回目以降，月1回まで）
4. シナカルセト塩酸塩の初回投与から3カ月以内の患者：カルシウム，無機リンの検査（月2回以上実施する場合，2回目以後，月2回まで），PTH検査（月2回以上実施する場合，2回目以降，月1回まで）
5. 透析導入後5年以上経過した透析アミロイド症で，ダイアライザーの選択に当たりβ_2-マイクログロブリン除去効果の確認が必要な場合：β_2-マイクログロブリン検査（選択をした月を含めた3カ月間，月2回以上実施する場合，2回目以後，月1回まで）
6. 高アルミニウム血症とヘモクロマトージスを合併した透析患者：デフェロキサミンメシル酸塩を投与している期間中におけるアルミニウム（Al）の検査

〔文献1）より転載〕

併用療法を行っている場合には算定ができない．

さらに，管理料に含まれない検体検査を行った場合には，その必要性を診療報酬明細書の摘要欄に記載することが必要とされている．

なお，医学管理料に含まれる項目であっても，**表2**に記載した内容については，別途定められた回数・頻度によって算定することが可能である．なお，医学管理料で包括されていない検査項目については，通常の保険診療のとおり検査費用・判断料を算定することが可能である．

入院透析患者の検査については，施設の入院費用算定方法により異なる．DPC/PDPS非対象医療施設では，検査実施料・判断料は別途算定可能であるが，DPC/PDPS対象医療機関では，検査実施料・判断料は入院費用に包括される．また，療養病床・療養病棟への入院では，検査実施料・判断料はいずれも入院費用へ原則的に包括される．さらに，集中治療室等における管理料においても，検査実施料が包括されている．

■ **文　献**
1) 診療報酬の算定方法の一部を改正する件（告示）別表第1(医科点数表)．平成30年厚生労働省告示第43号．
2) 診療報酬の算定方法の一部改正に伴う実施上の留意事項について（通知）別添1（医科点数表）．平成30年3月5日，保医発0305第1号．

■ **参考URL（2018年11月現在）**
1) 厚生労働省：平成30年度診療報酬改定について．
http://www.mhlw.go.jp/stf/seisakunitsuite/bunya/0000188411.html

（花房規男）

主な測定法の略語一覧

略語	訳語	欧文
ACMIA		affinity column mediated immunoassay
BCG		bromcresol green
BCP		bromcresol purple
BIS		bioimpedance spectroscopy
BLEIA	生物化学発光免疫測定法	bioluminescent enzyme immunoassay
CE	キャピラリー電気泳動法	capillary electrophoresis
CF	補体結合反応	complement fixation
CLEIA	化学発光酵素免疫測定法	chemiluminescent enzyme immunoassay
CLIA	化学発光免疫測定法	chemiluminescent immunoassay
DID	二重免疫拡散法	double immuno diffusion
dRVVT	希釈ラッセル蛇毒試験法	dilute Russell's viper venom time
ECLIA	電気化学発光免疫測定法	electrochemiluminescence immunoassay
EIA	酵素免疫測定法	enzyme immunoassay
ELISA	酵素免疫測定法	enzyme-linked immunosorbent assay
EMIT	多元酵素免疫測定法	enzyme multiplied immunoassay technique
FA	蛍光抗体法	fluorescence antibody method
FEIA	蛍光酵素免疫測定法	fluoroenzyme immunoassay
HEIA	酵素免疫測定法	homogeneous enzyme immunoassay
HI	赤血球凝集抑制反応	hemagglutination inhibition
HPLC	高速液体クロマトグラフィー法	high performance liquid chromatography
IC	イオンクロマトグラフィー法	ion chromatography
IEP	免疫電気泳動法	immunoelectrophoresis
IFE	免疫固定電気泳動法	immunofixation electrophoresis
IRMA	免疫放射定量法	immunoradiometric assay
LAMP		loop-mediated isothermal amplification
LC-MS	液体クロマトグラフ質量分析法	liquid chromatography/mass spectrometry
LC-MS/MS	液体クロマトグラフィータンデム質量分析法	liquid chromatography-tandem mass spectrometry
LOCI		luminescent oxygen channeling immunoassay
LPIA	ラテックス近赤外免疫比濁法	latex photometric immunoassay
LTIA	ラテックス免疫比濁法	latex turbidimetric immunoassay
MFBIA		multi frequency bioimpedance analysis
PA	粒子凝集反応	passive（particle）agglutination
PCR	ポリメラーゼ連鎖反応	polymerase chain reaction
RIA	ラジオイムノアッセイ　放射性免疫測定法	radioimmunoassay
RPHA	逆受身赤血球凝集反応	reversed passive hemagglutination
RRA	ラジオレセプターアッセイ	radio receptor assay
RT-PCR	逆転写酵素-遺伝子増幅法	reverse transcription-polymerase chain reaction
SFBIA		single frequency bioimpedance analysis
TIA	免疫比朧法	turbidimetric immunoassay
WB	ウエスタンブロット法	Western blotting

略語一覧

略語	訳語	欧文
1,25(OH)$_2$D	1,25 ジヒドロキシビタミン D	1,25-dihydroxyvitamin D
25(OH)D	25-ヒドロキシビタミン D	25-hydroxyvitamin D
A		
ABI	足関節上腕血圧比	ankle-brachial index
ACDK	多嚢胞化萎縮腎	acquired cystic disease of the kidney
ACE	アンジオテンシン変換酵素	angiotensin converting enzyme
ACT	活性化全血凝固時間	activated whole blood clotting time
ACTH	副腎皮質刺激ホルモン	adrenocorticotropic hormone
ADH	抗利尿ホルモン	anti-diuretic hormone
ADMA		asymmetric dimethylarginine
AFP	α-フェトプロテイン	alfa-fetoprotein
AGEs	終末糖化産物	advanced glycation end products
Al	アルミニウム	alminum
Alb	アルブミン	albumin
ALP	アルカリフォスファターゼ	alkaline phosphatase
ALT	アラニントランスフェラーゼ	alanine transferase（＝ GPT）
ANA	抗核抗体	anti-nuclear antibody
ANCA	抗好中球細胞質抗体	anti-neutrophil cytoplasmic autoantibody
ANP	心房性ナトリウム利尿ペプチド	atrial natriuretic peptide
APTT	活性化部分トロンボプラスチン時間	activated partial thromboplastin time
ASK	抗ストレプトキナーゼ	anti-streptokinase
ASO	抗ストレプトリジン O	anti-streptolysin O
AST	アスパラギン酸トランスフェラーゼ	aspartate transferase（＝ GOT）
AT	アンチトロンビン	antithrombin
ATP	アデノシン三リン酸	adenosine triphosphate
B		
BAP	骨型アルカリフォスファターゼ	bone alkaline phosphatase
BIA	バイオインピーダンス法	bioelectrical impedance analysis
BJP	ベンス・ジョーンズ蛋白	Bence Jones protein
BMI	体格指数	body mass index
BNP	脳性ナトリウム利尿ペプチド	brain natriuretic peptide
BUN		blood urea nitrogen
C		
Ca	カルシウム	calcium
CA15-3	糖鎖抗原 15-3	carbohydrate antigen 15-3
CA19-9	糖鎖抗原 19-9	carbohydrate antigen 19-9
CA125	糖鎖抗原 125	carbohydrate antigen 125
CACS	冠動脈石灰化指数	coronary artery calcification score
CEA	癌胎児性抗原	carcinoembryonic antigen
ChE	コリンエステラーゼ	cholinesterase
CK	クレアチンキナーゼ	creatine kinase
CKD	慢性腎臓病	chronic kidney disease
CKD-MBD	慢性腎臓病に伴う骨・ミネラル代謝異常	chronic kidney disease-mineral bone disorder
Cl	クロール／塩素	chloride

CMV	サイトメガロウイルス	cytomegalovirus
CNP	C 型ナトリウム利尿ペプチド	C-type natriuretic peptide
CPP	カルシプロテイン粒子	calciprotein particle
CPR	C ペプチド免疫反応性	C-peptide immunoreactivity
Cr	クレアチニン	creatinine
CRP	C 反応性蛋白	C-reactive protein
CT	カルシトニン	calcitonin
CTR	心胸比	cardiothoracic ratio
CTX	I 型コラーゲン C 末端テロペプチド	C-terminal telopeptide of type I collagen
Cu	銅	copper

D

DBP	ビタミン D 結合蛋白	vitamin D binding protein
DIC	播種性血管内凝固症候群	disseminated intravascular coagulation
DOPPS		Dialysis Outcome Practice Patterns Study
DSA	破壊性脊椎関節症	destructive spondyloarthropathy
DW	ドライウエイト	dry weight
DXA	二重エネルギー X 線吸収測定法	dual-energy X-ray absorptiometry

E

EPO	エリスロポエチン	erythropoietin
ESA	赤血球造血刺激因子製剤	erythropoiesis stimulating agent
ESR	赤血球沈降速度	erythrocyte sedimentation rate

F

FDP	フィブリン / フィブリノゲン分解産物	fibrin/fibrinogen degradation products
Fe	鉄	iron（ferrum）
FGF23	線維芽細胞増殖因子 23	fibroblast growth factor 23
FSH	卵胞刺激ホルモン	follicle stimulating hormone
FT_3	遊離トリヨードサイロニン	free triiodothyronine
FT_4	遊離サイロキシン	free thyroxine

G

γ-GTP	γ-グルタミルトランスペプチダーゼ	γ-glutamyl transpeptidase
GA	グリコアルブミン	glycoalbumin
GAD	グルタミン酸脱炭酸酵素	glutamic acid decarboxylase
GFR	糸球体濾過量	glomerular filtration rate

H

Hb	ヘモグロビン	hemoglobin
HBV	B 型肝炎ウイルス	hepatitis B virus
HCV	C 型肝炎ウイルス	hepatitis C virus
HD	血液透析	hemodialysis
HDL	高比重リポ蛋白	high density lipoprotein
HIT	ヘパリン起因性血小板減少症	heparin-induced thrombocytopenia
HIV	ヒト免疫不全ウイルス	human immunodeficiency virus
HLA	ヒト白血球抗原	human leukocyte antigen
HOMA-IR	インスリン抵抗性指標	homeostasis model assessment-insulin resistance
Ht	ヘマトクリット	hematocrit
HTLV-1	ヒト T 細胞白血病ウイルス	human T-cell leukemia virus type1

I

IDL	中間比重リポ蛋白	intermediate density lipoprotein
Ig	免疫グロブリン	immunoglobulin
IMT	内膜中膜肥厚度	intima-medial thickness
IRI	免疫反応性インスリン	immunoreactive insulin
IVC	下大静脈	inferior vena cava

K

K	カリウム	potassium（kalium）
KDIGO		Kidney Disease：Improving Global Outcome
K/DOQI		Kidney Disease Outcomes Quality Initiative
KL-6	シアル化糖鎖抗原	sialylated carbohydrate antigen
Kt/V	標準化透析量	

L

LAP	ロイシンアミノペプチダーゼ	leucine amino-peptidase
LDH	乳酸デヒドロゲナーゼ	lactic dehydrogenase
LDL	低比重リポ蛋白	low density lipoprotein
LH	黄体形成ホルモン	luteinizing hormone
LPL	リポ蛋白リパーゼ	lipoprotein lipase

M

Mg	マグネシウム	magnesium

N

Na	ナトリウム	sodium（natrium）
nPCR	標準化蛋白異化率	normalized protein catabolic rate
NTIS	非甲状腺疾患症候群	non thyroidal illness syndrome
NTX		type I collagen cross-linked N-telopeptides

O

OC	オステオカルシン	osteocalcin

P

P	リン	phosphorus
P1CP	Ⅰ型プロコラーゲンＣ末端プロペプチド	type I procollagen C-terminal propeptide
P1NP	Ⅰ型プロコラーゲンＮ末端プロペプチド	type I procollagen N-terminal propeptide
PAD	末梢動脈疾患	peripheral artery disease
PCR	蛋白異化率	protein catabolic rate
PCS	*p*-クレジル硫酸	*p*-cresylsulfate
PD	腹膜透析	peritoneal dialysis
PET	腹膜平衡試験	peritoneal equilibration test
PEW	蛋白エネルギー消耗	protein-energy wasting
PIVKA-Ⅱ	ビタミンＫ欠乏起因蛋白第２因子	protein-induced by vitamin K abscence or antagonist Ⅱ
Plt	血小板	platelet
PRL	プロラクチン	prolactin
PSA	前立腺特異抗原	prostate specific antigen
PT	プロトロンビン時間	prothrombin time
PTH	副甲状腺ホルモン	parathyroid hormone
PTHrP	副甲状腺ホルモン関連蛋白	parathyroid hormone related protein
PTx	副甲状腺摘出術	parathyroidectomy

PWV	脈波伝播速度		pulse wave velocity
Q			
QOL	生活の質		quality of life
R			
RANKL			receptor activator of nuclear factor kappa B ligand
RBC	赤血球		red blood cell
RF	リウマトイド因子		rheumatoid factor
rHuEPO	遺伝子組換えヒトエリスロポエチン製剤		recombinant human erythropoietin
S			
SCC 抗原	扁平上皮癌関連抗原		squamous cell carcinoma antigen
SDMA			symmetric dimethylarginine
SGA			subjective global assessment
SLE	全身性エリテマトーデス		systemic lupus erythematosus
SLX			sialyl Lewis x
SP-A,D			surfactant protein-A,D
SPECT			single photon emission computed tomography
sTfR	可溶性トランスフェリンレセプター		soluble transferrin receptor
SUN	血清尿素窒素		serum urea nitrogen
T			
T_3	トリヨードサイロニン		triiodothyronine
T_4	サイロキシン		thyroxine
TBI	足趾上腕血圧比		toe brachial index
TDM			therapeutic drug monitoring
Tf	トランスフェリン		transferrin
TfR	トランスフェリンレセプター		transferrin receptor
TG	トリグリセライド		triglyceride
Tg	サイログロブリン		thyroglobulin
TgAb	抗サイログロブリン抗体		anti-thyroglobulin antibody
TIBC	総鉄結合能		total iron binding capacity
TP	総蛋白		total protein
TPO	甲状腺ペルオキシダーゼ		thyroid peroxidase
TPOAb	抗甲状腺ペルオキシダーゼ抗体		anti-thyroid peroxidase antibody
TRAb	甲状腺刺激ホルモンレセプター抗体		TSH receptor antibody
TRACP	酒石酸抵抗性酸フォスファターゼ		tartrate resistant acid phosphatase
TSAT	トランスフェリン飽和率		transferrin saturation
TSH	甲状腺刺激ホルモン		thyroid stimulating hormone
TT	トロンボテスト		thrombo test
U			
UIBC	不飽和鉄結合能		unsatulated iron binding capacity
V			
VA	バスキュラーアクセス		vascular access
VLDL	超低比重リポ蛋白		very low density lipoprotein
W			
WBC	白血球		white blood cell
Z			
Zn	亜鉛		zinc

索　引

数字・欧文

1,25(OH)$_2$D　239
^{123}I-BMIPP（^{123}I-β-methyl-p-iodophenyl-pentadecanoic acid）325
1型糖尿病　194
25(OH)D　44, 239
8-OHdG　219
8-イソプロスタン　219
8-ヒドロキシデオキシグアノシン　219
^{99m}Tc-MIBI（methoxyisobutyliso-nitrile；sestamibi）344
Ⅰ型コラーゲン　204
Ⅰ型プロコラーゲン-N-プロペプチド（P1NP）202

A

A型インフルエンザウイルス　382
A-aDO$_2$　142
ABI（ankle-brachial index）56, 400
ABO血液型　307
ACD（anemia of chronic disease）156
ACDK（acquired cystic disease of the kidney）356
ACE（angiotensin converting enzyme）245
ACI（aortic calcification index）331
ACT（activated whole blood clotting time）96
ACTH（adrenocorticotropic hormone）272
ADH（anti-diuretic hormone）256, 257
ADMA（asymmetric dimethylarginine）221, 254
ADPKD（autosomal dominant polycystic kidney disease）360
ADPN（adiponectin）280
AFP（α-fetoprotein）361
AGEs（advanced glycation end products）217, 221
——特異的受容体　217
Al（aluminium）137
ALP（alkaline phosphatase）163
——アイソザイム　163
ALT（alanine transaminase）159

amino acid　224
ammonia　172
amylase　174
ANA（anti-nuclear antibody）294
ANCA（anti-neutrophil cytoplasmic antibody）297
——関連急速進行性糸球体腎炎　297
——関連血管炎　297
ANP（atrial natriuretic peptide）53, 249
anti-cyclic citrullinated peptide antibodies　293
APTT（activated partial thromboplastin time）96
ASK（anti-streptokinase）290
ASO（anti-streptolysin O）290
AST（aspartate transaminase）159

B

β_2-ミクログロブリン　21, 24, 215, 221
β-D-グルカン　384
B型肝炎　173
　　de novo——　372
B型肝炎ウイルス　→HBVをみよ
BAP（biological antioxidant potential）43, 202, 219, 220
baPWV（brachial-ankle PWV）401
BIA（bioelectrical impedance analysis）65, 352
BMI（body mass index）63
BNP（brain natriuretic peptide）25, 53, 249
——前駆体N端フラグメント　53
BUN（blood urea nitrogen）39, 112
BUN/Cr比　112

C

C型肝炎　173
C型肝炎ウイルス　→HCVをみよ
C型急性肝炎　160
C型ナトリウム利尿ペプチド　249
C反応性蛋白　39, 64, 72, 288
Cペプチド　194, 195

C3　286
C3腎症　286
C4　286
Ca（calcium）24, 41, 128
CA（catecholamine）276
CA（carbohydrate antigen）15-3　369
CA19-9　360
CA125　363
CACS（coronary artery calcification score）43, 331
calcimimetics　42, 207
calcitonin　244
CAPD（continuous ambulatory peritoneal dialysis）77
CAVI（cardio-ankle vascular index）401
CDC（complement dependent cytotoxicity）310
CEA（carcinoembryonic antigen）358
CH50　286
ChE（cholinesterase）168
CK（creatine kinase）54, 178
——アイソザイム　178
CK-BB　179
CK-MB　54, 179
CK-MM　179
CKD-MBD　24, 41, 163
Cl（chloride）25, 126
Clq固相法　311
CMV（cytomegalovirus）378
Cockcroft-Gaultの式　116, 117
copeptin測定　61
CPP（calciprotein particle）230, 232
——maturation time（T50）230
Cr（creatinine）115
CRP（C-reactive protein）39, 64, 72, 288
cryoglobulin　305
CT　60, 345, 353, 356
　　冠動脈——　54
　　多列検出器型——　56
　　early —— sign　55
CTR（cardiothoracic ratio）58, 347
CTX（C-terminal telopeptide of Ⅰ collagen）206
CYFRA 21-1　365
cytokeratin 19 fragment　365

D

D-ダイマー　99
DAA（direct acting antivirals）療法　373
de novo B 型肝炎　372
DIC（disseminated intravascular coagulation）　102
DIP（digital image processing）法　43
DKA（diabetic ketoacidosis）　199
DOAC（direct oral anticoagulant）　96
DXA（dual energy X-ray absorptiometry）　65, 335, 352
DW　→ドライウエイトをみよ

E

early CT sign　55
eGFR　115, 117
　——の式　117
EPO（erythropoietin）　151, 277
EPS（encapsulating peritoneal sclerosis）　398
ESA（erythropoiesis stimulating agents）　24, 278
　——抵抗性貧血　304
　——低反応性　39, 90
ESI（exit-site infection）　77
ESR（blood sedimentation rate）　288
ET（endothelin）　252
euvolemic DW　348

F

FCXM（flow cytometry cross match）　310
FDP（fibrinogen and fibrin degradation products）　99
Fe（iron）　150
fetuin-A　230, 232
FGF23（fibroblast growth factor 23）　129, 132, 241
FMC（fetuin mineral complex）　230, 232
FSH（follicle stimulating hormone）　266
FT_3（free triiodothyronine）　261
FT_4（free thyroxine）　261

G

γ-GTP（γ-glutamyltranspeptidase）　166

GA（glycoalbumin）　25, 46, 190
GH（growth hormone）　258
GNRI（Geriatric Nutritional Risk Index）　109
GOT（glutamic oxaloacetic transaminase）　159
GPT（glutamic pyruvic transaminase）　159

H

hANP　22, 25
Hb（hemoglobin）　24, 88, 404
HB ワクチン　371
HbA1c　190
HBc 抗体　25
HBs 抗原　25, 72
HBs 抗体　25
HBV（hepatitis B virus）　370
　オカルト——　372
HCO_3^-
　——暖衝システム　145
　透析液——濃度　147
　透析前——濃度　146
HCV（hepatitis C virus）　305, 373
HCV 抗体　25, 72
HDL（high density lipoprotein）　188
HDL コレステロール　186
　Non-——　49, 186
Helicobacter pylori　388
　——除菌治療　388
HFpEF（heart failure with preserved ejection fraction）　321
HFrEF（heart failure with reduced ejection fraction）　321
HIF（hypoxia inducible factor）　277
　——stabilizer　277
HIT（heparin-induced thrombocytopenia）　92, 313
HIT-T　313
HIV（human immunodeficiency virus）　25, 74, 375
HIV 抗体　72
HLA（human leukocyte antigen）　309
　——タイピング　83, 309
homocysteine　212
Ht（hematocrit）　88
HTLV-1（human T-cell leukemia virus type 1）　376
hypervolemia　348

hypovolemia　348
hypovolemic DW　348

I

IAA（indole-3-acetate）　221
IC（immune complex）　311
idiopathic thrombocytopenic purpura　315
IDL（intermediate density lipoprotein）　188
Ig（immunoglobulin）　284
IGF-I（insulin-like growth factor-I）　258
IGF 結合蛋白　258
IMT（intima-medial thickness）　189, 326
intact PTH　39, 235
IS（indoxyl sulfate）　221, 222
ITP（immune thrombocytopenia）　315
IVC（inferior vena cava）径　347

K

K（postassium）　24, 39, 124
KDIGO CKD-MBD ガイドライン 2017　133
KDQOL-SF　410
ketone bodies　199
KL-6（Krebs von den Lungen-6）　316
Kt/V　113

L

L-NMMA（monomethyl-L-arginine）　254
lactic acid　201
LAP（leucine aminopeptidase）　167
LCAP　98
LDH（lactate dehydrogenase）　39, 161
　——アイソザイム　161
LDL（low density lipoprotein）　188
LDL-アフェレシス　98
LDL コレステロール　186
LH（luteinizing hormone）　266
lipase　176

M

M 蛋白　303, 304
malnutrition-inflammation-atherosclerosis（MIA）症候群　281

malnutrition-inflammation-complex 症候群　281

MCH（mean corpuscular hemoglobin）　37

MCHC（mean corpuscular hemoglobin concentration）　37, 88

MCV（mean corpuscular volume）　37, 88

MD（microdensitometry）法　43

MDCT（multidetector row computed tomograhy）　56

MDRD の式　116, 117

mean Kr　60

Mg（magnesium）　64, 134

MGUS（monoclonal gammopathy with undetermined significance）　303

MHC（major histocompatibility complex）　309

MIBI シンチグラフィ　344

MMP-3（matrix metalloproteinase-3）　292

monoclonal immunoglobulin　302

MPV（mean platelet volume）　92

MRA（magnetic resonance angiography）　55

mRF 法　311

MRI　55, 346, 357

　冠動脈――　54

MR アンギオグラフィ　55

N

Na（sodium）　25, 122

non-HDL コレステロール　49, 186

nPCR（normalized protein catabolic rate）　64, 113

NSE（neuron specific enolase）　366

NT-proBNP（N-terminal pro-brain natriuretic peptide）　25, 53, 249

NTX（type I cross-linked N-telopeptide）　206

O

oxalic acid　183

P

p-クレジル硫酸　221, 222

PAD（peripheral artery disease）　52, 56

PA-IgG（platelet associated IgG）　315

PAN 膜　98

PAO（potential anti oxidant）　219

PB-IgG（platelet bindable IgG）　315

PCS（p-cresylsulfate）　221, 222

PCT（procalcitonin）　389

PD（peritoneal dialysis）　76, 397

PET（peritoneal equilibration test）　397

PET-CT（positron emission tomography-computed tomography）　357

PEW（protein energy wasting）　79, 110, 187

pH　146

PIVKA（protein induced by vitamin K absence or antagonist）II　361

Plt（platelet）　36, 91

PRCA（pure red cell aplasia）　40

PRL（prolactin）　268, 274, 275

ProGRP（pro-gastrin-releasing peptide）　366

PSA（prostate specific antigen）　359

PT（prothrombin time）　96

PTH（parathyroid hormone）→副甲状腺ホルモンをみよ

PTHrP（parathyroid hormone-related protein）　238

PWI（plasma weight index）　60

PWV（pulse wave velocity）　189, 400

Q

QDIS　410

QGEN　410

QOL（quality of life）　30, 409

R

RAGE（receptor for AGEs）　217

RANKL（receptor activator of nuclear factor κB ligand）　128

RAS（renin-angiotensin system）　245

RBC（red blood cell）　88

RCC（renal cell carcinoma）　356

reference interval　19

reference value　19

RF（rheumatoid factor）　292

Rh 血液型　308

ROD（renal osteodystrophy）　338

ROS（reactive oxygen species）　220

S

SCC 抗原（squamous cell carcinoma related antigen）　364

SDMA（symmetric dimethylarginine）　254

SF-36　409

SID（strong ion difference）　126

SLE（systemic lupus erythematosus）　286, 294, 311

SLX（sialyl Lewis x 抗原）　368

soluble Klotho　243

SP（surfactant protein）-A　316

SP-D　316

SPECT（single photon emission computed tomography）　56, 325

――／CT fusion image　346

SSEA-1 抗原群　368

SUN（serum urea nitrogen）　112

T

T スポット　380

T_3（triiodothyronine）　261

T_4（thyroxine）　261

T50　232

TAC urea（time-averaged concentration）　113

TAT（thrombin-antithrombin complex）　102

TBG（thyroxine binding globulin）　262

TBI（toe-brachial index）　56, 400

TBI（transferrin binding iron）　150

TI（tunnel infection）　77

TIBC（total iron binding capacity）　150

TMA（thrombotic microangiopathy）　157

TMV（turnover-mineralization-volume）分類　340

troponin　181

TSAT（transferrin saturation）　152

TT（thrombo test）　96

U

UGT1A1　171

UIBC（unstatulated iron binding capacity）150
uremic toxin 221

V

vascular access→バスキュラーアクセスをみよ
VLDL（very low density lipoprotein）188

W

WBC（white blood cell）93
whole PTH 235

和文

あ

アシドーシス 199
アシルカルニチン 226
アスパラギン酸トランスアミナーゼ（AST）159
アスペルギルス感染症 385
アディポネクチン 280
アテローム硬化性石灰化 330
アドレナリン 276
アポ蛋白 188
アミノ酸 224
アミラーゼ 174
アラニントランスアミナーゼ（ALT）159
アルカリホ（フォ）スファターゼ（ALP）41, 163
アルギニン（Arg）224
アルドステロン 245
アルブミン 39, 41, 63, 108
　――／グロブリン比 106
　――漏出量 107
　還元型・酸化型―― 219
アルミニウム（Al）137
アンジオテンシンⅡ 245
アンジオテンシン変換酵素 245
アンチトロンビンⅢ 102
アンモニア 172
亜鉛（Zn）139
　――欠乏性味覚障害 139
悪性奇形腫 361
安静吸気時最小径（IVCi）348
安静呼気時最大径（IVCe）348

い

イオン化マグネシウム濃度 135
イコデキストリン 192, 398

イヌリンクリアランス 117
インスリノーマ 194
インスリン（IRI）194
　――抵抗性 195
インスリン抗体 197
インスリン様成長因子-Ⅰ（IGF-Ⅰ）258
インターフェロンγ遊離試験（IGRA）72, 380
インドール酢酸 221
インドキシル硫酸 221, 222
インフルエンザ 382
胃癌 358
異所性石灰化 332
　――ストレス評価 230
遺伝性ヘモクロマトーシス 228
医療・介護関連肺炎 74
院内感染対策 71, 383

う

ウイルス肝炎 74
ウイルス感染症 72
運動負荷心筋血流シンチグラフィ 324

え

エストラジオール（E_2）266
エストロゲン 266
エラストグラフィ 342
エリスロポエチン 151, 277
　鉄代謝と―― 151
エリスロポエチン治療反応性 156
エリスロポエチン抵抗性 210
　――貧血 141
エンドセリン 252
栄養 63, 186
栄養障害 168
栄養状態 224
　――現状評価 187
　――の指標 108, 110
塩酸セベラマー 213
炎症 288
炎症性サイトカイン 289

お

オカルトHBV 372
オステオカルシン（OC）203
黄体形成ホルモン（LH）266
横紋筋融解症 178

か

カイロミクロン 188

ガストリン放出ペプチド前駆体 366
カットオフ値 19
カテーテル関連感染症 77
カテコールアミン 276
カリウム（K）25, 39, 124
　――中毒 125
カルシウム（Ca）24, 41, 128
　――とリンの管理方法 129
　高――血症 238
　補正―― 24, 128
カルシウム含有リン吸着薬 43
カルシウム受容体作動薬 42, 207
カルジオリピン抗体 96
カルシトニン 244
カルシプロテイン粒子（CPP）230, 232
カルニチン 226
　――欠乏症 226
カルバペネム耐性腸内細菌科 386
カルボキシメチルリジン 217
カルボニル化蛋白質 219
カンジダ感染症 385
壊血病 211
化学法 404
過シュウ酸尿症 184
下垂体機能低下症 275
下垂体腫瘍 268
下大静脈径（IVC）59, 347
褐色細胞腫 276, 366
活性化全血凝固時間（ACT）96
活性化部分トロンボプラスチン時間（APTT）96
活性酸素種 220
合併症発症頻度 30
過粘稠度症候群 304
肝炎ウイルス 72
肝癌
　原発性―― 361
　転移性―― 361
換気 142
肝機能障害 168
還元型・酸化型アルブミン 219
肝硬変 173, 361
肝細胞癌 361
間質性肺炎 316
肝性リパーゼ（HTGL）189
間接ビリルビン 170
関節リウマチ 292, 311
感染（症）25, 71, 375, 380
　アスペルギルス―― 385

ウイルス—— 72
カテーテル関連—— 77
カンジダ 385
血液媒介—— 74
血流—— 73
細菌—— 386, 389
真菌—— 72
トンネル—— 77
バスキュラーアクセス—— 87
溶連菌 290
感染性心内膜炎 73
癌胎児性抗原（CEA） 358
肝胆道系疾患 166
感度 26
冠動脈 CT 54
冠動脈 MRI 54
冠動脈石灰化指数 43
管理目標値 16
寒冷凝集素症 296

き

キヌレニン酸 221
キャッスルマン病 228
偽陰性 26
気管支拡張薬 406
基準値 16, 19
基準範囲 19
季節性インフルエンザウイルス 382
急性冠症候群 179, 181
急性糸球体腎炎 290
急性心筋梗塞 178
急性膵炎 174, 176
狭窄病変 326
強心配糖体 406
偽陽性 26
強皮症 294
——腎クリーゼ 295
胸部 X 線 72
胸部異常陰影 316
虚血性心疾患 51, 53
近位尿細管障害 215
筋炎 295
緊急治療閾値 20
筋肉量 64, 351

く

クームス試験 296
クォンティフェロン 380
クッシング症候群 272
グラム染色 72
クリアスペース 395
クリアランス 394

クリオグロブリン 305
——血症 286
グリコアルブミン（GA） 25, 46, 190
——の目標値 48
グルタミン酸オキザロ酢酸トランスアミナーゼ（GOT） 159
グルタミン酸ピルビン酸トランスアミナーゼ（GPT） 159
クレアチニン（Cr） 115
クレアチニンクリアランス（CCr） 116, 117
クレアチンキナーゼ（CK） 54, 178
グレリン 221, 259, 279
クロール（Cl） 25, 126
クロスマッチ 309
クロスミキシング試験 299

け

ケトン体 199
経頭蓋ドプラ検査 56
頸動脈エコー 326
頸動脈内膜中膜厚（IMT） 189, 326
血圧 349
——測定 59
血液ガス 145
血液疾患の鑑別 36
血液透析（濾過）効率 394
血液媒介感染 74
結核 74, 380
血管炎 305
血管石灰化 43, 135, 232, 330
血管造影 353
月経異常 266
血漿（清）浸透圧 122, 126, 148
血漿蛋白異常 302
血小板（Plt） 36, 91
——関連 IgG 315
血小板減少症 313
免疫性—— 315
薬剤性—— 92
血清ナトリウム濃度 122
結節性過形成 341
血栓性微小血管障害症 157
血中シュウ酸 183
血糖 21, 46, 190
——変動 197
随時——値の目標値 47
血流感染 73
血流ドプラ 322
血流量測定 68

健康関連 QOL 409
検査項目 16
検査タイミング 28
検査値の変動 26
献腎移植 82
検体処理 21
原発性アルドステロン症 247
原発性肝癌 361
原発性甲状腺機能低下症 261

こ

コメットサイン 61
コリンエステラーゼ（ChE） 168
コルチゾール 272
抗 CL-β2GPI 複合体抗体 299
高 γ グロブリン血症 284
抗 GAD（glutamic acid decarboxylase） 197
抗 HLA 抗体 309
抗 PF4/ヘパリン抗体 313
抗悪性腫瘍薬 406
好塩基球 94
抗核抗体 294
高カリウム血症 125
高カルシウム血症 238
抗カルジオリピン抗体 299
抗環状シトルリン化ペプチド抗体 292
高感度インフルエンザ迅速診断システム 383
高クロール血症 126
高血圧 245, 254
腎血管性—— 247
治療抵抗性—— 247
高血糖の原因となる薬剤 193
抗原検出による迅速診断 382
膠原病 288
抗好中球細胞質抗体（ANCA） 297
抗酸化作用 211
好酸球 93, 94
抗糸球体基底膜（GBM）抗体 298
——腎炎 298
——病 298
甲状腺関連自己抗体 261
甲状腺機能亢進症 261
甲状腺刺激ホルモン（TSH） 261
甲状腺髄様癌 244
甲状腺乳頭癌 342
甲状腺ホルモン 261
抗真菌薬 406
抗ストレプトキナーゼ（ASK） 290
抗ストレプトリジン O（ASO）

290
抗生物質　406
抗躁薬　406
抗体関連拒絶反応　309
好中球　93, 94
　　──・リンパ球比　94, 300
抗てんかん薬　406
後天性多発囊胞腎　278
高ナトリウム血症　122
高乳酸血症　201
高尿酸血症　119
高比重リポ蛋白（HDL）　188
抗不整脈薬　406
高プロラクチン血症　268, 274
高マグネシウム血症　134
抗利尿ホルモン（ADH）　256, 257
高リン血症　43, 241
抗リン脂質抗体症候群　299
抗レトロウイルス療法　375
呼吸性アシドーシス　142
呼吸性アルカローシス　142
呼吸性虚脱指数　348
骨・カルシウム代謝　146
骨・ミネラル代謝　41
骨型アルカリホスファターゼ
　（BAP）　43, 202, 219, 220
骨型酒石酸抵抗性酸性フォスファ
　ターゼ（TRACP-5b）　43
骨吸収　338
　　──マーカー　206
骨形成　338
骨形態計測汎用パラメーター
　339
骨生検　43, 338
骨折リスク　136, 335
骨組織形態計測　338
骨粗鬆症　206, 335, 336
骨代謝　206
骨転移　206
骨軟化症　336
骨の画像診断　335
骨密度　271
骨量の測定　335
古典的腎性骨異栄養症　338
混合性結合組織病　295

さ

サイトメガロウイルス（CMV）
　378
サイログロブリン　261
サルコイドーシス　246
サルコペニア　271
細菌感染　386, 389

採血　21
再発性乳癌　369
細胞外液量　351
細胞内蛋白-H^+結合　146
酢酸亜鉛　139
左室拡張機能評価　321
左室駆出率　349
左室形態の4型分類　320
左室収縮機能評価　320
左室の形態学的評価　320
酸塩基平衡状態　126
酸化・還元アルブミンレドックス
　219
酸化ストレス　254
　　──マーカー　219

し

シェーグレン症候群　295
シュウ酸　183
　　──カルシウム　184
　　──症　211
子宮頸癌　364
糸球体腎炎　311
　ANCA関連急速進行性──
　297
　急性──　290
　膜性増殖性──　286
子宮内膜症　363
自己免疫疾患　311
自己免疫性溶血性貧血　296
脂質異常症　21, 25, 186, 188
脂質代謝　46
視診　67
持続携行式腹膜透析（CAPD）　77
歯肉出血　211
脂肪酸代謝心筋シンチグラフィ
　54
終末糖化産物（AGEs）　217, 221
手根管症候群　403
酒石酸抵抗性ホスファターゼ
　（TRACP-5b）　43, 206
主要組織適合性遺伝子複合体
　309
循環血液量　347
消化管出血　388
消化器癌　358
消化器系悪性腫瘍　360
消化酵素　174, 176
常染色体多発性囊胞腎（ADPKD）
　360
静脈圧　67
静脈還流障害　349
上腕-足首間脈波伝播速（baPWV）

401
除去率　394
除去量　395
食事摂取量調査　64
触診　67
食道癌　364
除水不全　398
処方変更　17
腎移植　81
　生体──　82
心イベントリスク　324
真陰性　26
新型インフルエンザウイルス
　382
腎癌　356
心胸（郭）比（CTR）　58, 347
真菌　384
　　──感染　72
　深在性──症　384
心筋虚血　324
心筋脂肪酸代謝シンチグラフィ
　324
心筋シンチグラフィ　324
心筋トロポニン　55
　　──I　182
　　──T　181
心筋肥大　241
神経芽細胞腫　366
神経特異エノラーゼ　366
心血管イベント　250
心血管疾患　330
心血管障害　252
腎血管性高血圧　247
心血管予後　135
深在性真菌症　384
腎細胞癌　356
腎性貧血　34, 89, 278
心臓足首血管指数（CAVI）　400
心臓機能・合併症　320
心臓超音波　54, 320
診断閾値　19
心電図　53
心肥大　254
心不全　51, 53
心房性ナトリウム利尿ペプチド
　（ANP）　22, 53, 249
真陽性　26

す

スクリーニングスコアシステム
　65
スクリーニング超音波検査　67
膵癌　174, 176, 358, 360, 368

推算糸球体濾過量（eGFR） 115
随時血糖値の目標値 47
膵リパーゼ 176

せ

セベラマー塩酸塩 213
性機能障害 270
性腺機能評価 270
生体腎移植 82
生体腎ドナー 85
生体適合性 32
生体電気インピーダンス法（BIA）
　65
成長ホルモン 258
精密超音波検査 67
生命予後 30
赤芽球癆 40
石灰化 338
　僧帽弁輪―― 323
　大動脈弁の―― 323
　中膜―― 330
　動脈硬化性―― 43
　内膜―― 330
赤血球（RBC） 88
赤血球恒数 36
赤血球造血刺激因子製剤→ESA
　をみよ
赤血球沈降速度 288
線維性骨炎 336
全身性エリテマトーデス（SLE）
　286, 294, 311
先天性尿素サイクル異常症 172
前立腺癌 359
前立腺特異抗原（PSA） 359
前立腺肥大症 359

そ

総カルニチン 226
総コレステロール（TC） 186
総蛋白（TP） 39, 106
総テストステロン 270
総鉄結合能（TIBC） 150
僧帽弁輪石灰化 323, 332
足関節上腕血圧比（ABI） 56, 400
足趾上腕血圧比（TBI） 56, 400
組織弾性イメージング 342
組織ドプラ 322

た

ダイアライザ 210
体位による変化 22
体液過剰 249
体液貯留 398

体液量 25, 35, 245, 347
　――評価 58
胎児性癌 361
体脂肪量 279
代謝性アシドーシス 145
代謝性アルカローシス 145
体組成測定検査 60
大腸がん検診 404
耐糖能異常 25
大動脈石灰化指数 331
大動脈弁狭窄症 332
大動脈弁石灰化 323, 332
大動脈弁置換術 333
体内水分量 126
多血症 277
多剤耐性アシネトバクター・バウ
　マニ 386
多剤耐性菌 386
多剤耐性緑膿菌 386
多嚢胞化萎縮腎 356
多発性骨髄腫 303
多列検出器型CT（MDCT） 56
胆管癌 358, 360
単球 93, 94
単クローン性γグロブリン 302
　――血症 303
胆道系酵素 166
胆嚢癌 360
蛋白異化亢進 224
蛋白結合形薬物 408
蛋白質過酸化物（AOPP） 219

ち

中間比重リポ蛋白（IDL） 188
中心静脈圧 348
中分子量物質 210
中膜石灰化 330
超音波検査 341, 353, 357
　心臓―― 54, 320
　スクリーニング―― 67
　精密―― 67
　肺―― 61
超音波断層法 348
聴診 67
超低比重リポ蛋白（VLDL） 188
直接ビリルビン 170
治療抵抗性高血圧 247

つ

追加検査 17
痛風 119

て

テストステロン 270
テトラサイクリン標識骨形態計測
　340
デフェロキサミンテスト 138
低γグロブリン血症 284
低アルブミン血症 109
低カリウム血症 125, 247
低カルボキシル化オステオカルシ
　ン（ucOC） 204
定期検査 71
低クロール血症 126
低血圧
　透析中―― 149
低血糖 49
　――の原因となる薬剤 193
低酸素血症 142
低ナトリウム血症 122
低尿酸血症 119
低比重リポ蛋白（LDL） 188
低プロラクチン血症 274
低分子ヘパリン 98
低分子量蛋白除去効率 32
低補体血症 306
低マグネシウム血症 134
低リン血症性くる病 243
鉄（Fe） 150
鉄欠乏 153, 155
鉄欠乏性貧血 154, 156
鉄剤不応性鉄欠乏性貧血 228
鉄代謝とエリスロポエチン 151
鉄貯蔵蛋白質 153
鉄補充
　――開始・中止基準 154
転移性肝癌 361
電解質 25

と

ドナーとの組織適合性 83
ドライウエイト（DW） 63, 320,
　347
　euvolemic ―― 348
　hypovolemic ―― 348
トラフ値 407
トランスフェリン（Tf） 155
トランスフェリン飽和度（TSAT）
　151, 152
トランスフェリンレセプター
　（TfR） 150, 155
トリグリセライド（TG） 186
トリメチルアミン-N-オキシド
　221

トレンド　17
トロポニン　180, 181
トロンビン・アンチトロンビン複合体（TAT）　102
トロンボテスト（TT）　96
トンネル感染　77
銅（Cu）　141
　　──欠乏　141
糖鎖抗原 19-9　360
透析アミロイドーシス　215, 293
　　──関連骨症　336
透析液
　　──HCO$_3^-$濃度　147
　　──カリウム濃度　125
　　──カルシウム濃度　130
　　──水質基準　391
　　──の細菌学的水質評価　391
透析間体重増加　63
透析効率　215
透析後採血　21
透析施設における標準的な透析操作と感染予防に関するガイドライン　72
透析中循環動態　32
透析中低血圧　149
透析治療への介入計画　32
透析の質　30
透析前 HCO$_3^-$濃度　146
透析前採血　21
透析量　24
糖代謝異常　199
糖尿病　47, 190, 197, 254
　　──性ケトアシドーシス　199
　　1 型──　194
動脈硬化　254, 326, 400
　　──性心血管疾患　187
　　──性石灰化　43
特異度　26
特殊検査　17, 26, 44
特発性血小板減少性紫斑病　315
頓死　125

な

ナトリウム（Na）　25, 122
ナトリウム利尿ペプチド
　　──ファミリー　249
　　C 型──　249
内臓脂肪量　111, 280
内膜石灰化　330
軟部組織・関節の石灰化　333

に

ニトロチロシン　219

二次性副甲状腺機能亢進症　43, 165, 202, 234
二重エネルギー X 線吸収測定法（DXA）　65, 335, 352
入院歴　30
乳癌　358, 369
乳酸　201
乳酸アシドーシス　201
乳酸脱水素酵素（LDH）　161
尿検査　72
尿酸　25, 119, 221
尿素 Kt/V　394
尿素サイクル　172
尿素窒素　21, 112
尿中シュウ酸　183
尿沈渣　72
尿定性　72
尿毒症性末梢神経障害　403
尿毒症物質　221
尿毒素除去効率　32

の

ノルアドレナリン　276
脳血管障害　52, 55
脳血流シンチグラフィ　56
脳性ナトリウム利尿ペプチド（BNP）　23, 53, 249

は

バイオインピーダンス　351
バスキュラーアクセス（VA）　67, 353
　　──感染症　387
　　──関連血流感染　73
　　──機能低下　353
　　──形態変化　353
　　──の機能的評価　69
バセドウ病　262, 264
パニック値　20
ハプトグロビン　157
バンコマイシン耐性黄色ブドウ球菌　386
バンコマイシン耐性腸球菌　386
排液混濁　78
肺炎　73
　　医療・介護関連──　74
　　間質性──　316
肺癌　358, 364, 365, 368
敗血症　389
肺小細胞癌　365, 366
肺腺癌　365
肺大細胞癌　365
肺超音波検査　61

肺の石灰化　332
肺扁平上皮癌　365
橋本病　261, 262, 264
播種性血管内凝固症候群（DIC）　102
白血球（WBC）　36, 72, 93
　　──除去療法　98

ひ

ヒスチジン（His）　224
ビタミン B$_6$　209, 212
ビタミン B$_{12}$　209, 212
ビタミン C　211
ビタミン D　239
　　──結合蛋白　239
　　──代謝　44
ビタミン K 欠乏症　96
ヒト白血球抗原（HLA）　309
ピロー検査　67
非甲状腺疾患症候群（NTIS）　263
必須/非必須アミノ酸比（E/N 比）　224
非典型的溶血性尿毒症症候群　286
被嚢性腹膜硬化症　398
皮膚灌流圧（SPP）　56
非抱合ビリルビン　170
肥満　279
びまん性過形成　341
標準化蛋白異化率（nPCR）　64, 113
標準白血球シンチグラム　73
貧血　24, 34, 157, 404
　　──の原因　38
　　自己免疫性溶血性──　296
　　腎性──　34, 89, 278
　　鉄欠乏性──　154, 156
　　鉄剤不応性鉄欠乏性──　228
　　慢性感染症, 慢性炎症性疾患, 悪性腫瘍に伴う──　156
　　溶血性──　157, 296

ふ

フィブリノゲン　99
フィブリン/フィブリノゲン分解産物（FDP）　99
フェテュイン-A　230
フェニル酢酸　221
フェリチン　153
フェロポルチン　228
プラーク　327
プレアルブミン　64, 110
プレセシン　72

プロカルシトニン　72, 389
プロゲステロン　266
プロトロンビン時間（PT）　96
プロラクチン　268, 274, 275
不均衡症候群　148
副甲状腺　341, 344
副甲状腺ホルモン（PTH）　22, 24,
　41, 131, 221, 234
　　1-84 ——　235
　　7-84 ——　235
　　intact ——　39, 235
　　whole ——　235
副甲状腺ホルモン関連蛋白
　（PTHrP）　238
副腎機能　272
副腎機能低下症　272
副腎皮質刺激ホルモン（ACTH）
　272, 273
腹膜炎　78
腹膜機能　397
腹膜中皮細胞　363
腹膜透析（PD）　76, 397
　　——カテーテル出口部感染　77
　　——の至適透析　77
腹膜平衡試験（PET）　397
浮腫の評価　59
不整脈　125
不飽和鉄結合能（UIBC）　150
不明熱　297, 298
分布容積　407

へ

ペニシリン耐性肺炎球菌　386
ヘパラン硫酸　313
ヘパリン　102, 313
　　——起因性血小板減少症　92,
　313
　　——ロック　313
ヘプシジン　38, 150, 228
　　—— -25　151
ヘマトクリット（Ht）　88
ヘモグロビン（Hb）　24, 88, 404
　　——・ハプトグロビン複合体
　157
ヘモグロビン A1c（HbA1c）　46,
　190
ヘモクロマトーシス
　遺伝性——　228
ヘモジデリン　211
ベンス・ジョーンズ蛋白　302
ペントシジン　217
平均血小板容積　92
平均赤血球ヘモグロビン濃度　88

平均赤血球容積　88
便潜血反応　38, 404
便秘　405
弁評価　323
扁平上皮癌　364
　　——関連抗原　364

ほ

ホモシステイン　212
抱合ビリルビン　170
傍神経節細胞腫　276
保険診療　412
補正カルシウム　24, 128
補体価　286
発作性寒冷血色素尿症　296
骨・カルシウム代謝　146
骨・ミネラル代謝　41

ま

マグネシウム（Mg）　64, 134
　イオン化——濃度　135
マトリックスメタロプロテイナー
　ゼ-3（MMP-3）　292
マロンジアルデヒド（MDA）
　219
膜性増殖性糸球体腎炎　286
末梢血検査　36
末梢循環不全　201
末梢神経障害　403
末梢神経伝導速度　403
末梢動脈疾患（PAD）　52
慢性維持透析患者外来医学管理料
　412
慢性炎症　232
慢性感染症，慢性炎症性疾患，悪
　性腫瘍に伴う貧血　156
慢性腎臓病に伴う骨・ミネラル代
　謝異常（CKD-MBD）　24, 41, 163
慢性膵炎　174, 176

み

水・Na 代謝異常　256
未分画ヘパリン　96
脈波伝播速度（PWV）　400

む

無形成骨　202

め

メシル酸ナファモスタット　98
メチシリン耐性黄色ブドウ球菌
　386
メンケベルグ型中膜石灰化　43,

330
免疫グロブリン　284
免疫グロブリン遊離 L 鎖 κ/λ 比
　302
免疫性血小板減少症　315
免疫複合体　311
免疫法　404
免疫抑制・化学療法による B 型肝
　炎　84
免疫抑制薬　406
免疫抑制療法　83

も

網赤血球数　37

や

薬剤性血小板減少症　92
薬剤負荷心筋血流シンチグラフィ
　324
薬物血中濃度　406
薬物動態　407

ゆ

尤度比　26
遊離カルニチン　226
遊離形薬物濃度　408
遊離テストステロン　270

よ

溶血性疾病　158
溶血性貧血　157, 296
葉酸　209, 212
溶連菌感染　290
予防医学的閾値　20

ら

ラジカル代謝産物　219
卵巣癌　363, 368
卵胞刺激ホルモン（FSH）　266

り

リウマチ　288
　　——熱　290
リウマトイド因子（RF）　292, 293
リパーゼ　176
リバウンド現象　408
リポ蛋白分画　188
　　——精密　188
リポ蛋白リパーゼ（LPL）　189
リン（P）　24, 41, 63, 131
　　——の体内動態　131
　　——負荷　241
リン酸カルシウム　232

リンパ球　93, 94
　——サブセット　300
　——減少症/増多症　300
臨床判断値　19

る

ルーチン検査　16, 24
ループスアンチコアグラント

96, 299

れ

レニン-アンジオテンシン系　245
レプチン　279
連続血液量モニター　59

ろ

ロイシン（Leu）　224
ロイシンアミノペプチダーゼ
　（LAP）　167

わ

ワルファリン　96

［第 4 版］
透析患者の検査値の読み方

2002 年 7 月 15 日	第 1 版 1 刷発行
2007 年 6 月 27 日	第 2 版 1 刷発行
2009 年 5 月 5 日	第 2 版 2 刷発行
2013 年 6 月 20 日	第 3 版 1 刷発行
2019 年 1 月 10 日	第 4 版 1 刷発行

監　修　深川　雅史
編　集　花房　規男，鶴屋　和彦，駒場　大峰
発行者　増永　和也
発行所　株式会社 日本メディカルセンター
　　　　東京都千代田区神田神保町 1-64（神保町協和ビル）
　　　　〒 101-0051　TEL 03（3291）3901㈹
印刷所　三報社印刷株式会社

ISBN978-4-88875-310-4

Ⓒ2019　　乱丁・落丁は，お取り替えいたします．

本書に掲載された著作物の複製・転載およびデータベースへの取り込みに関する許諾権は
日本メディカルセンターが保有しています．

[JCOPY] ＜出版者著作権管理機構　委託出版物＞
本書のコピーやスキャン等による無断複製は著作権法上での例外を除き禁じられています．複製され
る場合は，そのつど事前に，出版者著作権管理機構（電話 03-5244-5088，FAX 03-5244-5089，e-mail：
info@jcopy.or.jp）の許諾を得てください．